国家卫生健康委员会"十三五"规划教材

全国高等学校教材

供预防、临床、基础医学等专业用

预防医学导论

Introduction to Preventive Medicine

第 2 版

U0284518

主　编　邹　飞

副主编　骆文静　孟晓静　万成松

编　者（以姓氏笔画为序）

万成松（南方医科大学）　　　陈　清（南方医科大学）

王　冬（南方医科大学）　　　陈青山（暨南大学）

毛　琛（南方医科大学）　　　范广勤（南昌大学）

毛丽梅（南方医科大学）　　　范宏英（南方医科大学）

毛宗福（武汉大学）　　　　　孟晓静（南方医科大学）

刘起展（南京医科大学）　　　赵　卫（南方医科大学）

杨杏芬（南方医科大学）　　　洪　峰（贵州医科大学）

杨学森（陆军军医大学）　　　骆文静（空军军医大学）

邹　飞（南方医科大学）　　　夏　敏（中山大学）

邹宇华（广东药科大学）　　　裴晓方（四川大学）

编写秘书　覃　旻（南方医科大学）

人民卫生出版社

·北　京·

图书在版编目（CIP）数据

预防医学导论/邹飞主编. —2 版. —北京：人民卫生出版社，2021.1（2023.8 重印）
ISBN 978-7-117-31216-5

Ⅰ.①预…　Ⅱ.①邹…　Ⅲ.①预防医学-医学院校-教材　Ⅳ.①R1

中国版本图书馆 CIP 数据核字（2021）第 019636 号

| 人卫智网 | www.ipmph.com | 医学教育、学术、考试、健康，购书智慧智能综合服务平台 |
| 人卫官网 | www.pmph.com | 人卫官方资讯发布平台 |

预防医学导论
Yufang Yixue Daolun
第 2 版

主　　编：邹　飞
出版发行：人民卫生出版社（中继线 010-59780011）
地　　址：北京市朝阳区潘家园南里 19 号
邮　　编：100021
E - mail：pmph @ pmph.com
购书热线：010-59787592　010-59787584　010-65264830
印　　刷：北京中科印刷有限公司
经　　销：新华书店
开　　本：850×1168　1/16　　印张：20
字　　数：605 千字
版　　次：2010 年 9 月第 1 版　　2021 年 1 月第 2 版
印　　次：2023 年 8 月第 2 次印刷
标准书号：ISBN 978-7-117-31216-5
定　　价：65.00 元

前　言

　　《预防医学导论》第2版是国家卫生健康委员会"十三五"规划教材。为适应我国医药学教学改革和课程建设的发展，本版教材《预防医学导论》（第2版）坚持以"三基"（基本理论、基本知识、基本技能），"五性"（思想性、科学性、先进性、适用性、启发性），"三特定"（特定目标，特定对象，特定限制）为原则，按照新时期预防医学人才培养新目标和卫生行业对预防医学人才的新要求，对第1版进行修订。

　　《"健康中国2030"规划纲要》中提到"共建共享、全民健康"是建设健康中国的战略主题。核心是以人民健康为中心，坚持以基层为重点，以改革创新为动力，预防为主，中西医并重，把健康融入所有政策，人民共建、共享的卫生与健康工作方针，针对生活行为方式、生产生活环境以及医疗卫生服务等健康影响因素，坚持政府主导与调动社会、个人的积极性相结合，推动人人参与、人人尽力、人人享有，落实预防为主，推行健康生活方式，减少疾病发生，强化早诊断、早治疗、早康复，实现全民健康。公共卫生人才是落实"健康中国"战略，贯彻落实卫生与健康工作方针的关键人力资源，预防医学专业本科教育是我国公共卫生人才培养最重要的渠道。本版教材响应国家新形势人才培养的要求，以五年制本科预防医学的学生为主要教学对象，偏重于预防医学的专业教育，尽可能完整包含了预防医学主干学科的基本内容，主要培养预防医学学生对本学科的整体认识，加强预防医学学生对本学科的兴趣和信心，增加稳定学生对预防医学专业的认可度，此外，本教材也适用于临床医学和基础医学等其他医学专业，以及加强生物医学工程和生物技术等医学相近专业的学生对预防医学的初步认识。

　　在《预防医学导论》第1版的基础上，本版教材紧紧围绕国务院最新颁布的学科目录，对各章节内容做了调整和补充，本版教材由原来的三篇十五章改为十九章，将原来的部分章节名称修改，尽量与国家招生专业和人社部人力资源和社会保障部就业名称保持一致，将原版的"健康教育与社会医学"分成"社会医学与卫生事业管理学"和"健康教育与健康促进"两个章节，并根据预防医学人才培养的学科和实践需要，增加了"军事预防医学""全球健康""卫生检验与检疫学"以及"中外公共卫生与预防医学人才培养"四章。经过上述的修订，本书首先对预防医学进行了概述，并将预防医学与其他学科进行了比较，之后按照学科目录的顺序，将预防医学所包含的主要学科进行概述，到最后的章节主要集中于预防医学的实际应用介绍。全书内容更加丰富，结构上更加紧凑。

　　本书的编写得到国家卫生健康委员会和人民卫生出版社的关心和支持，另特别感谢南方医科大学的赵卫教授、覃旻实验师等对稿件进行了多次认真校对，在此，向所有支持、帮助本教材编写和出版工作的领导、专业同行和编者致谢！

　　由于时间和水平所限，本教材难免存在错误与疏漏，恳切希望各院校同行、使用本教材的师生和其他读者提出宝贵意见。

邹　飞

2020年12月

目　录

第一章

绪　　论

第一节　预防医学

一、预防医学的概念

预防医学(preventive medicine)是在人类为生存和发展与危害健康的各种因素斗争的过程中产生和发展起来的,它是以环境-人群-健康为模式,针对人群中疾病的发生发展规律,运用基础医学、临床医学、环境医学和社会医学等科学理论、知识和技能,研究社会和自然环境中影响健康和造成疾病的主要因素;并应用卫生统计学方法和流行病学的原理和方法,探求病因和分析这些致病因素的作用规律,给予定量评价;通过公共卫生措施实施预防,以达到促进健康和预防疾病的目标。现代医学包括三大组成部分,即临床医学(clinical medicine)、基础医学(basic medicine)和预防医学。

世界卫生组织(World Health Organization,WHO)在《公共卫生的新挑战》一书中举了一个非常生动的"想想上游情景"的例子:医务工作者相当于站在急流边上的救护人,当看到沿河而下的落水者(患者)时,他们就跳下水去把他们救上来。接着,又有另一名落水者沿河出现了。所以,他们整天在忙于救护落水者,而没有时间走到上游去看看,为什么有那么多的人掉到河里去? 这些落水者是自愿掉下河里(责任在他们本身),还是被推下了水,或由于偶然的事故所致? 针对这些原因,应该做些什么? 本书就此类问题展开讨论,介绍预防医学学科与内容、疾病预防与健康促进、公共卫生组织与人才培养等方面的知识。

早在公元前预防医学就有了萌芽,但作为一门独立的学科,仅有一百余年历史。预防医学的形成和发展是医学进步的重要标志,也是医学发展的必然方向,它是最积极、最经济的医学服务。预防医学的内涵和外延在不断充实和扩大,它在医学总体中所占的比重逐渐增长。在预防医学的推动下,现代医院已逐渐从生理服务扩大到心理服务,从治疗服务转变到防治服务,从技术服务发展到社会服务,从院内服务扩大到院外服务,从单纯为病人服务发展到同时为健康人服务的新阶段。因此,在一定程度上可以说,医学的未来属于预防医学。

二、预防医学的发展史

(一) 国外预防医学发展史

19 世纪的欧洲,随着细胞学说、能量守恒与转化定律和达尔文进化论三大自然科学的重大发现,预防医学逐渐得以创立,当时没有专门的预防医学教育和专门从事预防医学的人才,而是由一般医护人员担任。直到 20 世纪第一次世界大战之后,由于非常缺乏解决人群卫生问题的专业人员,因此欧美发达国家和苏联都纷纷在医学院校开设了预防与社会医学系、公共卫生系等,主要进行学生时期和毕业后教育。

第二次世界大战之后,公共卫生医师的作用更加受到重视,欧美各国和苏联都开设了专门的公共卫生学院。欧美各国都非常重视公共卫生事业的健全与完善,有完整的卫生防疫和社会医疗体系。因此,发达国家和中等发达国家的公共卫生专业教育很发达,其毕业生将主要从事环境监控、卫生宣教、卫生立法等工作。国际教育现状以美国为例:目前被美国公共卫生学会认证的共有 40 家独立的公共卫生学院,2015 年也有超过 10 900 名公共卫生本科生毕业,其生源为已完成本科教育的医学和非医学专业学生。美国公共卫生教育的总方针是"立足群体,紧密结合群体治疗和预防",基础开设统计学、社会学、经济学、政治学、营养学、卫生工程学、管理学、病因学,等等。专业课都与群体和社区有关:包括流行病学、卫生教育、疾病控制规划、公共卫生计划、环境卫生学、卫生管理学、应用营养学、职业卫生学、卫生信息系统等。主要课堂不是在教室,而是在社区。美国这一教育模式已经越来越得到世界各国的认同。国际上正在普遍推广"美国模式"。

随着西方各国社会医疗体系的进一步完善,社会医疗将成为医疗体系的主导,而日益严重的环境卫生问题和由此引发的职业病和流行病也将成为威胁人类健康的头号杀手。所以美国公共卫生教育所倡导的"立足群体、立足社会"的原则以及将公共卫生教育从医学领域向社会领域过渡的方针被日益接受,而且将随着西方社会"追求健康,回归自然"的思潮而大行其道。自此,公共卫生专业教育的独立性将越来越突出,将不再仅是医学范畴,而是医学、社会学、环境学多学科教育的集合。

(二)国内预防医学发展史

我国的预防医学专业创立于动荡的战争年代。抗日战争爆发后,大批难民、伤员的出现使传染病和感染性疾病广泛存在,国统区内北平、上海、重庆等大城市综合大学的医学院,开设了公共卫生学系,招收了少量公共卫生专业学生。解放区于 1940 年在延安创办中国医科大学,也开设了预防医学专业,培养了一批公共卫生专业人才,为中华人民共和国成立后预防医学专业教育的开展打下了基础。

中华人民共和国成立初期,我国广大地区群众在饱受战火摧残之后处于贫病交加的境地,各种疫病广泛流行,繁重的防治工作,急需大量专业人才。1950 年,卫生部提出了"预防为主"的卫生工作方针,并在部分高等医学院校中开办了公共卫生专业。1954 年 8 月,卫生部召开了第十届全国高等医学教育会议,确定预防医学专业学制为 5 年,从 1955 年起执行。1955 年初,卫生部决定将当时的 9 处公共卫生专业调整合并为 6 处。1955 年秋,按全国六大行政区划分,设立北京医学院卫生系、哈尔滨医科大学卫生系、山西医学院卫生系、上海第一医学院卫生系、武汉医学院卫生系、四川医学院卫生系。当年,全国公共卫生专业学生 1 702 人。1958 年"大跃进"时期,全国 17 个省、市的医学院校盲目追求数量,又先后建立卫生系 17 处,到 1962 年夏,该 17 处卫生系都先后"下马",仍保留原 6 处,设备师资稳中有升,招生规模与前持平。

改革开放之后,预防医学教育事业得到了蓬勃发展,原 6 处卫生系的教学质量不断提高。1981 年,四川医学院设置了卫生检验专业,武汉医学院增设了环境医学专业。1985 年 4 月,哈尔滨医科大学在原卫生系基础上,首先建成了公共卫生学院,设有卫生、卫生检验、卫生管理、营养与食品卫生 4 个专业,共 15 个教研室。继之,北京医科大学、上海医科大学、华西医科大学、同济医科大学都先后建立了公共卫生学院,到 1995 年,全国共有公共卫生院系 41 处,招生总数达 5 753 人。1981 年,哈尔滨医科大学等原 6 处医学院的卫生系开始招收硕士以上研究生。至 1995 年,已有 10 所医科大学开设了研究生专业,北京医科大学、上海医科大学、协和医科大学相继成立了研究生院,西安医科大学还与美国阿拉巴马大学合办了社会医学与卫生事业管理专业,招生 20 名,学制 3 年。据有关部门统计,到 1998 年,我国公共卫生专业已培养硕士研究生 648 人,博士研究生 32 人。我国从 2003 年非典型肺炎突发公共卫生事件以后,许多卫生监管部门都需要公共卫生型人才,使得预防医学本科生招生规模迅速增加,当前我国有90 多所高校设置公共卫生专业。

党的十九大报告将"实施健康中国战略"作为国家发展基本方略中的重要内容,回应了人民的健康需要和对疾病医疗、食品安全、环境污染等方面后顾之忧的关切。将健康中国建设提升至国家战略地位是国家治理理念与国家发展目标的升华。《"健康中国 2030"规划纲要》印发实施并进行一系列工作部署,标志着推进健康中国建设从思想到战略,从纲领到行动的顶层设计基本形成,开启了健康中国建设新征程。在健康中国建设的新时代,要把人民健康放在优先发展的战略地位,以普及健康生活、优化健康服务、完善健康保障、建设健康环境、发展健康产业为重点,加快推进健康中国建设,努力全方位、全周期保障人民健康,为实现"两个一百年"的奋斗目标,实现中华民族伟大复兴的中国梦打下坚实健康的基础,走出一条中国特色的卫生与健康发展道路。在此背景下,预防医学专业将是未来的热门专业。

三、预防医学的主要研究内容

预防医学的基本目的是:预防疾病、改善环境以及健康促进。研究内容可大致归纳为以下几个方面:①生活环境与健康:探讨空气、水、土壤、食物等环境对人体健康的影响及其卫生防护措施;②生产环境与健康:分析职业性有害因素对人体健康的影响及预防职业病的措施;③社会环境与健康:研究医学模式的发展及转变、社会因素、社会心理因素、不良生活习惯及行为方式等对人体健康的影响,我国卫生保健事业的方针政策和目标;④流行病学与医学统计学:确定人群健康的流行病学和医学统计学的原理及方法。

预防医学的研究内容涉及众多学科领域,包括流行病学、卫生统计学、职业卫生学、环境卫生学、食品卫生学、儿少卫生学、毒理学、军事预防医学、健康教育学、卫生事业管理学、社会医学、心理学、妇幼卫生学、优生学、传染病学、寄生虫学、媒介生物学、卫生微生物学、营养学、消毒学、地方病学、卫生化学、放射卫生学、卫生工程学、卫生经济学,等等。

(一) 研究环境因素对人群健康影响的规律

研究人类与环境的对立统一关系,阐明生活环境因素、职业有害因素、社会心理因素以及行为生活方式对人群健康和疾病的作用规律。改善利用环境因素有益的方面,而控制消除有害的方面,维持与促进人群健康。

"无病就是健康"是个错误的概念。健康意味着"结实的体格和完善的功能,并充分地发挥其作用"。WHO宪章中,对健康的定义为:健康是一种躯体、精神与社会和谐融合的完美状态,而不仅仅是没有疾病或身体虚弱。要达到这一总体状态,其基本要求是一个人的体魄、精神和智能都应与其年龄、性别和所处的社会环境以及地域情况相称,这些功能都在正常范围内,并且彼此之间处于平衡或自稳状态。

健康是动态的概念。可以说影响一个人健康的因素是随时随地存在的。健康的人,从最完善的体魄逐步受到损害,以至得轻病到重病,是一个连续谱,其间并没有明确的界限。一个人在躯体上的疾病容易引起人们的重视,而精神(心理)上的疾病,特别是尚处于疾病发生前的生理失衡状态,往往被人忽视。健康的内涵包括:①一般的安宁状态:可以过正常生活和参加生产劳动;②自我感觉良好:发自内心的良好感觉是健康的基准,比之本人所处环境对健康影响更为重要。一个残疾者外表上虽然异于正常人,但能够按自己的身体特点克服种种困难,做些工作,与一个体格上健康,却终日郁郁寡欢者相比,在某种意义上讲,前者是健康人,而后者是患者;③个体对环境中各种因素有调节和适应能力;④从事各项工作的效率高。

影响健康的主要因素有:①环境因素:除了生物因素外,还有物理、化学、社会、经济、教育、文化等因素;②行为生活方式:包括营养、风俗习惯、嗜好(吸烟、饮酒)、交通工具(如车祸)、体育锻炼、精神紧张、性生活;③医疗卫生服务:社会上医疗卫生设施的分配、医疗卫生制度及其利用;④生物遗传因素:造成先天性缺陷或伤残。这四个因素相互依存,其中环境对健康起主要影响,其次是行为生活方式、医疗卫生服务;生物遗传因素占较小地位。这四个因素受到国家的经济水平和卫生事业发展的影响,同时还取决于社会群体的文化教育素质、精神文明程度、生态平衡的保持、自然资源的利用以及人口数量频率等。它们相互影响和相互制约,影响到群体的健康水平。

因此,预防影响健康的四个因素的不良作用已远非单纯应用生物医学方法所能解决。例如,对糖尿病患者不能只依靠生物化学的治疗方法,疾病发现的早晚、改变不良生活方式的措施、患者与医生合作的程度以及有无保健知识并执行自我保健等方面都会对病情起着十分重要的作用。

（二）分析人群疾病分布与健康水平动态变化趋势

采用人群健康研究的统计学和流行病学方法分析人群中疾病谱、死亡谱的变化,了解疾病分布规律、发生条件,阐明并评价健康危险因素,制定和评价疾病防治措施。

疾病的分布是指通过疾病在人群中的发生、发展和消退的表现,描述疾病在什么时间发病,在什么地区发病及在哪些人群中发病的现象,即疾病的人群现象。它可通过了解疾病在不同人群、地区和时间的分布特征来探索疾病的病因及预防疾病。研究疾病分布是研究疾病的流行规律和探索疾病病因的基础;通过对疾病分布的描述,认识疾病流行的基本特征,是临床诊断很有价值的重要信息。此外,对疾病分布规律和决定因素的分析有助于为合理地制定疾病的防制、保健对策及措施提供科学依据。

（三）制定预防疾病与促进健康的策略和措施

依据存在的重要人群健康问题,提出有效的个体和群体预防措施以及控制危险因素的具体卫生要求。除一般人群外,特别要研究脆弱人群,如妇女、儿童和老年人的保健问题。人生的不同阶段的生理特点和接触环境的危险因素是不同的,因此应根据个体预防服务对象的特点提出不同的干预策略。WHO根据从人一生,以"生命的准备、生命的保护和晚年的生命质量"三个阶段,提出了连续性预防服务的策略。

1. **生命准备阶段** 重点放在母婴和儿童保健。包括做好产前保健、保证哺乳期的母乳喂养、按时进行免疫接种、教育和培养儿童及青少年养成良好的生活行为与习惯,使儿童拥有良好的健康素质。

2. **生命保护阶段** 重点放在青壮年。通过提倡健康的生活行为方式,改善城市、家庭、学校、工作场所以及各类公共场所的环境卫生,避免接触有害因素,保护他们的健康。

3. **晚年的生活质量阶段** 通过各种方式,使老年人的预期寿命得到延长,最大可能地保证他们的生活质量,即在愉悦、安全、卫生、备受鼓舞和快乐的气氛中健康和活泼地度过他们的晚年生活。

（四）探讨卫生保健与疾病防治的组织管理方法和措施

预防医学是公共卫生措施的理论和实践基础,但公共卫生范围更广泛,没有公共卫生实践,预防医学将成为空中楼阁。为了有效预防疾病、增进健康,研究如何充分利用卫生资源,合理配置和科学管理卫生服务系统,发展初级卫生保健和社区卫生服务,可为卫生工作决策提供科学依据和咨询建议。国际上常将公共卫生和预防医学关联在一起,用"大卫生"一词来概括这些工作,指导疾病预防和健康促进,强化全社会多部门参与,在注重生物、物理、化学等因素的同时,更加关注行为生活的改变和社会决定因素的改善。

国家的公共卫生措施,应考虑人的一生五个生命阶段:胎儿及婴儿、幼儿及儿童、青少年(15~24岁)、成人(25~59岁)及老年人(60岁及以上,国外用65岁及以上)。不同年龄阶段各有重点,一般分为四大类措施:

1. **预防性卫生服务** ①计划生育;②妇幼卫生;③免疫接种;④老年卫生,如高血压,心、脑血管病及其他慢性病预防;⑤改进医疗卫生服务,如提倡全科医学服务、预防医源性疾病等。

2. **预防疾病（保护健康）** ①传染病和地方病的控制及监测;②环境中有害因素(空气、水、食物的污染及噪声)的控制;③职业安全与卫生;④意外伤害预防及急诊服务。

3. **健康促进** 通过健康教育,改变个人不良卫生行为,人人实行自我保健,达到:①控制吸烟;②控制酗酒;③杜绝吸毒和药物滥用;④合理营养;⑤体育锻炼和体力适应;⑥生活健康、规律;⑦减少精神紧张。

4. **卫生服务研究** ①卫生统计资料的收集和分析;②卫生机构管理研究;③医学教育改革和人员培训。

四、预防医学的研究方法

为了更好地实现预防医学的学科任务及其研究任务,必须采取相应的研究策略与原则。在充分运用医学生物学和有关学科的各种研究策略、原则与方法的基础上,预防医学的研究方法应注重如下几条原则：

（一）理论与实践相结合

理论与实践相结合是一切科学工作的基本原则。经过实践上升成为理论，理论又指导以后的实践。例如预防医学研究总结出了卫生要求和卫生标准，指导着实际工作中的卫生检测、监督等工作；反之，卫生监测实际工作的数据和结果，又为修订卫生标准，改善生活质量和环境质量提供科学依据。

（二）预防医学技术与公共卫生管理相结合

预防医学的学科任务，决定着技术研究必须以公共卫生管理的实际要求为指导，技术只有在符合公共卫生管理需求的条件下，才能更好地发挥作用。同时，公共卫生管理也要以技术作为决策和指挥的重要基础和依据。例如研究物理因素的伤害时，随着生产发展和技术进步，在特定的条件下劳动者接触的物理因素有何变化、新设备有何生物效应、对人体健康有何特殊的伤害，以及在什么环境、什么劳动条件下使用这些设备。公共卫生管理与服务上有了这些需求，技术研究就有了方向和动力。同时公共卫生管理上要做出决策，必须要有技术数据支持，如特定的物理因素的参数、来源、强度、传播形式以及损害效应与物理参数之间的相关性等，否则公共卫生管理的防护原则和措施就成了无本之木、无源之水。

（三）宏观研究与微观研究相结合

宏观与微观是对立的统一体，宏观是全局、整体和方向。就宏观而言，首先预防医学研究任务的确定和计划的制定，必须从国家的方针政策，预防工作的任务和需要考虑。其次，环境与人体应作为一个整体，要从宏观的环境与人群出发，研究疾病的地区分布、时间分布和人群分布的规律性，确定环境因素与机体反应体为主要研究和服务对象。第三，就一个个体来看，也有个宏观的问题，人体是一极其复杂的开放性的系统，在复杂多变的自然和社会环境中受到多层次因素的影响，人体也在多层次上发生变化。因此，只有从人群、个体、器官、组织细胞、分子和基因等不同层次进行研究，才能综合地解决多方面的问题。

就微观而言，现代技术给预防医学研究增添了新的活力，如现代分子生物学、DNA 芯片技术、环境基因组、基因多态性、生物计算机信息等技术的迅速发展，为预防医学从分子基因层次上探索疾病的发生、发展和防治，开辟了新的科研思路、技术途径和实施手段。预防医学是以探索疾病预防控制相关的新理论、新途径和新方法为目标，强调科学价值和源头创新，在研究中强调合理选用新技术和新方法，注重学科交叉渗透或多学科的途径，而其最终目的是为我国人群健康与疾病预防工作的宏观需要服务的。如果不围绕解决宏观问题选择合理技术，而是过分依赖高新技术，研究将陷入技术、指标的单纯堆砌中。

现代预防医学的一个重要发展趋势是研究宏观的问题需从微观的系统、细胞、分子水平入手，但更为重要的是应将微观的细胞和分子水平的研究成果进行归纳和总结，力图为阐明宏观的问题服务。不同层次的研究是相互结合、互为补充的关系，而不是相互排斥、不可替代的关系。一方面，微观研究已进入细胞、分子、量子层次，向着生命活动内在机理的"微观世界"深入；另一方面，宏观研究向着机体、人群、生态环境的"宏观世界"进军，形成了微观和宏观日益结合、相互推动、相交融的新局面。两者结合决定着预防医学研究的广度和深度。要注重从宏观发现和提出问题，侧重从微观研究解决其发生机制，并为"诊、防、治"提供理论依据，再回到宏观解决问题。

（四）定性研究与定量研究相结合

定性研究有两个不同的层次，一是没有或缺乏数量分析的纯定性研究，结论往往具有概括性和较浓的思辨色彩；二是建立在定量分析的基础上的、更高层次的定性研究。定量研究主要用观察、实验、调查、统计等方法研究现象，对研究的严密性、客观性、价值中立都提出了严格的要求，以求得到客观事实。定量研究通常采用数据的形式，对现象进行说明，通过演绎的方法来预见理论，然后通过收集资料和证据来评估或验证在研究之前预想的模型、假设或理论。在预防医学研究实际工作中，定性研究与定量研究常配合使用。在进行定量研究之前，须借助定性研究确定所要研究的现象的性质；在进行定量研究过程中，又须借助定性研究确定现象发生质变的数量界限和引起质变的原因。

定性与定量研究有一些不同点：①着眼点不同：定性研究着重事物质的方面；定量研究着重事物量

的方面。②所处的层次不同:定量研究是为了更准确地定性。③依据不同:定量研究依据的主要是调查得到的现实资料数据,定性研究的依据则是大量以往事实和历史经验材料。④手段不同:定量研究主要运用经验测量、统计分析和建立模型等方法;定性研究则主要运用逻辑推理、历史比较等方法。⑤学科基础不同:定量研究是以概率论、卫生统计学等为基础,而定性研究则多以逻辑学为基础。⑥结论表述形式不同:定量研究主要以数据、模式、图形等来表达;定性研究结论多以定性符号和文字描述为主。

预防医学的研究,除了注重质的区分(定性)外,必须有量的概念、量的要求和量的分析。例如"健康"这一概念就是质与量相互依存、相互转化关系在生命过程中的反映。反映健康水平的一些"指标",在一定数量范围内表现为健康,超过一定范围就转化为疾病,即发生质的变化。在坚持定性与定量中,特别要强调统计学的重要性。在研究环境因素与健康的关系时,这两方面都是复杂的,多因素的,不断变化着的,这就更需要通过统计分析,找出规律。定性研究是定量研究的基础,是它的指南,但只有同时运用定量研究,才能在精确定量的根据下准确定性,这是二者的辩证关系。

预防医学研究中还必须重视量效关系,即致伤、致病因素的参数量(作用量)与伤害效应程度(不同效应的伤情分度等)的相关关系。研究这种量效关系,有助于阐明发病机制,提出伤害阈值,分析预计伤害程度,并相应地进行预防防护、卫生保障和诊断治疗;还可由此进行计算机模拟,提高研究的水平和效益。

(五) 现场研究与实验室研究相结合

现场主要包括发生伤害的各类事故和灾害的现场,疾病发生、流行的现场,特殊环境和特殊作业的现场等。从某种意义上看,医院临床也可以当作现场。在现场可以直接观察发生伤害的当时当地环境状况,发生在当时的伤病表现(早期表现);可以直接取得大量珍贵的第一手现场资料;可以验证预防、救治和防护措施,以及一些装备在现场使用的实际效果;可以发现和确定进行实验室深入研究的问题。研究要想取得成绩和有所发现,研究者就必须要深入到现场,进行艰苦细致的现场调研,收集有关资料、采集有关标本等工作。但现场研究受到很多因素的限制,必须由实验室研究予以补充和深化。实验室应注重研究现场和其他实践中所提出的重大课题,进行周密设计,充分运用设备条件,进行单因素或多因素的研究和不同层次的研究。现场观察到的现象,要设法在实验室里再现出来,进而分析、掌握其内在规律,不断发展、解决各种新出现的问题。现场研究和实验室研究的良好结合,可大大提高预防医学研究的水平和效益。

(六) 动物实验研究与人体研究相结合

预防医学的研究是以客观的生命现象和影响因素作为研究客体,运用科学的手段和方式,认识和揭示其本质,以及疾病与健康的发生、发展和转化客观规律的探索性实践活动。动物实验研究是以实验动物为受试对象,而人体研究是以人为受试对象,这两类研究是预防医学存在和发展的必要条件。

动物实验研究与人体研究两者相比较有以下特点:①动物实验可把许多人体上非常复杂的问题简单化,可以进行各种因素的细微探讨。例如,要研究某一特定因素的影响,就希望能使其他的因素保持一致,包括严格控制的实验条件,温湿度、光线、声音、动物的饮食、活动等。又如实验对象的选择,动物实验完全可以选择相同的动物,在品种、品系、性别、年龄、体重、身长、活动性、健康状态,甚至遗传和微生物等方面也可严加限制,但人体实验中的年龄、性别、体质、遗传等方面是难以选择的。②许多影响因素或疾病潜伏期很长,研究周期也很长,采用动物或复制动物疾病模型可以大大缩短其潜伏期,尤其是那些在人体上不便进行的研究。从而有力地推动了病因学和防治方法的研究。③对于在极端情况引起的疾病,例如放射病、毒气中毒、烈性传染病等,很难应用于人体研究,而应用动物实验可以随时进行研究,使人们得以对这些疾病有深入的认识。④疾病预防措施和健康促进的长期疗效和远期效应,利用动物实验方法来观察,易于控制和掌握。⑤预防医学上有些重要概念的确立只有通过动物实验才能做到,如观察环境因素对机体的危害作用,研究分析各种有毒物质进入机体的各种途径,急、慢性中毒及远期致癌、致畸、致突变等作用,阐明病因及作用原理,探索有效的防治措施等。

然而,一切动物实验研究的目的最终是为了解决人的问题。所有实验室和各种动物实验研究的成果在应用到人体之前,必须经过人体实验,必须要有临床的依据;任何成果在首次应用到人体时,又必然面临着风险和不确定性。因此,动物实验研究与人体研究相结合是预防医学研究的重要策略和原则。

五、预防医学的学科定位

我国出版的《辞海》对"医学"有这样的说明:"医学按照研究内容、对象和方法,分为基础医学、临床医学和预防医学三部分,各包括专门的学科。"

从我国权威的学科分类目录中也可看出预防医学所处的学科位置。1997年6月,国务院学位委员会与原国家教委联合颁布了《学位授予和人才培养学科目录》,该目录是国务院学位委员会学科评议组审核授予学位的学科、专业范围划分的依据,是对知识的一种合理划分。目录采用:学科门类、学科大类(一级学科)、(专业)二级学科的分类方法。后经多次修订,于2018年4月更新,将我国现有学科专业分为13个学科门类,即包括哲学、经济学、法学、教育学、文学、历史学、理学、工学、农学、医学、军事学、管理学、艺术学,各门类之下又细分了111个一级学科和409个二级学科。在医学门类下设置了11个一级学科,即基础医学、临床医学、口腔医学、公共卫生与预防医学、中医学、中西医结合、药学、中药学、特种医学、医学技术和护理学。在公共卫生与预防医学一级学科下又设置了6个二级学科,即流行病与卫生统计学、劳动卫生与环境卫生学、营养与食品卫生学、儿少卫生与妇幼保健学、卫生毒理学、军事预防医学。

第二节　三级预防策略

三级预防(three levels of prevention)是预防医学工作的基本原则与核心策略。随着现代医学的发展,预防医学与临床医学也在相互渗透和相互促进。现代预防的概念已融入疾病发生、发展、转归的全过程。在疾病的病前(易感期)、病中(发病前期)和病后(发病期和转归期)各个阶段采取相应预防措施称三级预防。

一、一级预防

一级预防(primary prevention)又称病因预防,是在临床易感期,针对健康人采取的控制和消除健康危险因素,减少有害因素接触的预防,是根本性预防(primordial prevention)。首先,从全球性预防的战略和各国政府策略角度考虑,建立和健全社会、经济、文化等方面的措施。如为降低肺癌发病率,需要政府制定规章和进行财政干预,如以法律形式制定禁烟规定、限制卷烟中焦油量、提高卷烟税收率。其次是针对环境的措施,即根据保护环境方针,颁发环境质量规程和环境中的有害因素卫生标准及管理办法,采取具体的保护大气、土壤、作物、水源、食品等的措施,以减少因环境污染而造成的危害。第三是针对机体的措施。如:①健康教育:养成讲卫生、锻炼身体的良好习惯,增强体质,提高机体抗病能力;②预防接种:提高人群免疫水平;③婚前检查:禁止近亲结婚,预防遗传性疾病;④妊娠期和儿童的卫生保健工作;⑤化学预防:对某些疾病的高危个体服用药物来预防疾病的发生。

二、二级预防

二级预防(secondary prevention)又称疾病前期预防,是针对早期可疑、临床表现不明显的患者,采取的"三早"(早期发现、早期诊断、早期治疗)预防,以控制减缓病情发展,促使病变逆转,缩短病程。普查、筛检、定期健康检查以及高危人群重点项目检查、职业健康监护都有助于早期发现疾病。例如宫颈涂片、乳腺X线摄片和乙状结肠镜检都是常见的肿瘤筛检方法。

三、三级预防

三级预防(tertiary prevention)又称发病期预防,是针对已明确诊断的患者,采取的适时、有效的处置,以防止病情恶化、预防并发症和伤残,并促使功能恢复。实际上,也是一种"疾病的管理"措施。例如,消除哮喘患者的变应原物质;服用抗凝血药,防止心脏病发作;糖尿病患者的肾、眼与足部的常规检查护理;以及脑卒中患者通过物理疗法促使功能恢复等。

对不同类型的疾病,有不同的三级预防策略。对病因明确的某些疾病,只要措施落实,就可以达到预防疾病的效果,这就是一级预防。对病因需进一步明确的疾病,根据其特点不同,分别采用二级预防和三级预防。对那些病因不清又难以察觉和预料的疾病,只能采用三级预防。预防接种作为控制一些传染病的措施,已成为一级预防的典范。对于某些病因明确而且是人为的疾病,如职业因素所致疾病、医源性疾病,则控制其发生更具主动性,只要措施落实,应当较易见效。有些疾病的病因是多因素的,则要按其特点,通过筛检及早诊断和治疗,可使预后较好,如心、脑血管病,代谢性疾病,除了解其危险因素,致力于一级预防外,还应兼顾二级预防和三级预防。

不论哪一个国家,从事医疗工作的人员总是在卫生队伍中占多数,在贯彻三级预防中是主体。我国除了卫生防疫和妇幼保健系统的力量外,不能忽视在医疗系统这一庞大队伍中贯彻预防这一环节,尤其在各地正在以社区为单位进行居民保健工作的大环境下,初级卫生保健十分重要。

第三节　预防医学与公共卫生的关系

一、公共卫生的概念

公共卫生(public health)是通过评价、政策发展和保障措施来预防疾病、延长人寿命和促进人的身心健康的一门科学。就医学领域的分类而言,公共卫生是针对社区或者社会的医疗措施,比如疫苗接种、健康宣教、卫生监督、疾病预防和疾病控制,以及各种流行病学手段等。

公共卫生服务是一种成本低、效果好的服务,但又是一种社会效益回报周期相对较长的服务。在国外,各国政府在公共卫生服务中起着举足轻重的作用,并且政府的干预作用在公共卫生工作中是不可替代的。许多国家对各级政府在公共卫生中的责任都有明确的规定和限制,以利于更好地发挥各级政府的作用,并有利于监督和评估。

在我国,个别地区对于公共卫生的重视程度和行政干预力度不足,地方政府对于公共卫生并没有十分明确的分工和职责范围,尤其是对于农村公共卫生的政府职责含混不清。因此,尽快明确各级政府的职责和任务,有利于各自履行其职责。

二、公共卫生的特点和职能范畴

(一)公共卫生的特点

1. **公共性**　公共卫生以人群为研究重点,既是一种制度、学科和实践活动,又是科学的艺术。公共卫生采用公共生产和公共供应方式提供服务,并具有公益性的特点,表现在公共卫生以公众获取群体健康为目的,通过加强公共卫生体系建设,增加公共卫生产品的供给,改善公共卫生服务质量,为社会公众带来健康和福利。

2. **科学性**　在解决公共卫生的问题时,需要应用到不同学科的知识,应建立一支受过良好教育、具有多学科背景的人员队伍,作为公共卫生的技术支撑。公共卫生专业人员以流行病学为核心学科,并结合基础医学、临床医学、社会科学以及预防医学的其他学科等,共同应对公共卫生面临的各种挑战。

3. **社会性**　公共卫生的最终目标是促进居民健康,延长期望寿命,公共卫生在很大程度上是一个社会问题而非技术问题,具体实施中将涉及社会的各个层面,因此应加强部门间协作和社区参与。公共卫生问题可以发生于社会的各个角落,具有极强的社会性,为全社会关注。公共卫生服务具有成本低、效果好,但它的社会效益回报周期相对较长的特点,其实质体现在公共政策上,政府宏观调控和积极干预在公共卫生工作中将发挥关键性作用。

（二）公共卫生的职能范畴

1. 预防和控制疾病和伤残 公共卫生最重要和最紧迫的任务就是对威胁健康的疾病和伤残作出反应,保护群体的健康,维护社会的稳定。人类早期因群居而产生的环境卫生问题以及由此而出现的传染病问题严重威胁到人类的生存。因此,早期公共卫生的出现就是为了应对传染病对人类健康和生存的威胁。随着人类文明的进展,工业化、城市化和全球化的进程,伤害和残疾已经构成了对人类健康的严重威胁,新发传染病、生物恐怖事件等突发公共卫生事件不断出现。在人类现代化的进程中,能否有效地预防和控制疾病与伤残等对群体健康的直接威胁,事关群体能否健康地生存和发展,因此预防和控制疾病与伤残是公共卫生的第一要务。

2. 改善与健康相关的自然和社会环境 改善与健康相关的自然和社会环境是公共卫生的基本任务之一,是对政府的公共卫生价值取向,以及政策制定和协调能力的考验,既需要长远规划,又需要主动出击,通过不断采取科学的治本措施,改善与健康相关的自然与社会环境,可实现在群体水平上提高公众的健康,从更深的层次和更广义的角度促进人类健康的可持续发展。

3. 提供医疗保健和必要的医疗服务 提供医疗保健与必要的医疗服务,包括"常规的预防保健服务""对特殊人群和弱势群体提供的预防保健服务"和"必要的医疗服务"三方面。常规的预防保健服务覆盖所有公众,如开展传染病防治、计划免疫、食品安全、营养卫生、环境卫生、儿少卫生、职业卫生、计划生育、生殖健康、食盐加碘等。对特殊人群和弱势群体提供的预防保健服务,面对的是有特殊公共卫生需求的特殊人群和弱势群体。必要的医疗服务包括由政府使用纳税人收入,用于维护公众基本健康的医疗服务体系,比如针对常见病、多发病的医疗服务,但是这并不能包罗万象。

4. 培养公众健康素养 2015 年《中国公民健康素养——基本知识与技能》颁布,从健康理念以及基本知识、健康生活方式与行为、基本技能等三个方面来提高我国全民健康素养水平。树立科学的健康理念是提升健康素养的关键。推进"健康中国"建设,提出"大卫生、大健康"概念,医疗卫生体制改革要从"以治病为中心"转向"以健康为中心",把对人的健康的维护关口前移,做好疾病的预防,做到尽量让老百姓不得病、少得病,提高生命质量。这是适应群众新的民生需求和我国社会发展新阶段重大的理念创新,是以人民为中心思想在健康领域的具体体现,也是中国在医疗卫生体制改革中的一个重大变化。

（三）国家基本公共卫生服务项目

国家基本公共卫生服务项目,是促进基本公共卫生服务逐步均等化的重要内容,是深化医药卫生体制改革的重要工作,是我国政府针对当前城乡居民存在的主要健康问题,以儿童、孕产妇、老年人、慢性疾病患者为重点人群,面向全体居民免费提供的最基本的公共卫生服务。开展服务项目所需资金主要由政府承担,城乡居民可直接受益。根据 2017 年《国家基本公共卫生服务项目》中的描述,在国内展开的基本公共卫生服务为 14 大类 55 项,具体包括:建立居民健康档案、健康教育、预防接种、儿童健康管理、孕产妇健康管理、老年人健康管理、慢性病患者健康管理(高血压病、2 型糖尿病)、严重精神障碍患者管理、结核病患者健康管理、中医药健康管理、传染病和突发公共卫生事件报告和处理、卫生计生监督协管、免费提供避孕药具、健康素养促进行动。

三、预防医学与公共卫生的关系

预防医学的概念自 20 世纪 50 年代,从苏联引入我国。当时众多的学者将其和公共卫生完全视同一体。美国公共卫生先导者、耶鲁大学教授查尔斯·温斯洛(Charles-Edward Amory Winslow)早在 1920 年即指明:"公共卫生是通过有组织的社会努力,达成预防疾病、延长寿命、增进健康和效能的一门科学和艺术。"1988 年,美国医学研究所(Institute of Medicine,IOM)在《公共卫生的未来》中明确提出:"公共卫生就是我们作为一个社会,为保障人人健康的各种条件所采取的集体行动。"公共卫生常作为同义词,与预防医学伴随出现、交叉使用。目前不少学者对两者的概念和内容进行了深思和讨论:有的学者认为公共卫生是预防医学的一个组成部分;有的则认为预防医学是公共卫生的一个组成部分;还有的仍坚持认为两者是一回事。目前多数学者认为公共卫生与预防医学并非同一概念,尽管两者的目标是保证人民健康,两者的工作对象都是群体,在工作内容上有难以分割的部分,但两者的本质、角度和主体工作内容有很大的不同。

公共卫生是以预防医学的观念、理论和技能为基础,针对疾病预防、健康促进而采取的社会实践的总称。公共卫生包含着一些固有的特征,如公共卫生的社会公益性;广泛的而且日益扩大的范畴;有政府职责;源于科学基础;强调预防的策略;特有的跨学科、跨部门、跨文化等。公共卫生已超出传统医学范畴,往往融合了各种人文社会科学(伦理学、管理学、政治学、经济学、法学、社会学)及工程技术其他学科的知识和技能。其工作内容更侧重于宏观,除了疾病控制、环境污染对人体健康影响的控制等是与预防医学相重合的部分外,主要是以卫生政策、卫生规划、卫生管理、卫生监督、卫生法规、卫生经济、卫生统计、卫生工程等宏观调控为主。由于需要动员社会各部门的力量,并由政府直接采取行动,因而它带有明显的行政管理特色。

预防医学更侧重于探究群体疾病病因,防止疾病流行,研究预防疾病的对策,提出具体的保健措施,它既包括群体预防也包括个体预防,外延虽然很大,却都属于医学范畴。预防医学是公共卫生措施的理论和实践基础,没有预防医学的理论指导,公共卫生就成为无源之水。因此可以说,预防医学是一门专门的学科,而公共卫生则是在这个学科基础上的社会实践;预防医学是公共卫生事业发展的催化剂,公共卫生则是沟通科学与民众的改造世界行为的桥梁。

公共卫生是随着社会经济的发展而变化的,对公共卫生的认识,随着时间的变化、科技的进步以及国家政治经济和人们意识形态的改变而改变。不同时代对公共卫生内涵和外延界定不同,不同群体对于公共卫生的理解也不一样。关于公共卫生的定义很多,每一个定义对于我们认识公共卫生是什么、研究什么,提供了重要的视角,他们分别从不同角度描述了公共卫生这一社会事业的重要性和独特性。2003年国务院原副总理吴仪明确地提出:"公共卫生就是社会共同努力,改善环境卫生条件,预防控制传染病和其他疾病流行,培养良好卫生习惯和文明生活方式,提供医疗服务,达到预防疾病,促进人民身体健康的目的。"这从根本上解决了我国公共卫生体系建设与国际接轨的问题,对我国公共卫生体系建设和完善的影响不可低估。

第四节 预防医学的发展与挑战

一、医学模式的发展

医学模式在人类获取健康和与疾病作斗争的经验总结过程中,随着医学科学的发展与人类健康需求的不断变化而演变。其演变实质上是从观念、思维方式以及健康需求等方面,紧跟医学的时代特征,指导人们全方位地把握医学发展的方向,解决社会面临的各种医疗保健问题。医学模式的演变是客观存在的历史潮流,历史上主要经历了神灵主义医学模式(spiritualism medical model)、自然哲学医学模式(natural philosophical medical model)、机械论医学模式(mechanistic medical model)、生物医学模式(biomedical model)和现代医学模式(modern medical model)等几种医学模式。

(一)神灵主义医学模式

在人类社会早期,由于对自然界和自身认知的局限性,人们不能解释风雨、雷电、山洪和地震等自然现象,也无法解释人体发生的疾病,于是臆测存在一种超越自然的力量主宰疾病的发生与发展,认为人的生命与健康是上帝神灵所赐,疾病和灾祸是"天谴神罚"。在此理论基础之上,尽管人们当时也是用一些自然界植物和矿物来治疗疾病,主要手段还是通过"求神问卜""符咒祈祷"来免除疾病的困扰,巫术和医术交织在一起,产生了神灵主义医学模式。"炼丹术""跳大神"等都是这种模式的体现。

(二)自然哲学医学模式

随着社会的发展和对自然界认识的逐步深入,人类开始能够客观认识自我、环境以及两者之间的关系,这就促使人们对健康和疾病的看法发生了改变,开始用自然现象的客观存在和发展规律来认识疾病和健康问题,并把哲学思想与医学实践联系起来。在西方,古希腊医生希波克拉底(Hippocrates)提出了"四体液"(黏液、血液、黑胆汁和黄胆汁)学说来解释人体生理和病理的变化,认为疾病的发生与先天因素、环境因素与营养失调有关。我国古代医学产生了"阴阳五行"病理学说和外因"六淫"(风、寒、暑、湿、燥、火)、内因"七情"(喜、怒、忧、思、悲、恐、惊)等病因学说,将疾病和人类生活的自然环境和社会环境联系起来,进行观察与思考,并据此产生了传统中国医学的理论体系。自然哲学医学模式起到了驱逐神灵主义医学、开拓启蒙医学的作用,尤其是古代医学对人与环境之间整体观念的深刻阐述,有力地推动了医学的发展。西方的"放血疗法"就是这种模式的体现。

(三) 机械论医学模式

15世纪以后,欧洲文艺复兴推动了自然科学技术的进步,带来了资本主义工业革命的高潮和实验科学的兴起,机械论有了长足发展,人们对生命现象的解释进入了实验科学和机械运动的领域,如"人体是一种精密的机器""生命活动是机械运动"。在机械唯物主义哲学观的影响下,解剖学、生理学和病理解剖学开始发展,奠定了近代医学的基础。尽管机械论医学模式对推动现代医学的发展起了不可磨灭的作用,但其忽视了生命过程极其重要的方面,也忽视了人的生物学特性、心理学特性和社会性。

(四) 生物医学模式

随着自然科学与生物科学的发展,特别是细菌学病因理论的提出,人们对疾病的认识进入了新的阶段。生理学、生物学、解剖学、组织学、胚胎学、生物化学、免疫学、病理学、遗传学分子生物学等基础医学和生命科学的诞生与发展,使得人们从生物学的观点来认识生命现象以及疾病的发生发展过程,各种疾病的病因、病理和发病机制被逐步解释。在这样的背景下产生了生物医学模式,这种模式认为每一种疾病都可以在器官、组织、细胞或分子水平上找到可测量的形态学改变,并且存在生物或理化的特定病因。作为一种反映病因、宿主和自然环境变化规律的医学观和方法论,生物医学模式认为,健康需要维持宿主、环境和病原体三者之间的动态平衡,否则就可能发生疾病。生物医学模式奠定了实验医学的基础,促进了对人体生理活动和疾病的定量研究,推动了麻醉剂和抗生素的发明以及消毒灭菌、预防接种等医学技术的发展,使得传染病和寄生虫病大幅度下降,帮助人类取得了第一次卫生革命的胜利。可以说,生物医学模式极大地促进了基础医学、临床医学的发展和公众健康的巨大改善,这是19世纪末和20世纪初医学取得的重大成就。

(五) 现代医学模式

随着社会经济发展和疾病谱的转变,以冠心病、脑卒中、恶性肿瘤和糖尿病等为代表的慢性非传染性疾病已取代传染病成为人类健康的主要威胁。这类疾病的病因复杂,其发生往往是社会环境因素、行为生活方式和遗传因素等综合作用的结果,已不是单纯的生物病因所能解释;即便是以生物因素主导的一些传染病,如性传播疾病、结核病等,也明显受到社会环境因素和行为生活方式的影响;许多疾病的生物因素要通过社会与心理因素发挥作用。这些都表明生物医学模式存在着明显的局限性。此外,在WHO的倡导下,人们对"健康"的概念有了更加积极和全面的认识,对心理平衡、身心健康、生活质量和社会适应更加重视。在这样的背景下,现代医学模式逐渐形成,这个医学模式以环境健康医学模式(environmental health medical model)和综合健康医学模式(comprehensive health medical model)为代表,并在实践中逐步加以完善而形成生物-心理-社会医学模式(bio-psycho-social medical model)。这种医学模式是根据系统论的原则建立起来的,在这个系统框架中,可以把健康或疾病理解为从原子、分子、细胞、组织、系统到个体,以及由个体、家庭、社区、社会构成概念化相联系的自然系统。在这个系统中,不再是二元论和还原论的简单线性因果模型,而是互为因果、协同制约的立体化网络模型。健康反映为系统内、系统间高水平的协调。恢复健康不是回到病前状态,而是代表一种与病前不同系统的新的协调。这种模式认为,为了达到合理的治疗和卫生保健目的,人们对健康和疾病的了解,不仅包括疾病的生理(生物医学因素),还包括患者(心理因素)、患者所处的环境(自然和社会环境因素)以及帮助治疗疾病的医疗保健体系(卫生服务因素)。

二、预防医学是现代医学发展的方向

（一）从健康问题的本质分析，预防是根本性的对策

预防医学采用的对策和措施所起的作用多数是在疾病发生与流行之前，预防是治本的措施，是从源头上消除疾病产生的原因。顾名思义预防医学工作是寻找线索、追根溯源的"上游思考"，它务求探明导致疾病的根源，从而采取有效的干预措施，防止疾病发生。

（二）从医学的目的来看，预防是最需优先考虑的因素

医学上存在一个误区，错误地认为，只要科技进步，大量投入就能消灭一切疾病。因此在临床实践上，不惜一切代价地通过个体治疗延长病人的生命，包括那些早已衰退、生命质量极差者。其结果是造成医疗费用高昂，出现"医疗保健危机"。研究表明：全世界 80% 的医疗支出，都用在了那些可以预防的疾病上；人在 60 岁以上，消耗的医疗费占一生总医疗费的 40% 以上，其中大部分是最后一个月的抢救费；虽然延迟了患者的死亡进程，但给家庭和社会带来沉重的经济负担，甚至引发全球的医疗危机。美国人均医疗费支出达 8 000 美元，居全球之冠，但仍有 8 000 万人没有医保，国民主要健康指标仍处较低水平。这说明，健康水平与医疗费用并非成正比。现代医学并不能根治所有疾病，更无法使生命摆脱衰老和死亡的规律，但所有的疾病、伤害都是可以全部或部分预防的。

医学的目的应该如何定位？《GOM 国际研究小组总报告》指出，医学的目的应该有四个：预防疾病和损伤，促进和维持健康；解除由疾病引起的精神上和肉体上的痛苦；照料和治愈患者，照料和帮助那些患有不能治愈的疾病的人；避免早死，寻求安详的死亡。按照上述医学的目的，解决全球性的医疗危机，指导医学的未来发展的原则应当是：医学发展的"优先战略，应从旨在治愈疾病的高科技发展，转移到预防疾病和损伤，促进和维持健康"上来。未来的"医学应该努力使其适应经济现状"，也就是说，应当发展"负担得起的和可持续的医学"。

（三）从经济学的角度衡量，预防是效益最高的措施

以预防为主是降低发病率、死亡率，提高生命质量最有效、最经济的卫生措施。从成本效益的角度来看，预防是卫生工作少投入、高产出、低费用、高效益的关键。《健康管理蓝皮书：中国健康管理与健康产业发展报告（2018）》指出，我国慢性病发病人数在 3 亿左右，其中 65 岁以下人群慢性病负担占 50%。我国城市和农村因慢性病死亡的人数占总死亡人数的比例分别高达 85.3% 和 79.5%，导致的疾病负担已占疾病总负担的 70%。我国慢性病呈现"患病人数多、患病时间长、医疗成本高、服务需求大"的特点。

预防医学虽需要一定的资源保证，但总体来说它所需的投入与高昂的医疗费用形成鲜明的对照。美国疾病预防与控制中心（CDC）研究指出，如果男性公民不吸烟、不酗酒，坚持合理膳食和身体锻炼，其寿命可望延长 10 年；而每年数以亿万计的钱用于临床医疗技术投资，却难以使全美人口平均期望寿命增加一年。世界卫生组织调查显示，达到同样健康标准所需的预防投入与治疗费、抢救费比例为 1∶8.5∶100，即预防上多投入 1 元钱，治疗就可减至 8.5 元，并节约 100 元抢救费。通过改进生活方式，80% 的心脏病、脑卒中、2 型糖尿病及 40% 以上的癌症都能得到有效预防。因此，确定预防医学在整个医学乃至发展国民经济中的优先地位，集中有限卫生资源，突出预防重点，对发展中国家来说尤为重要。

（四）从卫生工作的成就来看，预防是健康最主要的保障

我国用全球卫生总经费的 1%，较好地解决了全球 22% 人口的卫生问题；人口死亡率由中华人民共和国成立以前 25‰ 降低到 7‰ 左右，婴儿死亡率由 200‰ 下降为 31.4‰，人的平均寿命不断延长；我国消灭天花比世界范围的天花灭绝提前 10 年；鼠疫、古典生物型霍乱、黑热病、斑疹伤寒等严重危害健康的传染病也基本消灭；这些成就是多年来贯彻预防为主的卫生工作方针的结果，特别是采取公共卫生措施，如重视营养与食品卫生、饮水卫生、改善生态与居住环境条件，加强妇幼卫生，推广预防接种的结果。

三、预防医学面临的挑战

随着经济社会的高速发展，卫生资源的有限性和公众卫生需求的无限性是无法避免的矛盾。疾病

防控相关研究和技术水平、突发公共卫生事件的应急能力以及疾病信息合成、分析与利用等,又出现了许多新的需求,当前面临的主要挑战有以下几个方面:

1. 传染病仍然是当前严重威胁人民群众生命健康的主要疾病　目前,传染性疾病仍然是发病率高、病死率高的疾病。传染病主要表现在两方面:一方面,一些被认为早已得到控制的传染病又卷土重来;另一方面,已被控制的传染病,由于种种原因可能又重新抬头,发病率明显上升;而且新发现的数十种传染病危害严重。

2. 非传染性慢性病对人民健康的危害加剧　随着经济和生活水平的变化,慢性病发病的疾病谱、死因谱正在发生变化。高血压病,心、脑血管疾病,肿瘤,糖尿病,慢性阻塞性肺疾病(COPD)等慢性病引起的死亡比例不断增加,已成为居民重要的死因。原卫生部第四次国民健康调查显示,目前中国有2.6亿人患慢性病,且以每年1 000万的高速增加。同时,慢性病发病呈现年轻化趋势。另外,吸烟、不合理膳食、体力活动不足、肥胖等危险因素持续上升,加上老龄化、城市化、环境污染以及职业危害等因素的影响,一些肿瘤发病率在局部地区呈现快速上升。

3. 职业病将长期存在且危害严重　随着工农业的迅速发展,职业病也必将随之增加。同时随着新技术、新材料的推广应用,还可能会出现一些新的职业病。

4. 精神卫生和心理健康问题日益突出　随着经济的发展,社会竞争的加剧,劳动力的重新组合,人口和家庭结构的变化,原有社会支持网络的削弱,导致了各种心理应激因素急剧增加,精神卫生问题日益突出。精神疾病已经成为全球性重大公共卫生问题,开展相关研究工作已迫在眉睫。

5. 意外伤害发生率不断上升　意外伤害跃居儿童致死原因首位。意外损伤已是西方一些发达国家和中等收入发展中国家儿童致死的第一杀手。中国近年统计表明,感染性疾病和营养不良性疾病也已不再是中国0~14岁儿童死亡的主要原因,意外伤害已经占据了第一的位置。中国每年有40万~50万儿童因意外受伤,有2万儿童非正常死亡,即每天有50个少年儿童因意外事故失去生命,且中国中小学在校生意外伤害的发生率正以每年14%的速度递增。儿童意外伤害包括交通意外、烧伤烫伤、溺水,也包括跌伤和暴力损伤等意外伤害,需要从事内科、外科、眼科、口腔科、耳鼻喉科、新生儿科、急救科的儿科医师和社会学、心理学、行为科学的学者及有关管理部门密切协作,共同积极干预,涉及生物-心理-行为-社会四个方面的疾病。

6. 人口老龄化带来的问题日趋严重　我国于2000年进入老龄化社会,老年人的健康问题比任何年龄段的人都多,而且解决难度也大。如何提高老年人群的无残疾预期寿命,将是预防医学面临的新课题。

7. 妇女、儿童健康备受关注　在经济、文化条件相对落后地区,一些疾病仍然严重威胁着妇女和儿童的健康。根据WHO的发表的《2017年世界卫生报告》,2015年全球每天约有830名女性因孕期或产期并发症死亡。2015年的孕产妇死亡率为216/10万活产,可持续发展目标(sustainable development goals,SDG)为到2030年降至小于70/10万活产,这就要求全球年下降率至少为7.5%。

2015年,全球青少年生育率为44.1/1 000(15~19岁女孩)。2015年,全球5岁以下儿童死亡率为43/1 000活产,新生儿死亡率为19/1 000活产,与2000年相比分别下降了44%和37%。

8. 食品安全仍面临严峻的考验　食品安全卫生标准体系的建设,主动、连续、系统的食品污染物和食源性疾病监测和评价数据的积累,农药、兽药、食品添加剂等暴露评估的数据和覆盖面,暴露后生物学标志物检测技术的研究,对未知和新发食品污染物的检测技术以及对新技术、新产品安全性的评价技术等都是关注的热点。

9. 人类健康状况与其生存环境关系密切　环境-健康-发展是医学与地理学的边缘领域,随着传统的传染病,如天花、霍乱、鼠疫在全球的有效控制,人类的发展面临一系列的新的全球性危机,如人口剧增、环境污染、气候变暖、臭氧损耗、生态破坏、能源耗竭等问题的出现。因此,随着全球环境变化和经济全球化的进程,环境-健康-发展研究将面临前所未有的挑战。

10. 精准和个体预防的局限性　微生物学、免疫学、分子生物学的发展,使得个体病人的诊断和传染源的确定更加快速和准确,传染病的预防和治疗更加个体化。然而,传统的卫生策略并没有过时。2003 年,严重急性呼吸综合征(俗称传染性非典型肺炎,以下简称"非典")疫情突发,致使全世界惊慌失措,没有疫苗,也没有任何有效的治疗药物,最终依靠隔离病人、保护接触者、环境消毒等措施消灭了"非典"。相反,我们知道艾滋病的主要传播途径,也可以准确地诊断和治疗,但是我们并没有因此控制艾滋病,控制艾滋病还需要从切断传播途径这个传统的预防方法做起。另外,现代医学的进步使得预防也可以通过针对疾病危险因素的临床个体化措施得以实现。比如高血压是心血管病事件的主要病因之一,通过抗高血压药物治疗预防心血管病是常见的手段。从此,预防已不再是只与卫生有关的一个概念,很多现代临床治疗都是预防性的。虽然预防的初衷是防止疾病的发生,但其概念也延伸到发病后如何预防或延缓更严重后果的发生,这是预防医学介入临床医学活动的切入点,也使得预防和治疗的界限开始变得模糊,使得作为往日公共卫生的主要职能的预防被纳入了狭义医学范围之下,限制了预防医学的发展。

第五节　学习预防医学的意义

我国现代化建设和公共卫生服务发展对预防医学高等教育人才培养提出了新的、更高的要求。要求培养复合型的公共卫生人才,从而教育模式、内容都会有较大的调整和改变。主要有以下方面的改变:

1. 预防医学向社会预防为主的方向发展。

2. 预防医学朝着防治结合、促进健康、提高生活质量和人口素质的方向发展。预防医学和临床医学的结合是医学发展的必然趋势。

3. 环境与健康问题将成为预防医学的热点,也是预防医学发展的一个方向。

4. 重视心理、精神和行为因素对健康的影响可能成为预防医学发展的一个新趋势。

5. 预防医学的研究范围将更加广泛,学科渗透将更加密切,研究手段将更加丰富,理论与实践结合将更加紧密,与现代科学技术的结合将更加紧密。

随着社会发展和科学进步,社会分工日趋多样化,医学分科亦越来越精细,预防医学与临床医学不可避免地出现了分离。近年来,在这两大学科的有识之士不断呼吁下,人们认识到预防医学与临床医学的裂痕有碍于提高人群的整体健康水平,应该将这两大学科有机地结合,为弥合裂痕共同努力,学习预防医学就是在此裂痕上建筑桥梁。

在生物-心理-社会医学模式下,医学生在学好基础医学和临床医学课程的同时,学习预防医学的基本观念、基本知识和基本技能是极为必要的。学习预防医学的目的在于:①完整地认识现代医学,对生物-心理-社会医学模式有透彻理解和掌握;②初步认识和掌握预防医学观念、知识和技能;③学习预防医学思维方法;④树立预防为主的思想,培养良好医德,使成为合格的医生;⑤为进一步接受继续教育打下基础。通过学习预防医学,医学生能够认识到现代医学是以健康为目标的,具有促进健康、预防疾病、治疗和康复的重要意义,要以适应社会进步和卫生事业发展的需要而培养医药卫生工作者应有的思想、道德、文化、职业和身心各种优良素质。

(邹飞　孟晓静)

第二章

预防医学与基础医学、临床医学的比较

随着自然科学和社会科学的发展而形成的现代医学,根据研究内容、对象逐渐分化成基础医学、临床医学和预防医学三大体系。三者虽各有分工,但又相互紧密联系、交错综合,构成完整的科学。临床医学和预防医学作为现代医学的两个重要的应用领域,在现代医学领域中肩负着不同的使命。预防医学、基础医学和临床医学是现代医学的三大支柱学科,各学科之间既有分工又有联系,且相互渗透,都是医学科学中不可或缺的部分。

基础医学是一门基础学科,用微观方法研究人体组织结构、生理、生化机制,揭示人的生命和疾病现象的本质及其规律,为疾病诊治和健康促进提供基础资料,是医学科学体系的重要组成部分,标志着医学从经验医学转入实验医学。按照各学科研究的内容和性质的不同,一般可分为形态学科和机能学科两大类,如人体解剖学、组织胚胎学、医学微生物学、人体寄生虫学和病理学通常认为属于形态学科群,其余各学科则属于机能学科群。也可将基础医学各学科分为正常人体学科和临床基础学科两大类。基础医学的主体内容包括近 20 门学科,它们相对独立,又相互联系,相互渗透,相互促进。这些学科从本质上是为医学服务的,是探求生命现象、疾病现象、健康和衰老等的原理和机制及认识方法的科学。当前基础医学正在形成一个多维的、庞大的、以分子生物学为带头学科,以生物工程为先进手段的现代化医学体系与传统的医学课程中形态结构与功能相结合的课程结构。基础医学是临床医学、预防医学的理论基础,对提高疾病的诊断、治疗和预防水平具有重要意义。近年来,分子生物学和细胞生物学渗透到基础医学的各个学科,是医学领域的重要研究内容。

临床医学是医学科学中研究疾病的诊断、治疗、个人预防和康复的各专业学科的总称。"临床"即"亲临病床"之意,临床医学根据病人的临床表现,从整体出发,结合研究疾病的病因、发病机理和病理过程,进而确定诊断,通过治疗和预防以消除疾病、减轻病人痛苦、恢复病人健康、保护劳动力。临床医学是以个人,尤其是病人为主要研究对象的科学。随着基础医学的不断发展,临床医学逐渐形成了许多分科和专业,如传染病科、神经科、心内科、肾病科、内分泌科、消化科、呼吸科、普外科、泌尿外科、矫形外科、胸心外科、神经外科、肿瘤科、儿科、妇产科、老年病科、放射科、急诊医学科和重症监护学科等。同时,临床医学的目的和对象具有人文取向性,因此,临床医学不可避免地包含着哲学的精神思维、文学的心灵情感、经济学的利益权衡、法学的权利维护和伦理学的道德培养等人文社会科学内容。

预防医学以环境-人群-健康为模式,以人群为主要研究对象,应用社会医学、生物医学和环境医学理论,宏观与微观相结合的方法,分析研究不同环境因素对人群健康的影响乃至疾病的发生、发展和流行的规律,探讨改善和利用环境因素,制订预防对策和措施,改变不良行为生活方式,减少危险因素,合理利用卫生资源的策略与措施,以达到预防疾病、促进健康的一门综合性应用医学学科。预防医学各学科是伴随着应用医学的发展应运而生的,一般分为流行病学、卫生统计学、职业卫生与职业医学、环境卫生学、营养与食品卫生学、儿童少年卫生与妇幼保健学、卫生毒理学、军事预防医学。然而,预防医学的范畴随着社会科学、自然科学的进步而逐渐扩展,诸多新的边缘学科逐渐出现,如卫生化学、卫生微生物学、社会医学、卫生事业管理学、健康教育学、卫生法律制度与监督学、卫生经济学、卫生信息管理学、社会医疗保险学等。

　　预防医学和基础医学作为现代医学不可分割的组成部分,存在着必然的联系,相互补充、相互影响,前者需以后者为基础,当然,前者对后者也有反作用。例如,基础医学中的分子生物学、病理学、微生物学、免疫学、遗传学等,都是预防医学用来寻找并分析病因的理论依据。预防医学是临床医学专业和其他专业医学生学习的重要内容,是临床医学专业学生的专业基础课,是培养新一代医学人才的一门重要课程。预防医学要充分运用基础医学的进展及现代化的快速、高效、微量的测定技术为预防医学服务,促进预防医学发展,而预防医学的发展,又可促进基础医学学科的发展。在临床实践方面,现代医学模式要求临床医生摆脱孤立的生物学思维,改变过去“只见疾病,不见病人”“只治疾病而不治病人”“头痛医头、脚痛医脚”的倾向,在详细了解病人所患疾病的同时,还应从病人的社会背景和心理状态出发,对病人所患疾病进行全面的分析和诊断,从而制订出有效、综合的治疗方案。通过对病人的心理、社会因素作用的观察和分析,及时提供心理保健服务,提高治疗效果。

　　但是由于历史条件、社会条件和科学条件的限制,预防医学、基础医学和临床医学各有自己的理论和方法,本章就其差异作简要介绍。

第一节　预防医学与基础医学、临床医学研究对象的比较

一、预防医学的研究对象

　　预防医学的研究对象包括个体和群体、病人和健康人,但侧重于健康人群。医学发展的趋势之一,就是从个体医学发展到群体医学,今天许多医学问题的真正彻底解决,不可能离开群体和群体医学方法。预防医学的任务要求它必须面向医学的未来,从战略的高度考虑人类的疾病和健康问题。这里人群是指研究所关注的全部个体的集合,可以是某地区、某国家全体居民,也可以是某一地区或具有同一特征(如性别、年龄、职业或疾病)的人群。群体预防必须建立在个体预防基础上,预防医学也重视针对个体的预防。例如,近年来明确提出的临床预防服务是针对无症状病人在临床照料过程中提供的预防服务,包括个体健康危险因素评价、健康咨询、预防接种、化学预防、定期体检等。

　　到目前为止,预防医学完成了从个体到群体,再到以全人类为对象的三个发展阶段。

　　（一）个体预防

　　随着人体解剖学在医学中地位的奠定,显微镜的发明,人类开始进入了微观世界。随着微生物学和免疫学的进步,牛痘接种法的发明,成为18世纪预防医学的一大成就。19世纪病理学家魏尔啸倡导了细胞病理学,使人们对疾病的病因有了进一步的认识,从对疾病在躯体的表面现象,逐步认识到细胞在疾病中的表现。在生物医学迅速发展的基础上,预防医学得到了快速的发展,但当时仅限于以个体为对象进行疾病的治疗预防。

　　（二）群体预防

　　19世纪末到20世纪初,人们从战胜天花、霍乱、鼠疫、白喉等烈性传染病的经验中,逐渐认识到仅从个体预防疾病的效益不高,必须以群体为对象进行预防,其方法除个人接种牛痘外,还需采用隔离消毒,检疫监测,消灭病媒生物,垃圾、粪便处理等。这样将个体防病扩大到社会性预防。医学史上的此次卫生革命,主要任务是防止传染病和寄生虫病,也是预防医学的研究对象由个体转化为群体的标志。

　　（三）人类预防

　　世界卫生组织成立后,其目标是“使所有的人都尽可能地达到最高的健康水平”。半个多世纪以来,传染病的发病率、死亡率有了明显下降,但慢性非传染性疾病,如心、脑血管病及恶性肿瘤等疾病,上升为主要死因,死因顺位发生了变化。从防治措施来看,单一采用传统的生物医学手段是不能奏效的,这就意味着医学必须从单一的(生物)医学防治,转向和心理-社会行为预防相结合的防治。疾病预防的重点从急性传染病转向慢性疾病、老年退行性疾病及生活方式疾病,这就是所谓的第二次卫生革命。

　　目前,预防医学是以促进全人类健康和实现人人享有卫生保健为目标,以防治社会病(如自杀、车

祸等意外伤害,吸毒,抑郁症等精神障碍)为特征,以发展社区卫生服务,强调社会、行为、心理的整体预防为主要策略的,预防医学的研究对象也就从个体到群体,再扩展到了全人类。

二、基础医学的研究对象

在基础医学中,基于生物学的部分是核心,这包括以正常人体为对象的生物学科,其中传统的学科有生物化学、细胞学、组织学、解剖学、生理学、免疫学、遗传学和胚胎学等。20 世纪 50 年代起,学科有新的分化和组合。新出现的分子生物学、细胞生物学和发育生物学等的内容都比传统学科广得多,例如分子生物学就包括分子遗传学和分子免疫学的内容。

以异常人体为对象的生物学科主要有病理形态学和病理生理学,目前常把一切疾病发生、发展和转归过程的研究都归入病理生理学的范围内。研究药物作用机理的药理学主要是探讨药物对人体的作用机理,它也是基础医学的传统内容。

以群体为对象的生物学科主要是医学生态学,它把人、病原体,以及其他环境因子,统一放在环境大系统中加以考察。另一方面,以病原体、媒介生物为对象的生物学科也是基础医学的重要组成部分,其中包括病毒学、细菌学、真菌学、寄生虫学和医学节肢动物学等。

这里举出的是基础医学的主要学科,但基础医学的范围并不是固定的,随着医学的需要和条件的成熟还会出现新的分支学科。如基于数学的医学统计学,基于物理学的医学物理学,基于化学的药物化学,基于心理学的医学心理学,基于社会学和人类学的医学社会学和医学人类学,结合法学的法医学,以及基于工程技术的生物医学工程,等等。此外,还有起步较晚的医学伦理学、医学情报学等。

三、临床医学的研究对象

临床医学是以研究患病个体及其相关病理状态的诊断、治疗为主要内容的学科。通过利用病史、症状和体征等资料,利用影像、检验和内镜等的检查结果,对疾病做出准确的诊断。同时,利用药物以及其他方法,对疾病进行有效的治疗,以解除病人的痛苦,挽救病人的生命和提高病人生存质量。

临床医学的研究对象主要是病人,一个具体的人。人体本身就是世界上最复杂的有机整体,而人类疾病同样也是极其复杂多样。加上个体间的差异,使得病理变化,临床表现千变万化,因此,临床医生对疾病的认识,也是极其复杂而又曲折的过程。对临床医学研究而言,虽然主要以病人为主要研究对象,然而仅针对单个或几个病例的报道对于描述疾病的特点是有益的,但仅凭病例报道尚不足以反映某种疾病所有病人的全貌。鉴于此,临床医学研究也越来越多地采用群体研究的方式,在一次研究中观察几十、几百甚至上千名病人,探索疾病发生、发展及其转归的规律。从学术期刊发表的论文看,近年来临床群体研究已经成为现代临床医学研究的重要组成部分,是临床病因学研究、诊断学研究、治疗学研究和疾病预后研究的重要方法。然而,我国目前的临床群体研究在方法学方面还存在相当多的问题,表现为研究效率较低,费时、费力,甚至数据的准确性也不能得到良好的保障。因此,临床群体研究方法学水平不高是限制我国临床研究水平提高的瓶颈之一。

四、预防医学与基础医学、临床医学的研究对象比较

预防医学的研究对象主要是健康群体,基础医学的主要研究对象是健康或患病机体的微观形态、结构和功能,两者的研究对象不同,却存在着紧密联系。群体的研究必须建立在个体结构和功能的正常或异常基础研究之上,基础医学的研究方法可以为预防医学研究所用,但是仅仅针对正常或异常机体的形态学、结构和功能研究,不能完全反映整个人群的健康和疾病发生、发展和转归规律,影响因素,从而无法提出群体预防控制策略和措施及对其评价。基础医学是医学的基础,但预防医学为基础医学的发展提出了新的课题。

临床医学的主要研究对象是患病个人,与预防医学的群体预防侧重点不同,但又存在着必然的联系。群体预防必须建立在个体预防基础上,预防医学也重视针对个体的预防。例如,近年来明确提出的

临床预防服务(clinical preventive service),就是在临床照料过程中针对无症状患者所提供的预防服务,包括个体健康危险因素评价、健康咨询、预防接种、化学预防、定期体检等。在临床医学研究中,也在逐渐采用群体研究的方式,探索疾病发生、发展及其转归的规律。目前,临床群体研究已经成为现代临床医学研究的重要方法。因此预防医学与基础医学、临床医学三大医学学科应有分工,但却不应分离,应有正确的学习态度,不应轻此重彼。

第二节 预防医学与基础医学、临床医学研究方法的比较

一、预防医学的研究方法

预防医学面向人群,着眼社会,立足现场,它需要用现场社会调查作为基本工作方法,卫生统计对制订预防医学计划,评价卫生预防工作的质量和效果提供重要依据。

(一)调查研究

通过观察了解环境因素性质、强度及其变动规律,判明不同条件下人群生物学反应或行为方式,查明人群健康水平,探讨病因、危险因素及影响疾病分布频率的原因。调查研究的对象通常采用抽样方法确定。通过问卷、文献数据资料、理化分析、体格检查等来收集资料,再经过对数据资料的统计学处理,减少与避免偏差,最后对结果做出分析解释。例如19世纪60年代在德国等国家,通过回顾调查孕妇的药物接触史,查明妊娠早期服用止吐药沙利度胺,可使胎儿产生畸形。19世纪70年代我国开展全国范围的恶性肿瘤三年回顾性调查,摸清我国的癌谱(依次为胃癌、食管癌、宫颈癌、肝癌等),了解每个癌症的地理分布情况和规律,绘制出《中国恶性肿瘤地图集》,为研究肿瘤病因和开展防治工作提供了十分宝贵的资源,这是现场调查研究的范例。2017年医学期刊《柳叶刀》发表了来自中国医学科学院阜外医院的蒋立新教授团队做出的涉及170万人的中国最大高血压调查报告。报告指出,中国35~75岁人群超过三分之一都患有高血压,这其中仅有5%的病人病情得到控制。在调查研究中,研究者只是被动地进行观察描述,研究的影响因素是客观存在的情况,无法人为控制(仅可通过合理分组、对照等办法,尽可能减少非研究因素的干扰)。

(二)实验研究

在实验研究中,实验者能主动给予研究对象某种干预措施,根据研究的环境和实验对象不同,分为实验室(实验)研究和现场实验研究。

实验室研究是在严格控制的实验条件下,排除非研究因素的干扰,研究者能够对受试对象进行随机分组,人为设置研究因素的条件,模拟环境因素的作用条件施加于受试对象。工作场所主要在实验室,以实验动物或实验样品为对象,采取理化分析和微生物检验对各种环境介质(空气、水、土壤、食品)样品及生物材料中污染物进行测定,或采用动物试验方法了解环境因素的生物学效应。可通过精密的仪器设备和高科技手段,探明环境因素对机体的作用机制,如预防医学研究中常用的毒理学试验,即在一定期限内,采用灌胃、饲喂、呼吸道吸入或皮肤涂敷等不同方式,给予实验动物一定剂量的受试化学物,然后观察不同剂量组动物出现的效应差别,判断化学物的毒作用。通过动物试验的资料可推测化学物对人体的作用。

现场实验研究的工作场所是在现场(社区、家庭、工厂、学校等)按随机分配原则,将现场研究人群分为两组,实验组给以某因素,对照组不给该因素,然后观察人为改变环境条件,消除或加入可疑因素后两组发病率的变化,以证实可疑因素的作用。在临床环境下,以病人为研究对象进行的随机双盲对照试验也属此类。

(三)社会科学方法

是从社会角度研究预防医学问题的方法。人兼有社会特性和生物学特性,预防医学也有社会性,如果不用社会科学方法去研究问题,就违背社会经济和科学规律,这不免带来片面性。社会科学方法包括

历史学、法学、社会学、经济学,还包括社会心理学(目前把社会心理学、心理学、社会学、人类学等学科综合称为行为科学)。例如,用法律学研究"颁布驾驶机动车系安全带法规"后,减少车祸死亡情况。目前一些主要死因与人们的社会行为和生活方式关系很密切,因此,国外很重视行为医学的研究。

调查研究和实验研究是预防医学的两类基本研究方法,特别是调查与统计分析被广泛应用,是预防医学工作的一项基本功。通常把针对人群的调查与实验研究统称为宏观研究方法,而使用生物进行的整体与离体试验研究称为微观研究方法。

二、基础医学的研究方法

基础医学研究可为探索疾病和健康分布、影响因素、防治疾病所采取的措施提供科学的理论依据,它是新技术、新发明的源泉。基础医学的研究方法几乎可应用于所有医学科学研究,尤其是现代生物学技术的快速发展,使其不仅应用于医学科学研究,而且农业、林业、工业等广泛应用,如转基因大豆就是应用基因工程的典范。实验方法近年来发展很快,如动物实验、细菌培养、染色体分析、病毒检验、血清免疫学测定等,都有助于研究发病因素。基础医学的研究方法很多,随着科学技术的发展,无论是形态学还是机能学的研究方法都在不断改进与扩展。这里仅就最常用、最基本的一些方法做简要介绍。

(一) 尸体解剖

尸体解剖即对死亡者的遗体进行解剖,观察正常或患病个体器官、组织大体形态、所在位置、大小、形状等,属于形态学研究方法,从宏观上整体把握其形态结构,如人体解剖学、病理学、病理生理学常用该研究方法。

(二) 显微镜技术

显微镜是观察细胞形态结构的主要工具。根据光源的不同,显微镜分为光学显微镜和电子显微镜,前者用于观察研究细胞的显微结构,后者用于观察研究细胞的亚显微结构。光学显微镜主要包括普通光学显微镜、相差显微镜、荧光显微镜、暗视野显微镜、偏光显微镜、倒置显微镜等。

(三) 动物实验

动物实验指运用动物进行实验的方法,可以在适宜动物身上复制出某些人类疾病的模型,并通过疾病复制过程可以研究疾病的病因学、发病学、病理改变及疾病的转归。动物实验中对各种功能活动的观察能更细致、准确、较易于做客观记录和定量分析。

(四) 细胞化学技术

细胞化学技术(cytochemistry)是利用某些化学试剂与细胞内某些物质发生化学反应,在局部范围内产生有色沉淀物的原理,对细胞内的化学成分进行定位、定性和定量研究。进行细胞化学反应时,是在保持细胞结构、化学成分和活性完整的条件下,借助细胞中的化学反应,研究细胞乃至细胞器的结构与功能的关系的一种技术,采用的方法应是具有高度特异性的已知化学反应,反应产物是一种有色的、稳定的沉淀,以供精确定位,或者是电子密度高的物质以供电镜观察。细胞化学的方法很多,包括显微和超微结构水平上的酶细胞化学技术、免疫化学技术、放射自显影技术、特殊染色技术等多种内容。

(五) 组织培养和细胞培养

将某种组织或单细胞用适宜的培养基在体外培养,可以研究在各种病因作用下细胞、组织病变的发生和发展。组织培养又称体外实验(in vitro test),该技术是一种比较简便、反应敏锐的实用方法,目前已建立多种细胞株,并已广泛用于实验研究。也可应用组织培养细胞研究各种物理、化学及生物因素对细胞的直接作用。组织培养术与其他技术密切配合,可获得单纯从体内实验难以达到的效果。

(六) 原位杂交技术

原位杂交技术(in situ hybridization)是在研究 DNA 分子复制原理的基础上发展起来的一种技术,其原理是两条核苷酸单链片段,在适宜的条件下,能形成 DNA-DNA、DNA-RNA 或 RNA-RNA 双键分子的特点,用带有标记的 DNA 或 RNA 片段作为核酸探针,与组织切片或细胞内待测核酸(RNA 或 DNA)片段进行杂交,然后可用放射自显影等方法予以显示,在光镜或电镜下观察目的 mRNA 或 DNA 的存在与定位。

（七）Southern 印迹杂交法

先把细胞内的总 DNA 提取出来，经限制内切酶消化，成为大小不一的许多片段。用琼脂糖凝胶电泳后在凝胶片上形成从上到下的连续分布，然后经原位转移，将所有 DNA 片段按其在凝胶片上的位置原位地转移到硝酸纤维滤膜上。再用目的基因制成的探针进行杂交，杂交后的硝酸纤维膜与 X 线底片重叠，具有放射性的杂交分子会使 X 线底片曝光。经显影、定影后底片上会呈现相应的黑色条带，从而指明目的基因所在的 DNA 片段。

（八）聚合酶链反应

聚合酶链反应（polymerase chain reaction，PCR）是利用耐热 DNA 聚合酶依赖于 DNA 模板的特性，模仿体内 DNA 复制过程。利用人工合成的一对引物，在被扩增 DNA 模板链的两端形成双链，由 DNA 聚合酶催化一对引物之间的聚合反应。该技术在基础医学和临床医学研究和临床诊断上得到最为广泛应用，是一种应用最为广泛和普遍的一种技术。它可以用于克隆基因、DNA 序列测定、基因结构分析、检测基因表达水平、遗传性疾病、病毒感染、细菌性疾病、寄生虫疾病等的诊断。

（九）反义技术

能与有功能 RNA（主要是 mRNA）互补结合，并干扰其功能的 RNA 或 DNA，称反义核酸。利用反义 DNA 或反义 RNA 来阻断 DNA 的复制、转录、翻译，从而改变细胞的生物学功能的技术称反义技术（antisense technology）。反义 RNA 和反义 DNA 能阻断与其有互补序列的基因的表达，在分子生物学和细胞生物学中得到广泛应用。还可用于肿瘤治疗，特定的反义核酸可抑制癌基因，阻断癌细胞的增殖，或抑制促进癌细胞侵袭转移的基因表达，从而抑制癌细胞的侵袭转移。

（十）基因转移技术

应用物理、化学或生物学等技术和方法将外源基因转移到受体菌或细胞内，并使之在细胞内实现转入基因的扩增或表达称基因转移技术，它是重组 DNA、基因功能研究和基因治疗的关键技术之一。基因转移技术包括基因敲除和敲入，由此产生的转基因动物在医学研究中有重要应用价值。转基因动物技术理论和实践意义主要有基因表达与调控的研究、改选动物个体遗传性状、抗病毒转基因动物育种、制作人类疾病及遗传病的转基因动物模型、肿瘤发生机制研究及肿瘤预防和治疗方面的应用、利用转基因动物作为"生物反应器"，生产目的蛋白等。

（十一）细胞工程技术

广义上的细胞工程包含遗传工程（gene engineering），又称基因工程，即重组 DNA 技术的实际应用，它是把在体外重新组合的 DNA 引入到适当的细胞中进行复制和表达。细胞工程的主要技术领域包括：细胞培养、细胞融合、细胞重组、哺乳动物克隆技术，如克隆羊"多莉"诞生后，克隆技术研究立即成为世界各国生物学家竞相开展的生物学高新技术研究。目前，克隆动物主要有胚胎分割和细胞核移植等方法，目前此法已开始实际应用，牛、羊等主要经济动物都已通过胚胎分割方法获得克隆动物后代。

三、临床医学的研究方法

（一）临床观察和实验检查

1. **传统的临床群体研究模式**　早期临床医学研究采用个案研究的方法，通过个案观察疾病发生、发展及转归的规律，探讨各种可能的治疗方法的疗效和安全性。个案研究很难探讨不同病人之间的差异，要找到类似的病例验证个案研究中总结的经验较为困难，研究工作缺少合适的对照进行比较。为了克服个案研究的局限性，人们将一组患有相同疾病的病人作为研究对象，用群体研究方法观察疾病发生、发展及转归在这一组病人中的规律，探讨新的治疗方法的疗效和安全性。群体研究可以发现疾病发生、发展及转归过程中具有共性特点的规律，具有可重现性。其科学性得到学术界的认可，成为目前临床研究的主要方式之一。限于研究资源，早期临床群体研究大多是通过查阅既往病人的病历来总结临床经验，称为临床群体研究的传统模式。这种研究模式目前还在广泛的应用，其优点是可以利用现有的临床病历资源,在较短的时间内获得多年来积累的临床资料,研究周期短,成本低,只要少数人参与即可完成研究工作,研究方法很容易被临床研究者接受并掌握。但是,这种研究模式是一种被动的研究方法,研究者在很大程度上受限于病历记载资料的不完整性,容易出现大量缺失数据,甚至不得不放弃部分病例。同时,病历记载者的专业水平、个人素质以及记录习惯等方面的差别对资料的质量影响较大。另一方面,通过查阅病历方式很难找到具有可比性的同期对照,降低了研究的科学性。更为重要的是,查阅病历获得的样本无法控制病例选择过程中的主观偏差,样本的随机性和代表性较差,对数据统计和结果分析会造成较大的干扰,影响研究结果的真实性。由于查病历总结经验的临床研究设计存在这些缺陷,其科学性经常受到质疑,研究的质量和水平处于较低层次。

2. 现代的临床群体研究模式 随着社会的发展、进步和医学研究水平的提高,临床医学研究者有可能调动更多的资源,开展更科学、更合理的临床群体研究。传统的临床群体研究模式是资料记录(病历书写)在前、研究设计在后,研究者的意图和目标往往由于缺乏足够的资料而夭折。针对这一问题,合理的研究思路是先确定研究目标,然后进行研究设计,再依据设计方案主动地收集资料,此法称之为临床群体研究的现代模式。先做研究设计,可以在设计阶段对整个研究设计方案进行全面考虑,同时注意今后研究实施中可能遇到的各种问题,将研究工作可能出现的缺陷消灭在设计阶段,从而达到提高研究质量的目的。常见的新药临床实验,大样本、多中心临床研究都采用这一模式,研究的科学性、质量和水平较高,更容易得到国内外学术界的认可。

3. 实验室检查 通过临床观察的治疗实践不可避免地带有很大的盲目性,虽然盲目的摸索也曾取得一些十分有用的经验,如罂粟的止痛、硫酸奎宁的治疗疟疾等,但是靠"拾取"这种偶然发现来积累经验,医学的进步就会是十分缓慢的。随着临床医学的发展,在疾病的诊断方面引入了微观临床医学的研究方法——实验室检查,这种方法一直受到较高的重视,并得到迅速的发展。近年来,临床医学在不少领域取得了许多进展,具有代表性的包括:计算机断层摄影(CT)、磁共振(MRI)、二维超声、血管造影、核医学显像、内镜技术等用于临床,使许多疾病的诊断以直观的图像代替了单纯根据临床症状和简单的理学检查的推理,使疾病的诊断水平有了极为显著地提高;介入治疗、内镜治疗、放射治疗的发展,微创外科的兴起,使许多疾病的治疗水平有了显著的进步;器官、组织和细胞移植,人工器官、人工组织的研究使器官功能衰竭、组织严重损伤的治疗有了新的转机;分子生物学、细胞生物学、组织化学、基因工程等技术的发展在阐明病因、发病机理以及诊断和治疗方面显示了重要的前景。

(二)科学实验

人类进化至今尚有许许多多疾病的发病原因和发病机制未搞清,尚有许许多多疾病的早期诊断和有效治疗缺少方法,因此临床医学研究中引入动物试验,主要在动物、微生物、人的离体组织和分泌物,包括人的尸体上进行,也就是说局限在基础医学的实验室中来探索疾病发生的机理及其治疗方法。

(三)人体实验

临床医学中的研究对象是人,人体既不能伤害,人权也不容侵犯。在一般科学实验中,实验对象的命运取决于实验的目的和方法的需要,而在临床医学中,则恰恰相反,实验的目的和方法必须符合实验对象——人的需要和利益,而不能像对无机物或其他生物那样进行实验。动物实验不能代替人体实验,例如青霉素这一对人体十分有用而又安全的重要药物,对于常用的医学实验动物——豚鼠却是剧毒药。因此,医学的发展要求临床医学研究进行一定的人体实验,以取得经验。

第二次世界大战时期纳粹与日本军国主义,用战俘和难民进行惨无人道的人体实验,这引起了社会对人体实验伦理法规的重视,后来确定了著名的受试者"知情同意"原则。这里"知情"指受试者对实验目的与危险能够理解的知情,"同意"则应是自由意志下的同意。现代的医学伦理学承认人体实验是医学发展所需要的,但为了防止人体实验的滥用,有许多严格的限制,如规定药物只能在完成药理、毒理等动物实验,证实其疗效和安全剂量后才能进行人体实验(称为临床前试验),再经过医学伦理学委员会的审查同意才能在人体试用。因为在医生严密的监护下,由少数人承担可能出现的风险,借此取得可靠的经验,医学伦理学要求在人体实验中应当使受试者的安全权益得到最大的保障,因此,首先应考虑临床前试验的资料是否完备;其次,临床试验的设计是否合理,特别是受试者的安全有无保障,是否真正做到了受试者的知情同意。中国药品管理法规定:新药的临床试验分三期:Ⅰ期临床试验是验证新药在人体内的可接受性及在人体内的药物代谢动力学,一般在健康人中进行;Ⅱ期临床试验是疗效的验证,是新药验证的最重要的阶段,需要选择病人并设立对照组(给予安慰剂);Ⅲ期临床试验是通过前两期后,新药在临床推广应用后的监测,目的是及时发现较少见或潜伏期较长的毒副作用。凡不符合上述规定的人体实验,应视为非法。受试者从正常成年人及适宜的病人中选择,均以自愿为原则,男女数量最好相等,例数应视验证的需要而定,妊娠妇女和儿童(除非儿科方面的特殊需要)不作为受试者。并应强调:必须自始至终对受试者的安全负责,必须准备好应付意外的急救措施,对用药后的不良反应要给予有效的治疗,应给予受试者必要的报酬。

四、预防医学与基础医学、临床医学研究方法比较

预防医学多以群体为研究对象,开展人群调查和实验研究(详见第一章绪论);基础医学多以整个人体或内部器官、组织、细胞、基因等作为研究对象,开展整体与离体实验;临床医学则是以整个人体及其有关的发病因素和阶段作为研究对象,开展临床观察、实验检查、调查研究和统计分析。因此三者因为研究对象的不同而在研究目的和方法方面存在差别。

第三节　预防医学与基础医学、临床医学研究目的的比较

一、预防医学的研究目的

预防医学是研究如何通过采取适当干预措施达到防止疾病发生,控制疾病发展,尽可能维持和恢复机体功能,最终促进个体和群体健康的目的。预防医学从临床医学、基础医学发展分化和拓展而来,是整个医学体系的顶端和先导,其特点是研究的角度、对象、方法更加着力于预先采取措施防止疾病发生和进展。预防医学的研究目的可概括以下四个方面:①研究疾病发生发展进程中人类生活、劳动所处的环境因素对人类的影响,阐述自然环境和社会环境与健康的关系,提示疾病发生的原因或危险因素。②用人群健康研究的统计学和流行病学方法,分析不同时空条件下人群的健康水平及疾病谱、死亡谱动态变化。③提出增进健康、预防疾病的宏观政策和策略,为制定卫生政策和策略,调整资源分配原则,设置卫生组织机构等,提供决策的科学依据。④采取有效的个体和群体预防措施,提出控制致病因子的具体卫生要求,预防疾病的发生、蔓延和恶化,这是疾病预防最本质的功效所在。

二、基础医学的研究目的

基础医学各学科虽然都有其具体的研究任务,但它们都是以研究人体为主,只是研究方法和手段、观察认识侧重点不同。同时,由于生命现象的复杂性,需要不同层面提出问题,进行研究。它们的研究目的可概括为以下五个方面:

(一) 阐述人体的正常形态结构

基础医学分别从不同角度、不同的水平研究细胞、组织、器官、系统以及人体整体的形态结构。例如,人体解剖学研究人体各器官系统的正常形态结构,而组织学则从微观水平阐明机体的细微结构和相关的功能。

(二) 阐明人体的功能活动及其机制

机体在正常形态结构的基础上所进行的各种功能活动是其研究的重点。不仅在组织、器官、系统水平研究各人体器官系统能活动的规律,还要深入到细胞、亚细胞结构和分子水平,探讨生命活动的本质和规律。

（三）探讨人体病理变化及其机制

通过研究疾病发生的一般规律与机制,研究患病体的功能改变、代谢变化及其机制,从而探讨疾病的本质,为临床医学实践提供了理论依据。

（四）揭示导致人类疾病的病原生物及其致病机制

通过研究与人体健康有关的病原物的形态结构、生活活动、生殖繁殖规律,阐明病原生物与人体和外界环境因素相互关系。

（五）阐明药物在人体内的作用机制

通过药物与机体(包括病原体)相互作用的规律及其原理,研究在药物影响下机体细胞功能如何发生变化,另一方面研究药物本身在体内的过程,即机体如何对药物进行处理,改善药物质量、提高药物疗效、开发新药、发现药物新用途,并为探索细胞生理生化及病理过程提供实验资料。

三、临床医学的研究目的

临床医学研究的对象是疾病和病人,对于疾病应从概述和定义、临床流行病学、病因和发病机制、病理解剖和病理生理、临床症状和体征、并发症、影像检查和实验室检查、诊断和鉴别诊断、病情转归和预后,以及疾病的预防和治疗等进行全面的认识和研究。临床医学的研究目的主要有以下四个方面:①通过对疾病病因包括内因(遗传性因素、先天性因素、免疫性因素、代谢性因素和肿瘤性因素等)和外因(生物性因素、机械性因素、理化性因素、营养性因素,以及精神、心理和社会性因素等)的研究,明确各种疾病的病因,为疾病的治疗提供科学依据。②目前,除少数疾病的发病机制已基本搞清外,大部分疾病的发病机制尚不清楚,临床医学需要应用基础医学等的基本理论来探索、阐明各种疾病的发病机理。③根据病人的病史(现病史、过去史、家族史等),临床表现(症状、体征),以及影像检查、实验室检查、内镜检查和病理检查的结果,通过医生的全面综合、深入分析,对疾病做出正确诊断。若干疾病可有相似或相同的病史和临床表现,要做好鉴别诊断。④以疾病病因和发病机制为基础,进行适当的治疗。包括物理疗法、药物疗法、手术疗法、放射疗法、免疫疗法,以减轻病人痛苦,提高病人生存质量。

四、预防医学与基础医学、临床医学研究目的比较

预防医学从研究人群健康和疾病与环境之间的关系出发,它着眼于群体的健康,从维护群体健康出发,研究环境中各种有害健康的因素,制定各种对策。基础医学的研究侧重于对个体(患病或正常)形态、功能的病因、发病机制、诊断、治疗和预防进行研究。临床医学的研究侧重于对患病个人的病因、发病机制、诊断、治疗和预防进行研究。三者的研究目的随着研究对象的不同,而侧重点各不相同,但是也存在着一定的联系。预防医学的社区医疗实践必须建立在基础医学理论基础上,后者为其提供新理论、新技术;反过来,预防医学医疗实践又不断为基础医学验证新成果,提出新课题,如此往复,不断解决医学中出现的问题,促进医学事业的发展。群体的预防必须建立在个体预防的基础上,预防医学也同样重视了针对个体的临床预防问题,但只有做好群体预防才能保证个体的健康。

（邹飞 孟晓静）

第三章

流 行 病 学

流行病学（epidemiology）是预防医学的一门核心课程（core course）。预防医学各学科中，凡涉及专业问题的调查设计、资料获取、数据分析及其解释，都要以流行病学方法为基础。公共卫生实践也需要流行病学的知识与技能。此外，流行病还以其群体的、现场的观点及具有严密逻辑思维的学科特色，广泛地应用于医学各学科的研究设计和分析。

流行病学既是公共卫生和预防医学的一门应用性学科，又是医学的一门基础性学科。此外，流行病学还是医学研究的方法学。

第一节　流行病学的定义和基本原理

一、定义

1. **流行病学的定义**　流行病学一词译自"epidemiology"。"epidemic"源于希腊文，在古希腊时代，该词的意思是到人群中或去人群中访问。18世纪的欧洲，传染病是危害人民的主要疾病，有些医学学者意识到通过人群和现场调查可以了解疾病的发生、死亡状况并能分析原因，并且通过实践证明了这种方法对于疾病的控制有重要作用，于是出现了"流行病学"。但是，直到19世纪中叶，流行病学才成为一个独立的学科，因此，相对于其他一些医学学科，流行病学是一个年轻的学科。100多年来，流行病学随医学发展而发展，它的定义和内涵都已发生了很大的演变，不再局限于传染病的研究，而是研究人群中的一切疾病和健康，甚至更广泛地延伸到所有与卫生和健康相关事件，它的方法也成为一种方法学。

关于流行病学的定义，虽然目前国内外不同的流行病学专著的表述并非完全相同，但基本的含义没有大的差别。国内外比较一致认可的流行病学定义是：流行病学是研究特定人群（specified populations）中健康相关事件（health-related events）的分布（distribution）及其决定因素（determinants），通过研究，提出合理的预防保健对策和措施（strategies and measures）并评价（evaluating）这些对策和措施的效果。

2. **流行病学定义的进一步诠释**

（1）研究对象：流行病学的研究对象是人群（包括健康人、病人），因此，流行病学是一门从群体角度去研究医学问题的科学，而临床医学的研究对象主要是个体（病人），属于个体医学，基础医学主要研究器官、细胞等，属于微观医学。只有结合宏观、个体和微观医学三个部分，才能全面和深入地认识和解决医学问题。

（2）研究范围：流行病学学科成立之初曾经是一门主要与疾病死亡率统计有关的学科，在传染病肆虐的19世纪至第二次世界大战期间，流行病学的主要研究范围是传染病的发生发展规律、原因和预防控制方法，随着社会的发展和人类疾病谱的改变，流行病学的研究范围又进一步扩大到非传染性疾病。目前，流行病学的研究范围已经从疾病扩大、延伸到所有卫生和健康相关状态或事件，如健康、环境、行为、伤害等问题。

（3）研究内容:流行病学的研究内容主要包括4个方面:①揭示疾病(或健康)在人群中的表现(分布),即发生了什么事件? 在什么人群中发生? 发生于何时? 何地? 频率有多高? ②探讨造成疾病(或健康)人群现象的原因是什么? 有哪些影响因素? ③流行病学不仅仅是一门用于研究的学科,它还是一门应用学科,流行病学针对疾病现象、规律和影响因素,提出预防和控制的对策与措施;④对预防对策和措施的效果、效率和效益进行科学评价。

（4）研究目的:促进健康,预防和控制疾病,提高健康和卫生水平。

二、基本原理

流行病学的应用与研究主要基于以下基本原理:

1. 疾病分布的原理 疾病(健康或其他健康相关事件)在人群中的表现不是随机的,不同的疾病,在不同特征的人群、不同时间和不同地区的分布特点不同。分布特点是疾病发生、发展内在规律的外在反映,受宿主、环境因素以及它们之间的相互作用的影响。流行病学研究从人群的各种分布现象入手,将分布作为研究一切流行病学的起点,在研究中,不仅测量疾病事件(或健康相关事件),也同时测量自然环境因素、社会环境因素、心理或行为因素以及与事件的关系。

因为要反映人群的分布特征以及人群有关健康事件与环境(包括自然环境和社会环境)的关系,流行病学强调群体的、概率论的、生态学的观点。

2. 病因和病因推断的原理 疾病的发生和发展是宿主、环境多种因素相互作用的结果,这些导致疾病发生、发展的各种因素在流行病学上统称为病因(causes of disease)或决定因素(determinants)。流行病学认为疾病是多因的,使人群发病频率增加的因素就是病因或危险因素(risk factors),而使人群疾病发病频率下降的因素是保护因素(protective factors)。

流行病学利用病因模型反映其疾病病因观点,病因模型有流行病学三角、轮状模型和病因网络模型等,这些模型反映了流行病学病因观的发展过程。

在病因推断过程中,流行病学从宏观现象入手,充分运用辩证和逻辑学方法,对疾病的分布特征进行比较、演绎、归纳、类比,抽丝剥茧,逐步深入,通过提出病因假设、验证病因假设和病因论证等几个阶段进行病因推断。

流行病学方法的发展与病因研究紧密相联,在流行病学病因研究以探讨传染病病因为主的阶段,主要采用的是描述性研究方法,随着流行病学在慢性病和非传染病病因探讨中的广泛应用,产生了和发展了分析性研究方法,为了更好控制研究中的非处理因素,实验性研究方法也逐步应用于病因研究,其理论和方法在研究中不断成熟。

3. 疾病预防和控制的原理 流行病学的目的是预防和控制疾病,促进健康,保障人民的健康,因此,流行病学根据不同类型的疾病或健康相关事件的自身规律和影响因素,提出对疾病的预防和控制对策和措施,例如,对传染病,流行病学根据其流行的环节提出针对传染源、传播途径和易感人群的措施,对慢性非传染病,流行病学根据其自然史提出三级预防措施等。在疾病预防和控制研究中,流行病学强调的是促进健康和预防疾病,即强调预防为主的观点。

第二节 流行病学对医学发展的影响

一、流行病学思维对医学发展的影响

医学实践和研究过程也是一个思维过程。对于医学来说,辩证的和逻辑的思维是最重要的思维。流行病学这门学科最大的特点是在其实践和研究的各个环节中都离不开辩证的和逻辑的思维,因为它工作的核心就是通过对事件进行比较分析去揭示事件的本质,它的分析过程采用分类、比较、类比、归纳和演绎、分析和综合等自然学科中的一些基本的逻辑思维方法,例如Snow对霍乱病因的推论就是采用演绎推理法。而且这种逻辑思维和分析不是机械的,它同时重视事物发生的概率,从群体的、对比的、生态学的和动态的观点看问题,因而流行病学思维是一种结合了哲学和医学的思维。

重视事物发生的概率,从群体或整体的观点看问题,是因为个别现象无法反映一般规律。例如,某人服用某药对治疗疾病有效,并不等于该药对于人群就是有效的,因为有可能该药给 100 个人吃了后,有效的仅 1 人而已。

流行病学思维同时也是生态学的和动态的,这点与中国传统医学的辩证思想有相似之处。例如,流行病学关于病因学说,认为病因不是绝对的,也不是单一的,病因来自环境与宿主之间相互关系的不协调。而且病因与保护因素不是一成不变的,在不同的时期,同一种疾病的病因或保护因素可能不同,两者甚至可以转换。流行病学认为疾病与健康是一个动态的、连续的过程,而在一般的医学思维上,常常认为病因和疾病之间的关系是"一对一"的关系或"全或无"的关系,疾病与健康是两个过程。

流行病学所提倡严格对比的思想,对于医学实践和研究中排除虚假联系及偏倚更是必不可少的。可以毫不夸张地说,在所有的医学学科中,流行病学是把辨证思维和逻辑思维结合得最好的一门学科,是自然辩证法和科学逻辑思想在医学中的具体应用。有人因而还把流行病学称为医学中的哲学。

自从 20 世纪 60 年代开始,流行病学的思维开始被重视,预防医学的各学科逐渐吸收流行病学的思维方法,并确立了流行病学作为预防医学与公共卫生核心学科的地位。有了流行病学思维的指导,预防医学发展迅速,并以其严谨的研究思路和具有科学性的研究成果确立了其在医学中的地位。从 20 世纪 80 年代起,流行病学被一些有识之士引入临床医学中,对所有教师进行流行病学理论培训,在学生中开设流行病学课,流行病学已经成为医学院校的一门基础课。

随着流行病学在医学各学科中的渗透,它的思维已明显带动其他学科思维的发展。例如,对临床科研思维的影响,目前在临床医学研究上,无论是病因探讨、诊断方法评价、疗效评价或是预后评价,都离不开流行病学思维。流行病学已使得临床治疗及科研水平大为提高,同时它也开拓了医学基础研究的思路;又例如,在卫生事业管理中的渗透和影响,流行病学也成为制定和评价卫生决策的重要方法学。

二、流行病学与医学研究方法

19 世纪以前,医学研究几乎仅局限于实验室及临床病人范围内,流行病学的诞生为医学提供了从人群及现场进行研究的方法和手段。例如,1846 年,丹麦的 Panum 医生对丹麦法罗群岛所发生的麻疹大流行进行了人群调查,查出了传染源,认识到麻疹的潜伏期、传染期,并对以后认识麻疹有终生免疫及制定对麻疹的控制策略起了积极的作用。又例如英国的 Snow 于 1854 年通过现场调查,确定了霍乱的传播途径是由粪到口经水传播,而在这以前尚未认识霍乱弧菌,并且一直认为霍乱的流行与"瘴气"有关,Snow 的流行病学研究为尚未认识病原微生物的时代提供了传染病病因研究的重要方法。Semmelweis 医生在 1861 年通过对比分析两个产房产妇产褥热的死亡率,提出医生的"脏手"是造成产褥热发病率高的原因,从而采用了漂白粉洗手的措施而降低了产褥热的发病率。这些医学实践成就,使人们认识到利用流行病学进行医学研究的重要性。特别是在 20 世纪以后,流行病学的理论和方法经过进一步的发展和完善,更是逐渐成为医学研究中的一门方法学,带动了医学研究从实验室和个体病人扩展到现场及人群。例如,在病因研究方面,关于吸烟与肺癌、胆固醇和冠心病、病毒性肝炎与肝癌、人类免疫缺陷病毒与艾滋病、幽门螺杆菌与胃溃疡等关系的阐明,在很大程度上得益于现场和人群研究的结果。在病因研究中,流行病学方法不仅可以提供病因线索,而且在临床或实验室发现的可疑病因还有赖于用流行病学方法去进一步证实。流行病学的研究方法推动了现代医学研究从单纯的微观研究向微观与宏观相结合的方向发展。

目前,不仅现代医学研究本身离不开流行病学内容,流行病学的原理和方法也已广泛地被其他医学学科所利用,例如预防医学、临床医学、医学心理学、社会医学、卫生管理学等都是以流行病学作为其基本的方法学之一。

三、流行病学与医学模式的发展

医学模式即医学观,它勾画出医学工作总的特征,说明医学工作的指导思想及理论框架,指导人们进行医疗实践活动和医学科学研究。

自 15 世纪下半叶开始到 19 世纪,近代自然科学进入飞速发展时期,由于采用了近代生物科学相继所取得的伟大成就,采用了自然科学的方法和实验手段,医学有了很大的发展。这时期医学科学的发展立足于生物科学的成就上,把人作为生物学上的人去研究其医学及健康保健问题,并创造了生物医学这个名词。因此,在近代医学,生物医学模式便成为占统治地位的模式。生物医学模式在近代几百年中,极大地促进了医学学科的发展。但人既是自然的人又是社会的人,病人不仅是一种生物状态,也是一种社会状态,特别是随着医学和社会的发展,生物性病因占主导地位的现象已经发生改变,不少疾病和健康问题与社会环境及心理因素有关。而且,健康的标准也发生了改变,生命质量和保健已受到重视。在这种情况下,用传统的生物医学模式显然难以解决面临的医学问题。因此,生物医学模式转变为生物-心理-社会模式是目前医学发展的需要。

流行病学在医学模式的转变中发挥举足轻重的作用。一方面,现代流行病学扎根于生物学、心理学、社会学、人口统计学、经济学和数理统计学这些基础学科中,它观察和分析事物的思路强调其整体性,重视自然环境、社会环境、机体内外环境(心理、生理、遗传及病理环境)与人健康的关系,它的研究结果往往在一定的程度上已经体现了疾病的生理-心理-社会关系。另一方面,在强调新的医学模式的当前,流行病学更加重视心理、社会因素与疾病和健康关系的研究。随着流行病学方法向其他医学学科的渗透,就自然地促使其他学科按照新的医学模式去发展,例如,随着临床流行病学在临床学科科研和实践中的应用,临床研究已经走出床边,走向社区,重视社区人群心理和行为对疾病的影响。因此,在促进生物医学模式向生物-心理-社会模式转变中,流行病学起着领头学科的作用。

四、流行病学与医学目标的实现

医学的目的是应用医学科学知识保护和增进人群的健康,很显然,医学应该包括预防、治疗、健康促进及健康维持。1978 年世界卫生组织在阿拉木图宣言中提出了"2000 年人人享有卫生保健"的目标,1998 年把这个目标改为"21 世纪人人享有卫生保健"。要实现这个目标,需要基础医学、临床医学、预防医学以及卫生及决策部门的共同努力。然而,在 20 世纪 80 年代以前,这几个学科和部门之间存在严重的裂痕(schism),"公共卫生"和"医学"似乎是两个名词,前者只研究自然与社会环境对疾病和健康的影响,后者的重点则是仅研究疾病的机理,从单个病人研究疾病的过程,这种结果导致了长期以来在医学中,难以建立起一个政府卫生部门、医学院校、医院、卫生防疫机构的共同目标。医学院校的专业越分越多,越分越细,所教育出的学生的这种分裂意识也越严重。这个观念还导致了卫生资源的分配不公。

要实现医学目标,必须同等重视保健与医疗,必须把健康科学教育、研究、卫生服务及社区中的卫生问题有机地结合起来,把医学教育与其他卫生事业、社会卫生人员及卫生服务相结合。流行病学在其中发挥举足轻重的作用。著名的流行病学家 White 博士曾经说过,"流行病学是一种能使卫生保健制度重点转移的学科。即从原先固有的医生与病人个体间的交流,转变为所有卫生工作者对全社会的大众群体的健康的更广泛的交流"。

从 1850 年伦敦流行病学学会的成立起,经历了一个多世纪,流行病学的概念和方法已得到逐渐推广,并向其他学科渗透。特别重要的是流行病学在临床医学、卫生部门及所谓公共卫生之间日益扩大的鸿沟上建立起了一座桥梁。在 20 世纪 70 代后期,随着临床流行病学这门新的学科的产生和发展,更是使得医学以医院为基础的观点已扩大到整个社会,从单纯的治疗意识扩大到重视保健。流行病学的教学和培训将帮助各类卫生人员树立起人群的观点,各类管理部门也必须引入流行病学的概念和技巧,这对于弥合临床医学与公共卫生间的裂痕、实现医学的最终目的无疑是非常重要的。

第三节　流行病学的主要用途

流行病学是预防医学和公共卫生的核心学科,同时也是医学研究方法学,因此流行病学在公共卫生、预防医学、临床医学和社会学等领域均有广泛用途。

一、主要用途

(一) 疾病在人群中发生、发展规律

流行病学研究描述疾病(或健康相关事件)在人群中的表现和发生、发展规律,即流行病学能提供一种"社区诊断"(community diagnosis)作用。如通过流行病学研究,能了解人群中某疾病自然史、发病率、患病率、死亡率、生存率等。

(二) 病因和危险因素研究

探讨疾病病因,阐明与疾病(或健康状况、健康事件等)发生与流行有关的因素,是控制疾病,促进人类健康的关键所在。流行病学的研究方法类型具备了解决此类问题的逻辑需要,流行病学对事件的定量测量方法、对研究中偏倚的控制和因果推论技术等,使其对研究疾病病因或危险因素有明显的学科优势。

应用流行病学方法探讨疾病病因的范例有许多。如19世纪中叶Snow关于霍乱致病因子及传播途径的研究;20世纪40年代Topping等对Q热传染源及其传播途径的研究;20世纪50年代日本水俣病的病因研究;20世纪60年代海豹样畸形与母亲孕期服用反应停(thalidomide)的关系研究;20世纪80年代美国疾病控制中心(CDC)等对月经棉条(tampon)与中毒性休克综合征关系的研究;以及众所周知的吸烟及被动吸烟与肺癌,HBV感染与肝癌,幽门螺杆菌与胃癌,心脑血管病与高脂血症的关系,职业暴露与一些恶性肿瘤的关系等。

以流行病学方法探讨疾病的病因及其危险因素在我国亦有许多典型的例子。如20世纪50年代对新疆"察布查尔病"(肉毒中毒)病因的研究;1965年以后我国许多地区的产棉区,先后出现原因不明的"烧热病",后经调查证明系食用棉籽油所致,生棉籽油中的棉籽酚是其病因。1972年上海地区发生了大规模皮炎流行,研究发现是由桑毛虫的毒毛所致。1980年代,为研究流行于全国各地的"不明原因脑炎"的病因,我国学者综合运用多种流行病学方法,历时数年,最终发现是由"驱虫药"引起的药害事件。

(三) 筛检

为实现疾病预防的目的,常须对特定人群,通过流行病学筛查方法,发现疾病的高危人群(population at risk)、病原携带者、早期病人,等等。

(四) 突发公共卫生事件的应对

当发生突发公共卫生事件时,如疾病暴发(outbreak),需要运用流行病学的方法深入现场查明原因和影响事件发生的因素,分析事件的趋势,并提出处理措施,以及评价措施的效果。流行病学也因此被称为"疾病的侦探"。

(五) 疾病和公共卫生的监测

疾病监测(disease surveillance)是疾病预防的一项重要内容,它是长期、连续的在一个地区范围内收集并分析疾病及其影响因素的动态,以判断疾病及其影响因素的发展趋势,并评价预防对策的效果或决定是否修改已制定的预防对策。监测地区可大可小,可以是一个地区或是全国,疾病可以是一种或多种,可以是传染病,也可以是非传染或其他(伤残或健康状态),既监测发生的疾病,又监测已执行的措施。

公共卫生监测是疾病监测内容的扩大,监测的内容除疾病外,还可包括出生缺陷,环境卫生,职业病相关事件、伤害、行为等公共卫生事件。

疾病或公共卫生监测点的合理设置、监测过程和资料分析都需要运用流行病学的方法。

（六）疾病预防与健康促进

流行病学研究既可为国家和地区疾病控制的对策与措施的制定提供科学依据,也提出具体的预防或控制对策与措施和相应的卫生政策建议。WHO 在其"2000 年人人享有卫生保健"战略中,非常注重流行病学的作用,认为流行病学不仅对研究病因和防病手段具有重要作用,也是卫生管理和制定合理的卫生政策的一个重要手段。1984 年第 41 届世界卫生大会曾形成决议,要求各会员国"更好的发挥流行病学的作用"。

健康促进(health promotion)是为导致健康行为和健康生活条件所采取的健康教育与环境(社会、政治、经济、政策、法规、组织等)支持相结合的策略,即是把个人选择和社会对健康的责任综合起来,以创造更健康未来的一种人和环境之间的调节策略。健康促进的目的是促进积极的健康行为,提高人民的卫生知识,创造有利于健康的环境,提高人群或个人应对环境和心理压力的能力,从而保持健康的平衡,减少疾病,提高生活质量。流行病学为描述人群行为、心理特征以及分析它们与健康的关系提供了重要的方法,因此健康促进的各个阶段流行病学的作用都是必不可少。第 11 届国际流行病学学术大会曾以"流行病学与健康促进"(epidemiology and health promotion)为主题,对流行病学在"健康促进"中的作用进行了较为深入、细致的探讨。

（七）疾病预防和控制措施、策略的评价

对某种预防疾病的措施或策略的效果和效益,须采用流行病学的方法予以评价。如对一种新的预防接种制剂预防传染病的效果,须采用现场实验流行病学的方法进行评价;对一项公共卫生策略是否科学和合理,如卫生服务人力的资源配置,也须采用流行病学的方法进行评价。

（八）临床科研

随着相关学科及科学技术的不断发展,新的诊断技术或方法,新的治疗药物或措施层出不穷。某种新的诊断方法的诊断价值如何?某种新的治疗药物、治疗措施的疗效如何?是否值得推广应用?是否有不良反应以及预后分析等。流行病学为解决这些问题提供了设计、测量和评价方法。

（九）正常值标准的建立

流行病学方法还应用于与人群健康相关的正常值的建立,如人群生理特征的正常值、合理的膳食供应标准、生产环境有害、有毒物的允许浓度、水质卫生标准,等等。

（十）现场调查团队的联结

美国 CDC 认为,流行病学的一项主要作用是在现场调查中起到联结作用(linkage)。一项现场调查工作中,例如,疾病暴发调查,往往牵涉多个部门(如疾病预防控制、医院、研究机构、政府行政部门)和多学科人员(如临床医师、护士、实验室人员、卫生官员、地方行政人员、司法人员等),流行病学专家是这个团队中不能缺少的成员,甚至往往起到领队的作用。

二、流行病学几个经典成就简介

（一）Snow 关于霍乱病因的研究

Snow 对伦敦霍乱流行原因的分析是流行病学发展史中重要的一页,有人将其工作认为是经典流行病学的开始。1854 年,伦敦暴发霍乱,10 天内夺去了 500 多人的生命,当时的观点认为霍乱是经空气(瘴气)传播的。但是 Snow 医师并不认同这种说法,根据他的一些调查分析,他认为霍乱有可能经水传播。Snow 研究分析了伦敦不同地区霍乱死亡人数,发现两个不同的供水公司的供水区霍乱死亡率相差悬殊,死亡率高的公司供应的水质不如另外的公司。他还用标点地图的方法分析了当地水井分布和霍乱死者分布之间的关系,发现在宽街(Broad Street)的一口水井供水范围内霍乱死亡人数明显较高,最终凭此线索提出"霍乱是经水传播"的著名科学论断,提出霍乱病原是一种活的生物,存在于肠道,并随粪便排出污染饮水,人喝被污染的水而被感染发病,因此,他向当地政府提出应关闭该水源,该水源关闭后伦敦霍乱流行快速平息。29 年以后的 1883 年,霍乱弧菌才由德国的 Kock 从霍乱病人粪便中分离到,这说明流行病学研究可以在病原不明的情况下获得疾病流行因素的正确线索,可指导实施有效的控制措施。

（二）Doll 和 Hill 关于吸烟与肺癌关系的研究

20 世纪开始 10 年,英国、德国和美国的男性人群中肺癌的发病率开始上升。当时,人们提出了各种各样的理由,包括柏油马路上的尘埃、工厂的污染气体、燃煤导致的烟雾等,因为当时也发现肺癌发病率与烟草的消耗量有平行关系,这种分布状况使卫生工作者考虑到肺癌与吸烟之间是否存在联系,实验室中也已经提出了一些的证据证实吸烟会导致肺癌,但是这种危害究竟有多大,人们并不十分清楚。

1951 年英国流行病学家 Doll 与 Hill 在大不列颠医学杂志上发表了一篇论文《吸烟与肺癌》,报告了他们于 1948—1950 年进行了一项病例对照研究。他们从伦敦 20 所医院及其他几个地区选取确诊的肺癌病例 1 465 例。每一病例按性别、年龄组、种族、职业、社会阶层等条件匹配一个对照,对照为胃癌、肠癌及其他非癌症住院病人,也是 1 465 例,由调查员根据调查表询问调查有关吸烟史,经分析数据,得到的主要结果有:①肺癌病人中不吸烟者的比例远小于对照组:男性占 0.3%,女性占 31.7%;而对照组中男性不吸烟者占 4.2%,女性占 53.3%,差别均很显著;②肺癌病人在病前 10 年内大量吸烟者(≥25 支/d)显著多于对照组;③随着每日吸烟量的增加,肺癌的预期死亡率也升高,例如男性 45~64 岁组每日吸烟 25~49 支者与不吸烟者死亡率之比为 2.94∶0.14,即前者的率为后者的 21 倍;④肺癌病人与对照组比较,开始吸烟的年龄较早,持续的年数较多,而病例中已戒烟者的停吸年数也少于对照组中已戒烟者。根据研究结果,他们认为吸烟与肺癌有关。

随后,他们又开展了前瞻性队列研究,他们随访了 40 000 名英国医生,将他们分为 4 个队列(非吸烟者、轻度吸烟者、中度吸烟者及重度吸烟者),应用全病因死亡率(任何死亡)和特异病因死亡率(某一种疾病导致的死亡)作为观察结果。在 1964 年发表的 10 年初步报告中,显示吸烟者无论肺癌死亡率还是全病因死亡率都大幅度增加,35 岁及以上年龄组,每年不吸烟者肺癌死亡率为 0.07‰,而每日吸烟 1~14 支者肺癌死亡率为 0.57‰,为不吸烟者的 8.1 倍;15~24 支者为 1.39‰,为不吸烟者的 19.9 倍;25 支及以上者为 2.27‰,为不吸烟者的 32.4 倍(表 3-1)。可见吸烟者患肺癌的危险性远远高于不吸烟者,且呈明显的剂量效应关系(吸烟越多,患肺癌的概率越大)。在追踪了 40 年后(随访率达到 94%),吸烟者的总死亡率是不吸烟者的 2 倍,而肺癌的死亡率是不吸烟者的 20 倍。

表 3-1　35 岁以上人群每年每 1 000 人口肺癌死亡率与吸烟量的关系

年龄组/岁	不吸烟者肺癌死亡率/‰	吸烟者肺癌死亡率/‰		
		1~14 支/d	15~24 支/d	≥25 支/d
35~<45	0.05(1)	0.07(1)	0.00	0.11(1)
45~<55	0.00	0.31(3)	0.62(9)	0.75(8)
55~<65	0.00	0.48(3)	2.31(20)	3.88(26)
65~<75	0.00	2.69(9)	5.16(17)	6.48(14)
≥75	1.11(2)	2.68(6)	7.27(8)	16.33(8)
	0.07(3)	0.57(22)	1.39(54)	2.27(57)

注:括号内为肺癌死亡人数。

这个研究证明了吸烟与肺癌之间的病因关系。Doll 与 Hill 应用分析流行病学方法,在人类历史上第一次科学地证明了吸烟是肺癌的病因,从而为预防肺癌提供了确切的依据。他们的结论已为其他许多研究所证实,成为许多国家提倡不吸烟、限制吸烟及限制卷烟销售政策的科学基础。

（三）美国 Framingham 心血管病研究

第二次世界大战后,欧美国家疾病谱逐渐发生改变,传染病得到了显著的控制,而一些慢性非传染病,如冠心病、高血压、脑卒中、糖尿病等的发病率逐年升高,成为主要的公共卫生问题。针对这种情况,欧美等国家开始重视慢性病的防治研究。

美国于 1948 年创立了心脏病研究所(National Heart Institute),即现在的心肺血研究所(National Heart,Lung,and Blood Institute),在一个名为 Framingham 的小镇组织实施了著名的心脏病研究(Framingham heart study),目的是认识心血管病的特征和影响因素。这是世界上第一个大规模的流行病学队列研究,迄今已经持续 70 多年,成为心血管病流行病学的重要基石,目前世界上很多国家在制定心脑血管病预防控制方案、防治效果和危险因素评估标准时,都参考该研究结果。

1948 年,科研人员首次招募了 5 209 名年龄由 30~62 岁的 Framingham 镇的居民,参与这项长远的研究计划,成为第一代参与者。自这一年起,参与者每两年都要接受详细的医学检测,专家们不仅测量参与者的生理健康指标,还详细地记录了他们的起居饮食习惯,以便日后分析居民后来患上或没有患上心脏病的原因。1971 年,又再次招募了 5 124 名第一代参与者的子女及其配偶,成为第二代的监测对象。2002 年,这项计划又进入了新的里程,招募了 4 095 名第一代参与者的孙子、孙女及其配偶,成为第三代的参与者。

经过数十年监测这群参与者的健康状况和生活习惯,已经让专家们识别出不少与心脏病有关的危险因素,如高血压、高胆固醇、吸烟、肥胖、糖尿病及缺乏运动等。虽然这项研究看似只局限于 Framingham 镇市民,而且大多数均为白种人,但这研究所得的成果,与世界各地很多专家的研究结果有很多共通的地方。在过去的大半个世纪,有过千份的研究报告是根据这项计划做出的。随着科技的发展,不少新的医学检测技术,都被陆续加入原来的检测项目之中。除了对心脏病的研究外,这项研究计划还扩展至其他的医学领域,如遗传对心血管疾病的影响、脑卒中与痴呆、骨质疏松与关节炎、营养、糖尿病、眼部疾病、听力障碍、肺病和一些常见疾病的遗传规律等(表 3-2)。

在 Framingham 心脏研究开始以前,很多医生都认为动脉硬化是衰老过程中不可避免的,血压亦会随着年龄的增长而升高,因为心脏要用更大力去迫使血液通过老年人已经缩窄的动脉。因此,Framingham 心脏研究的重要性不仅在于识别出种种与心脏病有关的危险因素,它还使专家和一般人有机会认识到可以通过行为(生活习惯)改变来预防或减轻各种心血管疾病带来的损害,而且,这也是第一次把妇女作为观察对象的大型研究。

表 3-2　Framingham 心脏病研究的一些重要发现

时间/年	发　现
1960	吸烟会增加心脏病的风险
1961	高胆固醇、高血压和心电图异常都会增加心脏病的风险
1965	首次对脑卒中做出研究报告
1967	体力活动可以降低心脏病的风险,肥胖却会增加心脏病的风险
1970	高血压会增加脑卒中的机会
1974	对糖尿病的概况与发展导致心脏病的情况进行描述
1976	更年期会增加心脏病的风险
1977	对甘油三酯、LDL 及 HDL 进行了描述
1978	1. 心理因素会引起心脏病;2. 心房颤动致心跳不规律会增加脑卒中的机会
1981	1. 使用过滤嘴吸烟不能减少对心脏病的危害;2. 发表了膳食与心脏病相关的主要报告
1987	1. 发现高胆固醇与早死有直接关系;2. 纤维蛋白原会增加心脏病的风险;3. 雌激素的补充能降低更年期妇女髋关节骨折的风险
1988	1. 高 HDL 水平能降低死亡的风险;2. 报告了 A 型行为与心脏病的关系;3. 单独的收缩压增加会增加心脏病的风险;4. 吸烟会增加脑卒中的机会
1990	一种名叫 Homocysteine 的氨基酸可能会增加患心脏病的风险

续表

时间/年	发现
1993	1.轻微的单独收缩压升高会增加心脏病的风险;2.对出现心力衰竭后的生还做出了主要的预测报告
1994	1.左心室增大会增加脑卒中的机会;2.脂蛋白 a 可能会增加患心脏病的风险;3.描述了心房颤动的危险因素;4.载脂蛋白 E 可能是心脏病的危险因素
1996	对从高血压进展至心力衰竭做出了描述
1997	1.做出了吸烟与高胆固醇对动脉硬化的风险报告;2.在无症状病人中,左心室增大与心力衰竭风险进行了研究
1998	1.发表预测未来 10 年出现冠心病机会的公式;2.发表了有关男性的一种遗传因子(gene)与高血压的报告
2002	1.新英格兰医学期刊发表了肥胖会增加心力衰竭的风险,身体质量指数(body mass index,BMI)是一个独立的风险因素;2.展开了第三代 Framingham 心脏研究
2003	某种雌激素受体(estrogen receptor)的遗传变异可以令发生心脏病的机会增加 3 倍
2004	父母其中一人患有心血管疾病,子女患上心血管疾病的机会增加 1 倍
2005	如果兄弟姊妹中曾有人出现心脏病、脑卒中或动脉疾病,中年人出现同样情况的风险可以增加 45%
2008	发现与心血管疾病有关的几个基因
2017	完成了对 4 200 个对象的全基因组分析

根据 Framingham 的研究结果,在人群中进行了干预,尤其是在美国开展的国家胆固醇教育计划和防治高血压的宣传活动等,使美国冠心病患者的死亡率自 1968 年后开始下降,1976—1985 年下降 48%,2014 年的实际心血管发病人数比 1968 年预计的减少 74%。

（四）证实脊髓灰质炎疫苗的效果

脊髓灰质炎(俗称小儿麻痹症)是一种非常古老而危害严重的疾病,主要感染 5 岁以下的儿童,发病后,病人出现发烧、颈部僵硬、呕吐等症状。大约有 1/200 的病人最终肢体残疾,严重的会因为呼吸肌肉麻痹而死亡。在 1954 年以前对该病没有有效的预防方法。

索尔克(Jonas Salk)医生在美国小儿麻痹症全国基金会的支持下,在实验室里成功地培育出了全部三种脊髓灰质炎毒株。索尔克把病毒杀死制成疫苗,并于 1952 年在患脊髓灰质炎康复的儿童身上进行了实验,结果接种者血液中脊髓灰质炎病毒抗体增加了。接着,索尔克在自己、妻子和孩子身上进行了接种实验,结果他们体内出现了相应的抗体,并且没有患上脊髓灰质炎。但当时该疫苗是否能预防脊髓灰质炎以及安全性尚不能肯定,因此得不到应用的许可。为此,由美国密歇根大学公共卫生学院的 Thomas Francis 博士主持进行了一项大规模双盲、安慰剂现场流行病学试验,以评价该疫苗的效果。

1954 年,美国、加拿大和芬兰共有 400 万儿童接受了实验,其中 200 万接受疫苗,200 万接受安慰剂。一年以后,经过严密的统计分析,Thomas Francis 博士宣布了研究结果,表明这种疫苗保护儿童免受脊髓灰质炎病毒侵害的有效率在 60% 到 90% 左右,而且是安全的。这次试验轰动了世界,标志着脊髓灰质炎这种威胁了人类儿童数千年的疾病有了预防方法。该次流行病学实验也被认为是流行病学史上具有里程碑意义的研究之一。

随后,美国辛辛那提大学的萨宾(Sabin)进一步把疫苗改进为口服活疫苗,活疫苗不仅能预防发病,还能有效阻断病毒的传播。此后,脊髓灰质炎口服活疫苗成为预防脊髓灰质炎的主要手段,因为有了这种有效手段,美国 1994 年已经宣布消灭该病,世界卫生组织也已经将该病列为继天花后第二个将被消灭的传染病。

第四节　流行病学的研究方法

一、类型

流行病学研究方法一般可以分为以下几种。

1. **观察法（observational study）**　观察法或称流行病学调查与分析,它是不加任何干预因素,在人群中开展调查研究工作,揭示疾病、健康相关事件的人群现象或有关影响因素的一种方法。

具体又分为描述性研究和分析性研究两种:

（1）描述性研究（descriptive study）:是最基本的流行病学研究方法,如患病率调查等。

（2）分析性研究（analytical study）:要先人为地把研究对象分组,再进行调查分析,主要有病例对照研究和队列研究两种,主要用于病因和危险因素研究。

2. **实验法（experimental study）**　在人群中进行的实验研究,主要用于考核某项治疗和预防措施、验证病因假设等。

3. **理论法（theoretical study）**　理论法或称为数学流行病学研究、流行病学数学模型,即用数学语言代表有关病因、宿主、环境、发病等各项因素,用数学公式去揭示各种因素间的数量关系。简单地说,就是抽象地用数学公式来研究疾病流行的规律性,用于预测可能发生的疾病流行、筛选和考核各种防制措施。

数学模型是反映疾病生态学量变关系的数学关系式。但这方面的工作还不成熟,还在探索中。

二、描述性研究

描述性研究是流行病学研究的基本方法,也是预防医学领域最常用的方法之一。它是通过对已有的资料或对专门调查的资料,按不同地区、不同时间及不同人群特征分组,把疾病或健康状态（或其他健康相关事件）的分布情况真实地描绘、叙述出来。除了分布的描述,描述性研究还是病因研究和公共卫生措施评价的基本方法。描述性研究中,最常用的有横断面研究,此外还有个案调查、病例系列分析、监测、生态学研究等方法。这里介绍横断面研究和生态学研究。

（一）横断面研究

横断面研究（cross-sectional study）指在特定时间对特定范围人群中疾病或健康状况或其他健康相关事件的分布以及有关因素与这些事件的关系。之所以称为横断面调查,是因为调查在某一时点或在短时间内完成,这个时间点犹如一个断面。因为反映的是调查时段的状况,也有人把该研究称为现况研究。

1. **主要用途**

（1）事件（如疾病、健康状况、生理特征、卫生水平等）分布特征的描述:通过横断面研究来揭示目标人群中疾病或健康相关事件的现患率（prevalence rate）,以及在不同人群特征上的分布状态是这类研究最常见的用途。例如,了解某地区人群乙型病毒性肝炎病毒的感染情况、高血压患病率、营养水平、该地区的饮用水水质等。对此经常采用抽样调查,即抽取一个样本进行调查,以样本的数据推断总体的情况。例如,若要掌握某个地区目前居民的酒精性肝病的患病情况和分布特征,可从这个地区的人群中,随机地选取足够数量的合格的研究对象（样本）,对此逐个进行酒精性肝病的调查和检测,并同时收集调查对象有关的人口特征因素,如性别、年龄、民族、职业等,可以了解酒精性肝病的总患病率,以及该病在不同的地区、不同年龄、性别、民族和职业人群中的分布。

很多社会学资料的获得也采用横断面研究方法,例如人口普查。

（2）探索与疾病或健康有关因素的线索:描述性研究通常可以显示与疾病或健康相关因素的线索。例如,某地区老年人慢性病的患病率较高,该地区卫生部门为了解有关患病的危险因素,有目的地开展干预,开展了一项横断面研究对该地区≥65岁的老年人进行有关项目调查。通过调查发现:吸烟、饮酒、不锻炼、超体重、嗜盐、不良婚姻关系以及不参加社会活动者等因素与慢性病患病率存在显著统计学联系,表明这些因素可能是该地区老年人慢性病的危险因素。

（3）发现早期病人或具有某类型特征者:横断面研究在疾病的二级预防发挥重要作用。通过普查或筛检等手段,可实现"早发现,早诊断,早治疗"的目的。例如1972—1974年,我国江苏省进行的三次麻风病全民普查,发现了大量早期麻风病人,并及时进行了早期治疗,对控制麻风病的流行、降低麻风畸残发生率有很大的促进作用。横断面研究也常用于职业人群的健康体检。

对于一些具有某些生理类型的人,也可以采用本研究去调查发现,例如,发现具有特殊的血型或代谢型者。

（4）评价防治疾病措施的效果:可通过比较采取措施前后不同时期人群的疾病情况,来评价措施的效果。例如,通过横断面研究发现某地区高校学生心理健康状况不良,于是在该地区高校学生中大力开展心理教育措施,一段时间后,对该人群再开展一个横断面调查研究,如果发现心理健康状况得到明显改善,提示措施有效,反之提示效果不佳。

（5）为疾病监测和其他流行病学提供基础数据:开展疾病监测前,一般先进行横断面调查以了解人群的疾病、健康或其他影响因素的本底资料。在开展其他一些流行病学研究前,例如某疫苗的应用效果评价,常常需先通过横断面调查获得研究人群相关抗体水平的本底资料。

（6）其他:横断面研究还可用于衡量一个国家或地区的卫生水平和健康状况;用于卫生服务需求的研究;用于了解卫生资源的配置;用于疾病负担的评估;用于社区卫生规划的制订与评估;用于有关卫生或检验标准的制订,等等。

2. 类型

（1）普查（census）:普查是指为了了解人群中某病的患病状况或健康状态,于特定时间内对特定范围内的人群（或其他调查对象）中每一成员所做的调查或检查。特定时间应该较短,甚至指某时点,一般为1~2天或1~2周,最长不宜超过2~3个月,特定范围可指某一地区或某种特征的人群（或其他调查对象）。

普查的优点是设计简单,所获得的资料全面,可以知道全部调查对象的相关情况。缺点是工作量大,花费大,组织工作复杂,调查质量不易控制。

（2）抽样调查（sampling survey）:抽样调查是指从全体被研究对象中,按照一定的方法抽取一部分对象作为代表进行调查分析,以此推论全体被研究对象状况的一种调查,简称抽查。抽样调查的目的是根据调查所得的样本资料估计和推断被调查现象的总体特征,根据抽取样本所调查出的结果可以估计出该人群某病的患病率,或某些特征的情况。它是以少窥多、以小测大、以局部估计全体的调查方法。

抽样调查的优点是节省人力,物力和时间,调查的精确度高。缺点是设计和实施较复杂,存在抽样误差等。

3. 应用实例 为了解和分析近年广东省肥胖的流行现况及其特征,1998年,广东省糖尿病流行病学调查协作组开展了广东省肥胖流行病学现况调查分析。调查对象为在广东省居住5年及5年以上的20~74岁居民,采用分层整群随机抽样方法,共抽取6层14个市县,即第1层省会市,第2层中小城市,第3层富裕县的城镇,第4层富裕县的农村,第5层贫困县的城镇,第6层贫困县的农村;抽样地区为广州、江门、韶关、茂名、台山、广宁、揭阳、普宁、高州、乐昌、揭西、始兴、乳源等地区。每层以社区为抽样群各抽取600例,基本抽样单位城市为居委会,农村为自然村庄;按随机原则抽取调查户。计划抽检12 000例,实际调查12 091例,应答率为97.11%,实际分析11 758例[平均年龄（43.8±13.6）岁],其中男5 455例[平均年龄（44.5±1 318）岁],女6 303例[平均年龄（43.3±13.4）岁]。

所有抽查对象均在调查当天早晨空腹接受体格检查,主要测量腰围和腰臀围比（WHR）、血压、脉搏。测量员均为专职医务人员,经由省技术指导小组予正规测量技术培训,测量仪器（具）每天测量前均校正。流行病学调查采用直接询问法,调查人员为经培训的专职医务人员。内容包括一般情况调查和膳食调查。其中,一般情况调查包括健康状况、经济情况、糖尿病知识、糖尿病家族史、吸烟、饮酒、体力活动、妇女月经生育史等。

肥胖诊断采用 1998 年 WHO 及亚太区推荐的诊断标准,标准化率计算用全国 1990 年标准人口。

调查数据分析表明,广东省人群的平均 BMI 为 22.35kg/m²,男女分别为 22.43kg/m² 和 22.29kg/m²;平均腰围 75.96cm,男女分别为 78.31cm 和 73.92cm;平均 WHR 为 0.84,男女分别为 0.86 和 0.83。其中 BMI 和 WHR 均低于 1994 年全国糖尿病协作组分析的全国人群平均值(BMI 男女均为 24.3;WHR 男 0.89,女 0.86)。按 WHO 及亚太区推荐的诊断标准,全省肥胖(BMI≥25)率为 18.93%(标化率为 16.22%),明显低于 1994 年全国数据中北方地区的 50.20% 和南方地区的 31.30%,但全省最高的广州市为 30.42%(标准化率为 25.63%),与全国南方人群平均水平接近。本省肥胖的流行病学特征表现为:①全省肥胖(BMI≥25)人群中,Ⅰ度肥胖(BMI 25~29.9)占绝大多数(91.55%),Ⅱ度以上肥胖比率女性为 10.03%,明显高于男性的 6.64%;②地区间肥胖率及 3 项指标均值,省会市>中小城市>县镇>农村,富裕农村高于贫困农村,但富裕县镇和贫困县镇却没有明显的差别,反映了城市化和劳动性质差异对肥胖发生的重要,影响;③男女人群肥胖率及 3 项指标均值均在 30~39 岁年龄段出现跳跃性增加,至 50~59 岁年龄段达最高;④不同职业,男性行政干部、女性离退休干部肥胖率最高(27.46% 和 40.00%),腰围及 WHR 也最大;⑤文化水平越高,男性肥胖率及腰围、WHR 越高,女性则相反。

根据调查结果,加强肥胖的健康教育,控制肥胖发生率,可优先考虑县镇以上的地区、年龄 30 岁以上的高教育程度的男性(尤其是男性行政干部)或低教育程度的女性人群。

(二) 生态学研究

生态学研究(ecological study)是以群体为观察和分析单位,通过描述不同人群某(些)因素的暴露与疾病频率,从而分析因素与疾病的关系。它的特点是不对个体进行测量。

1. 主要用途

(1) 提供病因线索:例如,有人采用了生态学研究对城市儿童龋齿病的危险因素进行探讨。研究者观察了不同群组人群中儿童龋齿率与当地各种儿童喜爱的饮料和食品销售量的关系,结果发现碳酸饮料销售量大的地区儿童龋齿病患病率呈正相关,提示大量饮用碳酸饮料与儿童龋齿病有关。

(2) 评价干预实验或现场实验的效果:例如,在某人群中推广低钠盐,然后比较推广低钠盐前后人群平均钠摄入水平的变化与人群平均血压值的变化趋势,以评价低钠盐干预的效果。

(3) 估计某疾病的趋势。

2. 类型

(1) 生态比较研究(ecological comparison study):指比较不同人群中疾病的发病率或死亡率(或其他健康相关事件),同时了解这些人群中某些因素的出现率与疾病的发病率或死亡率的高低是否一致,通过这种比较研究提供病因线索。

例如,通过一项生态比较研究发现,某地区不同的县的食管癌发病率与这些县的盐的销售量高低一致,提示盐是该地区的食管癌的一个危险因素。

(2) 生态趋势研究(ecological trend study):指连续观察一个或多个人群中某病的发病或健康状况的变化规律与某些因素暴露的变化规律之间是否有相关关系。例如,通过生态趋势研究发现,某地区因为逐年加强了对驾车者酒精测试的措施,结果该地区的车祸发生率逐年下降,提示该措施对控制车祸发生有效。

3. 应用实例 温州医科大学第一附属医院对"散发性脑炎"病因的探讨的起点属于生态趋势研究。他们的研究表明,1976 年四咪唑(TMS)上市不久,年销售量 15kg,当年病例数 11 例;次年销售量增至 52.5kg,病例数增至 40 例;随后几年,两者几乎呈"并行"关系,呈正相关关系($r=0.994,P<0.01$)。1982 年下半年,卫生部发文淘汰包括 TMS 在内的 127 种药品,1983 年病例数即由 1982 年的 37 例降为 11 例,1984 年仅 8 例(如图 3-1 所示)。病例数下降的时间比药品淘汰时间延迟的原因,推测可能与基层单位及民间江湖游医仍在应用 TMS 有关。1985 年"散发性脑炎"病例数有所回升,则可能与左旋咪唑

（LMS）上市及大量应用有关。LMS与TMS的化学结构、药理作用相似,用法用量相同,基于上述分析得出结论,TMS在温州市的应用与淘汰是造成该市"散发性脑炎"发病数骤升与骤降的直接原因。1983年和1984年"散发性脑炎"病例数减少是TMS被淘汰带来的干预作用。LMS取代TMS上市,又使"散发性脑炎"发病数回升。因此,咪唑类药物的应用与散发性脑炎的发病存在因果关系的可能性很大。

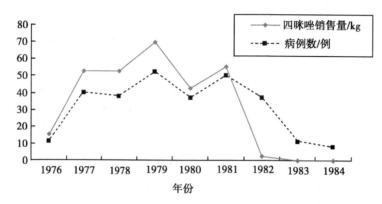

图3-1　温州市四咪唑年销售量与"散发性脑炎"病例数的关系(1976年1月至1984年12月)

三、分析性研究

分析性研究分为病例对照和队列研究两类。

（一）病例对照研究

病例对照研究(case-control study)是一种很常用的流行病学调查研究方法,既可以用于疾病病因和危险因素的研究,也可以用于预后因素等的研究。

1. **定义**　病例对照研究是在疾病发生后,调查其发生是否与过去暴露于某种或某些因素有关的一种流行病学研究方法。所谓暴露是指曾经接触过危险因素(如曾经接触过某种工业毒物)或具备某种特征(如高血脂)。病例对照研究是在患有某种疾病的病例(组)与不患该病的对照(组)中进行的,用同样的方法调查病例与对照有无暴露过某因素,暴露的程度如何,然后进行统计分析,比较两组的暴露情况,从而分析发病是否与暴露有关。如图3-2所示。

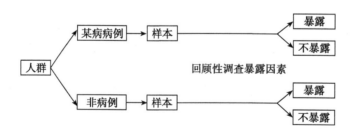

图3-2　一项进行病因探讨的病例对照研究示意图

病例对照研究的特点:①病例对照研究在人群分为两组,一组为病例组,另一组为对照组,然后分析人群中已经存在的暴露及已经发生的疾病间的联系,研究者不给人群施加任何干预性措施,属于分析性研究;②必须有不患所要研究的疾病的人群做比较;③对已经发病的人追溯可能与发病有关的因素,在时间上是回顾性的,是由果推因的研究。

2. **主要用途**

（1）病因研究:病例对照研究是病因研究的主要方法,可以进行多因素探索,而且省时、省力和省费用。

（2）健康或健康相关事件的影响因素研究:病例对照研究除了可以进行病因探讨,其基本方法已经开始在公共卫生或其他领域应用,特别是在健康或公共健康相关事件影响因素的分析方面起重要作用。例如,对儿童身高的影响因素分析、健康与水质的关系等,此外,还可在教育学、社会学、管理学、心理学等领域应用。

（3）预后因素研究:临床研究中,当需要探索影响预后的因素时,常可采用病例对照研究方法。

3. 应用实例 英国的 Herbst 医师 1970 年报道 1966—1969 年之间 Vincent 纪念医院有 7 个 15~22 岁的女青年患阴道腺癌。引起注意的原因是阴道癌仅占所有女性生殖系统癌的 2%,一般发生在 50 岁以后,经常是属于鳞状上皮细胞型,而腺癌又只占阴道癌的 5%~10%。1930—1965 年间麻省总医院和北卡罗莱纳州立肿瘤医院的 68 例阴道癌中只有 2 例为阴道腺癌,病人年龄都大于 25 岁。这种罕见的腺癌病例明显的时间和地区的聚集性,以及较年轻的发病年龄,促使 Herbst 这位妇产科医师去探索其病因。

Herbst 首先注意的是,是否有局部的刺激物起致癌作用,初步调查结果表明这 7 个病人不曾用任何阴道内刺激物、阴道冲洗或阴道塞等局部刺激物,只有 1 个病人在发病后结婚,其他人都否认有性交史,在腺癌发生之前没有任何人服用过避孕丸。

Herbst 认为应进一步了解这些病人自胚胎期起至发病前的详细情况,也即包括她们在母亲妊娠期的情况,以及她们的母亲的情况,如怀孕时出血史、流产史等。考虑到用前瞻性调查时,由于阴道腺癌极罕见,需要观察数量太大,需要观察时间太长,以及病因线索没有把握,因而 Herbst 决定做回顾性调查研究。此外,1969 年另一个波士顿医院中也有一个 20 岁女子患阴道腺癌,Herbst 将这例一并包括在调查中。

他将每个阴道腺癌病人配以 4 个对照,对照是检查病人出生的医院保存的出生记录而取得的。在这 8 个病人出生所在的公共病房或个人病房中挑选与这 8 个病人出生不超过 5 天的女婴,并首先考虑与病人出生时间最近的。受过训练的家庭访问员使用标准调查表访问这 8 个病人,对照及她们的母亲。

如表 3-3 所示是部分调查结果,可见病例及对照出生时的母亲年龄、母亲吸烟情况(婴儿出生前每天至少 10 支香烟)、此次怀孕时出血,使用雌激素及照射 X 线情况,以往流产史及母亲哺乳史。

表 3-3 病人与配对对照一部分资料摘要

病例号	母亲年龄		母亲吸烟		此次怀孕出血		以往流产史		此次怀孕时使用过雌激素		母亲哺乳史		此次怀孕时照射过 X 线	
	病例	对照	病例	对照	病例	对照	病例	对照	病例	对照	病例	对照	病例	对照
1	25	32	有	2/4	否	0/4	有	1/4	有	0/4	否	0/4	否	1/4
2	30	30	有	3/4	否	0/4	有	1/4	有	0/4	否	1/4	否	0/4
3	22	31	有	1/4	否	0/4	否	1/4	有	0/4	否	0/4	否	0/4
4	33	30	有	3/4	否	0/4	有	0/4	有	0/4	否	2/4	否	0/4
5	22	27	有	3/4	否	1/4	否	1/4	有	0/4	否	0/4	否	0/4
6	21	29	有	3/4	否	0/4	否	0/4	有	0/4	否	0/4	否	1/4
7	30	27	否	3/4	否	0/4	有	1/4	有	0/4	否	0/4	否	1/4
8	26	28	有	3/4	否	0/4	有	0/4	有	0/4	否	0/4	有	1/4
合计			7/8	21/32	3/8	1/32	6/8	5/32	7/8	0/32	3/8	3/32	1/8	4/32
平均	26.1	29.3												
χ^2			0.53		4.52		7.16		23.22		2.35		0	
P 值			0.50		<0.05		<0.01		<0.000 01		0.20		>0.05	

资料来源:流行病学研究实例,钱宇平主编,1984 年。

资料经统计方法处理后可见怀孕期己烯雌酚雌激素治疗与以后她们的女儿发生阴道腺癌的联系强度是很显著的($P<0.000\,01$)。其他因素的联系强度有显著性的是母亲怀孕时出血($P<0.05$)及以往流产史($P<0.01$)。病人及对照出生时的母亲年龄,母亲吸烟,怀孕时照射 X 线及母亲哺乳史均无统计学联系。调查表资料中无显著性的项目还有:出生重量,初潮年龄,此次母亲怀孕时的合并症,怀孕时服用其他药物、病例及对照和她们的母亲在儿童期的疾病,饮食情况和使用化妆品情况,切除扁桃体史,病例及对照和她们的双亲值得注意的疾病,如双亲饮酒、职业及受教育年限,病人及对照吸烟情况。

所有服用过己烯雌酚的母亲都是在妊娠头三个月治疗时开始服用的。她们或以一恒定剂量在妊娠全程中服用,或逐渐增加剂量差不多到足月。7 个服用过己烯雌酚的母亲中,其中 6 个自己提供服用过该药的确定资料,第 7 个母亲自己不能确定,但她的医师确认她是服过己烯雌酚的。由于怀孕时出血或以前的流产史,这 7 个病例都给服了己烯雌酚。这种情况下,个别还服用了多种维生素、铁剂或钙剂。

根据上述调查结果可以认为母亲在妊娠早期服用己烯雌酚增大了她们的女儿出生多年后发生阴道腺癌的风险。

Herbst 关于女青年阴道腺癌病因的研究,说明了病例对照研究在罕见病病因探索中的作用。

(二) 队列研究

1. 定义　队列研究(cohort study)又称定群研究,也是探索病因的常用方法。它是将未病(或未有结局事件)的特定人群按暴露与不暴露某因素,分为暴露组与非暴露组,追踪观察一段时间,比较两组某(些)病的发病率或死亡率(或其他特定的结局事件),从而分析因素与疾病(事件)的联系。如图 3-3 所示。

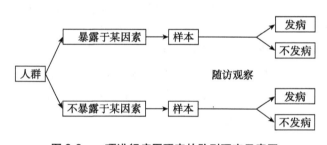

图 3-3　一项进行病因研究的队列研究示意图

队列研究的特点:①研究对象是未病(或未有结局事件)的人群;②是由"因"(暴露)到"果"(发病或死亡等结局事件)的研究方法;③暴露与否是人群中自然存在的,不是研究者施加的,也不是由研究者选择的,先分组后调查。

因为研究的结果是要获得暴露与非暴露组的结局事件(如发病率或死亡率),因此,需要观察的样本较大或追踪观察时间较长,特别是对于发病率较低或潜伏期较长的疾病,完成研究需要花费较大的人力、物力和时间。在实际工作中,当研究对象有关暴露、发病及生死情况有记录时,可以以过去的某个时间为起点,根据记录的历史资料把人群分为暴露组和非暴露组,并查出暴露后到目前两组的发病或死亡情况。这是队列研究的一个变通类型,称为回顾性队列研究。回顾性队列研究的可行性及研究结果的可靠性完全依赖于历史资料的完整性和真实性。回顾性队列研究无须长期观察以获得疾病发生的结果,花费少,可以迅速获得结果,适宜于潜伏期长的疾病或有特殊职业暴露的人群,食物中毒等极短潜伏期的疾病,暴露和疾病的关系较清楚,也可以用回顾性队列研究。但是回顾性队列研究常常难以获得符合要求的资料,有些混杂因素较难控制,偏倚较大。如果在回顾性队列研究的基础上,对疾病的发生情况还需进一步观察,可以在其基础上继续对暴露组和非暴露组继续追踪观察一段时间,这种特殊的队列研究称为双向性队列研究。

2. 主要用途

(1) 病因研究:病因研究是队列研究的主要用途。一次队列研究一般只检验一种暴露与疾病之间的因果关联,可以是与一种疾病的关联(如吸烟与肺癌),也可同时分析与多种结果之间的关联(如可同时检验吸烟与肺癌、心脏病、慢性支气管炎等的关联)。

(2) 评价预防效果:有些暴露有预防某结局发生的效应,即出现预防效果。如大量的蔬菜摄入可预防肠癌的发生,戒烟可减少吸烟者肺癌发生的危险等,这里的预防措施(如蔬菜摄入和戒烟)不是研究者人为给予的,而是研究对象的自发行为。这种现象又被称为"人群的自然实验"。

（3）研究疾病自然史：队列研究可以观察人群从暴露于某致病因素后，疾病逐渐发生、发展，直至结局的全过程，包括亚临床阶段的变化与表现，这个过程多数伴有各种自然和社会因素的影响，队列研究不但可以了解个体疾病的全部自然史，而且可了解全部人群疾病的发展过程。

（4）疾病预后研究：疾病的预后是对某一个体在患有某种疾病后，其可能发生的各种转归的概率的预测。有关预后的研究就是要阐明预后的规律和特点，有哪些可能影响预后的因素，其中有哪些是有利的因素，哪些是不利的因素。如何扬长避短，发挥、利用其有利因素；排除、预防其不利因素，以达到改善其预后的目的。疾病发生后，病人的机体状况、疾病的型别、治疗因素、社会和心理因素等对疾病的转归都有不同程度的影响。队列研究是疾病预后因素研究的主要方法。

3. **应用实例**　二硫化碳（CS_2）是硫蒸汽和燃烧的碳相互作用而得到的液体，在工业上用于粘胶纤维和四氯化碳的制造。在生产过程中 CS_2 易于挥发，其蒸汽主要经呼吸道进入体内，其急性中毒作用机制类似麻醉剂，慢性中毒临床表现为神经系统和心血管系统的损害。CS_2 对神经系统的损害作用的关系比较明确，但对于心血管系统的损害，特别是长期低剂量的暴露与冠心病的关系却一直没有明确结论。20 世纪 60 年代芬兰职业卫生研究所的 Hernberg 和 Tolonen 教授所做的前瞻性队列研究最后确定了两者之间的因果关系。

Hernberg 于 1967 年开始的有关长期 CS_2 暴露与冠心病关系的历史性队列研究选择的是 1942 年建立的一个粘纤厂的 25~64 岁，在 1942—1967 年间至少有 5 年低剂量 CS_2 暴露史的所有工人作为暴露组，以芬兰城市普遍男性人群（由于暴露组对象全为男性）为对照组。结果 CS_2 暴露组的冠心病 SMR＝1.64，$P<0.002$，表明暴露 CS_2 是冠心病的危险因素。

在此基础上，Tolonen 以上述 Hernberg 选出的所有存活的暴露组成员（343 人）为暴露组，以年龄相差不超过 3 岁，出生地区相同，工种的体力消耗相当为配比条件，在同一城市的造纸厂随机选择 343 名男性工人为对照组，开始了为期 5 年的前瞻性队列研究，研究结果如表 3-4、表 3-5 所示。

表 3-4　CS_2 暴露组和非暴露组心肌梗死发生率的相对危险度（RR）

类型	暴露组（343 人）		非暴露组（343 人）		RR（95%CI）
	发病数	5 年累计发病率/%	发病数	5 年累计发病率/%	
致死性	14	4.08	3	0.87	4.69（1.34~16.47）
非致死性	11	3.21	4	1.17	2.74（0.86~8.69）
合计	25	7.29	7	2.04	3.57（1.52~8.37）

资料来源：流行病学，李立明主编，2007 年。

表 3-5　CS_2 暴露与不同临床型冠心病的相对危险度（RR）和特异危险度（AR）

临床型	RR	AR/%
致死性心肌梗死	4.69	3.21
非致死性心肌梗死	2.74	2.04
总心肌梗死	3.57	5.25
心绞痛	1.9	11.6
心电异常	1.4	6.1

资料来源：流行病学，李立明主编，2007 年。

研究结果证实长期低剂量（67.86~101.79mg/m³）CS_2 暴露与冠心病的关系，据此，芬兰当局于 1972 年将 CS_2 的车间容许浓降至 33.93mg/m³。

四、实验性研究

（一）定义

这里所说的实验性研究是指流行病学实验研究(experimental epidemiology)，即以人群为研究对象，以医院、社区、工厂、学校等为"实验室"的实验研究。因为在研究中施加了人为的干预因素，这类型研究也常被称之为干预性研究(intervention studies)。如图3-4所示。

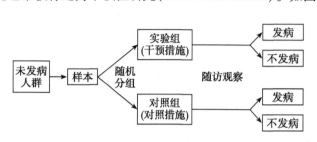

图3-4　一项评价预防疾病措施的实验性研究示意图

（二）特点

在实验流行病学研究中，研究对象被分为两组或多组，分别接受不同的干预(处理或对照)措施，随访观察一段时间，然后比较各组的某(些)结局或效应。因此，实验流行病学研究具有以下基本特点。

1. **属于前瞻性研究**　实验流行病学必须是干预在前，效应在后，所以是前瞻性研究。

2. **随机分组**　严格的实验流行病学研究应采用随机方法把研究对象分配到实验组或对照组，以控制研究中的偏倚和混杂。如果条件受限，不能采用随机分组方法，实验组和对照组的基本特征应该均衡可比。

3. **具有均衡可比的对照组**　实验流行病学研究中的对象均来自同一总体的样本人群，其基本特征、自然暴露因素和预后因素应相似，这点与观察性研究不同。

在一些研究中，因为受实际条件所限不能随机分组或不能设立同期的对照组，这种研究称为"类实验"或"准实验"(quasi-experiment)。

4. **有干预措施**　这是与观察性研究的一个根本不同点。由于实验流行病学研究的干预措施是研究者为了实现研究目的而施加于被研究者，因此实验流行病学研究容易产生医学伦理学问题。

（三）种类

1. **临床试验(clinical trials)**　临床试验是以病人为研究对象的实验研究。常用于评价对药物或治疗方法的效果。

2. **现场试验(field trials)**　现场试验是在实地环境下进行，以自然人群作为研究对象的实验研究。常用于评价预防疾病措施的效果，例如评价疫苗预防传染病的效果。

临床试验和现场试验的干预单位都是个体，即干预措施是具体分配到每个个体的。

3. **社区试验(community trials)**　也有人称为社区干预试验(community intervention trials)，是以社区人群整体作为干预单位的实验研究，常用于对某种预防措施效果的评价。如评价食盐加碘预防地方性甲状腺肿的效果，将碘统一加入到当地食盐中，使整个研究地区的人群食用，而不是分别给予每一个体。如果某种疾病的危险因子分布广泛，不易确定高危人群时，须采用社区试验，例如，评价戒烟对降低心血管病发病率和死亡率的效果。社区试验难以贯彻随机分组的原则，因此常属于类试验。

（四）应用实例

中国改水降氟措施效果评价科研组，于1998年报道中国改水降氟措施效果评价和标准研究，就是一个没有对照组(为自身前后对照)的类实验。在全国饮水型地方性氟中毒流行严重的10省市，整群抽样调查了1 960个改水降氟工程，约占全部工程的10%。评价指标一是改水降氟设施出口处水氟浓度≤1mg/L，二是改水后出生并饮用该水8年以上的8～12岁儿童其氟斑牙患病率≤30%。结果表明，改水前氟浓度平均为3.1mg/L，改水后尚有20%以上的工程超过卫生标准1mg/L。随着改水年数的延长，水氟浓度有增加趋势；改水前儿童氟斑牙患病率为81.90%，改水后降为34.84%(表3-6)。

表 3-6 改换水源工程后 8~12 岁人群氟斑牙分级患病率变化情况

分组	工程数	检查人数	氟斑牙患病率/%				
			极轻	轻度	中度	重度	合计
改水前	47	7 240	27.51	29.75	16.82	7.82	81.90
改水后	108	5 504	13.90	13.39	5.67	1.88	34.84

资料来源:引自中国改水降氟措施效果评价科研协作组.1998。

注:χ^2 检验,$P<0.01$。

评价认为改换水源降氟措施对预防地方性氟中毒起到了良好的作用,80%左右的工程使水氟浓度基本能控制在 1mg/L 范围,氟斑牙患病率控制在 30%~40%,且以轻度氟斑牙为主。一些改水降氟工程随着时间延长(约 10 年)、管理措施与监督工作放松,降氟效果会下降,加之水氟自然回升等原因,使饮水氟浓度与氟斑牙患病率均出现上升趋势。通过实验提出,在改水措施中,主要为改换水源,以打井为主。理化降氟只宜在少数无低氟水源地区实行,因其费用昂贵,管理技术要求高、水量小,在农村不易坚持。今后改水降氟措施的主要方向应推广改用低氟水源,加强管理;地方病防治与卫生防疫部门要坚持水氟浓度与儿童氟斑牙的监测工作,建立计算机监测档案,以保证改水降氟措施更好地发挥作用。

第五节 流行病学的展望

一、研究领域不断扩大

一方面,随着对疾病和健康观念认识发展以及医学模式转变,流行病学研究范围日益扩大。目前流行病学的研究领域已经从疾病扩大到与健康相关事件,甚至向非医学事件扩大。另一方面,由于学科间的交叉和渗透,其他学科的方法被引入流行病学以解决流行病学问题,流行病学方法也越来越多应用于其他医学学科和医学以外的领域以解决其特定的问题。

许多分支学科的形成充分说明这种发展趋势。如临床流行病学(clinical epidemiology)、医院流行病学(hospital epidemiology)、肿瘤流行病学(cancer epidemiology)、分子流行病学(molecular epidemiology)、药物流行病学(pharmacological epidemiology)、代谢流行病学(metabolic epidemiology)、遗传流行病学(genetic epidemiology)、移民流行病学(migrant epidemiology)、心理社会流行病学(psychosocial epidemiology)、环境流行病学(environmental epidemiology)、营养流行病学(nutritional epidemiology)、职业流行病学(occupational epidemiology)、行为流行病学(behavioural epidemiology)、伤害流行病学(injury epidemiology)、气候流行病学(climatological epidemiology)、地理流行病学(geographical epidemiology)。随着流行病学研究领域的扩大,以及随着流行病学方法在其他学科中的应用,还将不断出现新的分支。

二、研究方法不断发展

随着流行病学研究范围的不断扩大,目前一些传统的调查和分析方法已经不能满足流行病学研究发展的需要,研究方法和技术也须不断发展和完善。例如,疾病和健康监测、人群调查技术、统计分析、偏倚和混杂的控制、病因研究中弱关联问题、多因素研究和因素之间的交互作用、分子流行病学和遗传流行病学的研究等方面,还需要方法学的发展。

随着计算机、互联网和信息学的发展,大数据(big data)已经成为 21 世纪医学研究的一个挑战和机会。虽然流行病学一直在利用某些专业类型大数据,例如人群的死亡资料、疾病和公共卫生监测资料等。但是,当今的大数据具有信息源多、增加速度快以及质量相对较低的特点。流行病学收集和分析资料的方法也应迎合大数据时代的需要,需要有所发展。

三、在循证医学中的作用

循证医学(evidence based medicine,EBM)是20世纪90年代发展起来的一门新兴学科,循证医学的核心是证据,即医务人员在临床诊疗实践中,要以最新的科学研究证据为基础来确定医疗决策。最新的科学研究证据来源于经过严格评价的临床流行病学研究或基于临床流行病学的原理和方法所作的系统综述。可见,掌握流行病学的原理和方法是学习和实践循证医学的基础和前提。循证医学的发展也需依赖流行病学的发展。

循证医学的观念和方法用于预防医学和公共卫生就是循证疾病预防(evidence-based disease prevention)和循证公共卫生(evidence-based public health)。目前,循证医学在预防医学和公共卫生中的应用远不如临床医学,因此,须加强流行病学对循证预防和循证公共卫生实践的推动作用。

四、在转化医学中的作用

2003年美国国立卫生研究院提出转化医学(translational medicine)的概念。转化医学旨在基础医学研究与医学应用之间建立联系,以便更好地促进基础医学研究成果转化为应用,同时,把在医学实践中发现的问题,作为基础研究的课题深入研究。流行病学在转化医学的各环节中均发挥重要的作用。例如,流行病学研究(例如横断面研究或病例对照研究)发现的疾病危险因素,并针对该危险因素提出候选的干预措施;进而,要通过流行病学研究(例如实验流行病学)评价候选干预措施的是否可用;当措施应用公共卫生实践后,也要用流行性病学研究(例如队列研究)评价应用的效果。

（陈　清）

第四章

卫生统计学

卫生统计学是预防医学专业的一门专业工具课。正确认识卫生统计学需要先了解统计学,了解统计学的发展史、学科分类、未来的发展应用趋势,以及卫生统计学的目的、基本内容和学习方法等。

第一节　了解统计学

一、统计学的概念

回答什么是统计学之前,可以先看下列实例。

1. **新生儿的出生性别**　单独观察一个家庭新生婴儿的性别,可能是男性,也可能是女性。如果不对生育人口进行任何限制,有的家庭几个孩子可能都是男孩,而有的家庭几个孩子也可能都是女孩。从表面上看,新生婴儿的性别比例似乎没有什么规律可循,但如果对大量家庭的新生婴儿进行观察,就会发现新生儿中男孩略多于女孩,大致每出生 100 个女孩,相应就有 107 个男孩。这个性别比例 107:100,就是新生儿性别比的数量规律,古今中外大致相同,由人类自然发展的内在规律所决定。人类社会要发展,必须保持男女人数的相对平衡。尽管从新生婴儿来看,男性婴儿略多于女性,似乎并不一致,但由于男性婴儿的死亡率高于女性,到了中年时,男女人数就大体相同了。进入中老年后,男性的死亡率仍然高于女性,导致男性的平均预期寿命比女性短,老年男性反而少于女性。生育人口在性别上保持大体恒定,保证了人类社会的进化和发展。

2. **投掷硬币和掷骰子的游戏**　随机地投掷一次硬币或骰子出现正面、反面或某个点数是不确定的,完全是偶然的。但我们进行多次的重复投掷,就会发现投一枚匀质硬币出现正面次数或反面次数占总投掷次数的比例大体相同,均接近于 1/2。投掷的次数越多,就越接近于 1/2 这一稳定的数值。同样,在掷骰子时,出现任一点数的比例也逐渐接近于 1/6。这里的 1/2 和 1/6 就是掷硬币和掷骰子出现某一特定结果的概率,也就是投掷硬币或骰子时所呈现的数量规律。

3. **农作物试验**　在进行农作物试验时,如果其他试验条件相同,我们会发现某种粮食作物的产量会随着某种肥料施肥量的增加而增加。当最初增加施肥量时,产量增加较快,以后增加同样的施肥量,粮食产量的增加逐渐减慢。当施肥量增加到一定数值时,产量不再增加。这时如果再增加施肥量,产量反而会减少。找出这种具有一定规律的粮食产量与施肥量之间的数量关系,我们可以确定出最佳的施肥量,以求得最大的粮食产量。

上面的几个例子中,尽管每个新生儿的性别、每次投掷硬币或骰子的结果、每次施肥量带来的粮食产量增加等都是不同的、有差异的,但它们本身都存在必然的数量规律。通过统计方法可以尽可能去掉数据所呈现的偶然性,找出统计数据中所隐含的内在规律性。可见,统计学是一门探索数据内在规律的科学。

在英语中,统计学(statistics)是统计数字(statistic)的复数形式,其中 state 有国家之意。可以这样理解,早期"统计"只是一种概率的计算,当这种计算与"国家、官方的数字"联系时就有了真正意义的统计或统计学。当然,现在已不限于此,各行各业都有大量的统计数字,所以统计学应用较为广泛。

权威词典上这样定义统计学,统计学是"A science dealing with the collection, analysis, interpretation and presentation of masses of numerical data"(Webster's International Dictionary);还有的这样定义统计学 "The science and art of dealing with variation in data through collection, classification and analysis in such a way as to obtain reliable results"(John M. Last, A dictionary of Epidemiology)。由此,首先可以看到,统计学是从统计数字中挖掘提取信息,特别是处理资料中变异性的科学和艺术(注意:将"科学"和"艺术"同时授予一门学问,并不多见,可能缘于资料中变异性是普遍存在并且是难以处理的);其次,统计学的目的在于取得可靠的结果,其求实性既不为装点门面,也不为自欺欺人;再次,统计学是在收集、归类、分析和解释这一系列过程中完成其使命的。如果到了数据分析阶段才想起统计学,无异于请统计学家为该研究进行"尸体解剖",统计学家或许只能告诉你失败的原因(Ronald A. Fisher,1938)。

二、统计学的发展史

统计学是伴随着人类社会实践活动产生和发展的。统计学发展史就是人类社会实践活动、社会文明进步的历史。

我国作为文明古国,是最早有统计活动文字记载的国家之一。西周时代(约公元前 1100 年—公元前 771 年)已经发现有统计分组和平均数的应用,据《礼记·王制》记载"视年之丰耗,以三十年之通制国用,量入以为出"。这里的"三十年之通"意指三十年收成的平均数。在其他一些文明大国,例如罗马帝国,恺撒大帝曾下过一道命令,要全世界都向他纳税,要求每个人都向就近的统计师(即当时的收税人)登记;英国的威廉大帝为了征税和征兵,下令测量英国的土地,测量记录称为"Domes day Book"……这些都已成为历史的陈迹。

17 世纪中叶,Pascal 和 Fermat 基于对 Chevalier de Méré 赌博经验的兴趣,提出了概率论;后来,法国的 Laplace(1749—1827)和德国的 Gauss(1777—1855)又相继独自发现正态分布(normal distribution)函数,且 Gauss 首先成功地将正态分布理论用于描述误差的分布、预测行星的轨迹,故后人将正态分布称为 Gauss 分布(Gaussian distribution);1830—1833 年间,地质学家 Charles Lyell 与贝类学家 Deshayes 合作,把各地层中各类化石的品种加以记录,并确定其中迄今在海洋中还活着的品种的百分率,根据这些百分率制订了地层的名称,出版了《地质学原理》,这是数理统计方法首次在地质学中的成功应用;生物学家 Darwin(1809—1882),在他搭乘 Beagle 号赴南美洲考察的旅程中阅读了 Lyell 的《地质学原理》,或许由此得到启发而提出了进化论,实际上,这一研究与后来生物学家 Mondel(1822—1884)在 1866 年所发表的关于豌豆杂种的研究同属生物统计与数理统计的范畴;此后,人类学家 F. Galton(1822—1891)将正态分布理论用于社会学方面的研究,他发明了大样本资料的"百分位数"法,由父亲身高与儿子身高的关系的观察分析中,提出了著名的"相关"(correlation)与"回归"(regression)理论。在医学研究领域,1835 年法国医生 P. C. A. Louis(1787—1872)提出医学观察中的"混杂"(confounding)问题和疗效比较的"数量化"方法,被尊称为"临床统计之父";1837 年英国成立了出生、死亡登记中心,为描述流行病学发展提供了广阔的舞台;1840 年,法国数学家 S. D. Poisson(1781—1840)的学生 J. Gavarret 在巴黎出版了《医学统计学》,是世界上第一部医学统计教科书;1834 年英国统计学家成立了伦敦统计学会(1887 年改名为现在的皇家统计学会),1885 年成立了全球性的统计学术组织——国际统计学会。

英国统计学家 K. Pearson(1857—1936)是一位数学物理学家,或许因为 Darwin 的进化论激起了他将数学方法用之于生物学研究的激情,几乎花费半个世纪的时间从事生物统计与数理统计研究,1893 年提出了描述生物变异的指标"标准差"(standard deviation),1900 年提出了最早的假设检验方法——χ^2 检验,创办了世界上最权威的生物统计杂志 Biometrika,创建了世界上第一所统计学校,为 20 世纪数理统计学与生物统计学的发展奠定了基础。其关于分布函数和参数的思想统治了 20 世纪的科学,并在 21 世纪初仍保持着优势。

正当 K. Pearson 热衷于大样本研究时,其学生 W. S. Gosset(1876—1937)却在研究小样本标准差的分布、样本平均数与标准差比值的分布以及相关系数的分布等,通过卡片抽样试验得到有关统计量的经验分布(t 分布),于 1908 年在 Biometrika 上以"Student"为笔名发表了论文。后经 R. A. Fisher 等人完善,形成了当今广为使用的假设检验方法——t 检验,开创了小样本统计推断的新纪元。

曾经是 K. Pearson 同事的另一名英国统计学家 R. A. Fisher,1919 年来到伦敦附近的 Rothamsted 农业试验站,开始对田间试验统计方法进行深入研究,创立了用于随机化实验设计和方差分析的理论和方法,发现了许多小样本统计量的精确分布,对小样本统计方法作出了重要贡献,被誉为现代统计学的奠基人之一。Rothamsted 农业试验站也因此被誉为"生物统计的圣地",培养造就了许多世界著名的统计学家,如曾担任英国计算机学会主席、提出 χ^2 检验连续性校正的 F. Yates(1902—1994),1928 年提出多元分析理论基础——广义乘积矩分布的 J. Wishart(1898—1956),对美国统计教育和抽样理论作出重要贡献 W. Cochran(1909—1980)等。美国统计学家 J. Neyman(1894—1981)和 K. Pearson 的儿子 E. Pearson(1895—1980)合作进一步完善了 Gosset 和 Fisher 的小样本统计方法,创立了 Neyman-Pearson 统计检验假设理论,在数学上完备了"假设检验"和"区间估计"的理论体系。

可见,统计学的发展可以大致分为三个阶段:以事件发生概率大小为研究内容,主要应用博弈方面的"古典统计学";以大样本概率统计知识为主要内容,应用于其他不同学科领域的"近代统计学";以小样本理论研究开始,理论日益丰富完善以及应用领域不断扩大的"现代统计学"。

伴随着现代科学技术,如计算机科学技术的发展,"大数据"信息时代的到来等,统计学必将如虎添翼,在探索未知世界、为人类社会发展方面势必迎来快速发展阶段。

三、统计学的学科分类

权威分类目录对统计学有着不同的分类,如我国教育部现行的《普通高等学校本科专业目录》以及《学位授予与人才培养学科目录》将统计学作为理学门类下的一级学科(可授予经济学学位或理学学位)。现行研究生专业目录中,统计学被分为若干二级学科,分别列在其他相关的一级学科之下,如经济统计划归应用经济学,概率统计划归数学,流行病学与卫生统计划归预防医学等。

从国外一些主要学科分类目录看,如联合国教科文组织制定的国际文献联合会分类体系、美国科研基金会科学和工程研究资助大纲、日本大学学科分类目录、日本文部省学术国际局研究课题分类等,也是采用分设的形式,数理统计归入数学、社会经济领域的应用统计列为社会科学。

20 世纪 90 年代中期,我国统计学界开始出现"大统计"的提法,主张建立一门包括数理统计学和经济统计学等各类应用统计学在内的大统计学科。这一主张得到不少统计学者的赞同,认为这对于促进各类统计学的共同繁荣和共同发展是有益的。但对于"大统计"的认识,学者们仍存在不同的看法,一种观点认为"大统计学"就是要将各类统计学完全结合起来,建立统一的学科;另一种观点认为"大统计学"只是承认不同类型的统计学具有一定的共性,并不是完全否定各类统计学的差异,不能按照统一的标准去建设大一统的统计学科。应用统计学与各不同领域的实质性学科有着非常密切的联系,是有具体对象的方法论,因而具有复合性学科和边缘学科的性质。

也有学者认为,从统计方法的研究和统计方法的应用两种不同角度来看,统计学可以分为理论统计学和应用统计学,其他分类一般是基于统计方法应用到自然科学或社会科学等不同领域来确定。理论统计学(theoretical statistics)主要研究统计学的一般理论和统计方法的数学理论。由于现代统计学用到了几乎所有方面的数学知识,从事统计理论和方法研究的人员需要有坚实的数学基础,包括高等数学、线性代数、概率论、数理统计等,因此在统计研究领域,从事理论统计学研究的人相对是很少的一部分,而大部分则是从事应用统计学(applied statistics)的研究。可以这样认为,如果没有理论统计学对统计学的数学原理,或者说没有对统计方法的理论基础研究,统计学不可能发展成为像今天这样一个完备的科学知识体系。应用统计学是研究如何应用统计方法去解决实际问题的。由于统计学是一门收集、整理和分析数据的科学,在自然科学及社会科学研究领域中一般需要通过数据分析来解决实际问题,因而统计方法的应用几乎扩展到了所有的科学研究领域,也决定了统计学分成了不同领域的学科。例如,统计方法在生物学中的应用形成了生物统计学,在医学中的应用形成了医学统计学、卫生统计学、遗传统计学,在农业试验、育种等方面的应用形成了农业统计学,在经济领域的应用形成了经济统计学、商务统计学等,在管理领域的应用形成了管理统计学,在社会学研究和社会管理中的应用形成了社会统计学,在人口学中的应用形成了人口统计学,等等。

对统计学今后的发展方向,学者们也存在不同认识。有学者认为,不同类型的统计学最终将完全融合,形成统一的学科,将统计学统一划为理学"是与国际接轨的""可使统计学真正成为以概率论和数理统计为基础,多领域应用、多学科交叉的横向学科";另外一些学者则认为"只有数理统计才是统计"已不是目前国际统计学界的主流观点。当今统计学发展趋势是"统计学与数学的关系越来越远,与计算机科学的关系越来越近,与经济学及其他实质性学科的结合越来越密切";理论统计学和应用统计学都是统计科学大家族的成员,可以相互借鉴、相互促进、相互渗透、共同发展。但是其中的经济社会统计学与数理统计学的研究对象不同,理论基础不同,知识体系也有相当大的差异,不能互相取代,不可能也没有必要归并成统一的学科。已故的我国著名数理统计学家陈希孺院士在就"统计学发展前景展望"答记者问时曾提到"统计学研究应努力与其他实用学科结合而形成交叉或边缘学科",同时指出"这一点目前已有一定的表现,如生物统计、医药统计、卫生统计、工业统计、金融统计等,都是当前发展很快的热点"。国际知名的统计学家 C. R. Rao 也提出"统计学基本上是寄生的,靠研究其他领域内的工作而生存",并主张"统计学必须与另一门专门的学问相结合,才有可能做出有重要意义的成果"。另一位国际知名的统计学家 Huber 甚至认为"统一的统计学将会因为与其他学科结合发展而分裂成许多并行的学科,好比一个大国分裂成一些小国,并把这称为统计学的巴尔干化"。对这种趋势,不少统计学家持肯定的态度,并不认为这将导致一般统计学的消亡。统计学与各实质性学科更紧密地结合,并根据各自领域的特点和问题,开发和研究新的统计方法,将推动整个统计学科的发展,一般应寓于特殊应用领域之中,那种抽象地、不与实际领域相结合去研究统计的路将越走越窄。

可见,统计学确实是一门十分独特的学科。恐怕没有一门学科像统计学这样,在诞生和形成数百年之后,人们仍然在为该学科的性质、内容、发展方向,乃至学科分类而争论不休。

四、统计学与其他学科的关系

统计学的基础理论离不开数学等相关学科,但统计学的应用遍布自然科学和社会科学等不同领域,可见统计学与数学以及其他诸多学科的关系十分密切。

(一)统计学与数学的关系

统计学与数学有密切的关系,但又有本质的区别。由于现代统计学用到了大量的数学知识,研究理论统计学需要有较广泛深入的数学知识,应用统计分析方法也要具备良好的数学基础,由此,似乎统计学只是数学的一个分支,这种理解是不妥当的。实际上,数学只是为统计理论和统计方法的发展提供了理论基础,而统计学的主要特征是研究具体的数据。另一方面,统计方法与数学方法一样,并不能独立地直接研究和探索客观现象的规律,而是给各学科提供了一种研究和探索客观规律的数量统计方法。虽然表面上看统计学与数学都是研究数量规律的,都是与数字打交道的,但实际上却有着明显的差别。首先,数学研究的是抽象的数量规律,而统计学则是研究具体的、实际现象的数量规律;数学研究的是没有量纲或单位的抽象的数,而统计学研究的是有具体实物或计量单位的数据。其次,统计学与数学研究中所使用的逻辑方法也是不同的,数学研究所使用的是纯粹的演绎,而统计学则是演绎与归纳相结合,占主导地位的是归纳。数学家可以坐在书房里,凭借敏捷的思维从假设命题出发而推导出漂亮的结果,而统计学家则要通过实际收集数据,并与具体的各专业实际问题相结合,经过大量的归纳才能得出相应的结论。

(二)统计学与其他学科的关系

统计学是一门应用性很强的学科,由于几乎所有的学科领域都要研究和分析数据,因而,统计学与几乎所有的学科领域都有着或多或少的联系。这种联系表现为,统计方法可以帮助其他学科探索学科内在的数量规律性,而对这种数量规律性的解释并进而研究各学科内在的规律,只能由各学科的研究来完成。比如,大量的观察已经发现了新生儿男女的性别比是107:100,但为什么会是这样的比例?形成这一比例的原因应由人类遗传学或医学来研究和解释,而非统计方法所能解决的了。再如,利用统计方法对吸烟和不吸烟者患肺癌的数据进行分析,发现吸烟是导致肺癌的原因之一,但为什么吸烟能导致肺癌,这就需要医学进行解释了。可以这样说,统计方法仅仅是一种有用的、定量分析的工具,它不是万能的,不能解决你想要解决的所有问题。能否用统计方法解决各学科的具体问题,首先要看使用统计工具的人是否能正确选择统计方法,其次还要在定量分析的同时进行必要的定性分析,也就是要在定性分析的基础上进行定量分析,然后再应用各学科的专业知识对统计分析的结果做出合理的解释和分析,才能得出令人满意的结论。尽管各学科所需要的统计知识不同,使用统计方法的复杂程度也大不相同,统计学也不能解决各学科的所有问题,但统计方法在各学科的研究中正在发挥着越来越重要的作用。

第二节　认识卫生统计学

一、卫生统计学的概念

现今,生物医学实验、临床试验、公共卫生管理和流行病学调查都要寻求统计学家的合作。医学科研基金申请要求有统计学家的参与合作,计划书必须包含详尽的统计设计与分析;新药开发和报批必须依法执行统计学准则、递交统计分析报告;医学杂志的稿约均含有统计学方面的要求,并邀请统计学家审稿,严控论文中统计学缺陷……总之,统计学的思维和应用已经渗透到医学研究和卫生决策之中。根据所研究的生物学范畴不同,统计学派生出生物统计学(biostatistics)、医学统计学(medical statistics)和卫生统计学(health statistics)等。它们的共同点是运用统计学的原理和方法,研究生物、医学领域有关数据的收集、整理、分析的应用学科;不同点在于生物统计学关注整个生物界,范围大;医学统计学侧重医学,主要是指临床医学,而卫生统计学还涉及卫生学、社会医学领域,后两者范围相对较小。事实上,尽管统计学派生有不同的学科,但其基本原理和方法是相同的,在学习过程中可以通过学好其中的一门课程,触类旁通。

生物或医学或卫生统计学,自形成以来就一直显示出了强大的生命力。医学科研设计(medical research design)、设计-测量-评价(design-measure-evaluation,DME)、遗传统计学(genetical statistics)、循证医学(evidenced based medicine,EBM)均是统计学基本原理与医学中某特定领域相结合而形成的子学科。生物、医学或卫生统计学是预防医学、医学信息、临床、口腔、法医、影像、护理等专业本科生的一门专业基础课。其主要目的是通过科学的设计、资料搜集、整理和分析对医疗卫生领域中的现象进行概括和分析,进而揭示现象背后隐藏的客观规律,指导预防医学、临床医学、卫生事业管理及医疗保险等领域的实践。现代统计学已不仅仅是对观察、测定和记录情况做一些简单的整理归纳,更重要的是提取信息,做出科学的推断与决策。怎样从这些资料中获取所需信息,帮助医学研究者分析不同特征的数据,并对分析结果做出客观准确、恰如其分的评价与解释,正是生物或医学或卫生统计学所要解决的问题。

就预防医学生而言,卫生统计学是统计学与医学,特别是预防医学与公共卫生相结合的一门应用学科。学习卫生统计学,有助于正确地进行医学研究设计,合理地选择统计方法,恰当地解释研究结果,并以独特的统计思维方式,不断地提高对生物医学现象的认识,科学地揭示数据背后所蕴藏的内在规律。

二、卫生统计学的应用实例

与临床医生治疗个体病人不同,公共卫生考虑的是群体的变化规律,例如,人们采用各种抽样的统计技术精心设计群体调查,掌握人群的卫生状况和需求;采用统计描述手段反映疾病和卫生资源的分布特征;采用统计推断技术在偶然性的表象下识别危险因素、评价卫生措施、进行科学决策……这就决定了公共卫生对统计学天然的亲和,也决定了公共卫生专业人员必备的统计学素养。

卫生统计学中较为著名的经典实例有:John Grant(1620—1674)搜集死亡方面的数据,编制了寿命表,从而创造了人口统计这一学科;William Farr(1807—1883)进一步改进寿命表方法,在英国创造了世界上最好的官方生命统计系统;1848 年 John snow(1813—1858)首次详细研究了伦敦霍乱流行,其中感染流行数据的建模和分析应用了数学和统计学。

下列两个实例可进一步揭示在公共卫生领域,统计学是如何发挥作用的:

(一) 麻醉剂氟烷的一场风波

美国于 1958 年开始在外科手术中采用麻醉剂氟烷(halothane)。以其不易燃、不易爆、副作用小等优点,到 1962 年时,大约普及了一半手术。不料,有报告显示数例患者术后恢复的同时,突然恶化、发烧、死亡,尸体解剖显示肝脏大片坏死,一时间疑云四起。氟烷是否损害肝脏? 是否应禁止用于手术? 为回答这些问题,自然需要与其他常用麻醉剂比较。其他麻醉剂对肝脏损害如何? 是否氟烷有其特殊的副作用? 经查阅相关资料、咨询专家后,仍找不到原因。急性动物实验倒是随时可做,但与患者的外科手术相差甚远,为此,卫生当局决定进行回顾性调查(retrospective survey)。

当时使用氟烷的手术病例已逾千万,不可能,也不必全部调查。于是,决定在有较完整病案资料的 34 家医院中抽取 1960—1964 年间的 85 万例手术病例,采集个体资料,如性别、年龄、使用何种麻醉剂、是否死于术后 6 周内,术前状况,手术方式,等等。用简单的描述性统计方法,不分死因,其中共有 17 000 例死于术后 6 周内,粗死亡率为 2%。按所用麻醉剂区分,氟烷、硫喷妥钠(pentothal)、环丙烷(cyclopropane)、乙醚(ether)和其他麻醉剂各自的粗死亡率分别为 1.7%、1.7%、3.4%、1.9% 和 3.0%。是否由此可以认为氟烷的死亡威胁小于其他麻醉剂的死亡威胁呢?

显然,死亡威胁与术前状况有关,病情轻者死亡率仅 0.25%,重者达 30%;也与手术本身的危险性有关,各种手术死亡率低者仅 0.25%,高者达 14%;还与年龄有关,病情和手术相同时,青少年死亡率低,老年死亡率高;此外,死亡危险还与性别、医院等有关。各种麻醉剂使用对象不同,直接比较上述粗死亡率便毫无意义。这时,必须借助多种统计方法加以校正、探索:假定各种麻醉剂的使用对象具有相同的术前状况,采用相同的手术,同年龄、同性别和同一所医院,相应的死亡率会如何?

经过校正,氟烷、硫喷妥钠、环丙烷、乙醚和其他麻醉剂相应的死亡率分别为 2.1%、2.0%、2.6%、2.0% 和 2.5%。从而说明:所有的麻醉剂都可能导致一部分病人术后 6 周内死亡,不同麻醉剂相应的死亡率水平不甚悬殊,氟烷的死亡威胁并无特殊。统计学对这场风波的平息是有贡献的,其中抽样调查(sampling survey)、粗死亡率(crude death rate)概念和统计学校正(statistical adjustment)等使得不确定的印象得到科学的澄清,也使人们对各种麻醉剂的死亡威胁增进了认识。

(二) 吸烟危害健康的争论

吸烟危害健康,如今已成国际共识。回顾历史,从科学角度论证这一命题凝聚了统计学家的心血。人们不可能像实验室研究那样,随机地安排一部分人去吸烟,安排另一部分人不吸烟,追踪、观察其结局。因此,需要特殊的统计学设计和分析。Muller(1939 年)采用病例-对照设计(case control design)搜集一组肺癌患者,并配置一组其他特点与之相仿的非肺癌患者作为对照组,逐一询问吸烟否、吸烟量和时间,发现肺癌组吸烟者比例高,对照组吸烟者比例低。Pearl(1938 年)调查了数百个家庭,形成了吸烟多、吸烟少和不吸烟三个组,根据各人的寿命,编制了 3 份寿命表(life table),相应地绘制了三条生存曲线(survival curve),反映各组随年龄增长而减员的过程。发现吸烟多的一组几乎以直线下降的趋势减员,不吸烟的一组以先凸后凹的曲线趋势缓慢减员,而吸烟少的一组减员趋势则介于以上两组之间。

较之这类回顾性研究(retrospective study)更进一步的是 Doll 和 Hill(1964 年)的一项出色的前瞻性研究(prospective study)。他们向 60 000 名英国医师发出了关于吸烟的问卷,其中 40 000 名应答,据此将他们分成吸烟组和不吸烟组。由于英国良好的死亡登记系统,研究者可追踪最后结局,发现吸烟组肺癌的年发病率为 0.166%,心脏病年发病率为 0.599%,而不吸烟组肺癌的年发病率为 0.007%,心脏病年发病率为 0.422%。

瑞典国家双生子研究中,调查了一个吸烟,另一个不吸烟的双生对,其中,同卵双生男 274 对,女 264 对,异卵双生男 733 对,女 653 对;发现在同卵双生子的吸烟者中,慢性支气管炎患病率男女分别为 14.6% 和 13.6%,而不吸烟者中,男女分别为 7.7% 和 7.6%;在异卵双生对的吸烟者中,男女分别为 12.3% 和 14.5%,而不吸烟者中,男女分别为 5.5% 和 5.7%。吸烟与不吸烟相比,慢性支气管炎患病的相对危险度为 1.8~2.5 倍。

还有一些类似结果的其他研究:狗模拟吸烟导致与人类肺癌相似的结局;吸烟有损动脉血管;吸烟与死亡率有剂量-反应关系(dose-response relationship);戒烟时间长短对死亡率有影响,等等。鉴于吸烟与禁烟已非单纯的生物医学问题,有的统计学家建议利用统计决策(statistical decision)理论权衡禁烟对社会带来的得与失,从而做出合理的决策。

目前,许多发达国家已经采取了种种限制吸烟的措施。

第三节　卫生统计学的基本概念

一、总体与样本

总体(population)是根据研究目的所确定的同质观察单位的全体,更确切地说,是同质的所有观察单位某种变量值的集合。例如调查某地 2019 年正常成年男子的身高,则该地 2019 年全部正常成年男子的身高值构成一个总体。

根据总体所含有观察单位的个数是否可以清点数目,分为有限总体(finite population)和无限总体(infinite population)。有限总体是指由有限个观察单位组成的总体,上例中总体就可以看作是一个有限总体。无限总体没有确定的时间和空间范围的限制,观察单位的个数不可数或难于计数,如研究某种药物对冠心病的治疗效果,总体应包括接受这种药物治疗的所有冠心病病人,但在研究开始之前,具体有多少病人接受治疗,是一个不能确定的数目,所以称为无限总体。

在实际工作中,对于无限总体或有限总体多采用随机化抽样进行研究,目的是通过样本信息推断总体特征。

按照随机化抽样原则,从总体中抽取部分观察单位的某变量值的集合称为样本(sample),这时的样本对总体具有较好的代表性。

样本所包含的个体数量,称为样本含量(sample size),用符号 n 表示。如上例,在 2019 年某地正常成年男子中随机抽取 120 人,其中 120 人的身高值即为一份样本,120 则为样本含量(即 $n=120$)。

二、变量与数据

确定总体之后,研究者应对每个观察单位的某项特征进行观察或测量。这种能表现观察单位变异性的特征指标,称为变量(variable)。对变量的观测值称为变量值(value of variable)或观察值(observed value)。一系列变量值则构成数据(data)。例如,以人为观察单位调查某地某年 7 岁正常儿童的生长发育状况,性别、身高、体重等都可视为一个个变量,多个儿童的性别、身高值、体重值就是数据。

由于变量的观察结果可以是定量的,也可以是定性的,例如身高的厘米数、性别的男/女人数,资料可分为以下几种类型:

(一)计量资料

计量资料(measurement data)又称定量资料(quantitative data)或数值变量(numerical variable)资料。为观测每个观察单位某项指标的大小,而获得的资料。其变量值是定量的,表现为数值大小,一般有度量衡单位。

（二）计数资料

计数资料（enumeration data）又称定性资料（qualitative data）或名义变量（nominal variable）资料，亦称无序分类变量（unordered categorical variable）资料，是将观察单位按某种属性或类别分组计数，分组汇总各组观察单位数后而得到的资料。根据分组多少，有两种情形：

1. **二分类**　分组只有两类，两类相互对立。如检查某小学学生大便中的蛔虫，以每个学生为观察单位，结果可报告为蛔虫卵阴性与阳性；如观察某药治疗某病病人的疗效，以每个病人为观察单位，结果可归纳为治愈与未愈。

2. **多分类**　分组有多类，各类之间互不相容。如观察某人群的血型分布，以人为观察单位，结果可分为 A 型、B 型、AB 型与 O 型 4 类。

（三）等级资料

等级资料（ranked data）又称半定量资料（semi-quantitative data），亦称多项有序分类变量（ordinal categorical variable）资料，是将观察单位按某种属性的不同程度分成等级后分组计数，分类汇总各组观察单位数后而得到的资料。其变量值具有半定量性质，表现为等级大小或程度高低。如观察某人群的血清反应，以人为观察单位，根据反应强度，结果可分为"−、+、++、+++、++++"5 级；又如观察用某药治疗某病病人的疗效，以每名病人为观察单位，结果可分为"治愈、显效、好转、无效"4 级，等等。

在有的教科书中，将变量分为 2 类（数值变量、分类变量）或 4 类（数值变量、多项有序分类变量、多项无序分类变量、二项分类变量），并按照下列顺序进行降级转换，即数值变量→多项有序分类变量→多项无序分类变量→二项分类变量。例如，观察某人群的脉搏数，如果按多少次/min 记录，此时的脉搏属数值变量；如果定义脉搏数小于 60 次/min 为缓脉，大于 100 次/min 为速脉，其余为正常，即按"缓脉""正常"与"速脉"3 个不同等级区分，脉搏就是多项有序分类变量（注意：如果把"缓脉""正常"与"速脉"只是单纯看作 3 个不同类型，它们之间没有等级程度的差异，那么脉搏则为多项无序分类变量）；如果定义脉搏数在 60~100 次/min 为正常，小于 60 次/min 或大于 100 次/min 为异常，按"正常"与"异常"两种属性分类，则脉搏为二项分类变量。

这也提示我们在研究设计中，对于可以测量的指标，尽可能收集其数值指标即数值变量，这将为分析中的资料转化带来方便。另一方面，对于那些原本为分类变量（包括多项有序分类变量、多项无序分类变量、二项分类变量）的资料，在分析过程中，为满足某些统计分析方法的要求（如各类回归分析的要求），需要在有关理论和实践的指导下进行量化赋值，称为资料或指标的量化。

但变量一般不支持升级转换。

三、同质与变异

同质（homogeneity）是指研究事物具有相同或相近的性质、条件或影响因素。客观上，完全同质是做不到或难以做到的，所以统计学中的同质是指对观察指标影响较大的，且可以控制的主要因素相同，如研究某药物对肺结核病的治疗效果，要求结核病人被确诊，其病情、病程、年龄、性别相同或相似等。

变异（variation）是指同质基础上的个体间的差异。个体差异主要来源于一些已知的或未知的，甚至是某些不可控制的因素所导致的随机误差。如将对身高影响较大的因素控制在相同条件下，测试一批大学生身高，每个人测得的值并不完全相同，这种差异称为身高的变异。

四、参数与统计量

同一总体的个体彼此之间的差异具有一定的规律性，通常用变量取值的分布（distribution）来全面反映这种规律性。为了便于处理实际问题，常用若干典型的分布模式来近似描写实际资料，如正态分布（normal distribution）、二项分布（binomial distribution）和 Poisson 分布（Poisson distribution）等。

以服装为例，通常有西服、裙子和大衣等不同的款式，款式就相当于"模型"，某款式如西服的衣长、袖长和胸围等尺寸就相当于该模型的"参数"（parameter）。一般而言，变量取值适中的机会较多，偏高和偏低的机会都较少,而且基本相等,这类变量取值的分布可以用正态分布来近似地描述。理论上,正态分布有两个参数:总体均数(mean)和总体方差(variance)。这两个参数的大小是客观存在的,然而往往是未知的,我们可以获取一批样本资料,并通过计算其样本均数、标准差等统计指标[称为统计量(statistic)]近似地去估计总体参数。

五、随机与随意、随便

随机化(randomization)指从总体中抽取观察单位时,每个观察单位都有同等被抽取的机会。各个观察单位都有同等机会被抽取的抽样称为随机抽样。随机不同于我们通常意义的"随意""随便"两词,例如一个笼子里有10只小老鼠,要求均分到对照组和试验组中去,如果研究者规定"短尾巴老鼠分到对照组,长尾巴老鼠分到实验组"就属于"随意"分组,包含有主观选择;如果研究者规定"闭上眼睛捉老鼠,先捉住的作为对照组,后捉住的作为实验组"则属于"随便"分组,包含有客观选择。因此,随机抽样可以理解为既没有主观选择,也没有客观选择的一种抽样方法。

从研究对象的总体中随机抽取样本进行研究,是为了使样本对总体有较好的代表性,并使其抽样误差大小可用统计学方法来估计,只有这样,才能避免人为的因素所造成的偏差。随机化的具体方法有抽签法和随机数字表法,也可利用计算机产生的随机数进行随机化。

六、抽样误差与系统误差

误差(error)泛指测量值与真实值之差,根据其产生的原因和性质,可以分为随机误差(random error)和非随机误差(nonrandom error)。

随机误差是由许多无法控制的因素引起的一类不恒定的误差。包括随机测量误差(random error of measurement)和抽样误差(sampling error)。前者指在同一条件下对同一对象进行测量,虽极力控制或消除系统误差,测量结果之间仍然存在差别,呈随机的变化;后者是指由于随机抽样的原因引起的样本指标(统计量)与总体指标(参数)之间差别,或从同一总体抽取的不同样本指标之间的差别。抽样误差产生的根本原因是由于总体中的个体间存在变异。由于生物个体之间的差异总是客观存在,所以抽样误差也不可避免,但它的大小是有规律可循的。一般认为个体间的变异程度越大,抽样误差越大;样本例数越多,抽样误差越小。随机误差是不可避免的,但可以用统计学的方法进行分析。

非随机误差又可以分为系统误差(systematic error)和非系统误差(unsystematic error)。系统误差是一类恒定,由可知或可控制的因素引起的误差。如测量仪器未经校准就进行测量,使测量结果一致的偏大或偏小。系统误差可以通过周密的设计和要求严格的技术措施加以消除或控制。非系统误差又称过失误差(gross error),是由于研究者的偶然过失而造成的误差。如抄错数字,点错小数点等。这类误差应通过认真核查加以消除。

七、频率与概率

1. **频率(relative frequency)** 一个随机试验有几种可能结果,在重复进行试验时,个别结果看来是偶然发生的,但当重复试验次数相当大时,总有某种规律出现。例如,投掷一枚硬币,结果不外乎出现"正面"与"反面"两种,历史上有些人对此做过试验并得到如下结果(表4-1):

表4-1 投掷不同次数硬币出现"正面"的频率

实验者	投掷次数	出现"正面"次数	频率
Buffon	4 040	2 048	0.506 9
K. Pearson	12 000	6 019	0.501 6
K. Pearson	24 000	12 012	0.500 5

可见,在相同条件下重复试验,试验结果为"正面"或"反面"虽不能事先断定,但我们知道试验的所有可能结果只有两种。在重复多次后,出现"正面"(或"反面")这个结果的比例称之为频率。

2. **概率(probability)**　是描述随机事件发生可能性大小的一个度量。设在相同条件下,独立地重复 n 次试验,随机事件 A 出现 f 次,则称 f/n 为随机事件 A 出现的频率。当 n 逐渐增大时,频率 f/n 始终在一个常数左右做微小摆动,则称该常数为随机事件 A 的概率,可记为 $P(A)$,简记为 P。在实际工作中,当概率不易求得时,只要观察次数足够多,可将频率作为概率的估计值。但在观察次数较少时,频率的波动性很大,用于估计概率是不可靠的。

随机事件概率的大小介于 0 与 1 之间,即 $0 \leqslant P \leqslant 1$,常用小数或百分数表示。$P$ 越接近 1,表示事件发生的可能性越大,P 越接近 0,表示事件发生的可能性越小。$P=1$ 表示事件必然发生,称为必然事件;$P=0$ 表示事件不可能发生,称为不可能事件。$P=1$ 和 $P=0$ 的事件具有确定性,不是随机事件,但可视为随机事件的特例。统计分析中的很多结论都基于一定可信程度下的概率推断,习惯上将 $P \leqslant 0.05$ 称为小概率事件,并认为小概率事件在一次试验或观察中实际上是不可能发生的。

八、设计与分析

医药卫生科研主要有两大类,干预性研究(intervention study)和观察性研究(observational study)。化学、物理和生物方面的干预性实验,为了实验者得以集中观察干预的作用,可以人为地控制实验条件,令许多混杂变量(confounder)的数值保持在实验者希望的水平;临床医学的干预性试验尽管困难一些,但人们还可以通过规定对象的准入条件(entry criteria)、随机化、重复、匹配(match)以及盲法(blind method)等措施来控制主要的混杂因素;公共卫生方面的许多观察性研究,需要明确抽样调查的方法、范围,样本含量的大小……这些都属于统计学设计(design)的范畴。

一定设计决定了一定的统计分析方法,不同的设计往往获得的数据不同,需要不同的分析方法。例如,"方差分析"(analysis of variance,ANOVA)是一大类统计方法,随机化区组设计(randomized block design)的资料的方差分析不同于析因设计(factorial design)的资料的方差分析,也不同于回归分析(regression analysis)中的方差分析。又如,同是流行病学中的病例-对照研究(case-control study),成组对照的资料和配对设计对照的资料形式上都是一个 2×2 四格表,但分析方法却大相径庭。

由此可见,统计设计和统计分析是不可分割的两项内容。在学习和应用统计学时需要将两者结合起来。

第四节　卫生统计学的基本步骤

卫生统计工作按工作程序分为:设计、搜集资料、整理资料、分析资料 4 个基本步骤。

一、设计

在进行医学研究工作之前,首先要制定一个完整、全面的设计,包括根据医学专业知识进行周密考虑的专业设计,以及根据统计学的基本原理和方法结合研究课题的特点进行周密的统计设计。

二、搜集资料

医学研究资料的来源很多,主要有病历、研究记录表、调查表或问卷、专题调查与实验资料、实验室各种化验资料、统计报表、年鉴或其他信息来源资料等。

搜集资料时首先按照研究目的,明确目标人群与框架人群,确定研究对象的基本单位,如基本单位可以是一个病人、一个病例或一个家庭;其次根据研究内容与主要测量指标等,设计调查条目与备查条目,这些条目有些与研究密切相关,有些则作为核查项目,用于质量控制。在科研实践中,可适当多设置一些备选条目,应尽可能多的收集信息。最后根据条目数量,选择合适的填写方式。若需要填写的项目或回答的问题较多,可以采用单一表方式,每表只填写一个研究对象的所有信息;若使用项目较少时,可以采用一览表的形式,一张表格内可以同时填写多个研究对象的信息。

搜集原始资料主要有直接观测与访谈等方式。直接观测是指研究人员直接到现场对观察对象进行观察或测量,收集的数据比较客观真实,如临床研究中体检及实验室资料的收集等;访谈法通过研究对象自己回答问题来收集资料,常见的方式有:①面对面访谈法:研究人员在现场,通过研究对象自己填写或口头问答完成数据的收集;②电话访问:研究人员通过电话问答的方式收集信息,但有时会由于电话普及率低、调查内容过多,依从性差,出现较高的失访率;③信访法:以普通邮件或电子邮件的方式,将表格寄给研究对象,填好后寄回。

搜集资料应当做到完整、准确、及时。

三、整理资料

收集的原始数据,需整理归纳后才能用于统计分析。传统的数据整理方法较多,如打孔法、卡片法等;随着计算机的普及,现在大部分的临床研究资料,通过建立数据库,实现了无纸化整理与计算机管理。

收集资料整理的重要一步就是赋值与定量化过程,对于数值变量资料,如血脂、血糖的含量,本身就已被准确测量,不存在赋值和定量化问题。对于分类变量资料则不然,需要重新赋值,特别是多分类变量资料,如果是有序多分类资料,可根据如下赋值方法:无效为0,有效为1,显效为2,痊愈为3;若是无序多分类资料,例如种族,常常采用哑变量方法赋值,即是否黄种人,是否黑种人,是否白种人……如果直接将黄种人定义1,黑人为2,白人为3,此时的数字只是一个分类数字,没有高低等级之分。

数据的录入与数据库的建立:对收集到的临床研究数据,为方便管理常借助现成的数据库管理软件,如 SAS、SPSS、ACCESS、EXCEL 以及 Visual Foxpro 等建立数据库。

数据库的建立首先是建立二维结构:字段与记录,其中字段又被称为变量,实际反映了研究对象的某种共同属性,需定义字段名,字段属性(如字符型或数字型等)与字段的大小等;而一个记录则覆盖了一个研究对象的所有属性信息(例如病人的年龄、性别、身高、体重、血压等)。

录入数据时,应采取相应的质量控制措施,例如制定录入规范说明,双人双份独立录入等,确保数据录入的准确可靠。

四、分析资料

根据研究目的计算有关指标,反映数据的综合特征(又称为综合指标),阐明事物的内在联系和规律。统计分析包括:①统计描述(descriptive statistics):指用统计指标、统计表、统计图等方法对资料的数量特征及其分布规律进行测定和描述;②统计推断(inferential statistics):指如何抽样,以及如何由样本统计量推断总体参数的问题。

虽然人为地将统计工作分为以上四个步骤,但它们是紧密联系、不可分割的整体,缺少任何一步,都会影响整个研究的结果。科学、周密、严谨的设计是搜集准确、可靠资料的保证,准确、完整、及时地搜集资料、恰当地整理资料是统计分析的基础,在此基础上选择正确的方法分析资料才能得出科学的结论。

第五节　卫生统计学的教学方法

卫生统计学的教学方法,一般需要根据学习目标而定。统计学有理论研究和应用研究两类,因此,相应也有两种教学方法。倘若是理论研究,需要有扎实的统计学理论基础知识,应该学好高等数学、线性代数、概率论、数理统计等课程,在此基础上针对不同的实际情况,正确论述数据分析的基本原理、公式推导等统计问题;倘若是应用研究,则需要将统计理论(包括基本原理、推导公式等)应用于实践,解决实际工作中存在的统计学问题。作为卫生统计学来讲,理论和应用部分兼而有之,但以应用为根本目的,学了不会用是最大的失败。常用的教学方法有"理论-原理-公式-应用"模式:先逐一讲授各个统计学方法的相关理论原理、条件公式,再讲授如何结合数据计算分析、得出结果。这种教学方法对于许多大学课程来说,既是经典的,也是十分重要而有效的,有着普遍的指导意义。另外还包括:以问题为基础的 PBL 学习方法、以案例为主导的 CBL 教学方法、基于统计软件的教学方法等。这里介绍针对统计学应用的另一种 PDTR 教学方法。

PDTR 是"目的-数据库-变量的性质类型-变量间关系"的英文缩写,诠释为"明确分析目的,建好数据库,分清楚变量的性质类型,正确实施变量间关系分析"。其最大特点是以实际应用为导向,以解决统计学难用为目标,不讲理论原理、公式推导,无须让应用者学习并理解难懂的理论、枯燥乏味的原理以及难以捉摸的公式推导,而直截了当地教授学习者如何根据分析目的、数据的性质类型等,正确、有效地选择具体的统计学方法,适合统计学基础知识不足,甚至没有(又称零基础)的学习者。

一、明确分析目的

研究目的是统计分析的目标和方向,决定了研究设计、研究对象、研究指标等,而研究的设计方案、分析指标是选择不同统计分析方法的决定因素。因此,正确的统计学分析一定要建立在明确的研究目的的基础上,那些没有目的的统计分析,或者事先没有研究设计,事后找来一堆数据的统计分析都是不可取的。

二、建好分析数据库

一般来讲,统计分析需要借助统计分析软件计算,而统计分析软件都要有完整、符合要求的数据或数据库,所以建好分析数据库是统计分析的必要条件。此外,建好分析数据库还可以理清分析思路。在试验或调查研究中获取的数据有时多而零散,如果不能进行科学的整理汇总,就会杂乱无章,理不清头绪,抓不住要点,甚至无所适从,最后可能束之高阁、弃之不用,造成数据的极大浪费。相反,建好数据库,可以使观察对象的研究指标一目了然,使研究思路清晰明确。因此,建好数据库是正确统计分析的前提和基础。

三、分清楚变量类型

数据库中各个研究对象的每项观察指标都可以看作是一个分析的变量,变量的类型是统计分析中选择不同统计方法的依据,分清楚变量的类型是正确选择统计方法的基础和关键。变量分为数值变量和分类变量两大类,其中分类变量按是否有序以及项数的多少,又分为二项无序、多项无序、二项有序、多项有序几种类型。实际应用中,常常将二项无序分类变量和二项有序分类变量合并为二项分类变量,所以变量也可分为 4 小类:二项分类变量、多项无序分类变量、多项有序分类变量和数值变量。

四、正确选用统计学方法

统计学分析可看作是结果变量与影响变量之间的关系分析,当研究目的和设计方案(具体而言,即谁是结果变量、谁是影响变量)确定以后,不同特征类型的变量组合决定了不同统计方法的选择。如,二项分类变量与二项分类变量关系的分析选用 χ^2 检验,数值变量与二项分类变量关系的分析选用 t 检验,数值变量与多项无序分类变量关系的分析选用 F 检验,数值变量与数值变量关系的分析选用直线相关回归分析,如表4-2所示。

表 4-2 结果变量与影响变量间关系的分析方法

影响变量（自变量）	结果变量（因变量）			
	二项分类变量	多项无序分类变量	多项有序分类变量	数值变量
二项分类变量	四格表卡方检验（两样本率分析）*	2×C 卡方检验（两样本构成比分析）*	①Wilcoxon 秩和检验* ②两组比较的 Ridit 分析 ③2×C 卡方检验	①t 检验* ②Wilcoxon 秩和检验
多项无序分类变量	R×2 卡方检验（多样本率分析）*	R×C 卡方检验（多样本构成比分析）*	①Kruskal-Wallis H 秩和检验* ②多组比较的 Ridit 分析 ③R×C 卡方检验	①完全随机设计的方差分析* ② Kruskal-Wallis H 秩和检验
多项有序分类变量	①二分类 Logistic 回归* ②R×2 卡方检验	①无序多分类 Logistic 回归* ②R×C 卡方检验	①Spearman 等级相关* ②有序多分类 Logistic 回归 ③R×C 关联性分析 ④Kruskal-Wallis H 秩和检验 ⑤多组比较的 Ridit 分析	①Spearman 等级相关* ②完全随机设计的方差分析* ③ Kruskal-Wallis H 秩和检验
数值变量	①二分类 Logistic 回归* ②R×2 卡方检验	①无序多分类 Logistic 回归* ②R×C 卡方检验	①Spearman 等级相关* ②有序多分类 Logistic 回归*	①直线相关回归* ②Spearman 等级相关

*表示优先选择的分析方法。

五、熟悉常用的统计分析软件

统计分析软件是统计分析的必备工具，目前有许多种（套）。常用的国际公认的统计分析软件有：统计分析系统（SAS）、社会学统计程序包（SPSS）。微软公司的电子表格系统 Microsoft Office Excel 也有广泛应用。不同软件各有利弊、互有长短，用户可根据需要和使用习惯，选择一种或几种软件进行数据分析。

学习卫生统计学课程并不要求医药卫生专业人士都成为统计学专家，而是希望他们了解统计学的重要性，既懂得运用统计学和咨询统计学家为各自的工作服务，又能看懂、理解和正确解释统计分析的结果。如果我们有恰如其分的目标、有适宜的教学方法，相信大家将来一定能学好卫生统计学。

第六节 统计学的现状、挑战与展望

随着人类社会各种体系的日益庞大、复杂、精密，计算机的广泛使用，统计学的重要性显得越来越大。统计学曾被评为 20 世纪给人类生活带来重大影响的 20 项新技术之一，它的应用遍及所有科学技术领域、工农业生产和国民经济的各个部门，是工农业生产和科学技术深层次、高层次管理的重要工具。正因为应用广、成本低的特点，近年来统计学的发展越来越快。

一、统计理论与方法的创新

统计学的生命力就在于应用，应用为统计学的发展赋予活力。异方差性时间序列问题研究、离散多元统计分析研究、数据挖掘理论研究、异常数据诊断的研究、非参数理论与方法的研究、抽样与非抽样误差理论的研究等依然是统计理论研究的热点。新经济对统计理论与方法提出更高要求，如何适应网络时代统计数据的收集，空间遥感技术的运用等都为统计理论提出新挑战，统计工作者必须创新出适合各种复杂类型数据的统计方法，才能适应实践的需求。

二、空间统计学理论与应用

空间统计学是统计学发展的一个新领域,主要指运用遥感技术进行国土资源的测定,农业和林业、海洋生物、环境生态的观测。这种观测数据通常表现为网络形式,而且这些数据受到大气效应、观测工具等诸多因素的影响。空间统计学的应用在于,针对这种特殊的数据,研究误差控制、数据处理、模型建立、统计推断。

三、统计学与计算机技术的紧密结合

信息技术与计算机技术的发展是推动新经济发展的主要动力。没有计算机的发展就没有统计方法的普遍有效应用。计算机技术的飞速发展为统计学方法的应用带来挑战和发展的机遇。统计数据的收集如何有效借助网络技术,统计调查方法如何适应现代信息技术,统计数据处理如何深入都将成为研究的热点问题。

四、生命科学与生物技术中统计方法的应用

21世纪生命科学中将有大量与生命科学相关的研究要借助统计方法与技术,这个领域的学者将大有作为。21世纪医学领域的科技创新,将使许多不治之症得到解决,生物制药将在医学领域大放异彩,统计学方法在生物制药技术中的广泛应用将是不争的事实。在应对生化恐怖袭击的安全措施决策中,统计学也将发挥重要的作用。

五、统计学在国家经济安全与金融、保险领域的应用

国家的经济安全及其金融危机的防范问题是中国改革开放中必须高度重视的问题。国家经济安全、金融危机的预警系统的研究是与统计学方法紧密联系的研究热点,投资项目的风险管理研究也将依赖统计学者去研究解决。

六、统计学在社会、人口、教育、环境等领域的应用

社会的发展、人口的控制、教育结构的调整与发展、环境的保护等领域存在着大量急待研究的问题,统计学方法是定性与定量研究的有力工具。统计学方法在这些领域将会有广阔的应用前景。

七、现代公共卫生领域对统计学的挑战

公共卫生领域不但充分应用现成的统计学知识,而且还不断向统计学家提出新要求和新问题。

20世纪后半叶,为了研究非感染性疾病的流行,人们发展了一系列现代统计方法,包括众多危险因素的分析、生存时间的分析、疾病自然史的模型等。这些方法不但大大提高了分析流行病学的水平,而且也扩充了现代统计学和卫生统计学的研究范围,出现了许多新的理论、技术和分支。

在评价化学毒物或药物时,动物毒理学和人群流行病学是两个主要的科学信息来源。长期致癌试验和生殖系统试验等动物实验数据的统计分析有定性检验和危险度定量评价两类。定性检验通过处理组和对照组之间的比较来确定化学物是否对人体引起有害健康的效应;危险度定量评价更需借助复杂的统计模型。一个值得注意的方向是人群药物代谢动力学与现代统计学几个分支的交叉结合,包括广义线性混合效应模型、非线性混合效应模型、等级和经验Bayes方法等。

横断面研究、病例-对照研究和队列研究等传统的设计模式难以显示疾病的遗传规律。遗传流行病学注重家系资料的搜集,进而就父母向子女的传递、同胞对内部的异同等进行统计分析。然而,同一家系内的成员并非互相独立的个体,且往往缺失甚多,这就大大推动了多水平模型和缺失数据等分支的研究。

艾滋病研究中,由于总体成员及其规模往往未知,个体感染和发病的起点也未知,原有的随机抽样

或整群抽样技术难以施展,发病率、患病率以及潜伏期的常规估计方法不再适用。这一切促使人们不断发展逆向估计和捕获-再捕获等新的抽样与估计方法。由于控制卫生保健费用的问题越来越突出,近几十年来,成本-效果分析(cost-effectiveness analysis,CEA)日益普及。成本-效果比(cost-effectiveness ratio)的分母是通过干预获得的卫生服务收益(如增加的生存年数、避免早产人次数、重见光明年数、无症状天数),分子是获得这些收益所花费的成本。例如,为了提高人口素质、减少先天性残疾,卫生管理机构想知道通过出生前社区宣传教育,少出生一个低体重儿所需的成本,以及多赢得一个残疾调整生存年(disability-adjusted life year,DALY)所需的成本。又如,为了控制人群血铅水平,卫生部门想在一个固定人群中开展周期性筛检。假定有关专家提出了两套不同的方案:仅在高血铅居住地的特殊危险人群中筛检或在所有儿童中筛检。卫生部门必须通过比较这两套方案的成本效果进行科学决策。成本效果分析并非轻而易举,成本和效果的测定每每需要专项调查与研究。

可以认为,未来统计学专业将与其他学科交互发展,让统计学专业更具广阔发展前景。现代科学发展已经出现了整体化趋势,各门学科不断分化又不断综合,已经形成一个相互联系的统一整体。各学科之间研究方法的渗透和转移已成为现代科学发展的一大趋势。统计学将与经济学、医学、管理学、金融学等学科更紧密地结合。模糊论、突变论及其他新的边缘学科的出现,为统计学的进一步发展提供了新的科学方法和思想。将一些尖端科学成果引入统计学,使统计学与其交互发展,将成为未来统计学发展的趋势。

（陈青山　安胜利）

第五章

职业卫生与职业医学

第一节 职业卫生与职业医学的概念和内容

一、职业卫生与职业医学的基本概念

人们为了满足物质需求、社交需求、自我价值实现等需要而工作,工作是为了自己获取所有令自我满足的资源,也是人类创造价值的行为。职业是一系列有内在联系的工作总称,理解为不同专业领域中一系列相似性的服务或彼此相关工作的集合。每个人均有自己的职业,职业是人类生存、社会发展和美好生活追求的需要和必然,同时,职业活动中劳动对象(职业客体)、劳动条件(职业导体)和劳动环境对劳动者(职业主体)的健康产生影响。在职业环境中,良好的劳动条件促进健康,反之,不良的劳动条件则导致健康损害,甚至疾病和死亡。而且职业生涯通常是人生中的黄金时期,占整个生命周期的 2/3,此外,人类的孕育阶段和老龄阶段的健康和生存质量,亦与青壮年时期的职业卫生状况有关。因此,职业卫生与职业医学(occupational health and occupational medicine)是预防医学的主干学科之一,而职业医学也是临床医学重要组成部分。

职业卫生与职业医学是研究职业性有害因素与职业人群健康之间关系的一门学科。目的是防止不良劳动条件中存在的职业性有害因素对职业人群健康的损害,创造安全、卫生和高效的作业环境,提高职业生命质量(quality of working life),保护职业人群的健康,促进国民经济可持续发展。主要任务是识别、评价、预测和控制不良劳动条件中存在的职业性有害因素对职业人群健康的影响,以及对职业性病损的受罹者进行早期检测、诊断和处理,促使其尽早康复。由于工作范围和工作任务的分工不同,很长一段时间内,职业卫生与职业医学分属两个不同的学科,即职业卫生学和职业医学。

职业卫生学(occupational health)以前称劳动卫生学,曾是一门独立的预防医学分支学科,而职业医学(occupational medicine)以前称职业病学,是一门临床医学的学科。这两门学科的主要区别如表 5-1 所示。

表 5-1 职业卫生学和职业医学的比较

项目	职业卫生学	职业医学
主要对象	职业人群、作业环境	职业从事者个体
主要任务	识别、评价、预测、控制和研究不良劳动条件,为保护职业人群健康、提高作业能力、改善劳动条件所应采取的措施提供科学依据	对受到职业病危害因素损害或存在潜在健康危险的个体进行早期检测、诊断、治疗,促进职业性病损受罹者尽早康复,同时,为职业性有害因素的识别、评价提供依据
主要内容	职业从事者在生产工艺过程、劳动过程、生产环境接触的各种物理、化学、生物因素、作业组织安排、管理等的识别、评价、预测、控制,其主要内容属于一级预防	通过临床检查和诊断,对发生的职业病、职业相关疾病和早期健康损害进行检测、诊断、治疗和康复处理,其主要内容属于二级和三级预防

虽然职业卫生学和职业医学在研究的工作对象、工作主要内容、工作任务等方面有所不同,但是两者的最终目标是统一的,均为促进改善劳动条件,创造安全、卫生和高效的工作环境,满足职业从事者安全、健康和身心愉快的工作状态,为不断提高工作效率提供科学证据和技术保障。同时,两者的内容彼此相关,互相联系,完美实现职业性有害因素所致职业人群健康损害的三级预防。职业卫生学的主要任务是识别、评价、预测、控制不良劳动条件,主要属于一级预防,而职业医学的主要任务是对职业性病损的受罹者进行早期检测、诊断和处理,促使其尽早康复,主要属于二级和三级预防。一级预防是最有效、最经济的,但是要做到完全的一级预防往往难度很大,因此,必须要有二级、三级预防作为补充和支持(诊断、治疗和康复),职业医学能在健康损害发生的第一时间中起到侦查作用,这些发现的科学论证进而又促进对不良劳动条件的一级预防。目前我国的职业卫生与职业医学的教学、科研和第一线防治工作,基本上是统一的,在学科划分上也将职业卫生和职业医学放在一起,归属为预防医学的范畴内。但在实际工作中,往往是多部门交叉协同。由于职业性有害因素的监督、监测和检测与职业病防治的具体对象和任务的分工不同,在各级疾病控制、安全、卫生监督部门及医疗部门,两者往往分别单独进行。虽然我国各地、各单位在机构上有分有合,但是在学科发展和实际工作上,职业卫生与职业医学工作是有机、系统、密切分工合作的整体。

二、职业性有害因素与健康损害

(一) 职业性有害因素

职业卫生与职业医学是研究职业性有害因素与职业人群健康之间关系的学科,其主要任务就是识别、评价、预防和控制不良劳动条件中存在的职业性有害因素对职业人群健康的影响。职业性有害因素是在不良劳动条件中产生和/或存在的,对职业人群健康、安全和作业能力可能造成不良影响的一切要素或条件,统称为职业性有害因素(occupational hazards),亦称职业病危害因素(occupational harmful factors)。劳动条件包括生产工艺过程、劳动过程、生产环境三个方面:①生产工艺过程:指用特定的方法从各种原材料制成各种成品的全过程,包括原材料的生产、运输和保管、生产准备工作、毛坯制造、零件加工、产品装配、调试、检验和包装等。这一过程随生产技术、生产机器设备、使用材料和生产工艺流程变化而改变;②劳动过程:指劳动者通过有目的的活动,使用劳动资料改变劳动对象、创造使用价值的过程,它涉及针对生产工艺流程的劳动组织、生产设备布局、作业者操作体位和劳动方式,以及智力劳动、体力劳动比例等;③生产环境:指生产作业的环境条件,包括户外作业的大自然环境,以及因生产工艺过程所需而建立的室内作业环境和周围大气环境。

职业性有害因素按其来源可分为三大类。

1. 生产工艺过程中产生的有害因素

(1) 化学因素:在生产中接触到的原辅料、中间产品、成品和生产过程中的废气、废水、废渣中等可对健康产生损害的化学毒物。化学性毒物以粉尘、烟尘、雾、蒸气或气体的形态散布于车间空气中,主要经呼吸道进入体内,其危害程度与毒物的挥发性、溶解性和固态物的颗粒大小等有关。毒物污染皮肤后,按其理化特性和毒性的不同,或起腐蚀或刺激作用,或产生过敏反应。有些脂溶性毒物对局部皮肤虽无明显损害,但可经皮肤吸收,引起全身中毒。生产中毒物经消化道进入人体而引起中毒者较为少见,常由于毒物污染食品或吸烟等所致。常见的化学性有害因素包括生产性毒物和生产性粉尘。主要包括:金属及类金属,如铅、汞、砷、锰等;有机溶剂,如苯及苯系物、二氯乙烷、正己烷、二硫化碳等;刺激性气体,如氯、氨、氮氧化物、光气、氟化氢、二氧化硫等;窒息性气体,如一氧化碳、硫化氢、氰化氢、甲烷等;苯的氨基和硝基化合物,如苯胺、硝基苯、三硝基甲苯、联苯胺等;高分子化合物,如氯乙烯、氯丁二烯、丙烯腈、二异氰酸甲苯酯及含氟塑料等;农药,如有机磷农药、有机氯农药、拟除虫菊酯类农药等;生产性粉尘,如矽尘、煤尘、石棉尘、水泥尘及各种有机粉尘等。

(2) 物理因素:是生产环境中的构成要素。不良的物理因素,如异常气象条件(如高温、高湿、低温、高气压、低气压);噪声、振动、非电离辐射(如可见光、紫外线、红外线、射频辐射、激光等);电离辐射

（如 X 射线、γ 射线等）可对人体产生危害。

（3）生物因素：生产原料和作业环境中存在的致病微生物或寄生虫，如炭疽杆菌、真菌孢子（吸入霉变草粉尘所致的外源性过敏性肺泡炎）、森林脑炎病毒，以及生物病原物对医务卫生人员的职业性传染等。

2. 劳动过程中的有害因素　劳动过程是指生产中为完成某项生产任务的各种操作的总和，主要涉及劳动强度、劳动组织及其方式等。这一过程产生影响健康的有害因素包括：

（1）劳动组织和制度不合理、劳动作息制度不合理等。

（2）精神（心理）性职业紧张，如机动车驾驶。

（3）劳动强度过大或生产定额不当，如安排的作业与生理状况不相适应等。

（4）个别器官或系统过度紧张，如视力紧张、发音器官过度紧张等。

（5）长时间处于不良体位、姿势或使用不合理的工具等。

（6）不良的生活方式，如吸烟或过量饮酒；缺乏体育锻炼；个人缺乏健康和预防的知识，违反安全操作规范和忽视自我保健。

3. 生产环境中的有害因素　生产环境是指职业从事者操作、观察、管理生产活动所处的外环境，涉及作业场所建筑布局、卫生防护、安全条件和设施有关的因素。常见的生产环境中有害因素包括：

（1）自然环境中的因素：如炎热季节的太阳辐射、高原环境的低气压、深井的高温、高湿等。

（2）厂房建筑或布局不合理、不符合职业卫生标准：如通风不良、采光照明不足、有毒与无毒工段安排在一个车间等。

（3）由不合理生产过程或不当管理所致环境污染。

在实际生产场所和过程中，往往同时存在多种有害因素，对职业人群的健康产生联合作用，加剧了对职业从事者的健康损害。

（二）职业性病损

职业对职业人群的健康影响通常是环境与遗传交互作用的结果。遗传因素对职业人群健康的影响，必须通过生育健康和先期预防加以控制，难以后天阻断。环境危害因素对人的危害程度，尽管受个体的特征决定，如性别、年龄、健康状态、营养状况等，在同一职业环境中，各人所受的影响会有所不同。但是根据主要职业性有害因素的理化性质，可了解其作用的靶系统和靶器官，所以每类作业人群大都有相对特异的发病谱。职业性病损（occupational disease and injury）是指由职业性有害因素引起或与职业性有害因素有关的疾病及健康伤害，包括工伤、职业病、工作有关疾病和早期健康损害。

1. 工伤（occupational injury）　是在工作时间和工作场所内，因工作原因发生意外事故而造成职业从事者的健康伤害。属于工作中的意外事故，常在急诊范围内，较难预测。但事故的发生常与劳动组织、机器构成和防护是否完善以及个人心理状态、生活方式等因素有关，需安全生产监督部门和卫生部门的共同努力，加强安全风险评估，消除潜在的危险因素，积极预防。在许多发达国家，工伤已列入职业病范畴，在科学研究和实际管理工作中，都把职业安全和卫生融为一体，统称职业安全卫生（occupational safety and health）。

2. 职业病（occupational diseases）　广义上讲，是指与工作有关并直接与职业性有害因素有因果关系的疾病。即当职业性有害因素作用于人体的强度与时间超过机体所能代偿的限度时，其所造成的功能性或器质性病理改变，并出现相应的临床征象，影响劳动能力，这类疾病统称职业病。由于社会制度、经济条件和科技水平以及诊断、医疗技术水平不同，各国都规定了各自的职业病名单，并用法令的形式所确定，即立法意义上的"法定职业病"。2016 年 7 月 2 日修正的《中华人民共和国职业病防治法》中，职业病的法定定义是：企业、事业单位和个体经济组织等用人单位的职业从事者在职业活动中，因接触粉尘、放射性物质和其他有毒、有害因素而引起的疾病。职业病的分类和目录由国务院卫生行政部门会同国务院安全生产监督管理部门、劳动保障行政部门制定、调整并公布。2013 年 12 月，国家卫生健康委员会、安全监管总局、人力资源社会保障部和全国总工会公布了新的《职业病分类和目录》，我国的职业病分为 10 大类 132 个病种,包括:①职业性尘肺病及其他呼吸系统疾病(19 种);②职业性皮肤病(9 种);③职业性眼病(3 种);④职业性耳、鼻、喉、口腔疾病(4 种);⑤职业性化学中毒(60 种);⑥物理性因素所致职业病(7 种);⑦职业性放射性疾病(11 种);⑧职业性传染病(5 种);⑨职业性肿瘤(11 种);⑩其他职业病(3 种)。

3. 工作有关疾病(work-related diseases) 是指疾病的发生和发展与职业性有害因素有关,但职业性有害因素不是其唯一的直接因素,而是诸多因素之一,由于职业性有害因素影响了健康,促使潜在的疾病显露或加重已有疾病的病情,通过控制有关职业性有害因素,改善生产劳动环境,可使所患疾病得到控制或缓解的一类疾病。工作有关疾病的范围比职业病更为广泛,其导致的疾病经济负担更大。国际劳工组织强调高度重视工作有关疾病,将该类疾病列为控制和防范的重要内容,以保护及促进工人健康,促进国民经济健康、可持续发展。常见的工作有关疾病有:①行为(精神)和身心疾病:如精神焦虑、忧郁、神经衰弱综合征,常由于工作繁重、各种类型的职业紧张、夜班工作,饮食失调、过量饮酒、吸烟等因素引起。②非特异性呼吸系统疾病:包括慢性支气管炎、肺气肿和支气管哮喘等,是多因素引起的疾病。③心脑血管疾病与代谢性疾病:生产环境中的各种有害因素能影响血压、心率、血脂和血糖等的系列改变,进而加快了上述疾病的发生和死亡。越来越多的研究表明,不合理的轮班作业导致了糖尿病和冠心病的发病率显著增加。④其他:如消化性溃疡、腰背痛等疾病,常与某些工作有关。工作有关疾病应与职业病相区别。

4. 早期健康损害 是指职业性有害因素与机体内的各种分子(如 DNA、蛋白质等)的交互作用导致了健康损害的早期效应。职业性有害因素所导致的早期健康损害可发展成两种完全相反的结局:健康或疾病。如积极采取正确的职业健康监护和干预治疗等二级预防措施,其早期健康损害则多恢复为健康,反之,则发展为疾病。因此,对职业性有害因素所致早期健康损害的定期检测和制定科学预防策略,在我国和谐社会的构建和促进经济快速可持续性发展等方面具有战略意义和前瞻性。

三、职业性有害因素致病的条件与职业病的特点

(一) 职业性有害因素致病的条件

职业性病损是由职业性有害因素引发的,但这些因素是否一定使接触者(机体)产生职业性病损,还取决于若干作用条件。只有当职业性有害因素、作用条件和接触者个体特征三者联在一起,符合一般疾病的致病模式,才能造成职业性病损。

1. 职业性有害因素 职业性有害因素的理化性质和作用部位与发生职业病密切相关。物理性有害因素的特定物理参数,如表示气温的温度,声音和电磁辐射的能量或强度等决定其对人体的危害性以及危害程度。如噪声对人体听力的损伤,取决于噪声的强度和频率;电磁辐射波长决定于其透入组织的深度和危害性。化学性毒物的化学结构决定其毒作用的性质,理化性质对于它在外环境中的稳定性,进入机体的机会,在体内代谢转化过程有重要影响,进而影响毒作用。如汽油和二硫化碳具有明显的脂溶性,对神经组织有密切亲和作用,因此,首先损害神经系统等。心理因素亦可成为病因,在职业医学中不应忽视。

2. 作用条件 接触强度(指接触浓度或水平)、接触时间(每天或一生中累计接触的总时间)、接触途径(经呼吸道、皮肤或其他途径可进入人体或由于意外事故造成病伤)等决定职业性有害因素作用于机体的量,当职业性有害因素作用于人体的强度与时间超过机体所能代偿的限度时会造成职业性病损。

3. 个体危险因素 不同个体在同一作业条件下发生职业性病损的机会和程度有一定的差别,有一些因素使机体对职业性有害因素较易感,这些因素称个体危险因素(host risk factors),存在这些因素的个体,称为易感者(vulnerable group)或高危人群(high risk group)。

(1) 遗传因素:患有某些遗传性疾病或存在遗传缺陷(变异)的职业人群,如先天性缺乏某些代谢酶或者由于代谢酶的多态性变异,就会形成对某些毒物的高易感性。

(2) 年龄和性别差异:妇女、未成年和老年工人对某些职业性有害因素作用易感,妇女从事接触职

业性有害因素对胎儿、婴儿有影响。

（3）营养不良：不合理膳食结构，可致机体抵抗力降低。如维生素 A 缺乏可影响内质网结构，使混合功能氧化酶活性受损；膳食中蛋白质的质与量不足，将影响一系列酶的生物合成或活性，改变化合物在体内的代谢速率，或出现异常的毒性反应。

（4）其他疾病：如肾功能不全者，影响毒物排泄，肝病影响对毒物解毒功能等。

（5）文化水平和生活方式：如缺乏卫生及自我保健意识，以及吸烟、酗酒、缺乏体育锻炼等，均能增加职业性有害因素的致病机会和程度。

充分识别和评价各种职业性有害因素及其作用条件，以及个体特征，并针对三者之间的内在联系，采取措施，阻断其因果链，才能预防职业性病损的发生。

（二）职业病的特点

职业病具有以下五个特点：

1. **病因明确**　对于职业性有害因素，控制病因或作用条件，可消除或减少疾病发生。

2. 病因与疾病之间一般存在接触水平（剂量）-效应（反应）关系，所接触的病因大多是可检测和识别的。

3. **群体发病**　在接触同种职业性有害因素的人群中常有一定的发病率，很少只出现个别病人。

4. **早期诊断、及时合理处理，预后康复效果较好**　大多数职业病目前尚无特殊治疗方法，发现愈晚，疗效也愈差。

5. **重在预防**　除职业性传染病外，治疗个体无助于控制人群发病。

从职业病的特点看，可以说职业病是一种人为的疾病，它的发生率与患病率的高低，反映着国家医疗预防工作的水平。

（三）职业病的诊断原则

1. **职业史**　是职业病诊断的重要前提。应详细询问病人现职工种、工龄、接触有害因素的种类、程度和时间、生产劳动方式、防护措施；既往工作经历，包括部队服役史、再就业史、打工史及兼职史等，以便判断病人接触毒物的机会和程度。

2. **职业卫生现场调查与危害评价**　了解病人所在岗位的生产工艺过程、劳动过程；职业病防护设施运转状态及个人防护用品佩戴情况；同一作业场所其他作业工人是否受到伤害或有类似的表现；工作场所毒物检测与分析。

3. **临床表现及实验室检查**　临床表现包括病人的症状与体征，鉴定病人受职业性有害因素损害的后果及其病情程度。应当收集的资料有：疾病史，临床症状和体征，常规、生化检查及其他辅助检查，活体组织检查等资料。分析判断病人的临床表现与职业病有害因素的危害作用是否相符；疾病严重程度与接触有害因素的浓度（强度）是否一致；职业病发病规律与接触有害因素的时间、顺序、方式是否相符；病人发病过程和/或病情进展或出现的临床表现，与拟诊疾病的规律是否相符。

对一时不能确诊的可疑职业病，须随访观察，定期复查。没有证据否定职业病有害因素与病人临床表现之间必然联系的，在排除其他疾病因素后，应当诊断为职业病。

第二节　职业卫生与职业医学的发展史

一、职业卫生与职业医学简史

职业卫生与职业医学学科经历了漫长的历史岁月。劳动不但创造物质财富，而且是促进人类健康的必要条件之一。远在春秋战国时期（公元前 300—公元前 200 年），我国《黄帝内经》中就有描述中暑原因及其症状的内容。汉朝王充（约 27—97 年）所著《论衡》中，有冶炼工被火烟熏眼鼻以及发生灼伤的记载。宋朝孙平仲（960—1127 年）所著《谈苑》中，记有"镀金人为水银所熏，头手俱颤""采石人由石末伤肺,肺焦多死""卖饼家窥炉,目皆早昏"。这是人类历史上最早对职业病的描述,表示职业卫生和职业医学处于萌芽状态。中国最早记载职业病的时间在12世纪以前,比世界上其他国家最早记载职业病的文献要早四五百年。明朝李时珍(1518—1593)所著《本草纲目》中,描述了铅中毒的症状,晚期病人"多萎黄瘫挛而毙"。明朝宋应星(1587—1666)所著《天工开物》中,介绍用粗大竹筒凿去中节排出煤矿中有毒气体,以及采宝石人下井时腰部系长绳,扣大铃作防范。

16世纪西欧始有职业病的记载。德国的阿格里柯拉(Agricola,1494—1555)著《论金属》,书中对金属引起的职业病有较详细的论述。1534年瑞士医生帕拉塞尔苏斯(Paracelsus,1490—1541)通过考察铜银矿山工人的职业病撰写了《水银病》。而具有标志性意义的作品是意大利的拉马兹尼(Bernardino Ramazzini,1633—1714)于1700年出版《论手工业者疾病》一书,详尽地分析和记载了中世纪50多种行业中存在的职业危害问题,成为职业医学的经典著作,他被后人尊为职业医学之父。此时职业卫生与职业医学已具雏形。18世纪英国蒸汽机的出现引发的第一次工业革命及19世纪德国由于电力的广泛应用引发的第二次工业革命,极大地推动了工业化的加速发展。然而工业上传统手工业生产转变为以机器为主的大工业生产形成了恶劣的劳动条件,造成职业病及传染病流行。19世纪末职业性危害受到西方社会的广泛关注,并开始依靠科学技术的进步,改善劳动条件,进行职业病的防治。进入20世纪,欧美发达国家的工业发展更加迅猛,高分子化合物、原子能、计算机的推广使用,形成了第三次工业革命,但伴随出现了生产劳动过程中的职业有害因素引发大量的职业病,这引起了医学家的重视和关注。美国的汉密尔顿(Hamilton,1896—1970)是第一位从事职业医学的美国医生,于1925年出版了《美国的工业中毒》,对职业有害因素的危害、职业病的发生、发展、诊断、治疗和防护有了更深入的阐述。英国亨特(Hunter,1889—1976)所著的《职业病》一书对本学科的发展和形成也有重要影响。随着工业现代化的加速和自然科学的快速发展,一些发达国家的职业卫生水平在20世纪后期得到了显著提高,从立法角度严格限制有害物质和有害工艺,1970年美国颁布了世界首部《职业安全与健康法案》(简称OSH法案),并组建了美国职业安全与健康管理局(OSHA),使得严重的职业病得到有效的控制。近半个世纪以来,各国对职业卫生与职业病学的研究十分重视,先后建立了专门从事职业卫生研究和职业病的研究机构,使职业卫生与职业医学处于一个发现、研究、攻克、发展的循环过程。学科的名称在各国有所不同,在英美等国称为工业卫生学或劳动医学,日本则称为产业医学或产业卫生学,中国曾称为劳动卫生与职业病学。近年来,随着科研范围的扩大和认识的深入,大多数国家和地区均称为职业卫生和职业医学。

二、中华人民共和国成立后我国职业卫生与职业医学的发展

1949年中华人民共和国成立后,职业卫生与职业医学学科得到了发展和壮大。1951年5月鞍山钢铁公司成立了全国第一个劳动卫生研究所后,全国及各省市自治区级大型企业系统相继成立起集防、治、研于一体的职业病防治院(所),到1959年,一些省、市、自治区级和某些大城市共有劳动卫生职业病防治机构十余所。1970年前后,全国三十余省市均建立了职业病防治机构。1983年在全国和七个区域建立劳动卫生职业病防治中心,世界卫生组织先后在北京中国预防医学科学院劳动卫生职业病研究所和上海医科大学预防医学研究所成立了两个职业卫生合作中心。1986年成立中国预防医学科学院劳动卫生与职业病研究所此时,在全国已建立了网络型专业机构和人才队伍。1987年国务院发布了《中华人民共和国尘肺病防治条例》,这是我国职业卫生与职业病防治方面第一部法规,为我国职业病防治立法创造了先例。2002年《中华人民共和国职业病防治法》的颁布实施,为我国职业卫生工作的开展奠定了法律基础。2016年国务院办公厅印发关于国家职业病防治规划(2016—2020年)为加强职业病防治工作,切实保障劳动者职业健康权益,推进健康中国建设奠定重要基础。杰出的内科专家吴执中教授是我国职业医学的先驱者和奠基人,他在实践的基础上,1982年主编了《职业病》大型专著后,先后出版了《劳动卫生学》《化学物质毒性全书》《现代劳动卫生学》《现代职业医学》《职业医学进展》《职业病临床指南》《中华职业医学》《职业性肺部疾病》等共数千万字10余部专著,内容涉及职业卫生与职业

医学各个领域,形成了源自中国职业卫生与职业医学实践、适合中国国情的比较完整的一套专业理论体系。

在教材建设方面,1961年北京医学院刘世杰教授主编了第一本《劳动卫生学》试用教材;1981年山西医学院主编了《劳动卫生与职业病学》第1版教材;其后,于1985年上海医科大学顾学箕、王簃兰教授主编了《劳动卫生学》第2版教材;1993年上海医科大学王簃兰教授主编了《劳动卫生学》第3版教材;2000年由上海医科大学梁友信教授、中国医科大学孙贵范教授主编了第4版,更名为《劳动卫生与职业病学》;2003年复旦大学金泰廙教授、中国医科大学孙贵范教授主编并改名为《职业卫生与职业医学》(第5版);2006年复旦大学金泰廙教授、中国医科大学孙贵范教授主编了第6版《职业卫生与职业医学》;2012年中国医科大学孙贵范教授、华中科技大学邬堂春教授和山西医科大学牛侨教授主编了第7版《职业卫生与职业医学》。华中科技大学邬堂春教授、山西医科大学牛侨教授、复旦大学周志俊教授、安徽医科大学朱启星教授、中国医科大学陈杰教授等编写了第8版《职业卫生与职业医学》。

第三节　职业卫生与职业医学的方法和实践

一、职业卫生与职业医学的医学基础

职业卫生与职业医学属于预防医学领域,关注的是在工作和劳动过程中可能接触的职业性有害因素,以及对职业人群健康及其职业生命质量的影响。其医学基础涉及基础医学、临床医学及预防医学领域的其他学科。

基础医学中生理、生化、病理、免疫、微生物等一直是职业卫生与职业医学的重要基础学科,基础医学的迅速发展也促进了职业卫生与职业医学的有关进步。如物理及化学因素所致疾病,以病理学、病理生理学及毒理学为基础;生物因素所致的职业病,以微生物学与寄生虫学为基础;免疫学的进展,使与免疫相关的职业病诊断方法获得改进。特别是随着人类基因组计划的完成以及人类基因组研究成果的应用,特别是基因多态性对职业有害因素和职业病的易感性,将为职业病个体化的分子预防提供新的技术和手段。因此,分子生物学和分子遗传学将在本学科发展中发挥重要作用。

职业病、工作有关疾病和职业性外伤可以累及人体各个组织器官系统,其诊断和治疗常需采用有关临床医学的检查手段和处理方法。所有职业病及职业相关疾病的筛检、诊断、治疗和康复处理均需要临床医学基础及临床医学的技术和方法。在呼吸内科、神经内科、血液内科、肾脏病科、皮肤病科、放射科、眼科和外科临床实践中,也常有相应器官系统障碍的职业病病人求诊。临床学科所设立的内、外、皮肤、耳鼻咽喉等科室对职业中毒和尘肺、工业外伤、皮炎、噪声性耳聋、电光性眼炎等治疗处理,都涉及职业卫生与职业医学的内容。

职业卫生与职业医学与预防医学学科中的环境卫生学、毒理学、流行病学、营养学等多学科有密切关系。毒理学因研究外源化学物对生物体的毒性作用,吸收、分布、代谢和排泄等过程动力学规律,以及中毒机制和有关实验治疗等,成为研究职业中毒诊断、治疗和预防的重要基础学科。由于个体的营养状况可以影响职业性有害因素对职业人群的健康损害程度,而营养学研究食物营养成分(包括营养素、非营养素、抗营养素等成分)在机体里分布、运输、消化、代谢等,寻求营养成分和全部食物的最佳搭配,达到身体的最佳健康状态,以及研究食物对健康和疾病的关系,因而其也成为职业性健康损害干预和职业性病损支持治疗的基础学科。职业性有害因素不仅可以引起职业人群健康损害,如职业性有害因素以"三废"扩展并污染环境后,也可发生公害病。可见职业卫生与职业医学与环境卫生学也有着密切联系。

此外,分析化学、卫生工程学等也是职业卫生与职业医学的相关基础学科。例如,工作环境的粉尘、噪声、辐射、高温等防护还需要卫生工程学基础;各种有害因素的检验、检测需要分析化学和检验学的基础。职业卫生与职业医学的领域中还有与行为科学相结合的研究。职业病的法规管理具有很强的政策性,医学管理学科也为职业卫生与职业医学的研究与实践提供了依据。

二、职业卫生与职业医学的研究方法

(一) 职业生理学

职业生理学(occupational physiology),或称劳动生理学,是研究一定劳动条件下人的器官和系统功能的变化与适应,及其对预防疲劳和提高作业能力的影响。人在生产劳动中遇到劳动种类、劳动强度、劳动姿势及其个体差异等条件或因素时,机体通过神经-体液的调节和适应,不仅能完成作业而且可以促进健康。但当劳动负荷过大、时间过长及环境条件太差,致人体不能适应或耐受时,这些也就构成了劳动过程中的有害因素并造成危害;生理过度紧张从而使作业能力下降,甚至损害健康。为达到劳动过程最大限度地适应劳动者的生理需求,保护和促进健康,提高劳动生产率的目的,形成职业生理学这一学科。职业生理学是职业卫生和职业医学的组成部分,且与劳动组织乃至工程学都有密切的关系。

(二) 职业心理学

职业心理学(occupational psychology)是从人与职业的工作环境、社会环境和自然环境关系角度,研究人在职业过程中心理活动的特点和规律的学科。主要任务是研究如何用心理学的原理和方法分析人在劳动过程中的心理状态、影响心理状态的各种主观和客观的因素(如人机界面、工作环境、社会环境、管理水平、个人因素)。研究涉及职业活动过程中的人际关系(与职业对象、同事、上级等)以及角色负荷、角色冲突、角色模式、社会支持和责任感等概念。同时研究失业所致的情绪问题和社会问题;研究职业挑战性与职业的动机,即内在与外在的动机。考察职业从事者对职业的认知是一种获得物质利益谋生的手段还是一种寻求自我完善、自我实现的过程。研究个体对职业的情感体验,即各种职业有关因素(如职业兴趣、动机、能力、技能、报酬、奖励、福利、认同、控制感、晋升、工作条件、环境、管理、社会范围以及家庭因素等)对情绪的影响。其目的是减少职业紧张和疲劳、提升工作满意度、提高生产效率,并促进心理健康、提升职业生命质量。

(三) 职业工效学

职业工效学(occupational ergonomics)是以解剖学、心理学、生理学、人体测量学、工程学、社会学等多学科的理论知识为基础,以职业人员为中心,研究人-机器-设备环境之间的相互关系,旨在实现人在工作中的健康、安全、舒适,同时保持最佳的工作效率。职业工效学是人类工效学应用的一个重要分支,侧重于工效学原理在实际工作中的应用及评价。职业工效学的内容主要涉及:①动作时间分析:主要研究作业人员在各种操作中的身体动作和花费时间,目标是减少完成工作所需的动作量,消除多余的动作,减轻劳动强度,缩短劳动时间,使操作简便有效;②工作过程中的生物力学:研究工作过程中人和机器设备(包括工具)间力学的关系,目的在于提高工作效率并减少肌肉、骨骼损伤的发生;③人体测量学:通过对人体的整体测量和局部测量,获得的各种人体尺寸信息可用于研究设计和调整工具,从而最大程度地保护工人身体健康,提高生产效率,发挥机器的性能;④人-机-环境系统相互关系:运用系统科学理论和系统工程方法,正确处理人、机、环境三大要素的关系,寻求人-机-环境系统最优组合,实现工作中安全、健康、舒适和高效、经济;⑤以肌肉、骨骼疾患为主的工效学相关疾病:如下背痛、下肢静脉曲张等。

(四) 职业流行病学

职业流行病学(occupational epidemiology)是研究职业性疾病的发生频率、分布及其与职业有害因素和其他相关因素的因果关系或可能的关联;提供未知职业危害的早期预警征象;测试有害因素接触的人体效应和干预措施的评价。职业流行病学是流行病学基本原理和方法在职业卫生与职业医学学科中的实际应用,开展职业卫生工作的重要方法。职业流行病作为流行病学的一个分支,围绕职业人群(人口学),个人生活与居住环境及社会环境、工作环境(接触性质、强度、时间、防护等)、健康结局(疾病以及有关健康指标)四个方面收集资料,在控制有关因素的影响后,客观评价工作环境与健康关系。典型的职业流行病学研究是 Pott 在 1775 年报道的扫烟囱工人中发生阴囊癌的病因学研究。20 世纪 80 年代在全国范围内的职业肿瘤流行病调查,相继发现了苯致白血病、石棉致肺癌和胸膜间皮瘤、砷致肺癌等,对国家法定职业肿瘤的确认作出了重要贡献。

(五) 职业毒理学

职业毒理学(occupational toxicology)是研究职业有害因素(化学因素、物理因素和生物因素)与接触职业人群的有害交互作用的科学。旨在阐明职业性有害因素与接触者健康之间的相互关系,最终达到预防职业性疾患发生,促进职业人群健康,提高职业人群职业生命质量的目的。职业毒理学既阐述不良工作条件对机体的损害作用(毒性效应)和机制,也探讨机体对有害因素的作用(反应),并对职业有害因素开展毒理学安全性评价和健康风险评估。职业毒理学是职业卫生和职业医学的重要理论基础,作为毒理学中一个分支,除要了解基础毒理学所研究的有害因素毒性、靶器官毒理、剂量(或强度)-效应关系和作用机制外,重点是研究职业性有害因素对职业人群产生健康损害的条件。结合流行病学和环境科学,职业毒理学能够识别并按照主次列出接触各种职业性有害因素的危害性,找到职业危害的关键控制点,有效防止职业性有害因素所致职业危害的发生。职业毒理学研究可以指导改善职业环境,防止化学物对人体造成伤害,保护职业人群的健康,甚至防止毒物的长期效应而起到保障劳动者的子代以及自身的老年时期的身体健康。

(六) 职业病理学

职业病理学(occupational pathology)是研究职业环境中有害因素所致的机体损伤和疾病的一门专门学科。它主要通过形态学研究方法以确定各种职业有害因素引起的全身性器官、系统病变的性质、范围和程度。提供损伤的形态特征,发生、发展过程及死亡原因的资料,为职业病的发病机制和诊断提供依据。职业病理学的病理形态学资料,一方面主要来源于职业病病例的活检或死亡病例的尸体解剖,另一方面来源于动物实验病理研究。由于病理组织学具有直接观察损伤所致器官、细胞和亚细胞的形态结构变化的特点,使其具有直观、可靠和定位明确等优点,因此,在最终确定职业病诊断中,病理指标是不可缺少的,甚至是关键性的。

三、职业卫生与职业医学的实践工作

(一) 职业卫生与职业医学的工作基本准则

职业病是一类人为的疾病,工作中应遵循三级预防原则加以控制,以保护职业人群的健康。

1. **一级预防(primary prevention)**　又称病因预防,从根本上阻止职业性有害因素对人体的损害作用。通过生产工艺改革和生产设备改进,合理利用防护设施及个人防护用品,使劳动者尽可能不接触职业性有害因素,或控制作业场所有害因素水平在卫生标准允许限度内。对高危个体,进行职业禁忌证检查,凡有该职业禁忌证者,不应参加相关工作。

2. **二级预防(secondary prevention)**　又称发病预防,对作业人群实施职业健康监护、早期发现职业损害,及时合理处理、有效治疗、防止病情进一步发展。一级预防措施虽然是理想的方法,但实现所需费用较大,有时难以完全达到理想效果,仍然可出现受罹人群,所以二级预防成为必需的措施。定期进行环境中职业危害因素的监测和对接触者的定期体格检查,以早期发现病损,及时预防、处理。此外,还有长期病假或外伤后复工前的检查及退休前的检查。

3. **三级预防(tertiary prevention)**　又称临床预防,对已患职业病的患者应调离原有工作岗位,并予以积极合理的治疗,促进康复,预防并发症。除极少数的职业中毒有特殊的解毒治疗外,大多数职业病主要依据受损的靶器官或系统,用临床治疗原则,给予对症综合处理。

(二) 职业卫生与职业医学防治工作

职业卫生与职业医学防治工作,首先是职业卫生服务和卫生行政监督管理;其次是支持性科学研究、人力资源开发等。

1. **职业卫生服务(occupational health service)**　是以保护和促进职业从事者的安全与健康为目的,以职业人群和工作环境为对象的一种特殊形式的卫生服务,是整个卫生服务体系的重要组成部分。

职业卫生服务是WHO"人人享有卫生保健"全球卫生战略在职业人群中的具体体现。实施职业卫生服务应遵循保护职工健康,预防工作中危害的保护和预防原则,使工作和环境适应于人的能力的适应原则,增进职工的躯体和心理健康以及社会适应能力的健康促进原则、治疗与康复原则、全面的初级卫生保健原则。职业卫生服务主要包括:

(1) 工作场所的健康需求评估:包括:①生产工艺分析,了解各生产部门、工种或岗位存在的职业危害;②收集生产过程中涉及的化学物质及相关资料;③根据已有的工作场所职业卫生检测、生物监测数据以及相关资料等,回顾企业的职业卫生状况;④了解生产系统的改变计划,如新设备、新仪器和新装置等;⑤总结企业的劳动力特征(如年龄、性别、种族、家庭关系、职业分类、职业史及相关的健康资料);⑥收集企业领导和劳动者职业卫生知识的认识程度;⑦指导、监督合理选择、使用和评价个人防护用品;⑧改进或指导、监督改进工作场所的安全卫生措施,包括工程技术控制和安全卫生操作规程;⑨估测和评价因职业病和工伤造成的人力和经济损失,为调配劳动力资源提供依据;⑩编制职业卫生与安全所需经费预算,并向有关管理部门提供。

(2) 职业人群健康监护(health surveillance):是以预防为目的,通过对职业人群健康状况的各种检查以及系统,定期地收集、整理、分析和评价有关健康资料,掌握职业人群健康状况,及时发现健康损害征象,并连续性地监控职业病、工作有关疾病等的分布和发展趋势,以便适时地采取相应的预防措施,防止有害因素所致疾患的发生和发展。目的在于检索和发现职业危害易感人群;及时发现健康损害,掌握健康危害的程度;评价健康变化与职业病有害因素的关系,鉴定新的职业危害、职业性有害因素;及时发现、诊断职业病,以利及时治疗或安置职业病病人;监视职业病及工作有关疾病的发病率和患病率在不同工业及不同地区之间的分布及其随时间的变化;评价暴露防护和控制以及其他干预措施效果;为职业病危害评价和职业病危害治理效果评价,为制订、修订卫生标准、职业危害防治对策和卫生策略以及行政执法提供科学依据,达到一级预防的目的。包括医学监护、工作环境监测和信息管理。

(3) 职业性有害因素评价:职业病危害评价包括职业病危害预评价、职业病危害控制效果评价和职业病危害现状评价。这项工作不但具有较复杂的技术性,而且还有很强的政策性。《中华人民共和国职业病防治法》明确规定建设项目必须进行职业病危害评价,对可能产生职业病危害的建设项目分为职业病危害一般、职业病危害较重和职业病危害严重三类,实行分类监督管理。建设项目职业病危害评价对于提高建设项目投产后职业病危害防护水平,防患于未然,从而保护劳动者健康及其相关权益,促进经济发展都具有非常重要意义。要做好这项工作,评价者必须要有足够的专业知识,必须以建设项目为基础,以国家职业卫生法律、法规、标准、规范为依据,在工作中始终遵循严肃性、严谨性、公正性、可行性的原则。

(4) 危害告知、健康教育和健康促进:职业卫生服务机构应当以适当的方式将工作环境监测结果提供给雇主、工人及其代表或企业安全与健康组织;用人单位有义务告知工作场所和工作岗位中存在的危害因素,并有责任对工人进行安全操作的培训;工人有权知道并持续关注与自己工作相关的危害因素信息。应针对作业场所存在的职业危害因素可能造成的健康损害,对工人进行有关预防和控制职业危害因素、预防职业病和事故、保持身体健康的教育,让他们养成"安全作业操作(safe working practice)"的行为习惯,并融入整个企业单位的"良好作业管理(good work management)"之中。而且,还要把企业、雇主、工人、工会等全部调动起来,主动投身到预防和控制职业危害因素造成的健康损害、保护工人身心的健康促进活动中来。

(5) 职业病和工伤的诊断、治疗和康复服务:职业病诊断与一般疾病的诊断有很大的区别,职业病诊断政策性很强、技术要求高,是一项严肃的工作。须由省、自治区、直辖市人民政府卫生行政部门批准的医疗卫生机构进行。采取(诊断小组)集体讨论、诊断的方式。进行诊断时,劳动者本人或用人单位必须提供详细的职业接触史和现场劳动卫生学资料,诊断小组应按照一定程序、遵循职业病诊断原则进行诊断。用人单位和医疗卫生机构(包括没有取得职业病诊断资质的综合医院)发现职业病病人或者疑似职业病病人时,应当及时向所在地卫生行政部门和负责工作场所职业卫生监督管理的部门报告。

确诊为职业病的,用人单位还应当向所在地人力资源社会保障部门报告。卫生行政部门、工作场所职业卫生监督管理部门和人力资源社会保障部门接到报告后,应当依法作出处理。劳动能力鉴定机构对劳动者在职业活动中因工负伤或患职业病后,根据国家工伤保险法规规定,在评定伤残等级时通过医学检查对劳动功能障碍程度(伤残程度)和生活自理障碍程度做出的判定结论。职业病病人享受国家规定的职业病待遇。职业病病人的诊疗、康复费用,伤残以及丧失劳动能力的职业病病人的社会保障,依法享有工伤社会保险和获得民事赔偿的权利。

(6)实施与作业者健康有关的其他初级卫生保健服务:基本职业卫生服务概念实质上是将 WHO 提出的初级卫生保健概念和职业卫生服务概念相结合,因此,在进行职业卫生服务时,应结合其他初级卫生保健服务,如预防接种、常见病的诊断和治疗、与慢性病有关的不良生活方式的干预等。这样可以更加全面地将"人人享有职业卫生"和"人人享有卫生保健"有机结合起来,实现保护、促进人们的健康、幸福和工作能力的目标。

(7)职业卫生突发事件的应急处理:职业卫生突发事件是指在特定条件下由于职业性有害因素在短时间内高强度(浓度)地作用于职业人群,而导致的群体性健康损害,甚至死亡事件。常见的有:设备泄漏和爆炸导致的群体急性化学性中毒、大型生产事故、核电装置泄漏、煤矿瓦斯中毒、瓦斯爆炸、煤尘爆炸等。职业卫生突发事件可在较短时间内造成大量人员职业性损伤、中毒甚至死亡;职业卫生突发性事件也可酿成突发性公共卫生事件,危及周围居民生命财产安全和破坏生态,例如油气田井喷、化学危险品运输过程的泄漏事故等,造成严重的社会后果。因而,职业卫生突发事件处理时,首先,迅速采取保护人群免受侵害的措施,抢救和治疗病人及受侵害者,包括撤离现场、封存可疑危险物品,佩戴防护用具,进行化学和药物性保护等。同时,控制职业卫生突发事件进一步蔓延,阻止危害进一步延伸。根据事件性质,迅速划出不同的控制分区和隔离带,明确设立红线、黄线、绿线隔离区,即污染区、半污染区、清洁区,提出人群撤离和隔离控制标准。随后,迅速查清职业卫生突发事件原因、动因和危害。

2. **职业卫生监督与管理** 职业卫生监督是依法实施预防、控制职业病危害管理的重要手段。

3. **支持性科学研究** 为职业卫生与职业医学立法提供依据。

第四节 职业卫生与职业医学的现状和展望

一、我国职业卫生与职业医学的现状

随着改革的深入和经济的发展,以及全球经济的一体化趋势和科学技术革新浪潮的推动,我国的职业卫生与职业医学也面临诸多挑战和难得的发展机遇。21世纪是我国经济大发展的时期,随着科学技术的不断发展,新技术、新工艺、新材料的应用,尤其是我国经过30多年的高速发展,经济总量已达世界第二位,并且将以较高的速度持续发展,经济结构的多元化和社会结构的复杂化,带来许多新的职业卫生与职业医学问题。因此,要求职业卫生与职业医学工作者不断探索和解决新问题,促进和推动职业卫生事业发展。

(一)职业有害因素分布广、种类多,职业人群健康损害严重

当前我国职业有害因素的特点是种类多,分布广泛,从传统工业,到新兴产业以及第三产业,都存在一定的职业危害,不仅有发展中国家落后生产方式普遍存在的职业有害因素,还有发达国家存在的高科技、高技术生产带来的新的职业有害因素,如纳米材料的职业卫生问题。原因在于我国是最大的发展中国家,家底薄,发展很不平衡,许多落后甚至非常落后的产业、生产工艺和产品仍大量存在;同时,近30年以来我国以前所未有的速度发展,出现了一大批科技含量和生产水平都很先进,甚至在某些方面居国际领先水平的产业、生产工艺和产品。但是,目前传统的职业性有害因素仍然威胁我国职业人群,主要以粉尘、化学毒物和某些物理因素(如噪声)为主。居前数位的职业病为尘肺病、化学中毒、职业性皮肤病和噪声性听力损伤。其次为不良体位、局部紧张和不合理劳动组织所致职业性肌肉、骨骼损伤(如腰

背痛)的工效学问题,以及因疏于安全防范所致工伤(亡)事故。新技术、新材料的推广应用(如纳米技术及其产生的纳米尘等),已成为备受关注的新的职业性有害因素。21 世纪以微电子工业和生物基因工程技术的发展在高新技术产业中占据显著地位,但是这些领域中新材料、新工艺、辐射和潜在的病原体对职业卫生和职业医学提出的新的挑战。例如,微电子工业曾被认为是第一个"清洁生产"(cleaner production),而实际上是接触化学品最多的工业,包括醚、醇、酯、酮及苯系有机溶剂,金属化合物(如锑、锗、砷、硼、磷),以及氟化物(氟化氢)、硅化物(如三氯氰硅)等;此外,还有极低频磁场(extremely low-frequency magnetic fields)和射频辐射(radio frequency radiation)问题。生物基因工程的应用,虽至今尚未见有重大职业危害事故报道,但鉴于基因重组或突变而产生的新的病原体的潜在危害,西方工业化国家对相关实验室已制订了比控制放射性核素污染更为严格的安全卫生管理条例;而基因工程产品对人的安全性问题亦将是毒理学评价的一个新课题。

根据国家统计局的公报,2017 年末,全国就业人员 77 640 万人,其中城镇就业人员 42 462 万人。全年城镇新增就业 1 351 万人,比上年增加 37 万人。在这些劳动力人口中,暴露于各种职业危害因素数字惊人,分布在煤炭、冶金、建材、有色金属、机械、化工等 30 多个行业。据卫生部门统计,2017 年全国共报告各类职业病新病例 26 756 例。职业性尘肺病及其他呼吸系统疾病 22 790 例,其中职业性尘肺病 22 701 例,且近几年全国每年新报告职业病病例近 3 万例。截止到 2017 年底,我国累计报告职业病病例近百万人。无论接触职业危害人数、职业病病人人数、职业危害造成的死亡人数及新发职业病人数,几年来都有显著增加。

(二) 职业有害因素转移、职业危害转嫁严重,"进城务工人员"、中老年和女工等特殊人群成为职业危害的主要对象

经济一体化对有效利用各种资源、市场,推动各国经济发展、缩小包括职业卫生与安全方面的国际差距,起着重要作用,但亦带来某些负面影响。其中,工业生产中的"危害转嫁"(hazard transfer)就是一个比较突出的问题,即发达国家或地区将在本国或地区禁止的原料、生产过程或产品转移到发展中国家或地区进行生产。20 世纪 90 年代以来,某省的"三资"企业仍频频发生有机溶剂急性中毒事故,仅因二氯乙烷、三氯乙烯,以及早在发达国家"严格限制使用"的苯和正己烷,其中毒的致死人数就达 28 人,并有成批受害者发生于接触苯和正己烷有关的再生障碍性贫血和周围神经病变。应该说,绝大多数北美和西欧工业化国家投资的企业,都比较重视职工卫生与安全问题,大多在厂房和生产工艺设计的同时,就引进相应工业卫生工程和环境保护设施,为创建"清洁生产"起了示范作用。但是,也有一些外国或境外地区投资方,存在有单纯追求经济利益,忽视职业卫生和环境保护倾向,甚至对有害因素采取"双重标准",有意无意地向投资国转嫁了危害。这种倾向也发生于某些国内经营的企业,表现为发达地区向欠发达地区,城市向农村转移危害。

随着我国经济的快速发展,第二产业和第三产业的比例逐步增加,需要大量劳动力,农村的大量劳动力进入工业和服务业,被称之为"进城务工人员"。在城市的各个行业里,有很多进城务工人员在工作,甚至有些行业和岗位上已由进城务工人员占了主导地位,例如建筑、煤炭、采矿、道路施工、水利施工等,且存在职业危害的工种大多由"进城务工人员"承担。由于他们文化水平较低,往往缺乏正规培训,工业生产知识贫乏,尤其缺乏职业卫生和安全知识,自我防护能力差,因此,在这个特殊人群中出现了许多职业卫生问题,甚至群体性职业卫生事件,尤其是近年来多次出现的农民工尘肺病群发事件和群体中毒恶性事件,不但造成恶劣的影响,而且严重危害了社会安定。随着由计划经济转为市场经济,用工制度也由终身制变为合同制,临时工、合同工大量出现,导致工作时间不定和工种、工作单位频繁变动,其所接触的职业有害因素也随之频繁变动,其职业卫生的应有保障难以落实,这将给职业卫生与职业医学工作提出很多新问题和解决问题的迫切要求。我国正处于经济转轨的变革时期,众多中年职工由于不适应新的产业需求而失业,由于他们曾长期接触某些职业有害因素,给他们的晚年生命带来某些潜在的危险因素,如既往长期接触矽尘者可能发生晚发型硅肺病。对这个弱势群体的职业卫生问题,应给予足够关注。

从全球发展趋势来看,随着老龄化进程的发展,职业人群中,中老年(45~64岁)职工比例逐步增高。人口老龄化对我国职工队伍年龄化的影响,迟早会构成对职业卫生的挑战。当前,值得关注的至少有两个问题:①陆续下岗的中老年职工是否存在由于既往长期接触职业性有害因素,而给晚年生命质量带来某些潜在的危险因素(如矽尘作业工人诱发硅肺病的危险);②职业从事者的寿命逐渐延长,他们的工作寿命也相应增加。不少生产技术骨干在超过退休年龄后仍在工作,或在原单位退休后又在别的单位找到新的工作,而大部分是在缺乏技术力量而职业卫生条件相当差的乡镇或个体企业再就业。进入老年期后,随着生理功能的衰退,不但会出现一些老年性疾病,对职业性有害因素的抵御能力也降低,容易罹患职业性病损。衰老是自然现象,但衰老过程的快慢和变化幅度,取决于每个人所处的环境条件、生活方式和遗传因素。显然,环境因素,包括中青年时期职业环境因素,对老年人的晚年健康和生命质量起着重要作用。许多化学因素(低剂量)对人体功能,特别是神经系统和心血管系统的影响,呈潜隐性和迟发性趋势,其毒作用随年龄增长而逐步加剧,故喻之为"化学定时炸弹"(chemical time bomb)。例如,关岛老年土族居民中高发的肌萎缩性侧索硬化(症)(amyotrophic lateral sclerosis, ALS)和帕金森神经障碍-痴呆综合征(parkinsonism-dementia complex, PD)证明与早年食用或药用含神经元毒蛋白的铁树籽(cycad seed)有关;一般多在接触后10~15年,长者达34年后发病,故发病年龄多在50岁以后;其神经毒作用除取决于接触剂量外,还与年龄有明显关系,呈所谓"老龄效应"(aging effect)。事实上,甲基汞引起的"水俣病"、镉中毒所致"痛痛病",以及铝与早老性痴呆(Alzheimer's disease)的可能联系均提示,环境中的不良因素可能与早衰及某些老年性退行性疾病发病率增高有关。因此,职业从事者退休后和退休后再就业的健康研究是一个重要研究领域,将为我国人口老龄化到来的应对策略提供科学依据。

由于很多劳动密集型个体和"三资"企业雇用了许多女性职工,有些雇主过分追求利润,违反国家法令,甚至雇用未成年工的现象也时有发生。鉴于女性和未成年人的生理特点,更易受职业有害因素的危害,如不能对这些人群加以有效的保护,将会带来严重的职业卫生问题,甚至影响后代健康和人口素质。另外,近年来残疾人就业程度的提高,提高了这个特殊社会群体的社会地位,但不少残疾人被安排在职业危害严重的工作岗位,例如,珠宝玉石加工等,对这个特殊群体的职业卫生问题也应受到关注。

(三)职业紧张和心理障碍发生频率上升,成为我国职业卫生和职业医学领域不容忽视的问题

随着经济体制转轨和全球性技术革新的深入,对劳动者的知识、技能、竞争力、适应性和工作效率,对就业人员的素质和能力的要求越来越高。生产自动化程度的日益提高,信息技术、高新技术的广泛应用,生产效率的不断提高,现代工业重复、单调、紧张、快节奏、高脑力低体力逐渐成为主要生产方式,智力密集的办公室型脑力劳动正在逐步取代传统的体力密集型劳动。职业心理负荷(psychological workload)、脑力疲劳加重;就业的激烈竞争,由此导致就业状态不稳定,角色更迭和人际冲突。所有这些使就业人员产生"职业紧张"(occupational stress),引起不良的心理行为效应和精神紧张效应(stress strain),以至于诱发紧张有关疾患(stress-related disorders)、职业性紧张综合征,甚至"过劳死",已成为职业卫生的突出问题。我国的职业紧张研究尚处于初步阶段,通过对"职业相关疾病"的研究、行为功能测定和症状自评量表分析发现,高度脑力负荷的科研人员、大学教师、医务人员、噪声环境作业人员、商场营业员、"三资"企业员工的心理障碍因子,如强迫症、人际关系紧张、抑郁、焦虑、恐怖、偏执等得分明显增高。中国疾病预防控制中心精神卫生中心2009年初公布的数据显示,我国各类精神疾病病人人数在1亿人以上。所以,职业紧张已成为我国职业卫生和职业医学领域不容忽视的问题。

二、我国职业卫生与职业医学的展望

(一)职业安全、职业卫生和环境保护相互融合

在许多发达国家,工伤已列入职业病范畴,在科学研究和实际管理工作中,都把职业安全和卫生融为一体,统称职业安全卫生(occupational safety and health),美国早已组成综合的科学研究机构——国家职业安全卫生研究所(National Institute of Occupational Safety and Health, NIOSH)和监督机构——职业安

全卫生管理局（Occupational Safety and Health Administration，OSHA）。近年来，我国生产性事故频繁发生，且多数为大规模恶性事故。而这些事故中很大部分是由于严重的职业卫生问题引起的，例如：极高浓度煤尘引起的爆炸、极高浓度毒物导致的急性中毒死亡。因生产性事故死亡和伤残所致经济损失和社会影响，已超过职业卫生问题，因此，搞好职业安全工作是一个非常迫切的任务。

职业医学源于临床医学，其起始任务为筛检就业禁忌证，诊断和治疗职业性疾病，服务对象主要是个体。随着流行病学和工业卫生学（industrial hygiene）的发展，职业医学除针对个体病例实施医疗保健外，还应及时识别致病因素、揭示和评价接触人群职业性病损的发生规律，最后采取措施控制有害因素；实施职业卫生服务与管理，并开展健康教育。从而由"个体医疗保健"（individual medical care），发展为"群体卫生保健"（group health care）。这是职业医学从"个体"到"群体"的一次飞跃。

21世纪，职业医学也许将面临第二次飞跃，即冲破厂内、厂外界线，逐步实现职业医学与环境医学相互渗透与融合。事实上，环境中的空气、水和土壤的污染，大气臭氧层的耗竭，酸雨、热带雨林破坏；生物多样性濒临消失，以及整个生态系统的失衡，都无不与人们无序和落后的生产方式紧密相关。因此，职业卫生与职业医学专业人员，需具备完整的环境医学观念和思维模式，从创造"清洁生产"、改善职业生活质量和实施"可持续发展战略"（sustainable development strategy）高度，来看待和处理职业性危害问题。并且不少有影响力的职业医学期刊已先后更名，例如英国的《英国工业医学杂志》（*British Journal of Industrial Medicine*），更名为《职业和环境医学》（*Occupational and Environmental Medicine*）；美国的《职业医学杂志》（*Journal of Occupational Medicine*），更名为《职业与环境医学杂志》（*Journal of Occupational and Environmental Medicine*）等。

（二）新概念、新理论和新技术在职业卫生与职业医学中应用

职业卫生与职业医学是研究职业有害因素与职业从事者健康之间关系的学科，是预防医学和临床医学的重要组成部分，是控制职业危害发生和流行的系统科学。首先，要把全球卫生与健康中国、转化医学与公共卫生转化研究、精准医学与公共健康的新理念应用到职业卫生与职业医学的工作和研究中。其次，职业危害是职业有害因素与机体交互作用的结果。①在职业有害因素的评价和研究中，不仅要利用国内外公认、中国特色的问卷和量表，而且要利用不断出现的自动化环境监测技术与资料，如对个体周围环境的温度、风速、有害气体等的自动化监测。更为重要的是，已经发展了日益先进的个体内暴露测定方法，如：利用电感耦合等离子体质谱能够测定血和尿中20多种金属离子水平；利用核磁共振技术和液相色谱-质谱联用（LC-MS）等方法已经能够实现人类生物样品中上万余种代谢物的检测（代谢组学，metabolomics），以探索小分子代谢物在职业健康损害中的作用、诊断和预后等，还有微生物组学（microbiomics）等先进方法和技术能够分析体内多种微生物学情况等。这些新技术、新方法应用均能从不同的角度反映个体暴露的种类和水平，是阐明环境与基因交互作用的因果关系前提条件。②随着现代系统生物学技术的不断发展和完善，将为职业危害机制的阐明、早期分子诊断技术的发展、干预和治疗靶点的寻找和实施提供科学基础。如随着人类基因组计划（human genome project，HGP）的完成，采用基因测序和基因芯片技术，发现了许多疾病的易感基因及其交互作用；采用表观遗传学（epigenetics，包括DNA甲基化、组蛋白修饰及新近发现的非编码RNA）、转录组学（transcriptomics）和蛋白质组学（proteomics）等技术，能发现职业有害因素的作用特征与机制。③要高度重视不同职业人群队列的建立和发展，因为前瞻性队列研究是发现和证实病因、探索发病机制和验证防治策略的可行性、有效性的必要途径，也是证实环境与机体交互作用在职业损害发生、发展中作用的重要前提条件。

（三）加强职业危害的研究和预防控制，服务健康中国

人类健康决定因素包括个人因素（生物学特征、生活方式等）、环境因素（社会经济环境、生活环境、职业环境等）和卫生服务。职业环境和劳动条件是环境因素的重要组成部分，而不同的职业人群有独特的环境因素。职业环境中的有害因素不仅引起职业人群生理（体温、体重、腰围、血压、心率等）、生化（血脂、血糖、肝肾功能、炎性免疫因子、遗传损伤、表观遗传等）、形态（微核形成等）等的改变，而且也与职业人群的众多疾病如职业病、工伤、心脑血管疾病、恶性肿瘤、糖尿病、慢性阻塞性肺疾病、精神心理性

疾病等职业相关性疾病的发生和发展相关。此外,许多职业有害因素又提升了附近居民和职业从事者的室内外空气污染水平,促使或加重一般人群的心脑血管疾病、恶性肿瘤、糖尿病、慢性阻塞性肺疾病、精神心理性疾病等许多疾病的发生发展。这些疾病已成为国民健康头号杀手和生活质量降低的重要因素,不仅可以拖垮国家医疗体系,而且会对国家经济持续发展造成制动效应,甚至会引发社会危机。

职业卫生与职业医学具有共同的预防医学观念、知识和技能,只以工作范围区分,应统一于一个目标,以达到促进和保护职业人群在躯体、精神和社会适应的完美状态。20~60岁是从事职业活动的最有活力阶段,而60岁以上老龄阶段的健康和生存质量,亦与青壮年时期的职业卫生状况有关。慢性非传染性疾病的潜伏期大多较长,许多疾病的发生可不在职业生命周期中,而在退休后;但职业生命时期接触的有害因素,对老年人的晚年健康和生命质量的确切影响和作用是职业环境长期健康效应十分重要的研究领域和方向。因而创造一个健康的工作场所(healthy workplace),保护工人在就业期间免遭健康危险因素的危害,使职业人群置身于一个与其生理和心理特征相适应的职业环境之中。这不仅有助于防治职业特有的健康损害,而且也有利于防治与慢性非传染性疾病相关的损害,以保护和促进职业人群的健康,做到健康中国,职业健康先行。我国职业人群占总人口的近2/3,职业生涯占人的生命周期的近2/3。只有职业人群的健康得到保障,才能实现全人群全周期保障人民健康。

(范广勤)

第六章

环境卫生学

- -

第一节　环境卫生学的概念和范畴

一、环境卫生学的定义

环境卫生学(environmental hygiene,environmental health)是预防医学与环境科学相互结合的学科,并与许多学科有着密切的联系,涵盖领域比较广阔。它与环境医学、环境科学、环境管理学、环境毒理学及环境流行病学等学科互补渗透。近年来,环境医学模式的转变对环境卫生学的发展产生了深远影响,使环境卫生学研究向更高层次发展。环境卫生学是研究自然环境(natural environment)和生活环境(living environment)与人体健康的关系,阐明环境对人群健康影响的发生和发展规律,为制订环境卫生标准提供卫生学依据,并研究、利用有利于健康的环境因素,控制或消除有害因素,提出卫生要求和对策,并积极创造良好的生活环境,预防疾病,增进人体健康,提高整体人群健康水平的科学,是预防医学的一个重要分支学科,也是环境科学的重要组成部分,是预防医学专业的必修课程。环境卫生学应用医学科学的基本理论、技术和环境科学及有关分支科学的新成就、新方法来系统地研究环境因素对人群健康的影响,特别是由于社会生产、人类集居所形成的环境污染与健康的关系,阐明其发生、发展规律,以及如何消除和控制这些影响,在保护环境,保障人民健康和促进经济可持续发展中起着重要作用。

环境卫生学应用医学科学的基础理论、技术和环境科学及有关分支学科的新成就、新方法来系统地研究生活居住环境因素对人群健康的影响,阐明影响的发生、发展规律,以增进人体健康,预防疾病,提高整体人群健康水平为目的的科学。通过学习掌握环境卫生学的基本理论、基本概念和它的卫生学意义,懂得环境与健康的基本理论,了解环境因素在时间、空间上数量变化规律和人体负荷;学会开展环境卫生工作的基本方法和基本操作技能,能分析环境质量与机体生物学效应之间的相互关系,做出正确的卫生学评价,为制定环境卫生决策,加强环境卫生管理和综合防治措施提供科学依据;培养学生分析问题、解决问题的能力,培养科研能力,使学生树立正确的人生观。

生活环境中产生的环境污染对人群健康的影响具有长期性,污染物低剂量的不断蓄积,对人体健康多造成慢性危害,需要长期系统的进行卫生监测、监督和研究,才能查清原因,早期发现,及时采取措施控制有害的环境因素。因此,强化环境卫生学基础理论、基本技术和基本技能学习,理论联系实际,提高环境卫生监测水平和监督能力,掌握各种生活环境条件的质量和卫生特点,熟悉有利和有害的环境因素对人群健康的影响规律,提出改善环境质量的建议和措施,对预防和控制有关疾病的发生和流行,创造良好的生活环境条件,保障和促进人群健康,提高整体卫生水平,都有着十分重要的意义。

二、环境卫生学的研究对象和范围

环境卫生学是一门具有广泛理论基础和实践性很强的学科,研究领域比较广阔,且与许多学科联系密切。在"预防为主"的卫生工作方针指导下,它从人体与环境辩证统一的观点出发,应用生物学、物理学、化学、微生物学等学科的基本理论和技术,了解、监测外界环境中有害因素的性质与数量;应用生理学、生物化学、病理学、毒理学、临床医学和环境医学等学科的有关知识和手段,阐明机体在外界环境影响下所发生的各种生物学效应;运用流行病学、社会医学、卫生统计学的知识和方法,了解和评价有关因素对人群健康的影响;熟悉人口学、气象学、水文地质学、建筑工程、给排水工程等方面的知识有助于了解环境因素的变化及其与环境科学的联系。

环境卫生学的研究对象是人群及其与人群生存、健康密切相关的环境,包括自然环境(大气、水、土壤等)和生活环境。阐明机体与环境间的相互作用是环境卫生学的基本任务。环境(environment)是一个很大的范畴,它包括了一切客观存在与人类生存有关的自然的以及社会的条件。WHO 给"环境"的定义是"在特定时刻由物理、化学、生物及社会的各种因素构成的整体状态,这些因素可能对生命机体或人类活动直接地或间接地产生现时的或远期的作用"。对于人类而言,环境一般是指围绕人群的空间及其中可以直接或间接影响人类生存和发展的各种因素的总体。这个系统由多种环境介质(environmental medium)和环境因素(environmental factors)所组成。环境介质是不依赖于人们的主观感觉而客观存在的实体,一般以气态、液态和固态三种常见的物质形态存在,是指大气、水体、土壤(岩石)及包括人体在内的一切生物体,具有能维持自身稳定状态的特性,对外来的干扰具有一定的缓冲能力,但当外来干扰的强度与频率超过环境介质的承受能力时,其结构、组成乃至功能就会发生难以恢复的改变;环境因素依赖于环境介质的运载作用,或参与前者的组成,直接或间接与人体发生关系,是介质中的被转运体或介质中各种无机和有机的组成成分。

作为以人类为主体的客观物质体系,环境具有整体性、区域性、变动性等最基本的特性,是一个复杂的体系。人类通过自己的行为可以促进环境的良性发展,也可能导致环境的恶化。认识和把握环境的这些基本特性是正确处理人与环境相互关系的前提。环境的概念随着分类方法不同而异。按环境是否受过人类活动的影响,可分为原生环境(primary environment)和次生环境(secondary environment);按环境要素的属性,可分为自然环境(natural environment)和社会环境(social environment);在我国 1982 年颁布的《中华人民共和国宪法》中,以人类与环境相互作用的性质和特点把环境分为生活环境(living environment)和生态环境(ecological environment)。在环境卫生学的范畴内,一般把环境狭义地限定为自然环境和生活环境。社会环境由政治、经济和文化等社会因素构成。自然环境是指围绕着人群的空间及其中可以直接或间接影响到人类生活、生产的一切自然形成的物质、能量的总体。环境卫生学应更关注人类的自然环境,着重研究自然环境与人体健康的关系。生活环境是与人类生活关系密切的各种自然的和人工的环境条件,如居住、工作、娱乐环境和社会活动环境以及有关的生活环境因素(如家用化学品)等。生态环境是与人类生存和发展有关的生态系统所构成的自然环境。生活环境与生态环境难以截然划分,从广义上讲,生态环境可包括生活环境。相对于生活环境而言,生态环境对健康的影响可能更间接、更宏观、更复杂、更深远。

(一)自然环境

在地球形成的过程中,重力把不同密度的物质分开,密度最小者在顶部,密度最大者在底部,使空气、液态水和岩石以同心的层状排列,构成了大气圈(atmospheric sphere)、水圈(hydrosphere)和岩石圈(lithosphere)三个基本圈带。随后,在大气和海洋,以及大气和固体陆地表面之间的交接面上产生了生物,生物的长期繁衍形成了生物圈(biosphere),这些共同组成了人类的自然环境。大气圈主要指围绕地球周围的大气层,可划分为对流层、平流层、中间层、热层、散逸层。在平流层中,形成了特有的臭氧层,它能吸收太阳辐射中具有对生物强烈杀伤力的短波紫外线,保护地球表面的生物得以生存。大气水、海水、陆地水共同构成了水圈。当某种水体(如河流)受到污染,污染物将会通过水循环而进入大气、土壤、食物和人体。水圈中淡水仅占水圈总量的 0.2% 左右,其中一部分已遭到较严重的污染而不能供人饮用。水环境污染已成为世界上重要的环境问题,饮水短缺已成为世界某些地区的严重危机。地壳主要由岩浆岩和沉积岩层构成。不同地区岩石类型不同,其组成和溶解度的差异很大,它对不同地区成土母质、生物生长和水圈水质(特别是地下水)有很大的影响。例如,当某地区地下水流经含高氟矿床或氟基岩时,地下水含氟量会明显增加,而成为地方性氟病的病因。土壤是岩石经过风化作用和生物作用而形成的地表疏松层,是联系有机界和无机界的重要环节。当土壤受到污染时,可能通过生物富集(bioconcentration)、水分蒸发和渗透使污染物向植物、大气及水体转移。生物圈是指地球上所有生命物质及其生存环境的整体。生物圈的形成是生物界与大气圈、水圈和土壤岩石圈长期相互作用的结果。在不同的环境下,环境对生物的繁衍和发展产生不同的影响,形成不同的生物群落类型。同时,生物活动又以各种方式对所生存的环境产生重要影响。研究自然环境与人类健康的关系是环境卫生学科主要关注的内容。

(二) 生态环境

生态环境以人为主体,由其他生物和非生物所构成的生态系统组成。人体与其环境中的物质进行着正常的交换,以维持人体生理、生化和代谢功能,得以正常生长发育和从事各种生产、生活活动并繁衍后代。人类以开发自然资源和生产产品的形式,从生态环境获得物质和能量,又以消费活动的形式将废弃物释放到环境中。从而构建成了一个庞大的、结构复杂、功能多样、因素众多并具有高度协调和适应能力的人类生态系统。

生态系统(ecosystem)是指生物群落与非生物环境所组成的自然系统。是生物圈内能量和物质循环的一个功能单位,任何一个生物群落与其环境都可以组成一个生态系统。例如池塘、森林、湖泊等自然生态系统和城市、矿区等人工生态系统,无数小生态系统组成了地球上最大的生态系统即生物圈。生态系统的生物,可根据其发挥的作用和地位分为生产者(producer)、消费者(consumer)和分解者(decomposer)。食物链(food chain)是一种生物以另一种生物作为食物,后者再被第三种生物作为食物,彼此以食物连接起来的锁链关系。它是生态系统中维系生物种群间物质和能量流通的渠道和纽带,也揭示了环境中有毒污染物转移、积累的原理和规律。环境污染物可通过食物链产生生物放大作用(biomagnification),使某些食物中的污染物浓度比环境介质高达千倍、万倍,甚至几十万倍。例如,水体中有机氯农药 DDT,经过水体内各级水生生物的食物链,在肉食鱼脂肪中的含量比水体中浓度增大了 8.5 万倍。水俣病、痛痛病等世界上已经确认的环境公害病,都与食物链的生物放大作用有关。

(三) 环境因素

无论自然环境还是生活环境,它们都是由各种环境因素组成的综合体。环境因素按其属性可分为物理性、化学性和生物性三类。人类的自然环境是人类生存的必要条件,与人类的健康密切相关。自然环境不断赐予人类维持生命的必需物质,同时为人类提供保持健康的诸多自然条件。在人类的自然环境中存在着大量对健康有利的因素,如清新的空气、洁净的水源、适宜的日光照射、微小气候、土壤、绿化等,都有益于健康。但是,自然环境不是专为人类设计的"伊甸园",在自然环境中,存在不少对健康不利的因素,如各种地质和气象灾害,不良的气候和天气条件,有毒有害的动物、植物,天然有害化学物质,地表化学元素分布不均,天然放射性物质和致病微生物等。生活在一个清洁、卫生、安静、舒适的环境中,有利于健康。如果城镇缺乏合理规划和布局,人口密度过高、居住拥挤、日光照射不足、阴暗潮湿、空气污浊、通风不良、水源污染、噪声喧闹等不良环境条件,则有害于健康,这是造成某些疾病的重要原因。深入研究这些因素与健康的关系,是环境卫生学的基本任务之一,也同样是环境卫生学长期关注的问题和研究的课题。

1. **生物因素(biological factor)**　生物因素主要指环境中的细菌、真菌、病毒、寄生虫和变应原等。生物圈中各种生物在相互依存、相互制约之中生存。某些生物可以成为人类疾病的致病因素或传播媒介。在人类历史上,病原微生物引起的霍乱、伤寒、鼠疫等传染病曾经严重威胁着人类的健康。许多昆虫和动物在传播某些人类传染病方面也有重要地位。有些生物可产生毒素,通过一定方式和人类接触也能造成危害,如毒蛇、毒蜂咬伤,误食河豚,接触某些有毒植物等。当环境中的生物种群发生异常变化或有生物性污染时,对人体健康将造成直接、间接或潜在危害。近年来发现的由隐孢子虫(cryptosporidium)囊污染水引起的一种介水传染病,临床症状主要为腹泻,1987 年在美国侨治亚州某地曾发生过流行,在 64 900 人中有 13 000 余人发病;1993 年在美国威斯康星州暴发流行,发病 40.3 万人,4 000 余人住院,112 人死亡。2002 年起源于我国,流行于 32 个国家或地区的严重急性呼吸综合征(severe acute respiratory syndrome,SARS)有 8 422 人患病,死亡 919 人。不论是发达国家还是发展中国家,生物性水污染引起的健康危害时有发生,因此,研究生物性污染引起的疾病(特别是介水传染病)及其防治措施,仍将是环境卫生学研究的重要内容之一。

2. 化学因素(chemical factor) 生物圈中空气、水、土壤等自然条件都是由比较稳定的化学组分构成的,这种相对稳定的环境是保证人类正常活动所必要的条件。由于人为的或自然灾害等原因,特别是人类生产和生活活动排入环境中数量繁多的各种化学污染物,可使空气、土壤、水及食物的化学组成在一定范围内发生变化。如用含镉废水灌溉农田,水稻吸收水中的镉,可使米中含镉量显著增多。洪水、地震等自然灾害,也可使局部地区的空气、水、土壤的化学组成发生很大变化。

人类环境中的化学因素成分十分复杂、种类繁多、数量巨大。仅有机化学物就有 10 万种以上可持续进入环境,其重量每年达 3 亿吨。全世界在水中检测出的有机化学污染物共约 2 221 种,美国环保局从自来水中检出约 765 种。其中 20 种为确证致癌物(recognized carcinogens),26 种为可疑致癌物(suspected carcinogens),18 种为促癌物和辅癌物(tumors promoters and concarcinogens)、48 种为 Ames 试验致突变物。此外,饮水加氯消毒产生的氯化副产物如三卤代甲烷等具有明显的致突变性,使得人们对加氯消毒后的饮水致突变/致癌性的危害忧虑有所增加。环境中如此多的有害物质可通过多种途径在环境中迁移转化,进入人体,影响健康。由于不同环境污染物的理化特性、生物学效应、进入途径、接触时间和强度以及人体本身状况等的不同,可对人体健康产生各种各样的危害,包括急性中毒、慢性危害、远期效应等,甚至造成公害病。近年来,研究发现的一些环境内分泌干扰物(environmental endocrine disruptors)如二噁英等,可对人体的内分泌功能造成严重的影响,目前已成为环境卫生学研究领域的一个热点。由于受人群易感性(susceptibility)如年龄、性别、营养状况、遗传特征、健康情况等多方面的影响,即使在相同的暴露条件下,不同个体受环境污染物的影响差别较大。例如婴幼儿和老人对环境有害因素的作用往往有更高的易感性。1952 年伦敦烟雾事件期间,年龄在 45 岁以上的居民死亡人数为平时的 3 倍,1 岁以下婴儿死亡数比平时也增加了 1 倍。

根据环境化学污染物进入环境后其理化性质是否改变,可将污染物分为一次污染物(primary pollutant),亦称原生污染物和二次污染物(secondary pollutant),亦称次生污染物。一次污染物是指由污染源直接排入环境,其理化性状未发生改变的污染物,如二氧化硫,一氧化碳等;二次污染物是指有些一次污染物进入环境后,由于物理、化学或生物学作用,或与其他物质发生反应而形成的、与原来污染物的理化性状和毒性完全不同的新的污染物。如汽车废气中的氮氧化物(NO_x)和碳氢化物(HC),在强烈的日光紫外线照射下所形成的光化学烟雾,其成分包括臭氧、过氧酰基硝酸酯(PANs)和醛类等多种复杂化合物。工业废气中的 SO_2 经氧化可变成 SO_3。人们发现,许多环境污染事件的污染物常包含一次污染物和二次污染物。2000 年 1 月 30 日,罗马尼亚境内一处金矿污水沉淀池,因积水暴涨,发生漫坝,10 多万升含有大量氰化物、铜和铅等重金属的污水冲泄到多瑙河支流蒂萨河,造成河鱼大量死亡,河水不能饮用。2005 年 11 月 13 日,中石油吉林石化公司双苯厂发生爆炸,苯类污染物流入松花江,造成重大水污染事件。

3. 物理因素(physical factor) 物理因素主要包括小气候、噪声、非电离辐射和电离辐射等。小气候(microclimate)是指生活环境中空气的一些因素,包括温度、湿度、气压、风速和热辐射等多种要素间的变化,阳光中的电磁辐射线以及天然放射性元素产生的电离辐射线等物理因素均与人类生活和健康有密切关系,可对机体热平衡产生明显影响。

不同时间尺度的气象变化可能产生不同的健康效应。多日的恶劣天气可使人体组织或器官的功能发生障碍,如高温引起中暑、寒冷、诱发心肌梗死等疾病,或降低人的免疫力。较长期的季节变化对健康会发生重大影响,慢性病病情加重,甚至导致死亡。世界上大多数地区冬季死亡率均高于夏季。广州冬季死亡数相当于夏季的 118%。老人死亡高峰都在冬季,英国和日本 1 岁以下婴儿的死亡高峰在 9 月。

气候异常往往为病原体及其传媒提供了滋生和蔓延的条件。疟疾、黄热病、登革热、流感和流脑等的流行,均与天气或气候背景有关,呈现出明显的季节性。例如:呼吸道感染、麻疹等冬、春季多见;伤寒与副伤寒在5~9月(华南)或8~11月(华北)多见;花粉症在4~5月和9~10月多发。

随着工农业生产的发展,环境的某些物理状态同样可能因污染而发生异常改变。电离辐射(ionization radiation)如放射性物质的人为污染,某些建筑材料中含有较高的放射性物质,可使室外或室内环境中电离辐射强度增大,引起神经系统及消化系统症状,远期效应如诱发肿瘤等。非电离辐射(nonionizing radiation)包括射频辐射、微波、红外线、可见光及紫外线。强度大时,射频辐射引起机体神经系统、心血管系统等变化。紫外线具有极强的杀菌作用,对机体有抗佝偻病作用和红斑作用,并能提高机体免疫水平;照射过度可引起日光性皮炎、眼炎,甚至皮肤癌等疾病。红外辐射(infrared radiation)扩张皮肤毛细血管,形成永久性色素沉着;强烈照射可致灼伤、角膜损伤、白内障。微波和激光可对眼、皮肤、神经、生殖、免疫功能等多个系统产生影响。机器运转和交通运输产生噪声和振动,对人体的听觉、正常的工作、学习及睡眠和神经产生明显影响。工业冷却水排入江河所造成的热污染等,都可使环境的某些物理状态发生变化。

(四) 原生环境和次生环境

根据环境是否受过人类活动的影响,又可分为原生环境和次生环境。原生环境是指天然形成的,未受或少受人为因素影响的环境。其中存在着多种对机体健康有利的因素包括清洁的、具有正常化学组成的空气、水、土壤等。但有些原生环境也会对人体健康产生不利的影响。如由于地理地质原因,造成表面化学元素分布的不均匀性,某些地区的土壤、水、农作物中一些微量元素过多或过少,使得生活在该地区的人群长期饮水、摄食后,导致体内出现相应元素的过多或过少,最终引起某些特异性疾病如碘缺乏病等,称生物地球化学性疾病(biogeochemical disease)。这类疾病发病特点具有明显的地区性,故又称为地方病。青石棉是一种确定的人类致癌物,青石棉裸露矿造成的自然环境污染,可引起间皮瘤发病和死亡率增加。云南大姚县青石棉污染区间皮瘤死亡率达232.3/(百万人·年),而对照区间皮瘤的死亡率仅为(1~2)/(百万人·年)。火山爆发、地震等自然现象也会给人类带来巨大灾害。次生环境是指在人为活动影响下形成的环境。人类在改造自然环境及开发、利用自然资源的过程中,在不断向自然环境索取中破坏了自然的平衡,在不断向自然的排泄中,造成了严重的环境污染等一系列难以克服的问题。

人类在长期的生活和生产活动中,不断利用自然环境因素,以适应自身的生存和发展;同时也不断排放生活污水、垃圾、粪尿以及工业废气、废水、废渣污染环境。随着人口的迅速增长和科学的发展,发达的现代工业,大大增加了废气、废水、废渣的排放量,带来了明显的环境污染,使正常的生态环境遭到破坏,人们的生活环境质量下降,直接威胁着人类的健康。20世纪30年代以来,世界各地相继出现了严重的环境污染事件,其中有代表性的公害事件如表6-1所示。因此,防止环境污染是环境卫生学研究的一项十分重要的内容。

表6-1　历史上的几大公害事件

年代	名称	原因	后果
1930年	比利时马斯河谷烟雾事件	狭窄的河谷,逆温层形成,炼焦厂、炼油厂、硫酸厂和化肥厂等排出的烟尘和SO$_2$无法扩散,SO$_2$量达25~100mg/m³	几千人患呼吸道疾病,许多家禽死亡,一周内有60多人丧生
1943年、1955年、1970年	洛杉矶光化学烟雾事件	三面环山,一年有100天出现逆温,250万辆汽车排放尾气,在太阳紫外光线照射下形成以O$_3$为主的淡蓝色的光化学烟雾	数千市民患了眼红、头疼病和上呼吸道炎症。1943年一次烟雾事件中,65岁以上的老人死亡400人。后两次使全市3/4的人患病

续表

年代	名称	原　因	后　果
1954 年、1956 年、1957 年、1962 年	伦敦烟雾事件	盆地,逆温层形成。自 1952 年以来,发生过 12 次,主要是燃煤排放的烟尘和 SO_2。烟尘达 4.5mg/m³,SO_2 达 3.8mg/m³	仅 1952 年 12 月的烟雾事件,5 天内就有 4 000 多人死亡,2 个月内又有 8 000 多人死亡
1948 年	多诺拉烟雾事件	大型炼铁厂、炼锌厂和硫酸厂排出废气,受反气旋和逆温控制	4 天内使得 5 911 人患病,死亡 400 人
1953—1956 年	水俣病事件	日本熊本县水俣镇,排放的含汞的工业废水污染了水体,经过生物转化形成甲基汞,经过食物链使人中毒	数百人患病,50 多人死亡。1991 年,日本公布的中毒病人仍有 2 248 人,其中 1 004 人死亡
1955—1972 年	骨痛病事件	日本富山县神通川流域,冶炼厂排放的含镉废水污染了河水,居民用河水灌溉农田,使稻米含镉量增高	骨痛病病人数百人,死亡 34 人,100 多人出现可疑症状
1955 年以来	四日市哮喘事件	日本四日市石油冶炼和各种燃油产生的废气,使整个城市终年黄烟弥漫	数百人患气管炎、支气管哮喘和肺气肿
1968 年	日本米糠油事件	日本北九州市和爱知县,食用油厂在炼油时,多氯联苯混入到米糠油中	13 000 人中毒,16 人死亡
1984 年	印度博帕尔事件	印度博帕尔市的农药厂地下储罐内剧毒的甲基异氰酸脂因压力升高而爆炸、外泄,污染周围居民区	死亡近 20 000 人,受害 20 多万人,50 000 人失明,许多孕妇流产或产下死婴
1986 年	切尔诺贝利核泄漏事件	乌克兰基辅市郊的切尔诺贝利核电站,4 号反应堆爆炸起火,大量放射性物质泄漏	31 人死亡,237 人受到严重放射性伤害。污染区人群 10 年追踪观察,发现儿童甲状腺癌发生率增加与此次核污染有关
1986 年	剧毒物污染莱茵河事件	瑞士巴塞尔市桑多兹化工厂仓库失火,近 30t 剧毒硫化物、磷化物含水银化工产品随灭火剂和水流入莱茵河	60 多万条鱼被毒死,500km 以内河岸两侧井水不能饮用,靠近河边自来水厂关闭,啤酒厂停产

（五）全球性环境问题

随着社会的进步和科学技术的发展,由于人类经济和社会活动等人为因素导致的环境污染和生态破坏,对人类健康的影响涉及面更广,危害也更直接、更严重,全球性的环境问题日益明显,主要表现在:

1. **全球气候变暖**　主要是人类活动排放到大气中的 CO_2、甲烷等温室效应（greenhouse effect）气体和水蒸气吸收由地球发射的波长较长的辐射所致。全球气候变暖将对热相关死亡人数产生重大影响,心脏、呼吸系统疾病的发病率增加。气温变暖有利于啮齿动物、昆虫等生长繁殖,使虫媒疾病流行范围扩大,一些虫媒疾病的发病率将会增加。其他经水、食物传播的疾病也可能出现地区分布的扩展和传播时间延长;此外,气候变暖可导致全球冰雪覆盖陆地面积缩小、海平面升高。

2. **臭氧层（ozone layer）破坏**　大多数科学家认为,人类过多地使用氯氟烃类化学物质是破坏臭氧层的主要原因。臭氧层破坏降低了对太阳辐射的过滤作用,使地面辐射量,特别是短波紫外线增强,可使人类皮肤癌、白内障发病率不同程度地增加。有人估计,臭氧层总量减少 1%（即 UV-B 增加 2%）,基底细胞癌、鳞状细胞癌、皮肤黑瘤三类皮肤癌发生率,可能将分别增长 4%、6%、2%。分解臭氧的光化学氧化剂增加后,使眼、呼吸道黏膜刺激炎症病例增加。

3. **酸雨（acid rain）**　大气受到化学性污染是主要的成因,90% 以上为硫酸和硝酸,可以认为,煤、石油燃烧向大气排放 SOx 和 NOx 是城市酸雨的基础。酸雨中的重金属离子和从土壤中溶出的重金属离子,都会增加饮用水水源金属离子的含量,除对水生、陆生生态系统造成危害外,对于人类健康还可产生直接危害,人体长期吸入酸性气溶胶将使呼吸道疾病增加,肺功能下降。

4. 生物多样性(biodiversity)锐减　生物多样性是指地球上所有生物及其构成的综合体。它包括遗传(基因)多样性、物种多样性和生态系统多样性三个组成部分。随着人类活动对生物影响的加剧,物种灭绝的速度不断加快,大量基因丧失,不同类型的生态系统面积锐减。

国际上将在环境中难以降解、易于在机体组织中富集的有机物称为持续性有机污染物(persistent organic pollutants,POPs),目前对环境污染比较严重的除了有机氯农药及其衍生物外,还有多聚卤化工业产物多氯联苯(PCBs)、多溴联苯(PBBs)、多氯二苯二噁英(dioxin)等,对于它们在人类及动物机体中的蓄积及潜在危害的研究正在成为国际环境及毒理学界的热点问题。

第二节　环境卫生学的发展史

一、环境卫生学的简史

公元前 5 世纪,希腊希波克拉底曾写了"论空气、水和土壤",涉及外界环境因素对人类健康的影响和有关疾病预防等方面的论点。在中世纪,欧洲进入了黑暗的封建统治时代,连卫生学最初的一些萌芽,也随之衰败,留下了很高的患病率和死亡率的记载。到产业资本主义发展时期,资本家为了发展工业和城市交通,拆除了许多住宅,使贫民区更拥挤,生活卫生条件非常恶劣,以至成了很多传染病(如霍乱、伤寒以及其他严重危害人民生命的疾病)的发源地。到 19 世纪后半期,这些疾病随着空气和水源的污染,逐渐地传播开来,加上当时日益发展的工人运动,迫使统治阶级不得不采取一些必要的和急需的卫生措施。如建设上下水道,进行住宅调查,重新规划住宅街坊等。随着物理学、化学、细菌学等的发展,促使当时的卫生学家如 Parks、Pettenkofer、Rubner 等,运用自然科学理论的成就,研究并阐明了空气、土壤、水、住宅对人民健康的影响。提出了新的迫切需要解决的关于外界环境对机体影响的问题。在这些自然科学和社会科学论点的基础上,卫生学在不断发展,但它的发展是非常有限的。特别是为广大群众服务的环境卫生学受到更大的限制。当时,环境卫生学还没有成为一门独立的学科。苏联医学科学院一般卫生和环境卫生研究所在 1980 年曾召开专门的会议讨论"环境保护的医学——生物学问题",环境卫生学问题在全苏的"环境卫生学科学基础"委员会上也得到充分反映,形成了新的环境卫生学。强调加强机体与环境相互关系的基础研究,使环境卫生学得到了进一步的发展。20 世纪末期,环境卫生学成为独立的学科,在内容上、工作上和观点上都有了新的贡献,增加了城市规划卫生、大气卫生防护以及预防性卫生监督等。在方法上,越来越多地应用生理学、卫生毒理学的实验,并特别重视外界环境因素对人体高级神经活动的影响。

二、我国环境卫生学的发展史

在祖国医学和其他有关学科的宝库中,我国古代的科学家们在环境卫生学方面已有很多贡献。我们的祖先早就认识到人类的疾病和健康与环境因素有密切的联系,并在实践中创造了许多保护和改善环境因素、保障人体健康的卫生措施。《诸病源候论》对内外环境致病因素及其危害的分析极为系统和精辟;散在于其他古医籍中关于住宅卫生、饮水消毒及水源卫生防护及粪便垃圾处理等方面知识的记载也很丰富。人类对人与环境因素相互作用的对立统一关系的认识,以及基于这种认识为保护和促进人体健康而采取的改善环境卫生条件的措施,就是环境卫生学的萌芽。

很久以前,人们就已认识到水源清洁与否、水质好坏与人体健康关系十分密切。在 4 000 多年前,我国即开始凿井而饮,并建立浚井、修井和澄清井水的制度,订立护井公约,建立定期改水(即浚井)的制度。明代在北京修建的大明豪(下水道)至今已有五六百年,仍能使用。河南淮阳发掘 4 000 多年前的古城遗址,发现有陶质排水管道。《后汉书·礼仪志》载有"夏至日浚改水,……可以去温病"。《吕氏春秋》中对水质成分与健康的关系有更深刻的阐述,"轻水所,多秃与瘿人;重水所,多尰与躄人;甘水所,多好与美人;辛水所,多疽与痤人;苦水所,多尪与伛人。"我国人民早就知道饮用开水的好处,宋代庄绰特别强调"纵细民在道路,亦必饮煎水"。3 000 年前商代已使用扫帚,城市垃圾已经采用挖穴掩埋的方法处理;汉代已利用垃圾、粪便堆肥,用于农业生产。礼记有"鸡初鸣……洒扫室堂及庭"的记载,说明我国古代人民对住宅清扫及废弃物清扫,很早就已重视了。后汉书《张让传》记载:"灵帝三年,毕岚创造翻车和渴乌"(即洒水车等),这是古人防止空气污染影响健康的具体措施。我国古代人民对城市规划布局、住宅与健康的关系也有较深刻的认识。从很早的穴居、巢居演进为土石砖木结构,居住条件有了极大的改进,同时对建筑基地的选择也很注意。周代已有城市规划的初步概念,采用了前朝后市,左宗右社的制度,按功能划分行政区、商业区、宗庙区和住宅区,并注意选择地形、建筑方位,寻求水源,引水灌溉等卫生问题。汉代刘熙《释名》载:"宅,择也,择吉处而营之也。"《左传》载有:"薄水浅,其恶易觏,……土厚水深,居之不疫"。晋代张华《博物志》载:"居无近绝溪、群冢、狐蛊之所,近此则死气阴匿之处也"。这些说明住宅建筑必须选择合适的地点,住宅要建筑在远离积水和墓地等不合卫生的地点。在住宅布局上,古人还注意到日照、空气流通、绿化以及防寒、防暑等卫生保健措施。在 2 000 年前已认识到人体与环境之间的辩证统一关系。《黄帝内经》中提出:"人与天地相参,与日月相应"的观点。这里的"天地和日月"就是泛指自然环境,"相参和相应"就是指相互关系,说明了人与自然环境之间的对立统一关系,有着密不可分的联系。由此可见,我国古代在环境卫生理论和实践上积累了很多经验,但受当时低水平科学技术的限制和社会制度的障碍,环境卫生学方面的许多知识和经验根本无法得到进一步发展和提高。

社会条件对环境卫生科学发展起决定性作用。中华人民共和国成立以前,由于长期的封建统治,限制了环境卫生学的发展,环境卫生事业相当落后,城乡卫生状况极差。我国自 1879 年建设首座自来水厂到中华人民共和国成立,70 年间,全国仅 72 个大城市建有自来水厂,日供水量 240 万吨,管网总长6 589km,只供给外国租界和大的工商业区约 962 万人饮用,而广大劳苦大众饮用水状况异常恶劣。特别是在鸦片战争以后,城乡环境卫生条件和工厂矿山的劳动条件极为恶劣,传染病、寄生虫病、地方病和职业病等严重地威胁着人民的健康,环境卫生科学根本不可能受到应有的重视,环境卫生工作进展十分缓慢。自 18 世纪以来,资本主义大工业和私有制给人民带来了恶劣的劳动和生活条件,车间里、矿井下的毒气弥漫和粉尘飞扬,居住拥挤和饮食质量低劣,造成了职业病及传染病的流行。城乡环境卫生条件也极为恶劣,特别是小城镇和农村的住房矮小、阴暗、潮湿,居住拥挤,采光通风不良,有的甚至人畜共居,没有自来水和下水道,水源大都遭到严重污染;当时居民住宅与工厂犬牙交错,完全不符合卫生要求,更谈不上城乡建设规划,致使各种传染病和寄生虫病广泛流行。当时,虽然少数医学院校也开设有公共卫生课程,但环境卫生只占其中小部分内容;同时,由于环境卫生工作得不到政府的重视和支持,战争频繁,难以开展环境卫生工作。根本不可能形成完整的环境卫生学体系,环境卫生工作也根本不可能得到发展。

中华人民共和国成立以来,我国部分医学院校设立了预防医学专业,环境卫生学开始成为一门独立的学科,并成为预防医学专业学生学习的一门专业课程。早在 20 世纪 50 年代初,我国各医学院校普遍建立了卫生学教研室,在总结自己的丰富实践经验的基础上,积极学习国外的先进经验,于 1955 年在全国第一次开设环境卫生学课程。从 1952 年起,在全国范围内开展了群众性爱国卫生运动,有效地改善了我国城乡环境卫生面貌。1953 年以来,我国又建立了各级卫生防疫站等专业机构,大力开展"改水""管粪"及大气、水体等的监测、监督工作;这些工作实践和经验充实了环境卫生学的内容。同时,引进并采用国外的环境卫生标准。卫生工作者从预防疾病、增进人群健康出发,采取了一系列的措施,开展了各种卫生工作,促使环境卫生学的理论、内容和研究方法不断充实和完善,逐步形成了有我国特色的环境卫生学。随着环境卫生工作的开展,通过大量的调查研究和科学实验,我国现已制订切合国情的环境卫生标准,并已成为环境卫生学的重点研究内容。19—20 世纪,现代化学工业和原子能工业有了迅速的发展,增加了废水、废气和废渣的排放,造成环境污染,影响人类健康。这些新的问题推动了人类对环境因素与健康关系的研究;科学技术的发展,也增加了人类与环境中各种有害因素进行斗争的能力和手段。适应这种工农业生产发展的新形势,环境卫生学研究的领域无论在广度上和深度上都有了极大的发展。政府和卫生部门发布了一系列有关环境卫生的法规、条例及办法,使环境卫生工作更加科学化、规范化和法制化,对推动环境卫生事业和环境卫生学的发展,保护和增进人民健康,促进社会主义现代化建设起到重要作用。

通过70余年的学科建设,特别是近10余年来的建设与发展,为环境卫生学课程的建设奠定了较好的基础。目前,我国的环境卫生学从科研、教学到实践已形成了一个较完善的体系。全国绝大多数医学院校的公共卫生学院(或预防医学系)和中等卫校的预防医学专业设有环境卫生学研室(组);中国预防医学科学院设有环境卫生与卫生工程研究所和环境卫生监测所。在我国环境卫生学发展过程中,于1979年、1984年、1990年、1995年和2001年先后召开了5次全国环境卫生学学术会议,对推动我国环境卫生学和环境卫生事业的发展起了一定的作用。主要表现在研究对象和范围的扩大。如从单纯的研究生物因素扩大到对化学和物理因素的研究,从单一的宏观流行病学调查扩展到宏观调查结合实验室微观研究,以及应用现代毒理学的研究方法和技术开展污染物的远期危害研究和多种环境因素的联合作用研究。近年来,环境污染问题已引起重视,随着生命科学和环境科学的发展及分子生物学技术在环境卫生学中的应用,人们得以从分子水平上深入探讨环境与健康的关系。特别是生物标志的建立和应用以及分子流行病学的研究进展,为评价人群罹患环境相关疾病,如环境肿瘤的危险性提供了新的方法。在探讨污染物的毒作用机制中,从过去的整体、器官和系统水平逐步深入到当前的细胞、蛋白质水平乃至基因水平。随着人类基因组计划的顺利实施和环境基因组计划(environment genome project)的启动,从环境因素易感性的基因和人群易感性着手,对深入认识环境暴露与健康危害的关系,开展高危人群的筛查、更经济有效地进行预防工作具有十分重要的意义,是环境卫生学极其重要而又非常前沿的课题。环境基因组计划的实施有效推动了环境应答基因(environmental response gene)的多态性研究及环境-基因交互作用对疾病发生影响的流行病学研究。这不仅是环境卫生学研究方法的更新,更是学术思想上的飞跃,必将为环境卫生学的发展提供新的机遇。1992年联合国在巴西里约热内卢召开的国际环境发展会议上"可持续发展"战略以及"清洁生产"和"生态系统健康"新概念的提出和实施是减少环境污染、保护人类健康的明智之举。清洁生产是指能够节约能源、减少资源消耗,有效预防和控制污染物和其他废弃物生成的工艺技术过程,包括清洁的能源、清洁的生产过程和清洁的产品;可持续发展是指国家的社会和经济发展不仅应满足当代人的需要,而且不应损害子孙后代的发展需要,使自然资源与生态环境持续发展,达到经济与环境的协调发展。可持续发展的策略强调充分利用不可再生作用(包括清洁的环境)。生态系统健康(ecosystem health)是指具有活力、结构稳定和自调节能力的生态系统,是生态系统的综合特性。生态系统健康是实现可持续发展的重要前提,只有健康的生态系统才能为人类持续提供良好的生态系统服务功能。健康的生态系统是人类生存和发展的物质基础,也是人类健康的基础。保持和维护生态系统的结构、功能的可持续性,修复生态系统的创伤,重建已破坏的地球生命支持系统,实现生态系统健康是环境工作者和环境管理部门今后的重要任务。随着全国环境卫生工作蓬勃发展,环境卫生学的理论、内容和研究方法将得到不断的充实、深化和完善。

第三节　环境卫生学的研究内容、特性和方法

一、环境卫生学研究内容

环境卫生学是预防医学与环境科学相互结合的学科,是研究环境因素与人群健康关系的科学,它应用医学科学的基本理论、技术和环境科学及有关分支科学的新成就、新方法来系统地研究环境因素对人群健康的影响。

（一）环境与健康关系的基础研究

环境与健康关系的基础研究是环境卫生学的前沿领域,是当今人们提出并实施环境基因组计划的原因所在,也是解决环境与健康问题的基石。通过环境与健康关系的基础研究有望解决环境卫生学的重大理论问题。这一领域所取得的任何进展和突破,都会对揭示环境-机体相互作用的奥秘提供重要的理论基础。环境应答基因的多态性是造成人群易感性差异的重要原因。同一种属的不同个体遗传学特征即基因多态性(genetic polymorphism)不同,决定了不同个体在相同暴露剂量条件下对有害物质的反应性存在明显的个体差异,它在控制个体对环境暴露的反应和相关疾病的易感上发挥重要作用。1997年,美国环境卫生科学院启动环境基因组计划,试图鉴定出在美国人群中存在的 200 个或更多环境相关疾病的易感基因,试图采用先进的细胞生物学和分子生物学技术,研究环境污染物与机体在细胞水平、蛋白质水平及基因水平上的相互作用,其目的在于揭示某些环境相关疾病的发病原因和多种环境因素的致病机制及人群易感性或耐受性的差异,保护易感人群的健康,提高人民的健康水平。所有这些均有助于揭示某些环境相关疾病的发病原因和多种环境因素的致病机制及人群易感性或耐受性的差异,极大地丰富了环境卫生学的基础理论知识,对环境卫生学的发展将会起到不可估量的推动作用。

（二）研究环境因素与健康关系的确认性

环境介质中存在着很多环境因素,其对人体健康影响的模式十分复杂。有些环境因素对于机体作用的浓度或强度和频率不同而呈现出其生物学效应的双重性,在浓度适宜时,对健康有益,浓度过高则对健康有害,如太阳辐射中的紫外线等。各种污染物的生物学效应多种多样,同一污染物对不同个体可产生不同的效应,而不同污染物对同一个体有时也可产生相同或类似的效应。例如 2-乙酰氨基芴在大鼠、小鼠和狗体内可进行 N-羟化,并与硫酸结合形成硫酸酯而呈现强致癌作用,在豚鼠体内则不发生 N-羟化,也不致癌。目前环境污染物与人体健康之间的关系远未阐明,研究污染物对人体健康的影响,在考虑单一环境因素的作用时,也要考虑多种因素的联合作用,如由于苯硫磷抑制肝脏降解马拉硫磷的酯酶,使马拉硫磷与苯硫磷具有协同作用。既要重视污染物的急性作用,也要重视其慢性影响。大多数公害病是属于慢性损害,如日本首先报告的水俣病、痛痛病和慢性砷中毒等。某些公害病也可以是暴发的急性损害,如伦敦烟雾事件和洛杉矶光化学烟雾事件以及一些急性中毒等。在揭示污染物的早期效应的同时,也要揭示其远期效应,目前认为环境中的一些因素,既可引起早期效应,也可出现远期效应,如 X 射线、电离辐射等物理因素,某些化学品包括工业化学品、药品、农药、食品添加剂等,某些病毒如风疹、肝炎病毒等生物因素,都可以是致突变原,有致突变作用。在确认环境因素与健康的关系时,还应及时发现反映机体接触污染物的暴露生物标志(biomarker of exposure)、反映污染物对机体影响的效应生物标志(biomarker of effect)和反映机体对污染物翻译差异的易感性生物标志(biomarker of susceptibility)。一些环境污染物,如重金属和农药,通过在人体内蓄积而对健康构成危害。这些污染物及其代谢副产物在人体内的残留常通过尿或血液检测出(暴露标志)。此外,对某些生物效应标志和遗传易感性标志的检测则能更深入地阐明暴露个体的损伤性质和程度以及对易感人群的保护。后者多用于环境流行病学调查的人群检测以利于机制和因果关系的确证。生物标志对于早期发现和预防污染物的健康危害、保护敏感人群具有重要价值,并可通过对一系列生物标志有效组合建立污染物健康影响的预警体系,将显著提高预防和控制环境污染危害的水平和效益。因此,努力探索、及时确认复杂的环境因素对机体健康的影响、作用模式、相互关系和影响因素等,对于阐明环境因素与健康的关系具有十分重要的意义。

（三）研制、创建和引进新技术与新方法

环境卫生学传统的研究方法和技术在开展日常环境卫生工作中发挥了重要作用,很多研究已证实对环境污染的暴露与相关疾病之间的关系。例如氡与肺癌,砷与皮肤癌,铅与神经系统紊乱,引起疾病的细菌诸如 E. coli $O_{157}:H_7$ 与胃肠道疾病,某些污染物与心、肺疾病的恶化以及 SARS 冠状病毒与严重急性呼吸综合征等。为了解环境与健康的关系,科学家对一系列问题进行了研究,从污染物释放到环境中开始,人类的各种活动到个体或人群相关疾病的发生、发展,要想阐明环境污染与疾病的关系非常具有挑战性。人们对一些污染物在疾病发生中的作用有过较深入的研究,但对于很多其他的污染物则知

之甚少。随着生命科学和环境科学的发展及适应环境与健康关系研究的深入,要分清包括环境因素在内的所有危险因素在疾病中的作用需要大量的研究工作,环境卫生学领域内仍有不少方面有待创建和引进新的研究方法。如研究环境因素对机体的基因、蛋白质及细胞结构和功能的作用,建立环境污染对人体健康危害的预警体系,对机体内外环境污染物和病原体的快速、灵敏、准确的检测等,都需要应用新的研究技术和方法,或借助学科间的交叉、渗透。在现有的可阐明环境暴露与疾病联系的基础上,美国正探索使用相关生物标志去完善传统研究程序——暴露评估,毒理学实验,人群研究,并被用于评估环境暴露对健康的潜在性影响。环境卫生学在应用传统的流行病学方法基础上,若能借助以现代细胞生物学和分子生物学技术为基础建立起来的分子流行病学研究方法,可大大提高人们对环境因素与健康关系认识的水平,更有效地预防和控制环境污染对人类健康的危害。

(四) 环境卫生监督体系理论依据的研究

环境卫生监督属于公共卫生行政执法的范畴,它是按照国家的法律、法规、标准等,对辖区内的企业、事业单位等贯彻执行国家环境卫生有关法规、标准等情况进行监督和管理,对违反环境卫生法规、危害人民群众健康的行为依法进行监督管理或行政处罚。这要求监督执法人员懂得环境卫生相关知识,环境卫生学则必须为其提供科学的理论依据,如环境卫生法规、环境卫生标准的制定、实施都需要环境卫生学提出具体的卫生要求和环境卫生基准作为监督工作中技术规范的依据,使环境卫生监督人员真正做到执法有据,判断准确,避免因有关知识的缺乏而造成工作上的失误。

二、环境卫生学的性质和特征

环境卫生学是预防医学的重要组成部分,主要任务是研究自然环境和生活环境与人群健康关系。它既是预防医学的一个重要分支学科,又是环境科学的重要组成部分,可以说,环境卫生学是由预防医学与环境科学相互结合的产物。环境卫生学是预防医学的二级学科和主干课程,现属劳动卫生与环境卫生学学科,是预防医学学生的必修课。它与许多学科有着密切的联系,涵盖领域比较广阔。环境卫生学与环境医学、环境科学、环境管理学、环境毒理学及环境流行病学等学科互补渗透。近年来,环境医学模式的转变对环境卫生学的发展产生了深远的影响,使环境卫生学研究向更高层次发展。危险因素和高危人群概念的建立提高了环境卫生学病因探索及防制策略研究的水平;新概念、方法和技术的应用给环境污染物作用机理研究增添了活力;环境污染物监测系统和环境质量评价方法,为环境保护和环境相关疾病的预防提供了保障。

环境卫生学是一门理论性很强的课程,授课主要对象为预防医学专业学生,同时兼顾其他专业的医学生。学习环境卫生学必须具备相应的基础医学、临床医学和预防医学和其他学科的知识,只有这样,才便于掌握环境卫生学的基本理论和基本方法。环境卫生学的教学特点非常鲜明:需要多学科的知识,特别需要环境流行病学和环境毒理学的理论和方法相结合,现场调查和实验研究相结合。环境卫生学的任务是使学生掌握环境卫生学的基本理论,基本知识和基本技能;熟悉环境因素在时间、空间上的数量变化和机体生物学效应之间的相互关系,并能作出正确的卫生学评价;了解环境卫生工作者在城乡规划,环境质量评价中的重要作用。

环境卫生学是一门应用性和实践性很强的学科,环境卫生的生命力在于不断探索和解决人类活动、社会经济发展中出现的环境卫生问题。环境卫生工作和环境卫生学的重点应当是本国社会面临的环境卫生问题、影响健康的重点环境卫生问题以及当前普遍关心的主要环境卫生问题和可能出现的新的卫生问题。从环境卫生视角研究、提出解决当地环境卫生问题的措施和办法。要应用医学科学新成就、新方法系统地研究环境因素,特别是由于社会生产、人类集居形成的次生环境对人群健康的影响,阐明这些影响的发生、发展规律以及如何消除和控制这些影响,为制定环境卫生决策、标准、防治措施提供科学依据。

环境卫生学不同于临床医学,它的重点不是诊治病人,而是探讨环境对健康的影响,预防疾病。它的病人不是个体人群,而是社会人群。必须明确这些基本特点,改变以诊治病人为重点的学习方法,重视环境因素,重视健康效应,特别是病前效应和远期效应,重视改善环境的理论依据、制定卫生标准的原则及方法。环境卫生学也是环境科学的一个分支,但它不同于环境科学的其他部分,它是从人群健康出发来研究外界环境、环境污染治理方法及其关联知识。环境卫生学是一门应用科学,教学过程必须紧密联系我国实际,提出问题,分析问题,解决问题。教学内容必须贯彻少而精的原则,并充分利用国内外最新成就加以充实提高。

三、环境卫生学的方法

环境卫生学是一门发展迅速、涉及面广的综合性学科,环境与健康关系是环境卫生学研究的核心问题,一个环境卫生工作者应掌握与了解比临床医师更广泛的知识和专业技能。为阐明环境对人群健康的影响,必须运用现代自然科学分析技术,了解环境因素的物理、化学和生物学性质、特征。同时也必须运用现代生物和医学领域中的先进理论和技术,认识机体受到外环境因素影响时所引发的体内各种生理、生化和病理学反应等。在进行环境与健康关系研究时,需要宏观和微观相结合,人群调查与实验室研究相结合。比如,为了解决环境卫生中存在的问题如饮水的处理与消毒,生活废弃物的无害化等,以及环境对人群健康影响如环境铅污染等,就必须运用物理学、化学、生物学、气象学等知识以了解外界环境因素的物理、化学和生物学性质,还要广泛地应用生理、生化、病理、毒理、流行病、统计和临床学科等有关知识,以阐明人体受外界环境影响时可引起的各种变化和对人群健康的影响。此外,为解决环境卫生实际问题,还必须掌握一定的卫生工程基础。环境卫生学的研究方法一般可分为环境卫生监测、实验室研究、环境流行病学(environmental epidemiology)、环境毒理学(environmental toxicology)等几种方法。其中,环境流行病学和环境毒理学的方法是最主要的两类方法,它们是环境与健康研究中相辅相成的两个方面,相互验证、相互促进。

(一) 环境卫生监测

是环境卫生常用的研究方法,即对人群所处环境的本底和污染情况进行定期和不定期、间断或连续性的调查和采样检测,以了解环境受污染的程度及可能对人体健康产生的近期或远期影响。若加上环境流行病学调查和动物试验,可提供更完整的环境对人群健康影响资料。

(二) 实验研究方法

是在严格控制的实验室条件下,应用生理、生化、病理、免疫、分子生物、卫生毒理、卫生工程等的方法和先进的技术对某一环境因素或几种环境因素综合对人体的作用,某种改善环境措施的效果,某些环境监测方法的建立,某些元素或污染物在人体内浓度及环境污染物对健康危害早期指标等进行研究。实验研究可以模拟环境和在动物上进行,这在现场或人群中往往是难以办到的。但实验室研究结果是否正确或有效,还得到现场或实际中去验证。

(三) 环境流行病学研究方法

环境流行病学是应用传统流行病学的方法,结合环境与人群健康关系的特点,研究环境因素对人群健康的影响的宏观关系,在研究内容和方法学上除与一般流行病学共有的方法学特征外,有其自身的特点。首先,环境因素对人群健康影响是一个反应较广的健康效应谱,主要是研究发病前的一系列健康效应,包括生理功能、生化代谢等的改变。其次,环境物理和化学因素是环境流行病学研究的主要暴露因素。暴露因素明确的,研究其对健康的影响,如磷肥厂的氟污染大气对居民健康影响等;或出现健康异常,探索引起健康异常的暴露因素研究,例如,近年来我国学者对宣威肺癌、林县食道癌病因研究等。第三,环境流行病学特别注意暴露-效应关系和暴露-反应关系的研究,这是制定环境卫生学标准、法规、条例的重要依据。其最终目的是消除污染、改善环境、保护人群健康。

1. **环境暴露与健康效应**　在进行环境流行病学研究时,环境暴露测量和人群健康效应测量是最基本、也是最重要的研究内容。只有在获得两者科学的、准确的数据或资料后,才能够将暴露与健康效应联系起来进行分析、判断并做出正确结论。

(1) 环境暴露测量:环境暴露水平是指人群接触某一环境因素的浓度或剂量,包括外暴露剂量(ex-

ternal dose)、内暴露剂量(internal dose)和生物有效剂量(biologically effective dose)三种：①环境外暴露剂量测量：通常是在不同的环境暴露区域，按计划要求在不同的时间或空间进行抽样，测定人群接触的环境介质中某种环境因素的浓度或含量，根据人体接触的特征，估计个体的暴露水平。根据实测结果，计算出能代表人群接触的平均水平。测量结果从宏观上可以为环境流行病学调查划分出高、中、低浓度区和对照区，是研究该环境因素对人群健康影响的基础资料。但用这种抽样测量，常常很难精确地估计环境污染物进入不同个体暴露剂量。要估计个体暴露量，最好考虑到不同暴露途径，并估计总暴露量。②内暴露剂量：测量又称为生物监测。是通过测定生物材料中污染物或其代谢产物的含量来确定人体组织、体液或器官中某种环境暴露因素(因子)的含量，以代表人体暴露水平，称为"生物剂量"，也称"体内负荷"。如以血铅的含量代表铅的暴露剂量。生物剂量相对较为稳定，是反映人体暴露和蓄积的指标，既能反映多种途径暴露的总水平，又能避免由环境的外暴露剂量估计暴露水平时吸收率的个体差异性的影响，内暴露剂量与其产生的效应间关系更好，可作为制定生物学接触限值，并可为确定生物材料如血液、尿液等样品中某种因子或代谢物的正常值提供依据。③生物有效剂量测量：生物有效剂量指经吸收、代谢活化、转运、最终到达器官、组织、细胞等靶部位或替代性靶部位的污染物量。如致癌物或其活化的产物与 DNA 或血红蛋白形成的加合物(adducts)的含量。生物有效剂量直接与产生的有害效应相关，但在检测方法和样品采集上有更多的困难。有些环境暴露检测既能说明污染物的体内负荷，也能代表人体暴露的水平。例如人乳中污染物的浓度既反映了母亲内暴露水平，又反映了婴儿外暴露水平；一些化学性质稳定、易蓄积于某些组织(如脂肪)的化学污染物的相应生物材料的监测，能说明这些污染物的"体内负荷"，也能反映人体暴露的水平。

(2) 人群健康效应测量：环境流行病学调查应根据研究的目的和需要、各项健康效应的可持续时间、受影响的范围、人数以及危害性大小等，选取适当的调查对象和健康效应指标进行测量和评价。暴露于环境污染物的人群常随暴露量、暴露时间及个人健康状况而不同，出现从体内污染物负荷增加到出现组织器官病理损害及疾病、死亡的不同水平的效应。环境卫生学从保护人群健康目的出发，除了疾病率的测量以外，还应当选择在个体中仅产生体内负荷增加或出现轻微生理、生化代谢改变的指标作为健康效应调查、测量和评价的依据。

人群健康效应测量的对象复杂，涉及面广，工作量大，为能达到更好的预期效果，调查人群的选择可采用两种方法：①如果能筛选出高危人群(high risk group)，可用较小样本的特定人群来进行研究。如在调查甲基汞污染区居民健康的危害时，可选择食用含甲基汞的鱼数量较多或头发甲基汞含量高的居民作为调查对象。按《水体污染慢性甲基汞中毒诊断标准及处理原则》(GB/T 6989—1986)的规定，总汞在 $10\mu g/g$ 以上，甲基汞超过 $5\mu g/g$，应进行健康检查。②抽样调查：它是从研究总体中随机抽取部分研究单位所组成的样本进行调查研究，进而由样本调查结果来推论总体。抽样调查要求样本能代表总体，遵循随机抽样原则。人群健康效应测量的内容主要包括疾病率的测量及生化和生理功能测量。疾病频率测量常包括：发病率、患病率、死亡率，各种症状或功能异常的发生率等。例如年龄或性别专率、某职业人群某种疾病的患病率等。按生化和生理功能测量手段的类型可分为生理、生化、血液学、免疫学、影像学、遗传学、分子生物学等的检测指标和方法；按人体器官系统包括呼吸系统、消化系统、造血系统等的功能检测。总之，任何临床的检测指标，环境流行病学都可以借鉴。环境流行病学家还应该不断吸收和利用环境毒理学、基础和临床学科的最新研究成果，解决其健康效应的测量问题，丰富和发展环境流行病学。

(3) 暴露与健康效应评价：采用正确的流行病学和卫生统计学的方法分析暴露与健康效应测量的结果非常重要。根据分析数据做出健康效应评价及暴露与健康效应关系的评价，评价中应注意混杂因素(confounding factor)的控制。混杂因素是指当研究暴露于某一因素与疾病的关系时，由于受到一个或多个既与疾病有制约关系，又与暴露因素密切相关的外来因素的影响，掩盖或夸大了所研究的暴露因素与疾病的联系的因素。在资料分析阶段，按可能的混杂因素的不同水平，分层分析资料。控制混杂还常用 Logistic 和多元线性回归分析技术。暴露-效应/反应关系(exposure-effect or exposure-response relation-

ship)即暴露剂量的大小与群体中特定效应的出现频率间的关系,是暴露与效应依存性的重要依据,是对暴露与效应间因果关系的有力支持;是对暴露剂量和所产生的效应之间的一种定量描述,可确定不引起有害效应的最高暴露剂量水平,为制定卫生标准提供科学依据。因此其在环境流行病学中具有特别的重要性。

　　2. **环境流行病学研究方法与应用**　环境流行病学研究的基本方法与一般流行病学所使用的方法是一致的。主要为描述性、分析性、实验性和理论性流行病学研究。在环境流行病学研究中,已知暴露因素,欲研究对人群健康的危害及其程度,为采取预防对策、制定卫生标准提供科学依据的,可采用现况研究、队列研究及实验研究。尽量选择能反映机体生理功能、生化代谢等轻微改变的敏感而特异的指标。出现健康异常或临床表现后探索环境致病因素的,环境暴露测量(外暴露和内暴露)的方法学选择、健康效应的指标及其测试方法和调查研究对象的选择都是非常重要的。可以先进行现况研究和病例-对照研究,获得暴露与健康效应之间的联系,找出导致异常和临床表现的主要危险因素后,再选用队列研究或实验研究加以证实。

　　从环境暴露到机体中毒和疾病发生之间的内在变化,是一个连续性的、渐进的过程。随着生命科学的飞速发展,可从细胞和分子水平上认识疾病的发生和发展,揭示在这一发生和发展过程中一系列与发病机制有关联的"关键事件"(key event),从而解读从暴露到疾病的"黑匣子";并可通过对体内发生的这些关键事件的监测应用于流行病学研究,从根本上推动传统环境流行病学的发展。生物标志是生物体内发生的与发病机制有关联的关键事件的指示物,是指机体由于接触污染物而产生可在生物介质中测定到的细胞、生物化学和生物分子的改变。生物标志中的分子生物标志(molecular biomarker)则着重研究外来因子与机体细胞,特别是生物大分子(核酸、蛋白质)相互作用所引起的一切分子水平上的改变。应用分子生物标志建立的分子流行病学更能准确地反映出暴露与效应间的关系,对于早期预测环境有害因素对机体的损害、评价其危险度、及时提出切实可行的预防措施有着重大意义。

　　生物标志分为暴露生物标志、效应生物标志和易感性生物标志三大类。接触暴露生物标志物指在机体内某个隔室中测定到的外来物质及其代谢产物(内剂量),或外来因子与某些靶分子或细胞相互作用的产物(生物有效剂量或到达剂量)。效应生物标志物指机体内可测定的生化、生理或其他方面的改变。依据这些改变的程度,可表现为确证的或潜在的健康损害或疾病的标志。易感性生物标志物指机体接触某种特定环境因子时,其反应能力的先天性或获得性缺陷的指标。暴露生物标志包括内剂量和生物有效剂量生物标志,生物有效剂量标志比内剂量标志更赋予了生物效应意义。生物标志物对研究和评价环境污染对人群健康影响的重要价值:①体内剂量、生物有效剂量可作为污染物危害监测和鉴定的重要指标;是定性污染物与暴露后果相联系的重要参考;②生物标志物能应用于确定暴露-反应,暴露-效应关系和危险度的估计;③生物效应分子生物标志物,细胞结构/功能改变标志物有助于环境污染物对机体损伤机制的研究;④易感性生物标志物,对发现环境污染易感个体和制定保护易感人群的卫生措施有着十分重要的价值。

　　生物标志在环境流行病学与分子流行病学研究中的应用前景十分广阔。主要得益于生物标志的运用能加强暴露、效应和易感性的测量,对病因联系提供更有说服力的证据。在体内生物材料中检测外源性化学物质或其代谢产物的含量,比通过询问所得的暴露情况或环境监测到的暴露水平精确得多。致癌物或其代谢活化产物与其靶分子 DNA 结合形成了加成物,则可提供直接的已作用到靶分子的准确测量,称之为特定暴露的"指纹"(fingerprinting)。大量研究结果表明,DNA 加合物能敏感地指示环境低剂量致癌物的暴露。血红蛋白加合物是某些致癌剂暴露替代性的生物有效剂量标志物。最近的研究表明,某些环境因素的暴露与特定的基因表达有关,可分析特定的基因表达以评价其暴露。基因芯片可高效、大规模地检测基因表达,有望为环境化学暴露提供广泛的生物有效剂量的生物标志。生物效应标志包括从轻微效应到疾病过程中的整个阶段的各类效应。对于环境流行病学,更重要的是揭示早期效应。2000 年,国际化学安全规划署(International Programme on Chemical Safety, IPCS)制订的人类致癌剂遗传毒性效应监测的指南中列出了六种监测指标:DNA 加合物、彗星试验(comet assay)、*hgprt* 基因突变试验,染色体畸变分析,微核试验和姊妹染色单体互换(SCE)试验。可见有害效应监测方法仍以经典的细胞遗传学方法为主;同时也将 DNA 加合物纳入遗传毒性效应监测。DNA 加合物属于一种 DNA 损伤形式,是化学致癌过程中一个早期关键步骤,尤其是某些特殊类型或处于特殊位点的加合物与致突变/致癌效应密切相关。它不仅是致癌物暴露的生物标志,也可用以监测致癌剂的遗传毒性效应。人群易感性从暴露到发病的每一个阶段均起到重要的作用,它是决定疾病是否发生的主要因素。遗传决定的易感性因素大部分是稳定的,而获得性易感性因素如年龄、生理变化、膳食、生活方式等则随环境与时间的变化导致易感程度的变化。这类生物标志是在暴露之前就已存在的遗传性或获得性可测量指标。遗传易感性差异是通过可编码特异性蛋白的 DNA 变异,以增加疾病发生的频率。遗传性易感个体可能产生结构上不同的蛋白,或者产生蛋白的数量高表达或低表达。如患有着色性干皮病的个体暴露于紫外线则发生皮肤癌的危险性增高,是因为他们缺乏 DNA 损伤的修饰蛋白。随着分子流行病学的发展,建立适用的生物标志是亟待解决的问题,建立生物标志的研究需要包括生物化学、分子生物学、病理学、免疫学、毒理学、临床医学和流行病学领域多学科的合作,在研究中应采用最新的技术和理论,分别从不同角度进行深入的研究。生物标志的应用应遵照公认的技术指南进行操作,科学地、客观地评价其检测结果。

(四) 环境毒理学监测

传统的环境监测主要采用化学或物理学方法测定介质中污染物的含量,环境生物监测有可能解决单一的化学检测难以反映总体的污染水平和可能产生的危害这一问题。环境污染物与生物体的相互作用都始于生物分子,分子生物学的监测具有更重要意义。目前利用毒理学方法进行环境生物监测,主要可分为现场直接监测和环境样品监测两类。

1. **现场生物监测** 主要通过对环境的植物、动物或微生物进行细胞遗传学或分子毒理学的直接监测。

(1) 植物细胞遗传学监测:推荐用紫露草四分体微核试验、紫露草雄蕊毛突变试验、蚕豆根尖细胞有丝分裂染色体畸变试验建立全球性的环境生物监测网,以监测大气和水体污染。目前国内外都已应用这些方法于各种不同活动场所,如机场、停车场、学校、城市烟雾区、垃圾场和生活或工业废水的污染状况进行监测。

(2) 水生物的分子生物学监测:国内已用 32P 后标法检测贝类鳃中 DNA 加合物,通过对鱼、贝等水生物的监测评价水体化学诱变/致癌污染。随机扩增 DNA 多态性(RNPD)分析的应用。

(3) 土壤微生物的分子生物学监测:土壤中含有大量的微生物,通过一些新的分子生物技术监测土壤微生物的反应,评价土壤污染状况。土壤微生物的 DNA 样品与特定微生物的基因探针杂交,能较准确地评价土壤的细菌谱,而 mRNA 和 rRNA 的分子杂交能反映微生物的代谢酶活性。

2. **环境样品的生物监测** 即收集空气、水和固体环境样品进行毒理学测试。环境样品制备方法视需要检测的对象和目的而定。根据环境介质及污染物的理化特性,采用不同的浓缩、萃取等方法处理,获取环境样品的混合物进行毒理学测试,也有部分研究者将混合物再分为各种组分或单个污染物成分进行测试。

第四节 环境卫生学的现状和展望

环境卫生学是一门既古老又非常适应时代的应用型学科,它与人们的生活、健康和发展息息相关。在 21 世纪既要解决 20 世纪遗留的环境问题,又要迎接将要出现的挑战。随着我国社会经济、科学技术的发展以及人民生活水平的提高,经过广大环境卫生学科研、教学和实际工作的专业人员的共同努力,并与预防医学各有关学科专业紧密结合,与有关环境保护等单位密切协作,近年来在防治生物性环境致病因素所引起的传染病和寄生虫病、防治化学性和物理性致病因素对健康的影响及导致的地方病、环境病等方面获得了巨大的成就。运用环境流行病学调查,体内外毒理实验和基因芯片等技术研究饮用水中残留有机化学污染物致突变性及其对人体健康影响的研究,二氧化氯消毒饮用水、水中微囊藻毒素对健康的影响,微生物絮凝剂的研究,香烟烟雾(吸烟)与健康,室外和室内空气污染与健康的研究。2019年12月以来,新型冠状病毒肺炎(corona virus disease 2019,COVID-19)肆虐全球大部分地区,我国也经受了COVID-19暴发流行的严峻考验,同时也暴露出我国公共卫生事业中存在的问题。面对我国进入全面建设小康社会的新时期、面对COVID-19等新的公共卫生问题,环境卫生学和环境卫生工作如何与时俱进,应对挑战,如何发挥环境卫生的学科优势? 这是值得所有从事环境卫生学术研究、教学、实践和管理工作者思考的问题。当前国家正在加强公共卫生体系建设,给包括环境卫生在内的公共卫生各专业发展提供了良好的机遇。

一、环境卫生学的现状

(一) 国外环境卫生学现状

国外环境卫生专业的范围非常广泛,所有与健康有关的环境因素都可以纳入研究的范围。包括从基础研究到国家政策制定,从宏观到微观的研究。研究内容既包括各种环境介质如空气、水、土壤、食品及室内、室外环境对人群健康的影响,也包括生物、物理和化学性危害,既有单一作用,也有联合作用,其污染危害既可表现单一的影响,也可表现为极为复杂的效应;还涉及环境卫生有关的基础科学、法律法规、政府规划、环境相关疾病和损伤的鉴别和预防控制措施等。在西方国家,环境卫生学的内涵和环境卫生机构设置及环境卫生服务齐全。环境卫生的任务是维持和保护与环境因素相关联的公众健康,环境因素包括人们喝的水、吃的食物、呼吸的空气和居住、娱乐、工作的场所。提供综合概念的卫生服务内容和项目,相当于我国五大卫生的内容和项目,并且涉及环境保护、市政管理和城市环卫管理的部分内容和项目。环境卫生处(Environmental Health Division)是卫生局(Public Health Services)公共健康项目与服务部(Public Health Program and Services)下面的一个分支机构,非常庞大。环境卫生处由4个科组成:消费者保护科(Bureau of Consumer Protection)、区域环境服务科(Bureau of District Environmental Services)、环境计划和评估科(Environmental Planning and Evaluation)、环境保护科(Bureau of Environmental Protection)。有关环境卫生学方面的书籍内容丰富、全面,而且不断更新。2003年由美国著名学者 Koren 和 Bisesi 两位教授主编的第4版 *Handbook of Environmental Health* 的主要内容包括:环境与人、环境问题与人类健康、食品保护、食品技术、昆虫鼠类控制、农药、室内环境、办公场所环境、娱乐场所环境、职业环境、空气质量管理、固体和危害废物管理、水供应、游泳区卫生、污泥处理与土壤卫生、水污染与水质量控制、恐怖事件与环境卫生应急处理等。在美国疾病预防控制中心(Center for Disease Control and Prevention,CDC)所涉及的科学研究和日常工作都包含有环境卫生专业的内容,在美国的国立卫生研究院(National Institutes of Health,NIH)内也设有环境卫生科学研究所,这些与环境卫生专业有关的机构的研究领域既有宏观研究也有微观研究,如环境基因组计划、基因研究等。

(二) 我国环境卫生学现状

1. 我国环境卫生专业现状　中华人民共和国成立以来,我国环境卫生工作大致经历了几个快速发展阶段:20世纪50年代,城乡环境卫生状况恶劣,开展了围绕传染病控制为中心的全国爱国卫生运动,对于当时我国在短时间内控制严重传染病的流行起到了十分重要的作用。70年代中后期至80年代中期,环境污染问题日益突出,开展"两管、五改"活动。80年代至90年代开展"国际饮水供应和卫生十年"活动、公共场所卫生监督和化妆品卫生监督等,促进了环境卫生学科的迅猛发展。我国卫生部门将环境监测和"三废处理"等工作从环境卫生工作中分离,移交给环保部门,及时对环境卫生工作主要内容进行了调整,环境卫生工作得到很大的发展。20世纪90年代末以来,为应对社会出现的新的环境卫生问题,卫生部加强了室内装修和室内环境污染带来的卫生问题的政策研究,并于2001年制定并发布了《室内空气质量卫生管理规范》等卫生规范;国家质量技术监督局、国家环境保护总局制定了《室内空气质量标准》。为适应依法行政的要求,卫生行政部门进一步转变职能,加大了公共场所、化妆品卫生监督执法力度,加强了环境卫生国家卫生抽检工作。从2000年开始,我国对卫生防疫体制进行改革,到

2002 年年底,全国已有 25 个省级卫生监督机构和疾病预防控制中心已正式挂牌运行。

2. 我国环境卫生存在的问题及对策 环境卫生学和环境卫生工作与相关学科及领域的改革和发展相比,显得较为迟缓,与社会对环境卫生工作的要求仍然存在较大距离。目前环境卫生学科建设显得缺少生气,与实际脱节,没有及时根据国内、国际对环境卫生的要求调整方向、充实学科内容;环境卫生工作视野不宽,主要局限在日常公共场所、化妆品、消毒产品卫生监督管理、城市集中式供水卫生监督管理等几个领域,环境卫生队伍业务素质有待提高,对社会上不断出现的新的环境卫生问题、国际上普遍关注的环境卫生热点缺乏应有的敏感性。2002 年,我国 SARS 的传播与环境卫生直接相关。当时医院成为一个最主要的传播场所,公众聚集场所的集中式空调系统成为病毒传播的严重隐患,如香港淘大花园 SARS 暴发的直接原因是高楼下水系统设计和使用管理不当。这些事实及隐藏在后面的环境卫生问题值得我们认真思考。

(1) 环境卫生机构大多侧重监测监督:从理论上来说,环境卫生工作和研究涉及的学科多、领域广,需要的知识也较为宽广,环境卫生专业有着广阔的前景。近 20 年来我国环境卫生学研究和工作情况,从事环境卫生实际工作的卫生防病机构大多侧重于饮水卫生、公共场所卫生、化妆品卫生和室内空气污染监测监督。

(2) 人群研究薄弱,研究内容大多停留在实验室阶段:医学院校涉及环境卫生的研究内容大多停留在实验室,深入现场不足,故存在理论脱离实际的现象,高等医学院校专家对环境卫生实际工作的指导作用减弱。一方面,高等医学院校,课题来源十分有限,应用研究和现场调查研究获得经费十分困难。另一方面,在体制上,环境卫生领域的工作和研究任务分属多个主管部门,如大气、水体污染属环境保护部门管辖,生物地球化学性疾病属地方病防治机构的业务范畴,饮用水划归水务局管理,有关饮水卫生的研究难以引起重视。

(3) 专家对实际工作的指导作用减弱:环境卫生专业队伍的业务素质参差不齐,学术水平有待提高,不少人员现有的知识结构和水平仅能应付当前的业务工作,深入开展研究工作存在不少困难。一个时期以来,某些环境卫生专家学者过分强调慢性非传染性疾病对人群健康危害的严重性,而忽视了生物性因素对我国人民健康的严重影响,不难想象当前环境卫生专业必然会存在许多问题。

(4) 环境卫生立法工作落后:我国环境卫生的许多领域没有立法。如改水改厕等方面积累的成功经验没有用立法的形式加以认可,中国政府参加的《联合国可持续发展二十一世纪议程》中有关环境卫生教育的承诺没有在国内立法中体现。改革开放以来,在乡镇和新农村建设方面也出现了新的环境卫生问题,水质污染较重,存在着肠道传染病介水传播的隐患。饮用水安全的形势非常需要立法来进一步明确各级政府提供安全卫生饮用水的职责和加强对违法行为的处罚力度。农村粪便收集、储存和使用尚未达到无害化要求,需要立法来规范宣传教育。

环境卫生学研究和环境卫生工作者在完成当前承担的日常工作任务的基础上,应特别重视和加强以下几方面的工作:

(1) 扭转重监测监督、轻健康效应研究的局面:当前,环保部门主要开展环境介质中有害物质监测、监督,水务部门负责水的监测,卫生防疫部门主要开展饮用水、公共场所、化妆品和室内空气污染监测、监督,而很少对各种污染物的健康效应及其预防控制进行研究。应根据当地的特点,长期进行有关环境与健康课题的人群观察与研究。

(2) 政府各主管部门应重视环境与健康研究,加大经费投入力度:近年来,政府各主管部门用于环境污染健康效应研究经费投入明显不足,严重影响环境污染健康效应研究工作的深入开展。卫生部门应将环境污染与健康危害的研究作为本部门重要工作内容,肩负起环境污染危害研究工作的历史重任,从保护人民的健康出发,加大对环境污染危害研究的投入,环境保护部门用于健康效应研究的项目也应扩大招标范围,增加经费投入,研究环境污染对人群健康的影响。

(3) 做好突发公共卫生事件应急处理的科学技术和人才资源储备,提高现有环境卫生工作人员学术水平和业务素质:研究环境卫生领域内可能造成突发公共卫生事件的因素及条件,分类制定监测指标、综合评价标准、预警界限和应急处理原则、程序、方法,组织撰写突发环境卫生事件应急处理培训教材。制订切实可行的培训计划,改善他们的知识结构,提高学术水平和业务素质,以适应当今环境卫生工作的需要,全面提升环境卫生工作的水平。

（4）加强各部门、学科间的相互配合与协作:建议成立多部门多学科参加的协作组织,以便相互沟通、共享信息资源,优势互补协作攻关,充分发挥其团队效应。环境与健康关系的研究是环境卫生学不可推卸的责任,也是其他任何部门无法代替的。环境卫生工作者应与有关环境保护部门密切合作,紧紧抓住环境与健康这个永恒的主题。

（5）健全环境卫生法规、标准体系:近年来,我国环境健康纠纷事件不断增多,这迫切要求我们各级卫生行政部门进一步转变职能,深化卫生行政监管体制改革,加强环境卫生行政执法,强化政府在维护公众健康权益方面的监管力度。《中华人民共和国宪法》中规定了"国家保护和改善生活环境和生态环境,防治污染和其他公害"。今后要进一步健全和逐步完善现行卫生法规和卫生标准。并不断根据经济发展而带来的一系列影响健康的因素进行调查研究。使环境卫生工作更加科学化、规范化和法制化。

二、环境卫生学的展望

环境与健康是环境卫生工作的主题,其实质是环境污染造成环境质量恶化而产生一系列健康问题。发展、研究环境卫生学的目的在于解决不断出现的人类活动中产生的各种环境卫生问题,寻求、制定、实施环境卫生措施。近20年来,环境卫生工作借助环境流行病学和环境毒理学的手段,开展了大量的调查研究工作,深入地了解化学因素、生物因素和物理因素对环境的影响及其对人群健康所产生的现实和潜在的威胁。事实证明,预防和减少因环境污染而引起的传染病、环境病,始终是环境卫生工作面临的十分重要课题。开展环境污染对人体健康影响的研究,需要先进的技术与方法支持。环境健康危险度评价、控制暴露人体实验、生物监测和生物标志物、环境污染物的个体暴露量和摄入量等方面新的技术与方法的应用正在起步。由于环境中的新致癌物、持久性有机污染物、内分泌干扰物等在不断地出现,对它们研究的新技术与方法将会引起更多的关注。随着生物技术、新材料技术及生物信息学的发展,基因组计划、环境基因组计划与环境卫生学研究,蛋白质组学及技术与环境卫生学研究,生物芯片技术、传感器技术与环境卫生学研究等环境热点问题的研究将得到较大发展。尤其是人类基因组计划的完成及蛋白质组技术研究的深入,环境卫生学研究将进入一个新的发展时期,在今后几年中,环境卫生学研究领域将有较大突破。我国今后环境卫生学的发展方向主要有以下几个部分。

（一）加强环境污染对人体健康影响的调查研究

环境保护的问题,是世界各国普遍关注的问题。我国已把这一问题已列入国策。随着经济的发展和许多新的日用化学品材料的广泛应用,有的已经对人们的健康构成新的威胁。因此,作为环境卫生工作者,必须要对不断出现的新问题进行研究,根据不断出现的新情况研究新的预防疾病的方法。开展环境与健康关系的研究,是环境卫生工作重要的基础性工作。它不仅能为环境卫生监测和卫生监督提供科学依据,还能为保护子孙后代的健康作出积极贡献。当前,乡镇企业对环境的污染、汽车废气污染、室内空气污染、新型建筑材料及装饰材料污染、水及土壤的重金属污染等都是值得研究的课题。

（二）加强对环境污染物在低剂量、长时间作用下的健康效应研究

环境污染物对人体健康影响最显著的特点是长期、低剂量持续作用,在这种情况下环境化学污染物对机体的健康效应如何,值得深入探讨。最近有人针对低剂量环境化学物的生物学效应提出了"低剂量兴奋效应"的概念,即某些物质在低剂量时对生物系统有刺激作用,而在高剂量时则具有抑制作用。由于大多数环境化学物的卫生基准都是在较高剂量的动物实验条件下经过外推得出的,因而对环境化学物生物学早期效应的识别、剂量-效应（反应）关系的评价或重新评价将是环境卫生工作者的一项重要任务。此外,深入研究环境污染物的生物标志,对于早期发现受害者,及时采取有效措施保护人群健康具有十分重要的意义。

（三）深入开展环境因素对人体健康影响研究，制定更多的环境卫生标准和规范

环境化学污染物进入生产、生活环境和食物链环境中的种类多，危害面大，其对人群健康影响的研究应列为重点。当前，环境与健康关系的研究可以利用人类基因组计划已取得的成就，如应用高通量技术研究基因-环境相互作用机制，进行污染物的剂量-反应关系评价及寻找特异、灵敏的生物标志物。今后在环境-健康关系的研究中，应当积极引进有关学科，特别是化学、生物化学、分子生物学及工程技术科学的新技术与新方法如基因芯片技术，提高对环境污染中毒突发事件的识别能力，为制定环境卫生标准和规范提供依据。

（四）加大环境因素与传染病发生和流行关系的研究

当前，由于人们过分强调化学性污染的健康影响，忽视了生物因素，特别是传染性致病微生物对人群健康的危害。在环境卫生领域中，很少有人深入研究环境介质在传染性疾病发生和传播中的作用、作用规律、传播途径、影响因素及预防对策，以至当严重危害人民健康的传染病到来之际感到束手无策。

（五）重视环境内分泌干扰物健康效应的研究

环境内分泌干扰物是指对维持机体内环境稳态和调节发育过程的体内天然激素的生成、释放、转运、代谢、结合、效应起干扰作用的外源性化学物。这类化学物对动物的雌激素、甲状腺素等具有显著的干扰效应，临床表现以生殖障碍、出生缺陷、发育异常、代谢紊乱以及某些癌症的高发为特征。已证实或高度可疑的内分泌干扰物已达到百种之多，如 2,3,7,8-四氯联苯并-对-二噁英（2,3,7,8-tetrachlorodibenzo-p-dioxin，TCDD）、烷基酚、有机氯杀虫剂和除草剂以及某些金属等。由于这些物质在环境中的浓度一般都很低，其影响因素也较多，对人群健康影响的流行病学研究资料非常有限，有不少问题有待通过大量的人群调查和分子流行病学研究加以阐明。目前，对环境内分泌干扰物生物学效应及其机制的研究已成为当今环境卫生专业领域的热点研究课题。

（六）加强新技术、新方法的开发和应用的研究

环境卫生工作是一项科学性很强的工作，为进一步提高环境卫生工作和环境卫生学研究，发挥更大的社会效益，要引进并推广环境卫生学科和其他卫生学科的新技术、新方法。组织环境卫生专业人员对已经出现或可能出现的环境卫生新问题，有针对性地研究，如新型的室内建筑材料、装饰材料、公共用品、生活用品、娱乐设施等带来的环境卫生问题，提出卫生评价方法和控制措施。同时，要引导专业人员结合工作实际，开展以提高环境卫生工作效率为目的的研究，以进一步推动和提高环境卫生工作和环境卫生学研究。

（七）开拓环境卫生研究和环境卫生工作的新领域

随着社会的发展和进步，将给环境卫生学和环境卫生监督工作提出新的任务和要求，从事环境卫生工作和研究的各级人员都要不断学习新知识，认识新事物，适应社会发展的需要，开展新的工作内容。随着人民生活水平的提高，家用电器和电视机等正逐渐进入千家万户，家用电器的普及和住宅居室装修造成的室内空气污染危害，以及突发公共卫生事件和严重自然灾害带来的环境卫生问题，都需要环境卫生工作者深入研究。如何保持旅游者在旅游过程中的身心健康，给他们提供安全、舒适、清洁的旅游环境，将成为环境卫生工作的一项新任务。

（八）建立更完善的环境卫生标准体系

减少环境污染，保护人群健康一直是环境卫生工作者努力的方向。为实现这一目标，几十年来全国的环境卫生学者做了大量的工作。今后应开展制定更多环境卫生标准，进一步完善过去制定的"卫生标准"，建立更新的、更完善的环境卫生标志体系，使人们深入理解环境与机体相互作用的结果等工作。在人类生活环境中，将环境因子的信息与这种趋势结合起来，这将会有助于环境卫生决策和评估。

（骆文静　张建彬）

第七章

营养与食品卫生学

营养与食品卫生学(nutrition and food hygiene)属于预防医学领域,主要研究膳食与机体的相互作用及其对健康的影响、作用机制以及据此提出的用于预防疾病、保护和促进健康的措施、政策和法规等。因此,本学科不仅具有很强的自然科学属性,而且还具有相当程度的社会科学属性,即社会实践性和应用性。

营养与食品卫生学实际上包括两门既密切联系而又相互区别的学科,即营养学(nutrition science)和食品卫生学(food hygiene)。在预防医学领域,营养学与食品卫生学工作是疾病预防控制与卫生监督工作的重要内容之一,对于保证食品安全,保障社会人群的身体健康、增强体质、提高机体对疾病和外界有害因素的抵抗力、降低多种疾病发病率和死亡率以及延长寿命均具有重大的现实意义和实际应用价值。

第一节　营养与食品卫生学的概念和特征方法

一、营养学定义

营养是指机体从外界摄取食物,经过体内的消化、吸收和/或代谢后,或参与构建组织器官,或满足生理功能和体力活动需要的必要的生物学过程。

营养学是研究机体营养规律以及改善措施的科学,即研究食物中对人体有益的成分及人体摄取和利用这些成分以维持、促进健康的规律和机制,在此基础上采取具体的、宏观的、社会学措施改善人类健康,提高生命质量。

二、食品卫生学定义

食品卫生学是指研究食物中可能存在的、危害人体健康的有害因素及其对机体的作用规律和机制,在此基础上提出具体的、宏观的预防措施,以提高食品卫生质量,保护食用者安全的科学。

三、营养与食品卫生学的性质特征

(一)营养学的性质特征

营养学的研究主要涉及食物营养、人体营养和公共营养三大领域。还可将其分为基础营养、食物营养、公共营养、特殊人群营养和临床营养这五大领域。

营养学属于自然科学的范畴,是预防医学的重要组成部分,同时它也是一门应用性学科,具有较强的实践性。营养学不是一门独立的学科,它与生物化学、分子生物学、生理学、病理学、临床医学、药学、食品科学和农业科学等学科之间有着密切的联系。在现实生活中,从指导个人或群体合理安排饮食、保健防病,到辅助制定国家的食物生产、分配和食品加工的政策,改善国民体质,促进社会经济发展,营养学的应用无处不在。

营养学研究是关系国家发展的战略性科学研究。在过去的30年间,中国在发展社会经济,减轻贫困方面迈出了一大步,在人均收入水平、食品供应、降低婴儿和儿童死亡率、提高人们的健康水平等方面都取得了极大的成就。但是目前在世界范围内,我国仍是拥有营养不良人口绝对数量最多的国家之一,且营养素摄入不足与营养结构失调两类问题同时存在,既存在着发展中国家由于贫困造成的营养问题,也存在着一些发达国家由于富裕而带来的新的问题。这两类营养不良问题所造成的双重负担,给我们社会和国民经济发展带来不可低估的影响,因此,对营养学研究工作提出了新的更高的要求。

人群的营养不良与社会经济的发展是相互影响、相互制约的。随着现代社会发展,人们认识到物质财富的增长只不过是人类谋求发展的手段,社会发展的最终目的是实现人的全面发展。而营养与健康是人类全面发展最基本的要求。

营养学研究在许多科学研究中占有非常重要的地位,它关系到了整个民族的健康昌盛,国民经济的长远发展;同时,它也是社会发展、文明进步的重要标志。

营养学的分支学科——分子营养学(molecular nutrition)主要是研究营养素与基因之间的相互作用(包括营养素与营养素之间,营养素与基因之间和基因与基因之间的相互作用)及其对机体健康影响的规律和机制,并据此提出促进健康和防治营养相关疾病措施的一门学科。分子营养学一方面研究营养素对基因表达的调控作用以及对基因组结构和稳定性的影响,进而对健康产生影响[营养基因组学(nutrigenomics)];另一方面研究基因对营养素消化、吸收、分布、代谢和排泄以及生理功能的决定作用[营养遗传学(nutrigenomics)]。在此基础上,探讨二者相互作用对健康影响的规律及机制,从而针对不同基因型或变异、针对营养素对基因表达的特异调节作用,制定出营养素需要量、供给量标准和膳食指南,或特殊膳食平衡计划,为促进健康、预防和控制营养相关疾病和先天代谢性疾病提供真实、可靠的科学依据。

(二) 食品卫生学的性质特征

食品卫生学是营养与食品卫生学的重要组成部分,是一个与营养学既相互联系又有明显区别的学科。营养学是研究机体营养规律以及改善措施的科学;而食品卫生学则是研究食品中可能存在的各种有害因素对人体健康安全的危害及其预防措施。虽然两者有共同的研究对象——食物和人体,即研究食物(饮食)与健康的关系,但在具体研究目的、研究方法、理论体系等方面各不相同。营养学是研究食物中的有益成分与健康的关系,食品卫生学则是研究食物中有害成分与健康的关系。

四、营养与食品卫生学的研究目的、研究对象与研究方法

(一) 营养与食品卫生学的研究目的

营养与食品卫生学是研究食物(饮食)、营养与人体健康关系的一门学科,是预防医学的主干学科。本学科具有很强的科学性、社会实践性和应用性,与国计民生关系密切,在增强人民体质、预防和控制疾病、提高人民健康水平等方面起着重要作用。

(二) 营养与食品卫生学的研究对象

营养与食品卫生学研究的对象可分为食物、个体和群体。①食物:即各种食物中对人体有益的成分、食物的营养价值以及食品卫生质量、安全与控制措施;②个体:即人体对营养素的需要,缺乏与不足对人体影响的规律和机制,营养素过量对人体健康的危害,食品污染对人体的危害等;③群体:即公共营养研究领域,如膳食结构与人类健康的关系,改善营养状况的措施和政策等。

(三) 营养与食品卫生学的研究方法

从广义上讲,营养学与食品卫生学所采用的研究方法是相同的,例如均采用流行病学、卫生统计学、食品理化检验学、实验动物学、生物化学、生理学、免疫学、微生物学、药理学、细胞生物学、分子遗传学、分子生物学及肿瘤学等相关学科领域的研究方法;按实验对象的不同,均可分为人群研究和实验室研究。

从狭义上讲,由于营养学和食品卫生学的研究目的、研究内容不同,所采用的一些技术方法尽管有时相同,但具体研究方法又存在各自的特点和明显差异。营养学的研究方法可分为:营养流行病学、分

子营养学、营养缺乏病研究方法、营养代谢研究方法、营养状况评价方法、营养相关功能检测方法、食物营养与相关成分测定方法等;食品卫生学研究方法可分为:食品卫生学检验方法、食品毒理学方法、食品安全性评价方法、食品中有毒物质限量标准的制定方法、食物中毒的调查处理方法、危险性分析方法、良好生产规范(good manufacturing practice,GMP)和危害分析关键控制点(hazard analysis critical control points,HACCP)的建立方法,以及行政和法制监督管理方法等。

第二节　营养与食品卫生学的形成与发展

一、我国古代营养学

营养学的形成和发展与国民经济和科学技术水平联系紧密。中国作为一个文明古国,在营养学的形成和发展过程中作出了不可磨灭的贡献。早在 3 000 多年以前中国古代的西周时期(约公元前 1100 年—公元前 771 年),官方医政制度就把医学分为四大类:食医、疾医、疡医、兽医,其中食医排在"四医"之首。食医"掌和王之六食、六饮、百馐、百酱、八珍之奇"(《周礼·天官》),是专事饮食营养的医生,这可以说是人类有史以来最早的营养师。2 000 多年前的战国至西汉时代编写的中医经典著作《黄帝内经·素问》中,就提出了"五谷为养、五果为助、五畜为益、五菜为充、气味合而服之,以补精益气"的膳食平衡理念,可谓是世界上最早的"膳食指南"。唐代著名医学家孙思邈在饮食养生方面强调顺其自然,特别要避免"太过"和"不足"的危害,并且明确提出了"食疗"的概念和药食同源的观点,认为就食物的功能而言,"用之充饥则谓之食,以其疗病则谓之药"。此后,历代医书中均有关于饮食营养与健康的论述。《神农本草经》和《本草纲目》等医学著作中记载了数百种食物的性质及其对人体健康的影响。此外,历史上还有《食经》《千金食治》等书籍,所有这些都反映了我国古代在营养学方面的成就。

二、西方古典营养学

国外最早关于营养方面的记载始见于公元前 400 多年前的著作中。当时的西方居民经常将食物用作化妆品或药物。在《圣经》中就曾描述用肝汁治疗眼部疾病的记载。被誉为医学之父的古希腊著名学者希波克拉底(Hippocrates)在公元前 400 多年已认识到膳食营养对于健康的重要性,他认为健康只有通过适宜的饮食和卫生才能得到保障,并提出"食物即药"的观点,这与中国古代营养学提出的"药食同源"的学说有惊人的相似之处。不仅如此,他还尝试用海藻来治疗甲状腺肿、用动物肝脏来治疗夜盲症,以及用含铁的水治疗贫血,这些饮食疗法有些现在仍被沿用。但是我们也应该认识到,限于历史背景,无论是东方还是西方,古人对营养的认识多是根据过去积累的经验,缺乏对事物本质的认识(例如当时对食物和人体的构成一无所知),因此难以形成独立的学科,只有在自然科学发展到一定阶段后,人们对营养的朴素认识才能上升为理论,从而形成具有现代科学意义的独立科学——营养学。

三、现代营养学的发展

具有现代科学意义的营养学奠基于 18 世纪中叶。当时,随着文艺复兴和工业革命的兴起,自然科学(如物理、化学等)得到了突飞猛进的发展,科学家开始用化学手段来解释纷繁的世界。1785 年,在法国发生的"化学革命"鉴定了一些主要化学元素并建立了一些化学分析方法,从此,开始了现代意义的营养学研究(标志着现代营养学的开端),即利用定量、科学的方法,系统地对那些古老的或新的营养学观点进行更深层次的研究与验证。

1780 年,有"现代化学之父"之称的法国化学家 Lavoisier 首先阐明了生命过程是一个呼吸过程,并提出"呼吸是氧化燃烧"的理论,从而为食物的能量代谢研究奠定了基础。1842 年,德国有机化学家 Liebig 提出机体营养吸收的过程是对蛋白质、脂肪和碳水化合物的氧化过程,并指出碳水化合物可在体内转化为脂肪;同时,他还建立了碳、氢、氮定量测定方法,由此明确了食物组成和物质代谢的概念。

1860年,Liebig的学生,德国生理学家Voit建立了氮平衡学说,并于1881年首次系统提出蛋白质、碳水化合物和脂肪的每日供给量;1894年,Voit的学生Rubner建立了测量食物代谢燃烧产生热量的方法,提出了热量代谢的体表面积法则和Rubner生热系统;1899年,Voit的另一名学生Atwater提出了Atwater生热系数,设计了一种更为精确的呼吸能量计,并完成了大量能量代谢实验和食物成分分析。这师生三代科学家以其伟大的科研业绩成为现代营养学的主要奠基人。

19世纪到20世纪中叶,从1810年Wollastor发现第一种氨基酸——亮氨酸,1912年Funk发现第一种维生素——维生素B_1,到1947年发现目前认为的最后一种维生素——维生素B_{12},是发现和研究各种营养素的鼎盛时期。在此期间,科学界接受了脚气病、维生素C缺乏症、佝偻病、癞皮病、眼干燥症等致残、致死性疾病是营养素缺乏性疾病的观点。到20世纪50年代,共有40多种营养素被识别和定性,并对其功能进行了较为系统的探讨。在1934年美国营养学会成立后,营养学才被正式承认为是一门独立的学科。与微量元素相关的研究始于20世纪30年代,当时有观点认为世界各地出现的某些原因不明的疾病可能与微量元素有关,到20世纪60~70年代,随着化学分析技术灵敏度和精密度的提高,一些对人体健康具有重要意义的微量元素陆续被发现,这对贫血、地方性甲状腺肿以及克山病等的防治起到了重要的作用。

20世纪末期到21世纪初,营养学研究领域更加广泛,植物化学物质(phytochemicals)对人体健康的影响及其对各种慢性病的防治作用逐渐成为营养学研究热点;植物化学物质的深入研究不仅有利于促进健康和防治人类重大慢性疾病,同时对其作用机制的研究将更加明确其在人类健康中的作用和地位。总之,目前营养学已经进入了重视和深入研究膳食中的各种化学成分及其对疾病特别是某些慢性疾病的防治作用的新时期。

近几十年,随着分子生物学理论和技术在生命科学领域的各个学科的逐渐渗透,特别是在1985年分子营养学(molecular nutrition)名词的提出及2006年《分子营养学》教材的出版,分别标志着分子营养学研究的开始以及这门学科的成熟。分子营养学是营养学与现代分子生物学原理和技术有机结合而产生的一门新兴学科,它从微观的角度研究营养物质与基因之间的相互作用及其对人类健康的影响。分子营养学的深入研究,将促进发现营养素新的生理功能,同时利用营养素促进人体内有益基因的表达和/或抑制有害基因的表达;另外,还可根据人群个体不同基因型制订不同的膳食营养素参考摄入量,为预防营养相关疾病提供了重要的科学依据。

营养学研究在微观领域深入发展的同时,其宏观领域的研究也取得了很大的进展,出现了公共营养学,主要是研究群体的营养,包括营养调查、营养监测和人群营养干预研究等。1996年由Manson等提出,并经1997年第十六届国际营养大会讨论同意,将"公共营养"的定义最终明确下来,它标志着公共营养的发展已经成熟。从1943年美国首次提出推荐的膳食营养供给量(recommended dietary allowance,RDA)的概念以来,世界各国陆续建立和提出了自己国家的营养素供给量以及相应的膳食指南,作为人群合理营养的科学依据,并逐步进行修订和完善。在第二次世界大战后的60年间,各国逐渐建立和完善了营养调查方案,并利用植物蛋白质资源、食品强化以及遗传工程改造可食用动植物等手段来改善公众的食物营养状况。营养立法也已经在许多国家得到实施,推行农业经济政策、食品经济政策以及其他必要的行政措施,使营养学更富于宏观性和社会实践性。在各国政府改善国民健康的决策中,宏观营养研究起着不可替代的作用。

2005年5月发布的吉森宣言(*Giessen Declaration*)及同年9月在第十八届国际营养大会上均提出了营养学的新定义:营养学(也称之为新营养学,new nutrition science)是一门研究食品体系、食品和饮品及其营养成分与其他组分和它们在生物体系、社会和环境体系之间及之内的相互作用的科学。新营养学特别强调营养学不仅是一门生物学,而且还是一门社会学和环境科学,是三位一体的综合性学科。因此,它的研究内容不仅包括食物与人体健康,还包括社会政治、经济、文化等以及环境与生态系统的变化,对食物供给的影响进而对人类生存、健康的影响。它不仅关注一个地区、一个国家的营养问题,而且更加关注全球的营养问题;不仅关注现代的营养问题,而且更加关注未来营养学可持续发展的问题。

因此,新营养学比传统营养学的研究内容更加广泛和宏观。新营养学的进一步发展将从生物学、社会学和环境科学的角度,综合制定出"人人享有安全、营养的食品"权利的方针、政策,最大限度地开发人类潜力,享有最健康的生活,发掘、保持和享受多元化程度逐渐提高的居住环境与自然环境。

四、营养学与多学科的关系

过去受分子生物学发展的限制,分子营养学的发展非常缓慢的。20世纪50年代Watson和Crick提出了DNA双螺旋模板学说,60年代Monod和Jacob提出了基因调节控制的操纵子学说,以及70年代初期DNA限制性内切酶的发现和一整套DNA重组技术的发展,推动了分子生物学在广度和深度两个方面以空前的高速发展,但在一段时间内,还没有广泛应用于营养学研究。1985年还是Artemis P Simpopoulos博士在西雅图举行的"海洋食物与健康"的会议上,首次使用了分子营养学这个名词术语,并且在1988年指出,由于分子生物学、分子遗传学、生理学、内分泌学、遗传流行病学等所取得的快速发展及向营养学研究领域的渗透,从1988年开始,营养学研究进入了黄金时代。从文献检索的情况看,1988年以前的有关营养素与基因之间的相互作用的文章寥寥无几,但是从1988年以后,该领域研究的论文与综述骤然增多,并逐年呈几何增加的趋势。发表文章所涉及的内容大致可以分为以下几类:①分子生物学技术在营养学研究中的应用;②分子生物学与营养学结合的必要性;③基因转录的代谢调节;④基因表达的营养(或营养素)调节;⑤营养与变异;⑥基因多态性与营养素之间的相互作用对营养相关疾病的影响;⑦基因多态性对营养素需要量的影响;⑧营养基因组学与营养遗传学;⑨营养素对基因组结构及稳定性的影响。例如:叶酸可以影响DNA甲基化;维生素B_{12}、叶酸、维生素B_6、烟酸、维生素C、铁、锌等的缺乏,可导致单链或双链DNA断裂或氧化性损伤,或两种损伤都存在。

1990年由美国科学家牵头,世界上十几个大国科学家联合,开始了人类基因组计划。2000年6月26日,美国、德国、法国、英国、日本和中国等科学家向世界宣布,已完成了人类基因组的全部序列测序工作。这个具有里程碑意义的宏伟计划,在探索人类自身奥秘的进程中所起到的作用,甚至有权威人士说,其意义超过了"阿波罗登月"计划。人类基因组计划完成过程中所出现的新技术、新理论,极大地推动了生命科学各个领域的快速发展,其标志就是相继出现了各种"计划"和"组学"。如环境基因组计划、食物基因组计划、蛋白质组学、代谢组学和营养基因组学。

2001年以后,食物基因组学(foodomics)这个名词在国外的重要学术期刊上频频出现。正是在这种大的背景条件下分子营养学研究又进入了一个新的黄金时期,美国的Nancy Fogg-Johnson博士坚定地认为,"如果将营养学未来的发展方向总结成一句话,那就是营养基因组学,它将成为营养学研究的下一轮热潮,并且该领域的研究将使普通百姓对营养与膳食的认识产生革命性的变化"。

2007年底,美国国立卫生研究院(National Institutes of Health,NIH)正式启动人类微生物组计划(human microbiome project)。肠道菌群的研究受到空前的重视,相关的革命性研究呈现"井喷"式的突破。肠道菌群的研究为现有的食物在体内的代谢作用过程增加了另一个层面的新的认识,在营养代谢中起到关键的作用,将给营养学的研究带来新的机遇和挑战。

五、食品卫生学的形成

食品卫生学与其他学科的发展一样,也经历了较长的历史过程。食物是维持生命所必需,饮食和食物加工烹调也是伴随人类的进化而最早出现的实用技术。食品卫生学是在人类开始使用火,并对食物进行烹调加工时就开始建立,并随着人类社会的发展而最早发展起来的科学之一。

在我国,大约3 000年前的周朝就能通过控制一定卫生条件而制造出酒、醋、酱等发酵食品。这一时期还出现了腌制、自然风干和冷冻等食品保存技术,还设置了"凌人",专司食品的冷藏防腐。在这一时期,虽然还不知道食品腐败过程的本质,但人们已知道加热杀菌、冷藏、盐腌和发酵等可防止食品腐败。在古典食品卫生学中对食物中毒也给予了极大的重视,唐朝时期制定的《唐律》规定了处理腐败食品的法律准则,如"脯肉有毒曾经病人,有余者速焚之,违者杖九十;若故与人食,并出卖令人病者徒一年;以故致死者,绞"。孙思邈的《千金翼方》对于鱼类引起的组胺中毒,也已有很深刻而准确的描述,如"食鱼面肿烦乱,芦根水可解"。

在西方,发现食品腐败与微生物作用之间的关系之前,食品卫生学属于古典食品卫生学的范畴,也有许多相关的古籍文献记载其管理制度,如公元前 400 年希波克拉底的《饮食论》以及中世纪罗马与意大利设立的专管食品卫生的"市吏"等。进入 19 世纪后,随着微生物的发现和认识的不断深入,食品卫生学才真正进入了现代自然科学的发展阶段。1837 年,巴斯德第一次认识到食品中微生物的存在及其作用,证明牛奶变酸是由微生物引起的;1860 年他第一次用加热的方法杀死了葡萄酒和啤酒中的有害微生物(该方法即所谓的"巴氏消毒法")。巴斯德的发现为现代食品卫生学的发展奠定了基础。在资本主义市场经济发展的早期阶段,食品掺假伪造等十分猖獗,主要资本主义国家的食品卫生立法正是产生于这样的背景下。例如,1851 年法国的《取缔食品伪造法》、1860 年英国的《防止饮食掺假法》以及 1906 年美国的《联邦食品、药品与化妆品法》等。在此阶段,食品卫生已成为商品竞争的主要手段之一,上述法律不仅使消费者得到好处,而且还促进了食品企业间的竞争和优胜劣汰。在第二次世界大战前,食品卫生学的主要内容是食品腐败变质、细菌性食物中毒和食品掺假伪造等方面。

第二次世界大战结束以后,科学技术的快速发展带动了工业、农业、商业等的迅猛发展,从而直接或间接地促进了食品卫生学的进一步发展与完善。一方面,由于环境污染物的急剧增加、食品生产加工工艺的发展和使用原材料的不断增多,造成的食品污染和安全问题成为公众关注的焦点。另一方面,分析化学和生物化学、分子生物学、微生物学、毒理学、流行病学、生物统计学等相关学科的发展,进一步促进了现代食品卫生学的发展和研究领域的拓宽。例如,第二次世界大战后有机氯农药的大量生产使用以及后来的有机磷、氨基甲酸酯、除虫菊酯等农药的大量生产使用,促进了食品农药残留分析检测和危害评价(即食品毒理学)的发展;20 世纪 60 年代初英国的十万只火鸡中毒死亡事件,导致了黄曲霉毒素的发现,从而促进了对真菌毒素污染食品的研究;塑料、涂料、橡胶等人工高分子材料和大量食品添加剂在食品工业中的广泛应用,促使相应的食品卫生学检测和评价技术得到了很快的发展;远红外线和微波加热、食品辐照与各种食品加工新技术和工艺等在食品工业中的广泛应用,也促进了对使用这些工艺和技术加工食品的安全性研究。

第三节　营养与食品卫生学的研究范围和基本内容

人类为了生存和繁衍,不断地从外环境中摄入食物以满足自身的生理需要,维持自身的生存和发展。人们摄取食物的过程常常受环境和/或社会因素的制约,也受饮食文化及饮食习惯的影响,容易发生营养不良或营养过剩。营养与食品卫生学要指导人们如何科学地选择各种食物并从中摄取能满足人体生理需求的能量和各种营养素,使机体处于最佳健康状况,同时要预防并消除食物中可能存在的威胁人体健康的有害因素,提高食品卫生质量以保证食用者的安全。因此,营养与食品卫生学的内容至少应包括如下几个方面。

一、营养学的研究范围和基本内容

营养学的研究范围包括食物营养、人体营养和公共营养三大方面。主要内容包括:营养学基础、各类食物的营养价值、食物中的生物活性成分、特定人群的营养、营养与营养相关疾病、公共营养、临床营养、分子营养与营养流行病学等。

(一)营养学基本概念

1. **营养**(nutrition)　机体从外界摄取食物,经过体内的消化、吸收和/或代谢后,或参与构建组织器官,或满足生理功能和体力活动需要的必要的生物学过程。

2. **营养素**(nutrient)　为维持机体繁殖、生长发育和生存等一切生命活动和过程,需要从外界环境中摄取的物质。来自食物的营养素种类繁多,人类所需大约 40 种,根据其化学性质和生理作用分为五大类,即蛋白质(protein)、脂类(lipids)、碳水化合物(carbohydrate)、矿物质(mineral)和维生素(vitamin)。根据人体的需要量或体内含量多少,可将营养素分为宏量营养素(macronutrients)和微量营养素(micronutrients)。

3. 营养素需要量(nutritional requirement)　是指维持人体正常生理功能所需的营养素的数量,也称为营养素生理需要量。这是根据长期的膳食调查、营养生理、生化实验,结合机体的不同生理情况和劳动条件而确定的。

4. 营养素供给量(nutritional allowance)　是指为满足机体营养需要,每日必须由膳食供给的各种营养素的量。它是在需要量的基础上考虑了人群的安全率、饮食习惯、食物生产、社会条件及经济条件等因素而制定的适宜数值。因而营养素供给量略高于营养素生理需要量。

中国营养学会早在1955年就制订了"推荐的每日膳食中营养素供给量"(recommended dietary allowance,RDA),并先后进行了四次修订。制定RDA的目的是评价营养状况与膳食质量、预防营养缺乏病,但随着经济发展和膳食模式的改变,出现了慢性病发病率增高的问题,这对营养素的摄入量标准提出了新的要求。因此欧美各国提出"膳食营养素参考摄入量"(dietary reference intake,DRI)这一新概念以替代RDA。中国营养学会于2000年10月提出了更完善、更接近新时期中国人需要的DRI,目的是预防营养缺乏病和防止营养素摄入过量对健康的危害。2013年中国营养学会修订的DRI增加了与慢性非传染性疾病有关的三个参考摄入量。

5. 中国居民膳食营养素参考摄入量　膳食营养素参考摄入量(DRI)是一组参考值,它包括7项内容:平均需要量(EAR)、推荐摄入量(RNI)、适宜摄入量(AI)和可耐受最高摄入量(UL)、宏量营养素可接受范围(AMDR)、预防非传染性慢性病的建议摄入量(PI-NCD,简称建议摄入量,PI)和特定建议值(SPL)。

6. 合理营养(rational nutrition)　是指人体每天从食物中摄入的能量和各种营养素的数量及其相互间的比例,能满足在不同生理阶段、不同劳动环境及不同劳动强度下的需要,并使机体处于良好的健康状态。概括地说,营养素应种类齐全、数量充足、比例适宜。

7. 合理膳食(rational dietary)　又称为平衡膳食(balanced diet),是指能满足合理营养要求的膳食,从食物中摄入的能量和营养素在一个动态过程中,能提供机体一个合适的量,避免出现某些营养素的缺乏或过多而引起机体对营养素需要和利用的不平衡。合理膳食是合理营养的物质基础,是达到合理营养的唯一途径,也是反映现代人类生活质量的一个重要标志。

8. 膳食结构(dietary pattern)　是一个国家、一个地区或个体日常膳食中各类食物的种类、数量及其所占的比例。膳食结构的形成是一个长期的过程,受一个国家或地区人口、农业生产、食品加工、饮食习惯等多因素的影响。

9. 膳食指南(dietary guideline,DG)　是由政府和学术团体根据营养科学的原则和人体的营养需要,结合当地食物生产供应情况及人群生活实践,专门针对食物选择和身体活动提出的指导意见。

(二)营养学基础

营养学基础主要研究营养素的生理功能、消化、吸收、代谢,缺乏和过量对人体健康的影响及食物来源,确定营养素的需要量和推荐摄入量以及营养素之间的相互作用与平衡关系,如何搭配膳食,达到合理营养的目的。

其内容主要包括:①蛋白质的功能,蛋白质的消化、吸收和代谢过程,食物蛋白质营养学评价,蛋白质营养不良和蛋白质营养状况评价方法,蛋白质的参考摄入量和食物来源;②脂类的分类和功能,脂肪酸的分类和功能(包括必需脂肪酸的类型和疾病的关系、来源),脂类的消化、吸收及转运,膳食脂肪的营养学评价,脂类的参考摄入量及食物来源;③碳水化合物的分类,消化、吸收及功能,血糖生成指数,膳食纤维的生理意义,食物来源与参考摄入量;④能量的概念、单位和能量系数,人体的能量消耗及其测定方法,人体能量需要量的确定,能量摄入的调节,膳食能量需要量及食物来源;⑤矿物质的概念和特点,常量元素和必需微量元素的生理功能、吸收与代谢、营养学评价、缺乏与过量、参考摄入量及食物来源;

⑥维生素的分类,水溶性和脂溶性维生素的特点,各种维生素的生理功能、吸收与代谢、营养学评价、缺乏与过量、参考摄入量及食物来源。

(三) 各类食物的营养价值

食物营养价值(nutritional value)是指某种食物所含营养素和能量能满足人体营养需要的程度。食物营养价值的高低不仅取决于其所含营养素的种类是否齐全,数量是否足够,也取决于各种营养素之间的相互比例是否适宜以及是否易被人体消化、吸收和利用。食物的产地、品种、气候、加工工艺和烹调方法等很多因素均影响食物的营养价值。因此,食物营养价值的评价主要从食物所含的能量、营养素的种类及含量、营养素的相互比例、烹调加工的影响等几个方面考虑。随着对食物中营养素以外的生物活性成分研究的深入,食物中其他有益活性成分的含量和种类也可作为食物营养评价的依据,如植物性食物中植物化学物质的种类和含量。

对食物的营养价值进行评价具有重要意义,一方面可以全面了解各种食物的天然组成成分,包括所含营养素的种类、生物活性成分及抗营养因子等,发现各种食物的主要缺陷,为改造或开发新食品提供依据;另一方面可以了解在食物加工过程中食物营养素的变化和损失,采取相应的有效措施,最大限度地保存食物中的营养素,以充分利用食物资源。如果某些食品天然营养成分不足或有缺陷或在加工过程中有损失,可对其进行食品强化,但是必须符合国家关于食品强化剂的使用标准。另外,对食物的营养价值进行评价还可指导人们科学选购食物及合理配制平衡膳食,以达到促进健康、增强体质及预防疾病的目的。

(四) 食物中的生物活性成分

食物中除了含有多种营养素外,还含有其他许多对人体有益的物质,过去被称为非营养素生物活性成分(non-nutrient bioactive substances)。这类物质不是维持机体生长发育所必需的营养物质,但对维护人体健康、调节生理机能和预防疾病发挥重要的作用,被称为"食物中的生物活性成分(bioactive food components)",包括主要来自植物性食物的黄酮类化合物、酚酸、有机硫化物、萜类化合物和类胡萝卜素等,也包括主要来源于动物性食物的辅酶 Q、γ-氨基丁酸、褪黑素及左旋肉碱等生物活性成分。它们不仅参与生理及病理的调节和慢性病的防治,还为食物带来了不同的风味和颜色,因而,这类活性成分已经成为现代营养学的一个重要研究内容和热点问题。

其中,来源于植物性食物的生物活性成分,被称为植物化学物质(phytochemicals),是植物能量代谢过程中产生的多种中间或末端低分子量次级代谢产物(secondary metabolites),除个别是维生素的前体物(如 β-胡萝卜素)外,其余均为非传统营养素成分。天然存在的植物化学物种类繁多,当我们食入植物性食品时,就会摄取到各种各样的植物化学物。

(五) 特殊人群的营养

特殊人群营养主要研究处于不同生命周期阶段(如婴幼儿、学龄前儿童、青少年、老年人)、特殊生理条件(如孕妇、乳母)、特殊生活环境(如高原环境)、特殊生产环境(如高温环境、低温环境、接触化学毒物、接触电离辐射等)和特殊职业人群(如军人、运动员)的代谢特点、营养需要和膳食保障。这些特殊人群的生理代谢特点、营养需要不同于一般正常人群,是营养研究重点关注的目标人群。中国营养学会根据这些特殊人群的生理特点和营养需要,制定了相应的膳食指南,以期更好地指导孕妇乳母的营养,婴幼儿科学喂养和辅食添加,儿童、青少年生长发育快速增长时期的合理饮食,以及适应老年人生理和身体变化的膳食安排等。

参照《中国居民膳食指南(2016)》第二部分——特定人群膳食指南的关键推荐:

1. **中国孕妇、乳母膳食指南**

(1) 备孕:①调整孕前体重至适宜水平;②常吃含铁丰富的食物,选用碘盐,孕前 3 个月开始补充叶酸;③禁烟、酒,保持健康的生活方式。

(2) 孕期:①补充叶酸,常吃含铁丰富的食物,选用碘盐;②孕吐严重者,可少食多餐,保证摄入含必要量碳水化合物的食物;③孕中晚期适当增加奶、鱼、禽、蛋、瘦肉摄入量;④适量身体运动,维持孕期适宜增重;⑤禁烟、酒,愉快孕育新生命,积极准备母乳喂养。

（3）哺乳期:①增加富含优质蛋白及维生素 A 的动物性食物和海产品,选用碘盐;②产褥期食物多样,不过量,重视整个哺乳期营养;③愉悦心情,充足睡眠,促进乳汁分泌;④坚持哺乳,适度运动,逐步恢复适宜体重;⑤忌烟、酒,避免浓茶和咖啡。

2. 中国婴幼儿喂养膳食指南

（1）6 月龄以内的婴儿母乳喂养指南:①产后尽早开奶,坚持新生儿第一口食物是母乳;②坚持 6 个月内纯母乳喂养;③顺应喂养,建立良好的生活规律;④生后数日开始补充维生素 D,不需补钙;⑤婴儿配方奶粉是不能纯母乳喂养时的无奈选择;⑥监测体格指标,保持健康生长。

（2）7~24 月龄婴幼儿喂养指南:①继续母乳喂养,满 6 月龄起添加辅食;②从富含铁的泥糊状食物开始,逐步添加达到食物多样;③提倡顺应喂养,鼓励但不强迫进食;④辅食不加调味品,尽量减少糖和盐的摄入;⑤注意饮食卫生和进食安全;⑥定期监测体格指标,健康生长。

3. 中国儿童、青少年膳食指南

（1）学龄前儿童（满 2 周岁后至满 6 周岁前）膳食指南:①规律就餐,自主进食不挑食,培养良好饮食习惯;②每天饮奶,足量饮水,正确选择零食;③食物应合理烹调,易于消化,少调料,少油炸;④参与食物选择与制作,增进对食物的认知与喜爱;⑤经常户外活动,保障健康生长。

（2）学龄儿童（满 6 周岁后至不满 18 岁）膳食指南:①认识食物,学习烹饪,提高营养科学素养;②三餐合理,规律进餐,培养健康饮食行为;③合理选择零食,足量饮水,不喝含糖饮料;④不偏食、节食,不暴饮暴食,保持适宜体重增长;⑤保证每天至少活动 60 分钟,增加户外活动时间。

4. 中国老年人膳食指南　①少量、多餐,食细软食物;预防营养缺乏;②主动足量饮水,积极进行户外活动;③延缓肌肉衰减;维持适宜体重;④摄入充足的食物;鼓励并多陪伴老年人进餐。

（六）营养与营养相关疾病

合理营养是保证机体健康的重要前提之一,营养失衡与一系列营养相关疾病的发生密切相关。随着社会经济的发展以及人民膳食结构和生活方式的改变,肥胖及其相关慢性病的发病率逐渐增加,这些营养相关疾病已经成为威胁人类健康的重要公共卫生问题。肥胖与多种慢性疾病如高血压病、糖尿病、高脂血症、高尿酸血症、心脑血管疾病、癌症等具有明显的相关性,而且肥胖可增加慢性病患者死亡的风险,而这些慢性病均与由于不合理的膳食结构或生活方式导致的营养失衡相关,因此,慢性病患者需采取有效的营养防治措施,一方面要合理膳食,控制能量摄入,调整膳食模式和营养素的摄入,使人体需要与膳食供应之间建立起平衡的关系;另一方面要配合合理的运动,合理运动有助于控制体重,改善代谢紊乱,改善心情和健康状态。营养相关疾病还与某些特殊基因的异常表达有关,膳食因素可能会对这些特殊基因的表达有一定的调控作用。因此,研究营养素与基因的相互作用,用分子营养学的手段预防和控制这些慢性疾病是当今营养学家十分关注的研究领域。

（七）公共营养

公共营养(public nutrition)是通过营养调查、营养监测发现人群中存在的营养问题及其影响因素,在此基础上有针对性地提出并解决营养问题的措施,以及为提高、促进居民健康而制订指南、政策和法规等。公共营养曾被称为公共卫生营养(public health nutrition)、社会营养(society nutrition)和社区营养(community nutrition),1997 年,第十六届国际营养大会决定使用公共营养的概念。公共营养以人群的营养和健康为核心,关注影响营养状况的多种因素,涉及社会多个部门,具有实践性、宏观性、社会性、多学科性的鲜明特点。

我国公共营养工作的具体内容包括:①开展营养调查,全面了解人群膳食结构和营养状况;②开展营养监测,从环境与社会经济方面分析影响人群营养状况的因素,探讨改善人群营养状况的社会措施;③制订/修订膳食营养素参考摄入量,并用它评价和计划膳食;④分析居民的营养状况和膳食结构,制订/修订膳食指南,倡导平衡膳食;⑤开展公共营养的科学研究,如修订食物成分表、培养与考核营养专业人才、设计与评估营养干预项目,以及开展社区营养服务等;⑥为制定国家食物与营养的政策、法规以及协调公共营养相关部门工作提供技术咨询;⑦开展营养教育,倡导科学的饮食行为(合理选择食物、科学烹饪等)和食品生产加工导向;⑧高度重视食品安全问题,为加强食源性疾病的管理提供技术咨询。

营养调查(nutrition survey)是指运用各种手段准确地了解某人群或特定个体各种营养指标的水平,以判断其营养和健康状况。营养调查可以提供居民营养与健康状况的数据,为国家或地区制定营养干预策略和政策、修订膳食营养素参考摄入量提供信息,是公共营养的重要组成部分。我国曾于1959年、1982年、1992年和2002年分别进行了四次全国营养调查。2002年的全国营养调查与肥胖、高血压和糖尿病等慢性病调查结合在一起,是我国第一次全国性的营养和健康调查。2010年,卫生部将中国居民营养与健康状况调查列为重大医改项目,确定了5年一个周期的常规性全国营养与健康监测工作,最近的一次结束于2015年。根据《中国居民营养与慢性病状况报告(2015)》,中国居民营养与健康现状有以下特点:

1. 中国居民膳食营养与体格发育状况总体改善

(1) 居民膳食能量供给充足:2012年居民每人每天平均能量摄入量为2 172kcal(约720kJ),蛋白质摄入量为65g,脂肪摄入量为80g,碳水化合物摄入量为301g,三大营养素供能充足,能量需要得到满足。

(2) 居民膳食结构有所变化:过去10年间,我国城乡居民粮谷类食物摄入量保持稳定。总蛋白质摄入量基本持平,优质蛋白质摄入量有所增加,豆类和奶类消费量依然偏低。蔬菜、水果摄入量略有下降,钙、铁、维生素A、维生素D等部分营养素缺乏依然存在。

(3) 成人和儿童、青少年体格发育水平有所提高:全国18岁及以上成年男性和女性的平均身高分别为167.1cm和155.8cm,平均体重分别为66.2kg和57.3kg,与2002年相比,居民身高、体重均有所增长,尤其是6~17岁儿童、青少年身高、体重增幅更为显著。

(4) 成人和儿童、青少年的营养不良状况有所改善:成人营养不良率为6.0%,比2002年降低2.5个百分点。儿童、青少年生长迟缓率和消瘦率分别为3.2%和9.0%,比2002年降低3.1和4.4个百分点。

(5) 居民贫血患病率有所下降:6岁及以上居民贫血率为9.7%,比2002年下降10.4个百分点。其中6~11岁儿童和孕妇贫血率分别为5.0%和17.2%,比2002年下降了7.1和11.7个百分点。

2. 我国居民慢性病状况

(1) 重点慢性病患病情况:①高血压、糖尿病患病率呈上升趋势:2012年,全国18岁及以上成人高血压患病率为25.2%,糖尿病患病率为9.7%,与2002年相比,患病率呈上升趋势。②癌症发病率呈上升趋势:根据2013年全国肿瘤登记结果分析,我国癌症发病率为235/10万,肺癌和乳腺癌分别位居男性、女性发病首位,十年来我国癌症发病率呈上升趋势。③超重和肥胖问题凸显:全国18岁及以上成人超重率为30.1%,肥胖率为11.9%,比2002年上升了7.3和4.8个百分点,6~17岁儿童、青少年超重率为9.6%,肥胖率为6.4%,比2002年上升了5.1和4.3个百分点。

(2) 多数慢性病死亡率呈下降趋势:2012年,全国居民慢性病死亡率为533/10万,占总死亡人数的86.6%。心脑血管病、癌症和慢性呼吸系统疾病为主要死因,占总死亡的79.4%,其中心脑血管病死亡率为271.8/10万,癌症死亡率为144.3/10万(前五位分别是肺癌、肝癌、胃癌、食管癌、结直肠癌),慢性呼吸系统疾病死亡率为68/10万。经过数据标准化处理后,除冠心病、肺癌等少数疾病死亡率有所上升外,多数慢性病死亡率呈下降趋势。

(3) 慢性病危险因素情况:①吸烟或暴露于二手烟:我国现有吸烟人数超过3亿,15岁以上人群吸烟率为28.1%,其中,男性吸烟率高达52.9%,非吸烟者中暴露于二手烟的比例为72.4%。②过量饮酒:2012年,全国18岁及以上成人的人均年酒精摄入量为3L,饮酒者中有害饮酒率为9.3%,其中男性为11.1%。③身体活动不足:成人经常锻炼率仅为18.7%。④高盐、高脂:中国居民脂肪摄入量过多,平均膳食脂肪供能比超过30%。2012年,居民平均每天烹调用盐10.5g,较2002年下降1.5g,但仍远高于

《中国居民膳食指南（2016）》中"成人每日食盐量不超过 6g"的推荐值。⑤吸烟、过量饮酒、身体活动不足和高盐、高脂等不健康饮食是慢性病发生、发展的主要行为危险因素。经济社会快速发展和社会转型给人们带来的工作、生活压力，对健康造成的影响也不容忽视。

　　为了适应居民营养与健康的需要，帮助居民合理选择食物，减少或预防慢性病的发生，我国于 1989 年首次发布了《中国居民膳食指南》，1997 年和 2007 年进行了两次修订，2016 年 5 月发布了《中国居民膳食指南（2016）》系列指导性文件。《中国居民膳食指南（2016）》由一般人群膳食指南、特定人群指南和中国居民平衡膳食实践三个部分组成。其中一般人群膳食指南适用于 2 岁及以上健康人群，结合我国居民的营养问题，提出 6 条核心推荐：食物多样，谷类为主；吃动平衡，健康体重；多吃蔬菜、奶类、大豆；适量吃鱼、禽、蛋、瘦肉；少盐、少油，控糖限酒；杜绝浪费，兴新食尚。

二、食品卫生学的研究范围和基本内容

（一）食品污染及其预防

　　主要阐明食品中可能存在的有毒、有害物质的种类、来源、性质和评价食品污染程度的卫生学指标，对人体健康造成的危害及其机制，这些危害发生、发展和控制的规律，以及预防食品受到污染的有效措施。根据污染食品的有毒、有害物质的性质，可将其概括为生物性、化学性及物理性污染。

（二）食品添加剂及其管理

　　《中华人民共和国食品安全法》和《食品安全国家标准　食品添加剂使用标准》（GB 2760—2014）对食品添加剂（food additives）的定义是：为改善食品品质和色、香、味，以及为防腐、保鲜和加工工艺的需要而加入食品中的人工合成或者天然物质。食品用香料、胶基糖果中基础剂物质、食品工业用加工助剂也包括在内。主要介绍食品添加剂的定义、分类，食品添加剂的使用原则和卫生管理，常见的食品添加剂包括酸度调节剂、漂白剂、着色剂、防腐剂、甜味剂等的定义、种类和使用。

（三）各类食品卫生及管理

　　食品在生产、运输、贮存及销售等环节均可能会受到有毒有害物质的污染，威胁人体健康。由于各类食品本身的理化性质以及所处环境的不同，它们存在的卫生问题既有共同点，也有不同之处。研究和掌握各类食品易出现的特有卫生问题和卫生管理要求，有利于采取针对性的预防措施，从而确保食品安全，保障食用者的安全。随着科技发展及人们保健意识的增强，一些新型食品，如转基因食品、保健食品、新资源食品等大量涌向市场，对这些食品存在的卫生问题及食用安全性的评价亦是食品卫生学研究的新问题。

（四）食源性疾病及其预防

　　我国《食品卫生法（2015）》中对食源性疾病（food-borne disease）的定义是：食品中致病因素进入人体引起的感染性、中毒性等疾病，包括食物中毒。根据病原物的不同，可将食物中毒分成细菌性食物中毒、真菌及其毒素食物中毒、有毒动植物中毒及化学性食物中毒。随着人们对疾病认识的深入和发展，食源性疾病的范畴在不断扩大，它既包括传统的食物中毒，还包括经食物而感染的肠道传染病、食源性寄生虫病、人畜共患病、食物过敏，以及由食物中有毒、有害污染物所引起的慢性中毒性疾病。重点阐明各种食源性疾病发生的病因、流行病学特点、发病机制、中毒表现及治疗和预防措施等。同时，食物中毒的现场调查处理及中毒者的抢救治疗也是公共卫生医师必须掌握的技能。

（五）食品安全性风险分析和控制

　　食品中所含有的对健康有潜在不良影响的生物、化学、物理因素或食品存在的状况称为危害（hazard）。食品中危害产生某种不良健康影响的可能性及其严重性则称为食品安全风险（risk），又称食品安全危险性。食品与人类的生活息息相关，食品的安全与否对人类的健康来说至关重要，也是当今人们普遍关注的热点之一。重点介绍食品安全性毒理学评价中对受试物的要求和评价程序，食品安全风险评价的四个步骤，介绍了食品安全风险监测的定义、内容及我国的实施概况和法律法规等。

（六）食品安全监督管理

民以食为天，食以安为本。食品卫生与质量的好坏，不仅关系到人民群众身体健康和生命安全，也直接影响着社会稳定和经济发展。世界各国都已将食品安全监督管理纳入国家公共卫生管理的职能中，并致力于建立和完善食品安全的法制化管理。我国食品卫生法于 1983 年制订（试行），1995 年正式实施；2009 年 2 月 28 日经全国人民代表大会常务委员会讨论通过《中华人民共和国食品安全法》（以下简称《食品安全法》），替代《中华人民共和国食品卫生法》，并于 2009 年 6 月 1 日起开始实施，标志着我国的食品安全监督管理工作进入了一个新的发展时期。

2015 年 4 月 24 日，十二届全国人民代表大会常务委员会第十四次会议通过了在 2009 版《食品安全法》基础上修订的 2015 版《中华人民共和国食品安全法》，自 2015 年 10 月 1 日起施行。此次的《食品安全法》共十章 154 条，从落实监督体制改革和政府职能转变，强化企业主体责任落实，强化地方政府责任落实，创新监管机制方式，完善食品安全社会共治，严惩重处违法、违规行为等 6 个方面对 2009 版的作了修改、补充和完善。

主要介绍食品安全、食品卫生监督管理的概念、管理范围、内容以及基本原则；食品卫生法律体系、卫生标准、食品生产过程的卫生管理，特殊行业的卫生监督管理等。

第四节　营养与食品卫生学的现状和展望

随着社会发展和科学技术的进步，营养学的概念也正在逐渐发生转变，从"营养充足"到"营养最佳"再到"精准营养"。从强调温饱以防止饥饿，强调食品安全来保证生存，到强调食品可能有促进健康的作用，包括改善健康（生理和心理两方面）和减少疾病，再到个体化的营养与疾病预防。人类预期寿命不断增加，老龄化加剧，医疗费逐年攀升，人们对高水平生活质量的期望不断增强，这些趋势使人们逐渐从重视延长寿命转到重视生活质量。这也是促进营养学概念转变的原因之一。

营养学已经形成了一个系统的、包含多个研究领域的独立学科。近年来，在宏观和微观领域的研究工作都取得了长足的发展。在宏观研究领域，现代营养学对各种营养素生理功能的认识逐渐趋于完善和系统化；对营养素缺乏造成的身体和智力的损害有了更深入的了解，同时，营养素过量对健康危害的研究也越来越受关注；对膳食结构和营养素摄入量在预防慢性疾病、提高机体适应能力以及延缓衰老等方面的作用也有了进一步的发现。在微观研究领域，现代营养学就像现代医学一样立足于还原论（由整体到器官、器官到组织、组织到细胞、细胞到生物大分子），逐渐把对营养素生理功能由整体器官水平的认识推进到亚细胞和分子水平。

21 世纪营养学的发展有以下几个主要趋势和特点：

1. **挑战与机遇并存**　进入 21 世纪以来，随着社会经济和科学技术的飞速发展，人类生活水平迅速提高和健康意识的迅速增强，营养学正面临着营养缺乏和营养过剩的双重挑战。此外，随着人类基因组测序工作的完成，把浩瀚的基因组信息应用于现代营养学研究正为这门学科带来巨大的挑战和新的增长点，与此同时，人类基因的研究成果及相应的分子生物技术在营养学研究中的应用，也将为解决现有的和未来的营养学问题带来新的手段和机遇。

2. **宏观和微观并重**　一方面，以分子营养学的手段阐述各种营养相关的疾病的发病机制，探讨营养素与基因的相互作用，并从分子水平利用营养素来预防和控制营养相关性疾病，已经成为 21 世纪营养学研究的热点之一；另一方面，营养学研究的最终目的是增进人类的健康。因此，将营养科学有效地应用于人类的生活实践，加强社区营养及必要的社会营养措施的研究，开展营养宣传教育，普及营养科学知识等宏观营养研究也具有同等重要的意义。

3. **整体与个体结合**　营养学研究将出现社会营养与个体营养并重的局面。社会营养面向的是整个人群，它研究的是危害人群的较大的营养学问题；随着基因组学、代谢组学、蛋白组学等多组学技术的迅猛发展，以及精准医学和精准公共卫生的推动，针对个体化的营养干预和疾病预防的"精准营养"概念的形成和发展给现代营养学带来新的机遇和挑战。

4. 传统与现代融合　中国传统营养学经历了几千年的历史沿革,形成了独特的理论体系,具有极其丰富的科学内涵和独特优势。传统营养学是自然科学与社会科学的交叉产物,其研究特点为:以药食同源和药食同用思想为基础,注重整体饮食营养观,辨证饮食营养观和脾胃为本饮食营养观。人体是以五脏为中心的有机整体和人与自然界相统一的观念,遵循因地制宜,因时制宜,因人制宜的原则等。近年来,以美国为首的发达国家也把传统医学作为补充和替代医学。因此,中西医结合,交叉渗透,相辅相成是 21 世纪营养学发展的又一趋势。

5. 主流与分支交叉　近年来随着营养学的深入发展和向各个领域的渗透,一些与营养学密切相关的边缘分支学科应运而生,如营养心理学、营养经济学、营养管理学、营养生态学等。这些相关的边缘学科分别从心理学、经济学、管理学、生态学等多领域对营养学问题进行探讨和阐述,将对营养学的完善和发展起到相辅相成的作用。此外,儿童、孕妇、老年、特殊生活和特殊环境作业人群合理营养和膳食结构的研究等也是 21 世纪营养学研究的重要内容。

近几十年来,随着全球范围内对食品安全与人类健康关系的关注不断加强,食品卫生学也得到了前所未有的发展。随着科学技术的发展,现代食品卫生学和其他相关学科的关系日益密切,学科交叉与融合已成为发展的必然。在食品生物化学,食品理化检验学、食品微生物学、食品毒理学、食品污染及其控制、食源性疾病及其预防等传统分支学科的基础上,现代食品卫生学又生出食品分子生物学、食品微生态学、食品(保健)功能学、食品免疫学、食品生产加工过程卫生学等新兴学科和交叉学科,进一步拓宽了现代食品卫生学的研究领域。

目前食品卫生学的发展有以下几个主要趋势和特点:

1. 食品卫生与人类健康关系的研究向宏观和微观两方面不断深入。宏观方面如研究食品卫生与食品生产发展的关系,积极参与国家和地区食品生产及食品工业发展政策与规划的制定;研究全球性和地区性环境污染对各类食品可能造成的污染,对人类的健康危害及其控制措施;研究食品安全和食品法规标准对国际食品贸易的影响以及技术壁垒问题。微观方面主要是在食品污染物与人体健康的关系的研究以及食源性疾病的发生机制研究等领域不断向细胞分子水平深入。

2. 随着食品工业的快速发展和新技术的不断引入,对转基因食品(基因工程食品)、保健(功能)食品、新资源食品、强化食品、方便食品和快餐食品,以及各种食品添加剂和食品包装材料安全性评价和危险性评估已经成为目前食品卫生学研究的热点。

3. 食品卫生监督管理从以对终末产品的卫生学检测与评价为主(即食品的卫生学指标和安全性评价是否符合相应的法规标准要求),转向以对食品生产条件、生产工艺过程的卫生学管理为重点。即从政府卫生部门卫生监督为主转向食品企业自身的卫生管理为主。良好生产规范(GMP)和危害分析关键控制点(HACCP)的概念已经被现代食品生产企业所接受,并在发达国家和许多发展中国家普遍实施。按照 GMP 要求并严格实施 HACCP 管理的食品生产企业所生产的食品,其卫生质量应能达到相应的法规要求。这样可在很大程度上减少由于食品卫生质量不合格而造成的浪费,以及由于食品抽检不可避免产生的食品卫生不合格产品漏检而对人体造成的危害。因此,食品卫生监督管理方面的研究与工作重点也应做出相应的调整。

4. 随着国际贸易和全球一体化进程的发展,各国的卫生法规、标准、管理办法、企业卫生规范等应逐渐尽可能采用国际标准,以消除由于各国所特有的卫生标准等而形成的非关税贸易壁垒,而合理、可行、能满足人类健康要求并能为大多数国家接受的国际标准应建立在充分的科学研究基础之上。另一方面,危险性评估的原则与方法在制定卫生标准过程中的应用已愈来愈受到重视。因此,目前食品卫生学的研究重点和发展趋势也包括使用危险性评估的方法对各种食品污染物和转基因食品等的安全性进行全面和深入细致的评价,并在此基础上制定或修订国际食品卫生标准。

随着社会生产和科学技术的发展,我国营养和食品卫生学已得到长足的发展,特别是近十年来已取得显著的成就,但面对营养与食品卫生学在全世界的飞跃发展和国内改革开放、经济建设的需要,展望

本学科事业的发展却是任重而道远,发展前景赋予我们的任务至少包括如下内容:

1. 继续开展营养学的各项基础研究,如研究并整理现代的各种劳动或活动中有代表性的人体热能代谢率资料;研究微量元素、必需氨基酸和必需脂肪酸等的生理功能、代谢方式与生理需要量;进一步建立和完善食物中营养素及生物活性物质含量分析及功能检测方法等。

2. 以促进生长发育、纠正营养失调及适应环境因素、增强对有害因素抵抗力为目的,开展诸如儿童、孕妇、老年、特殊生活和劳动条件下人群的合理营养和膳食结构研究;开展营养相关疾病的营养性防治;从临床营养学角度建立各种患者的膳食指南,研究对其进行科学管理的方法及其相应机构;并加强以分子营养学为手段的营养相关疾病的理论研究。

3. 将营养科学有效地应用于人民生活实践,加强社区营养及必要的社会性措施的研究,如社区营养的国家管理体制、机构、立法和工作程序方式等。开展营养宣传教育,普及营养科学知识,使人们改善饮食习惯,调节食物结构,如减盐、减油、增加牛奶摄入等。联合各部门多学科开展我国食物新资源的开发利用研究,开展有机食品、绿色食品、强化食品、保健食品、方便食品、断奶食品、老年食品等的研究;进一步探讨对转基因食品安全性评价的措施,密切关注其他科学技术在营养学领域的应用动态。

4. 随着人类生活方式的改变和环境污染物的复杂化,除加强对传统上易出现的食品卫生问题的预防和管理外,要重视对食物中新出现的污染问题的研究,加强反映其对机体的作用或以机体结构和功能受损的生物学标志物作为中间终点(intermediate end-point)的流行病学研究,加强食品污染物检测方法学的研究,尽快克服食品卫生检测手段、方法不能满足监督工作需要的局面。

5. 把食品卫生工作重点放在为广大消费者健康服务的第一线工作上,提高食物中毒及其他食源性疾病的管理水平,通过采取降低漏报率、提高确诊率和现场处理率的有效措施以及建立档案资料等方法降低发病率和死亡率;加强对冷饮、奶制品、学生课间餐、生猪肉等易出现卫生问题的食品的管理,提高常见食品的卫生合格率;对食品掺假伪造的不法行为必须加强监测,依法惩办。

6. 以提高科学性、加强法制性为中心,进一步完善我国食品安全监督管理体制和机构,建设国内一流的食品安全监督中心、检验中心和专业人员培训中心。不断完善和修订食品卫生标准和技术规范性文件,向国际食品法典委员会(Codex Alimentarius Comission,CAC)制定的标准、准则和技术规范靠拢并接轨。强调食品企业自身监督管理体制,在食品生产过程采用 GMP、HACCP 等先进的管理系统,不断提高我国食品卫生质量,在保障食品食用安全的同时,也使我国食品在国际食品贸易中具有强大的竞争力。

（夏　敏）

第八章

儿童少年卫生学

第一节 儿童少年卫生学的定义、性质和研究对象

一、儿童少年卫生学的定义和性质

儿童少年卫生学(child and adolescent health)是研究维护和促进儿童少年健康的一门学科,是预防医学的重要组成部分。它研究儿童少年身心发育随年龄变化的特征,分析影响生长发育的遗传和环境因素,阐明儿童少年机体与学习生活环境之间的相互关系,制定相应的卫生要求和卫生措施,预防疾病、增强体质,促进身心健康发育,并为成年期健康奠定良好基础,从而达到提高生命质量的目的。

儿童少年卫生学又可简称为儿少卫生学,在一些国家称之为学校卫生学(school health)。该学科具有很强的科学性、社会性和应用性。在预防医学领域,儿童少年卫生学是疾病控制与卫生监督工作的重要内容之一,对保证儿童、青少年健康,增强体质,降低发病率和死亡率,促进儿童、青少年的健康发展均有重要意义。

二、儿童少年卫生学的研究对象和特点

儿童少年卫生学的研究对象是0~24岁儿童少年,覆盖从出生婴儿到发育成熟的青年群体,以中小学生为主,也包括幼儿园儿童和大学生。我国这部分人群约占全国人口的1/3以上。由于其年龄跨度大,不同年龄段儿童少年的生活学习环境和需求不同,因此应有针对性地提出干预策略和措施。

儿童少年卫生学有其鲜明特点:①研究和工作对象为生长发育期间的儿童少年。他们不同于成人,正处于不断生长发育的过程,尤其在青春期,生长发育较快,并伴有急剧的性发育及心理发展。儿童少年阶段覆盖整个青春期发育过程,有其鲜明的过渡性和特殊问题。提供良好的青春期保健服务是儿童少年卫生工作的核心之一;②中小学生处于受教育阶段,集体学习、生活在学校这一特殊环境里,使这一群体呈现出其他学科无法涵盖的特殊卫生学问题,在制订工作目标和提出干预措施时,必须既能满足其身心发展特点和实际需要,同时应着重考虑营造良好学校环境、满足教育教学需求,促进良好人际关系建立。这也是本学科存在和发展的依据;③儿童少年各方面均尚未定型,具有很大的可塑性,其生理、心理状况都很容易受到外界环境的影响而发生改变。儿童时期的健康、发育状况,不但关系到青少年一代的茁壮成长,而且对成年及老年时期的身心健康也有深远的影响,许多成年或老年性疾病(如肥胖、糖尿病、心血管疾患、精神性疾患等)均与少年时期的健康状况不良有着密切的关系。因此,各国政府部门对儿童少年卫生学的研究工作都很重视。

三、儿童少年卫生学与其他学科的关系

儿童少年卫生学具有跨学科特性,与预防、基础、临床、社会、心理、教育等各学科密切关联。

儿童少年卫生学作为预防医学学科之一,营养与食品卫生学、环境卫生学、职业卫生学、流行病学、统计学、卫生法学等预防医学学科的理论、技术和方法的应用能够丰富对儿童少年生长发育和健康影响

因素的研究内容,提高儿童少年卫生服务工作的能力。

儿童少年卫生学的研究对象是处于生长发育阶段的个体和群体,生命活动的现象和规律需要基础医学和临床医学的理论支持,因此,与妇产科、儿科、精神医学等临床学科,生理、生化、免疫、病原生物等基础学科紧密联系,同时与教育学、发展心理学、行为科学等相互交叉。学校卫生监督要严格依据相关法律、法规实施,法学知识必不可少。学校建筑设备卫生研究需要建筑学、光学等学科理论和方法的支持。儿童少年卫生学汲取多学科理论、知识和方法,经过长期发展,已成为独立的学科理论和知识体系。因此,在学习过程中,既要吸收运用其他各学科现代医学的成就,又要注意有机的结合,充分体现本学科的学科特点。

第二节　儿童少年卫生学的形成与发展

儿童少年卫生学(也称学校卫生学)是保护和促进儿童、青少年身心健康的科学,是预防医学的重要组成部分。儿童少年卫生学的发展起源于18世纪的欧洲,刚开始是在学校开展一些以促进学生健康为目的的项目,到如今,本专业的发展已有200余年的历史。我国始于20世纪初,百年来,我国儿童少年卫生工作取得显著发展,包括儿童少年卫生学科理论体系的形成和健全、学校卫生工作体系的建立和完善、学生健康监测及疾病防控机制建立等,为儿童、青少年健康促进做出了很大贡献。

一、中华人民共和国成立前的学校卫生工作

我国最早的学校卫生工作始于20世纪初,是在中国基督教医学会的组织下开展的学生体质健康监测,最早报告见于1910年的"中国学生的身体测量"。1922年,我国学者王吉民报告了"中国婴孩体格之标准"。1925年,北京协和医学院与当时的北京市政府警察局在东城合办卫生事务所,开展公共卫生工作,其中包括学校卫生,并在当时的一些教会学校内开展一些学校卫生工作。1929年2月,当时的国民政府教育部和卫生部联合组织了学校卫生委员会,这是我国第一个有关学校卫生的行政管理专门机构。1929年,学校卫生委员会颁布了《学生健康检查规则》,1935年又制定了《城市小学学校卫生沙眼方案》。在北京及沿海的一些城市,相继由一些医学院校的医师和护士开展了一些以健康检查、缺点矫治和预防接种等为主要内容的学校卫生工作。但当时全国的医学院校均未设立专门培养预防医学人才的专业,仅协和医学院在讲授公共卫生课时,讲授一些学校卫生的内容,全国从事学校卫生工作的人员很少。对于全国广大学生,特别是中小城市和农村学生的卫生保健工作很少有人问津。但本阶段少数医学工作者所从事的学校卫生方面的开拓性工作,为其后的学校卫生工作打下了一定基础。

二、儿童少年卫生学的起步和发展

中华人民共和国成立后,卫生部于1949年12月成立公共卫生局,公共卫生局下设保健处,保健处下设学校卫生科,任务是关于学校卫生之设计及改进事项。党和国家政府十分关怀儿童、青少年的健康,毛泽东同志针对当时学生健康状况不良,于1950年和1951年两次做出"健康第一"的批示。1951年,教育部和卫生部联合召开了首次全国学校卫生工作会议。1951年8月6日,中央人民政府政务院发布了《关于改善各级学校学生健康状况的决定》,就学生体检、预防接种和传染病防治等做出规定;并规定,各省、市、县人民政府教育行政部门应会同同级卫生行政部门、教育工会、青年团、学生联合会及当地医疗机关的代表,组织学校保健指导委员会,负责指导、检查当地各级学校的保健工作,为中国学校卫生工作奠定了基础。

20世纪50年代初,兴起的爱国卫生运动,对学生的卫生宣传教育、培养学生良好的卫生习惯等起到很大作用。同时对学生沙眼、近视等常见病、多发病也进行了较大面积的群防群治。1952年后,各地大、中学校设立保健科或医务室,有专职校医,小学设卫生室,由经过培训的保健教师在当地卫生部门指导下开展工作。1960年后,在各级学校建立了爱国卫生运动委员会,负责原"学校保健指导委员会"所

负责的学校卫生工作,要求高等学校设"校医院"或"校医室";中等学校设"卫生室",一般小学设保健药箱,由不脱产但经过训练的教师在当地卫生部门的指导下进行工作。

1953年,经政务院第167次政务会审议批准,在全国建立卫生防疫站,之后,全国各地陆续建立省、市、地、县级卫生防疫站,下设学校卫生科(组),有专职或兼职人员负责学校卫生工作。学校卫生人员逐步开展预防性的和经常性的卫生监督工作,为中学生建立了初步的健康检查制度,并与医学院校儿童少年卫生教研室协作共同对影响学生健康的各方面因素,如学生膳食营养、学习负担、生活制度、户外活动、睡眠、学校环境、建筑设备卫生等进行调查研究,并为行政部门制定方针政策提供了科学依据。此外还进行了一些专题研究,如生长发育研究、常见病的防治研究和健康管理现状的研究。如此,形成了隶属于卫生部门和教育部门的两支学校卫生工作队伍。

我国儿童少年卫生学学科的初创主要借鉴苏联的经验。北京、上海、武汉等部分医学院校于1951年在卫生系设立学校卫生教研室,同年翻译出版了苏联索维托夫的《学校卫生学》,并以其为蓝本编写了《学校卫生学讲义》,由各校参照使用。1955年初,苏联医学院采用的《学校卫生学》(莫尔科夫教授著)被译成中文。1956年,正式制定了卫生专业的学校卫生学教学大纲。北京医学院、上海医学院、武汉医学院、哈尔滨医科大学联合编写了教材,有的学校还自编了实习指导。1960年,根据卫生部的意见和"高教60条",医学院《学校卫生学》正式更名为《儿童少年卫生学》,学校卫生教研组改名为儿童少年卫生学教研室。同年,出版了由叶恭绍主编的全国高等医学院校试用教材《儿童少年卫生学》。这是第一部供卫生专业本科教学使用的统一教材。除引用苏联资料外,本教材在生长发育和健康状况方面纳入了许多国内的调查研究资料。经过几年教学实践,总结教学改革经验,又出版了第2版全国高等医学院校本科教材《儿童少年卫生学》,基本形成了儿童少年卫生学科理论体系。

自1953年起,我国学校卫生教学人员经常深入实际,开展科学研究和进行教学基地建设。1959年,叶恭绍教授等撰写了"十年来关于儿童身体发育调查研究工作的成就",比较系统地总结了中华人民共和国成立10年来,该领域获得的研究成果。进入20世纪60年代,科研工作受到普遍重视。广大教师和学校卫生医师积极投身儿童少年卫生学领域课题研究,并发表了一大批颇具学术价值的论文。

三、儿童少年卫生学发展的低谷和恢复阶段

1966年5月至1976年10月的"文化大革命"期间,学校卫生工作机构被撤销,队伍被冲散,学校卫生工作基本处于瘫痪状态。到1976年,全国医学院卫生系中儿童少年卫生学专业教师仅剩5人。

1976年10月,"文化大革命"结束,学校卫生工作开始全面恢复。十一届三中全会后,我国进入了新的历史发展时期。1978年4月14日,教育部、国家体育运动委员会和卫生部联合下发了《关于加强学校体育卫生工作的通知》,要求恢复或重新制定学校卫生规章制度,恢复学校卫生工作。1979年,三部委及共青团中央又在扬州联合召开了"全国学校体育卫生工作经验交流会",会议明确要求加强学校体育卫生工作领导,建立健全工作机构,不断完善规章制度,重视体育卫生师资队伍建设。1979年12月6日,教育部、卫生部联合颁布了《中、小学卫生工作暂行规定(草案)》,为全面恢复学校卫生工作提供政策法规依据,有力地促进了我国学校卫生工作的恢复和发展。

1981年7月7日,卫生部工业卫生局改名为卫生监督局,1982年,成立学校卫生处,负责学校卫生的监督和管理。1988年,成立卫生监督司,下设学校卫生处,主要任务是监督检查学校卫生法规、标准的实施,参与监测学生健康状况,指导学校卫生保健工作。1987年,教育部体育司更名为体育卫生司,增设卫生与健康教育处,负责学校卫生管理。基本形成教育、卫生部门对学校卫生工作的行政管理和监督指导框架。此外,全国各地在落实"扬州会议"精神和《中、小学卫生工作暂行规定(草案)》要求过程中,各级卫生防疫站成立学校卫生科,教育部门成立相应中、小学卫生保健所,形成学校卫生工作网络。

1978年后,各高等院校卫生系的儿童少年卫生学教研室陆续恢复。不仅原有的6所院校卫生系恢复儿童少年卫生教研室的建制,其他一些医学院校也开始新建卫生系,并调派人员组建儿童少年卫生教研室。1980年统计,全国已有10多个儿童少年卫生教研室,后又逐渐增加。北京医学院、上海第一医

学院、武汉医学院、哈尔滨医科大学、山西医学院和辽宁省卫生防疫站等单位建立了学校卫生专业的医学进修基地;同时,编写出一批《校医培训教材》《校医顾问》《学校保健工作手册》等书籍。

1978年,由哈尔滨医科大学为主编单位(唐锡麟主编),北京医学院、上海第一医学院、武汉医学院、四川医学院、山西医学院为编写单位的全国高等医药院校试用教材《儿童少年卫生学》由人民卫生出版社出版。1986年,由唐锡麟主编的高等医药院校教材《儿童少年卫生学》(第2版)由人民卫生出版社出版。在此期间的学术著作还有叶恭绍主编的中国医学百科全书《儿童少年卫生学》(1984年),徐苏思主编的《儿童少年卫生学进展》(第一卷,1983年),张国栋主编的《儿童少年卫生学进展》(第二卷,1987年)等。

在教学方面,1979年后,国内几个有条件的儿童少年卫生教研室和有能力的省级卫生防疫站举办各种类型的学校卫生培训班,培养了一批从事儿童少年卫生、学校卫生工作的专门人才。1981年后,开始5年制本科的儿童少年卫生学授课。在20世纪80年代,全国先后建立了6个儿童少年卫生硕士学位点,1个博士学位点,儿童少年卫生工作者有了高层次人才培养基地。此外,许多院校选派儿童少年卫生学师资去国外留学深造,成为我国儿童少年卫生专业的中坚和骨干。

科研和学术交流方面也日趋活跃,形成特色。1979年,卫生部、教育部和国家体育运动委员会组织全国16个省市参与,对23万7~25岁城乡儿童、青少年进行大规模调查,获得了我国儿童、青少年发育及体质方面较系统的基础资料,研究制订了相关评价标准,并具有一定的国际意义。此项研究获国家体育运动委员会体育科学一等奖,国家科技进步二等奖。浙、苏、皖、沪、鲁、豫、闽6省1市成立了青春期发育科研协作组,对青春期骨龄、内分泌等开展研究,成效显著。该协作组1980年创办了《学校卫生》杂志(即现《中国学校卫生》杂志的前身)。哈尔滨医科大学及山西医科大学儿童少年卫生教研室较深入进行了城乡学龄儿童生长发育的骨龄研究,均获省政府优秀科技成果奖。此外,各院校还开展了儿童体成分、儿童生长发育、学校常见病防治、儿童智力和心理卫生、学校健康教育理论与实践及学校卫生标准等方面的研究。以上科研工作有力地推进了本学科的发展和学术建设。

1981年,中华医学会选举产生了卫生学分会儿童少年卫生学组,召开了全国第一届学校卫生学术会议。为加强全国性儿童青少年卫生的科研技术指导,1982年,由国家科学技术委员会批准在北京医学院成立儿童青少年卫生研究所,成为国家级儿童少年卫生专业研究咨询机构,搭建了学校卫生人才培养、科学研究、学术交流平台。1984年,卫生部讨论和研究了学校卫生工作的基本任务,开始进行了学校健康监测和学校卫生工作考核试点工作。1986年,中华医学会儿少卫生专业委员会成立,1987年,转为中华预防医学会儿童少年卫生分会,任务是组织学术交流、普及科学知识。1985年,卫生部卫生防疫司(85)卫防食字21号函《关于落实学校卫生标准具体事项移交工作的通知》指出,部长办公会议已明确将学校卫生标准委员会及组织制定管理学校卫生标准具体事项等交北京医学院儿童青少年卫生研究所。在20世纪80年代中期,全国形成了以高等院校为主的儿童少年卫生研究团队,以卫生防疫站、中小学卫生保健所及校医为主的学校卫生工作网络,搭建了中华预防医学会儿童少年卫生分会这一学术交流平台,组建了学校卫生标准委员会这一标准制修订组织,基本恢复了学校卫生教学、科研、实践、交流,促进学校卫生工作发展。

四、儿童少年卫生学全面快速发展阶段

进入20世纪90年代,我国儿童少年卫生学在学科建设、科研和法制化管理等方面都取得了全面快速的发展。

1. **学科建设和人才培养**　1997年后,教育部将儿童少年卫生与妇幼保健学设为公共卫生与预防医学二级学科,学科的硕士点及博士点增多,博士、硕士研究生导师阵容明显加强。目前,儿童少年卫生与妇幼保健学硕士授权学科有35家,博士授权学科有10余家,推动了高层次人才培养和学科队伍建设。学科发展有力地推动了教材建设,"八五"期间,全国高等医药院校规划教材《儿童少年卫生学》(第3版)由人民卫生出版社出版。增加了儿童少年心理卫生、儿童少年的合理营养、学校卫生监督等内容。

"九五"期间,全国高等医药院校规划教材《儿童少年卫生学》(第4版)出版,其内容又有新的充实和发展,力求反映国内外该领域的新理论、新成就和新方法,增加了健康促进学校、学校生活技能教育及学校预防艾滋病等新内容;2003年、2007年、2012年又分别出版了《儿童少年卫生学》第5~7版,2017年,出版了由陶芳标主编的第8版教材。

2. **科研工作**　各院校儿童少年卫生教研室及卫生防疫机构、学校卫生科积极争取国家课题,取得了一批可喜的研究成果。例如,北京大学儿童青少年卫生研究所实施多方位健康教育干预措施,对多项生长发育评价标准进行筛选,对生长发育长期变化进行纵向研究,还开展了大样本、多指标的双生子研究等;哈尔滨医科大学儿童少年卫生教研室开展了对骨骼发育的研究,研究学校卫生标准,尤其是对课桌椅标准进行了研究,另还包括儿童心理发育及心理行为问题的研究等;同济医科大学、中山医科大学儿童少年卫生教研室等开展了对儿童心理行为问题的相关研究;上海第一医科大学儿童少年卫生教研室开展了青春期发育及影响生长发育因素研究;山西医科大学儿童少年卫生教研室开展了对学校建筑方面卫生标准的研究;中国医科大学儿童少年卫生教研室对体成分方面进行了系统的研究等,部分研究获得省部级科技进步奖。

3. **法制化管理**　儿童少年卫生相关法律法规不断健全和完善。1990年,经国务院批准,国家教育委员会和卫生部共同颁布实施了《学校卫生工作条例》(以下简称《条例》)。该《条例》规定了我国学校卫生工作要求,学校卫生工作管理以及学校卫生监督工作,并对教育、卫生行政部门、各级卫生防疫站、中小学生卫生保健机构及学校卫生技术人员提出了明确的职权、任务和责任。《条例》是我国学校卫生工作的基本法规和主要依据,并为制定我国的"学校卫生法"奠定了基础。1991年9月4日,第七届全国人民代表大会常务委员会第二十一次会议通过了《中华人民共和国未成年人保护法》,体现了从家庭、学校、社会、司法等方面保护儿童青少年的身心健康和合法权益。1992年,国务院针对联合国通过的《儿童权利公约》和世界儿童问题首脑会议通过的《儿童生存、保护和发展世界宣言》及《执行九十年代儿童生存、保护和发展世界宣言行动计划》颁布了《九十年代中国儿童发展规划纲要》,对20世纪内我国儿童事业的发展提出了奋斗目标和实现目标的策略、措施,是促进儿童发展的重要步骤。《学校卫生工作条例》《中华人民共和国未成年人保护法》和《九十年代中国儿童发展规划纲要》的颁布和实施,体现了国家对儿童、青少年的重视和关怀,并对儿童少年卫生学科发展起到积极的促进作用。

4. **卫生标准体系建设**　学校卫生标准体系建设始于20世纪80年代,1985年,卫生部成立了第一届学校卫生标准分委会;1987年,颁布了学校课桌椅卫生标准(GB 7792—1987)和中小学校教室采光和照明卫生标准(GB 7793—1987)。2005年,在分析现状和发展趋势需求的基础上,提出了新的《学校卫生标准体系》,包括学校卫生专业基础标准,学校建筑设计及教学设施卫生标准,学校生活服务设施卫生标准,学校家具、教具及儿童少年用品卫生标准,教育过程卫生标准,儿童少年健康体检与管理规范,健康教育规程等7个方面。近年来,儿童少年卫生标准的修订速度加快,也出台了跨学科专家合作的学校卫生标准,包括学校卫生综合评价(GB/T 18205—2012)、学龄儿童青少年营养不良筛查(WS/T 456—2014)、健康促进学校规范(WS/T 459—2016)等。一批学校卫生标准正在修订和制订中,这些卫生标准都为学校卫生的行政监督提供了更加充分和具体的专业技术依据。

第三节　儿童少年卫生学的学科内容

儿童少年卫生学通过研究不同年龄段儿童少年的身心发育规律和特点,分析影响生长发育的遗传、环境综合因素,提出相应卫生要求和措施,预防疾病,增强体质,以达到保护和促进儿童、青少年健康的目的。儿童少年卫生学涵盖的内容十分丰富,其研究内容可归纳为以下六个方面:

一、儿童少年生长发育

儿童少年生长发育(growth and development of children and adolescents)是反映个体和群体健康状况

的重要内容。生长(growth)表现为量的增加,发育(development)表现为质的改变,生长发育过程基本结束时,个体达到成熟(maturity)。完整的生长发育应包括身、心两个方面:身体发育由形态、生理机能、运动素质共同构成;心理发育既涵盖认知、记忆、思维、想象力和创造性等智力因素,也包括气质、个性、性格、情绪、行为等非智力因素。生长发育研究是儿童少年卫生学的重要内容之一。

（一）生长发育规律

1. 生长发育的一般规律 生长发育是一个连续的过程,可将其划分为:婴儿期(0~1岁)、幼儿期(1~3岁)、学龄前期(3~6岁)、学龄期(6~12岁,亦称童年中期)、青春期(10~19岁,女孩比男孩早1~2年)、青年期(15~24岁)。生长发育有一定程序,各阶段间顺序衔接。胎儿和婴幼儿期发育遵循"头尾发展律"(cephalo-caudal pattern),儿童身体比例不断变化。出生后神经、肌肉的发育遵循近远法则(near-far rule);儿童期、青春期身体各部形态发育遵循自下而上,自肢体远端向中心躯干的"向心律"(centripetal pattern)。整个生长期内,个体的生长速度是不均衡的,生长发育速度曲线呈波浪式。从胎儿到成人,先后出现两次生长突增高峰:第一次,从胎儿4个月至出生后1年;第二次,在青春发育初期,女孩比男孩早1~2年出现。成年时,男孩绝大多数形态指标的值高于女孩。在出生后的整个生长发育过程中,身体各部分增长幅度不同。在人体生长发育过程中,各组织和器官的生长模式(growth pattern)在时间进程上有所区别。Scammon将其大致归为四类:一般型、神经系统型、淋巴系统型、生殖系统型。机体各系统的发育既是不平衡的,又相互协调、相互影响和适应。

2. 青春期发育 青春期(adolescence,puberty)是由儿童发育到成人的过渡时期。这一时期人体在形态、功能、性征、内分泌及心理、行为等方面都发生着巨大变化。青春期的年龄范围一般定为10~19岁,女童的青春期开始和结束年龄都比男童早1~2年左右。根据不同阶段的主要发育表现变化,可将青春期分为早、中、晚三期:青春早期的主要表现是生长突增,出现身高的突增高峰,性器官和第二性征开始发育,一般约持续2~3年;青春中期以性器官和第二性征的迅速发育为特征,出现月经初潮(女)或首次遗精(男),通常持续2~3年;青春后期体格生长速度明显减慢,但仍有所增长直至骨骼完全融合,性器官及第二性征继续发育直至达到成人水平,社会化过程加速,通常持续2年左右。

3. 儿童少年心理发展 心理发展(psychological development)又称心理发育,指个体从出生到死亡期间持续而有规律的心理变化过程。儿童青少年心理的发展主要指从不成熟到成熟的过程。这一过程大体表现在四个方面:一是反映活动从未分化向分化、专门化方向发展;二是反映活动从不随意性、被动性向随意性、主动性方向发展;三是认知机能从认识客观的直接外部现象向认识事物的内部本质方向发展;四是对周围事物的态度从不稳定向稳定方向发展。

（二）影响生长发育的因素

儿童少年的生长发育是儿童自身的先天因素与其所处的后天外界环境因素相互作用的结果。

1. 遗传因素 儿童生长发育的家族聚集性及种族差异是遗传影响的具体表现。儿童的成年身高在很大程度上取决于遗传。种族影响对个体的体型、躯干和四肢的长度比例等作用较大。研究表明,不同的种族在身高、坐高/身高、骨龄、齿龄、月经初潮年龄等方面存在显著差异。

生长发育遗传影响的研究已深入到细胞、分子生物学水平。双生子研究法(twin study)是在人类中区分遗传和环境相对作用的最理想方法之一。双生子,特别是同卵双胎,为研究遗传因素对儿童生长发育的影响提供了最好的天然素材。国内外研究表明,同卵双生子无论外貌、指纹、血清型、抗体、唾液分泌型、指毛、生理功能(如血压、呼吸、心率、脑电图波形)等均极相似;且身高差别小,头围、头径也很接近,说明骨骼系统的发育受遗传因素的影响较大。

2. 环境因素 人和动物不同,其生长除受自然因素影响外,还受社会因素影响。自然环境包括日光、空气、水、气候、环境污染;社会环境因素包括社会经济状况、学校的学习、生活、人际、家庭环境和生活质量、亲子情感联结、个人与社会成员的交往等。自然环境和社会因素对生长发育的影响是综合性的、相辅相成的,均会产生促进、增强和阻碍、遏制的双重作用。

3. 行为生活方式因素 生活方式(life styles)是人们在一定社会文化、经济、风俗、家庭等因素的影响下而形成的一系列日常生活习惯和生活模式。行为(behaviors)表现为其具体外显,主要包括饮食、运动、睡眠、娱乐、消费、社会交往等。行为生活方式是影响儿童、青少年健康的重要因素,在诸多影响因素中,营养和体育锻炼是促进儿童少年健康生长发育的最积极因素。

(三) 生长发育的调查和评价

1. 生长发育调查 生长发育调查(survey of growth and development)是用科学方法对个体或集体儿童少年的生长发育状况进行观察测量,研究生长发育的规律及其影响因素,为观察、检验和评价某个单项或综合保健措施的实际效果提供科学依据。生长发育调查内容广泛,包括人体的形态、功能、生理、生化、内分泌及心理等许多方面。常用指标主要分以下几类:

(1) 形态指标(morphological parameter):最基本的有身高、体重、坐高和胸围。其他有头围、臂围、腿围、皮褶厚度、肩宽、盆宽、上下肢长度,以及月经初潮和首次遗精年龄,第二性征发育状况。

(2) 功能指标(functional parameter):常用的有呼吸频率、肺活量、脉搏、心率、血压、血红蛋白、红细胞、血清铁、握力、拉力等。

(3) 身体素质指标(constitution parameter):常用指标有短距离快跑、中距离耐力跑、投掷、仰卧起坐、引体向上、立位体前屈和反复横跳等。

(4) 心理指标(psychology parameter):心理发展包括感知觉、言语、记忆、思维、想象、动机、兴趣、情感、性格、行为及社会适应力等。

2. 生长发育评价 在进行生长发育评价时,首先要制定生长发育标准(appraisal standard of growth and development),它是评价个体和群体儿童生长发育状况的统一尺度。生长发育评价的基本内容包括生长发育水平、生长发育速度、各指标的相互关系等三个方面。选择合理的评价方法是进行正确评价的关键,但迄今还没有一种理想的方法。包括以下几种:

(1) 指数法(index method):常用指数有身高体重指数、身高胸围指数、身高坐高指数、BMI 指数(body mass index)、Rohrer 指数、握力指数、背肌力指数、肺活量指数等。

(2) 离差法(deviation method):是目前较常用的方法,主要有两种。①等级评价法(rank value method):用标准差与均值相离的位置远近划分等级。评价时与同年龄、同性别相应指标的发育标准比较,确定发育等级。国内最常用五等级评价标准(如表 8-1 所示),常用此法的指标是身高和体重。个体儿童的身高、体重值在判定标准 $\overline{X}\pm 2S$ 范围以内(约占儿童总数的 95%),均可视为正常。在 $\overline{X}\pm 2S$ 外的儿童、青少年,不能据此定为异常;需定期连续观察,结合其他检查,慎重做出结论。②曲线图法(curve method):将某地不同性别、各年龄组某项发育标准指标的 $\overline{X}$、$\overline{X}\pm S$、$\overline{X}\pm 2S$ 值分别点在坐标图上(图的纵坐标为某发育指标的值,横坐标为年龄),然后将各年龄组位于同一等级上的各点连成曲线,即成该指标的发育标准曲线图。若连续几年测量个体儿童的身高或体重,可将各点也连成曲线,既能看出儿童即时的生长发育水平,又能看出发育速度和趋势。

表 8-1 生长发育五等级评价标准表

等级	标准	占总体百分数/%	等级	标准	占总体百分数/%
下	$<\overline{X}-2S$	2.28	中上	$>\overline{X}+S\sim\overline{X}+2S$	13.59
中下	$<\overline{X}-S\sim\overline{X}-2S$	13.59	上	$>\overline{X}+2S$	2.28
中	$\overline{X}\pm S$	68.26			

用曲线图评价集体儿童少年的发育情况也简便易行。可将该群体各年龄组的某指标均值与该地区同龄、同性别发育"标准"的均值,在同一坐标纸上绘成曲线;比较两曲线相差的高低和距离的远近。同理,也可比较某地不同年代某指标的均值曲线。

(3) 百分位数法(percentile method):也分百分位数等级评价法和曲线图法两种,原理和制作过程与离差法大致相似,只是基准值(P_{50})和离散度(P_3、P_{25}、P_{75}和P_{97}等)都以百分位数表示。

（4）相关回归法(correlation and regression method)：利用身高、体重、胸围间的高度相关性,以身高为自变量,以体重(或胸围)为因变量,计算出回归标准差(S_{yx}),并按公式$R=(Y-\hat{y})/S_{yx}$评价身体的匀称度(R),式中,Y是被评价者的体重(或胸围)实测值。若$-1<R<1$,匀称;若$R \geqslant 1$,不匀称,趋于粗壮;若$R \leqslant -1$,不匀称,趋于细长。

（5）生长速度评价法(appraisal of growth rate)：生长速度指身体及其各部分在一定时期内增长的数值。通常选择一些能表示身体各部分长度、围度和重量的形态指标测量值的变化来评价。制定标准应首选追踪调查资料,若用横断面调查资料,应特别慎重。生长速度的计算方法有年增加值和年增加率两种。

（6）发育年龄评价法(developmental age appraisal)：发育年龄又称生物年龄或生理年龄,是指用身体某些形态、功能、性征发育指标的发育平均水平及其正常变异,制成标准年龄,来评价个体儿童的发育状况。目前常用形态年龄(morphological age)、第二性征年龄(secondary sex characteristic age)、牙齿年龄(dental age,简称齿龄)、骨骼年龄(skeletal age,简称骨龄)。

3. **营养状况评价(nutritional status appraisal)**　观察项目主要有身高、体重、皮脂厚度、营养指数和上臂围等。其指标有年龄体重(weight for age)、身高标准体重(weight for height)、皮脂厚度(skinfold thickness,又称皮褶厚度)等。

二、儿童少年健康问题和疾病防控

（一）儿童少年健康问题

儿童少年是生长发育的关键时期,儿童少年的健康水平不仅关系个人健康和幸福生活,而且关系整个民族未来的健康素质,也是国家人才战略强国的基础。解决好儿童、青少年的主要健康问题,对实现"共建共享,全民健康"的战略主题、全面推进"健康中国"的建设具有重要意义。

改革开放以来,我国儿童、青少年健康得到明显改善,但仍存在很多问题。近年来原国家卫生计生委先后组织开展"全国居民营养与慢性病调查""学生常见病及健康危险因素监测""全国口腔健康流行病学调查"等,相关研究结果显示儿童、青少年当前主要健康问题包括:营养不良持续存在、肥胖等慢性疾病患病明显增加、近视患病居高不下、儿童龋齿患病率高、不良饮食习惯和不健康行为方式普遍存在、体质健康不达标,心理健康和网络成瘾等问题突出等。

因此,社会、学校、家庭应高度关注儿童、青少年健康,树立全面教育、健康成长、个性化发展的社会氛围,做好"学生常见病及健康危险因素监测"工作,加强儿童、青少年"食育"教育和健康干预,以有效促进儿童、青少年健康。

（二）儿童少年常见病防治

1. **儿童肥胖**　肥胖(obesity)是由多因素引起,因能量摄入超过能量消耗,导致体内脂肪积累过多达到危害健康的一种慢性代谢性疾病。肥胖对儿童、青少年的身心发展都有影响,与心脑血管疾病、糖尿病等密切相关。肥胖有两种类型,一种是单纯性肥胖,主要因摄食量过多、"以静代动"的生活方式引起。另一种是继发性肥胖,因神经和内分泌机能失调或代谢性疾病引起。儿童少年时期的肥胖绝大多数为单纯性肥胖。目前,最常用的群体筛查方法是身高标准体重法。肥胖症的防治应自幼年养成良好的饮食习惯,减少看电视、上网等静坐时间,增加体育活动,纠正偏爱高糖、高脂、高热量、含糖饮料的不良饮食行为。

2. **营养不良**　营养不良指蛋白质-热能营养不良(protein-energy malnutrition,PEM)。至今仍是对全球儿童健康和生存的主要威胁,贫困国家尤其多见。2岁以下婴幼儿是营养不良的高发人群,学龄期儿童少年也可发生,但发生原因不尽相同,主要有膳食摄入不足、膳食结构不合理、不良饮食习惯、胃肠疾病和慢性消耗性疾病、不恰当地节食减肥等。筛检标准主要采用身高和体重标准法。血清总蛋白及白蛋白、血红蛋白也是诊断营养不良的重要依据。防治措施包括普及营养知识,培养健康的饮食行为,保证合理营养;纠正挑食、偏食、吃零食过多等不良习惯,定时、定量进餐,不盲目节食。以学校为单位,通过定期体检及早筛查和确诊营养不良,积极治疗肠道蠕虫感染和消化道疾病等。

3. 缺铁性贫血　贫血以缺铁性贫血(iron-deficiency anemia)最常见,是由于体内铁缺乏而影响含铁血红素的合成而引起的贫血。缺铁性贫血可发生于任何年龄,但以 6 个月~2 岁患病率最高;伴随青春期发育,14 岁左右出现第二个高峰;血红蛋白是最常用的、简单易行的监测和判定缺铁性贫血的指标,适用于大规模的调查。患病率整体上乡村高于城市,女生高于男生。缺铁性贫血可使儿童少年的体力、学习能力、身体抵抗力下降,容易罹患呼吸道、消化道疾病,还引起心理活动和智力发育的损害以及行为改变。缺铁性贫血的防治措施包括均衡膳食,注意摄入富含铁的食物,如动物血、肝、瘦肉等,多摄入新鲜的蔬菜、水果等维生素 C 含量丰富的食物,以促进铁的消化吸收,必要时铁剂治疗。

4. 视力不良

(1) 近视(myopia):指眼睛辨认远方(5m 以上)目标的视觉能力低于正常。通常用远视力表检查视力,凡裸眼视力低于 5.0 称视力不良(poor vision)或视力低下。各种屈光不正(近视、远视、散光)、弱视和其他眼病均可造成视力不良,但大多数由近视引起。课业负担重、用眼时间过长是造成青少年近视的主要原因。预防措施包括:限制近距离用眼时间、重视读写卫生、开展体育锻炼、增加室外活动、合理饮食、改善学习环境、定期检查视力、健康教育等。

(2) 弱视(amblyopia):凡眼部无明显器质性病变,以功能性因素为主引起的远视力≤0.8,且通过屈光矫正仍达不到正常的视力不良称为弱视。我国儿童弱视患病率约为 3%~4%。弱视仅发生在视觉尚未发育成熟 8 岁以下的幼小儿童。弱视儿童不能形成完整的立体视觉,严重者将导致立体盲等视功能残疾,给之后的学习、生活和工作能力带来不良影响,应加强健康知识宣教,定期进行视力、屈光和眼位检查,发现可疑患儿及早矫治。

5. 沙眼　沙眼(trachoma)是由沙眼衣原体引起的慢性传染性眼病,传播面广,幼儿期和学龄期患病率高。沙眼主要通过接触传染。凡是被沙眼衣原体污染的手、毛巾、手帕、脸盆、水及其他公用物品都可进行传播。儿童沙眼多由父母或其他家庭成员传染。预防措施:积极治疗现患者,加强健康宣教,定期对保教人员、保健教师和校医进行基本知识技能培训,预防重点是防止接触感染。

6. 龋齿　龋齿(dental caries)是人类中广泛流行的慢性疾病,也是学生常见病之一,流行面广、发病率高、危害大。因此,WHO 将其列为全球范围内需重点防治的第三位非传染性疾病。儿童患龋后,不仅引起疼痛,而且影响食欲、咀嚼和消化功能,对生长发育造成不利影响。龋齿如不及时加以治疗,还会因细菌侵入而继发牙髓炎、齿槽脓肿、颌骨骨髓炎等。龋蚀的牙齿作为各种细菌的藏匿地,还可通过变态反应等方式,诱发诸如风湿性关节炎、心脏病、肾炎、心内膜炎等全身性疾患。防治措施包括加强口腔保健宣教、定期口腔检查、合理营养和体育锻炼、药物防龋、窝沟封闭及其他防龋技术。

7. 肠道蠕虫感染　肠道蠕虫感染(intestinal helminth infection)是蠕虫寄生人体而引发感染性寄生虫病。肠道蠕虫感染高发于发展中国家,常见蠕虫有 40 余种,儿童少年以蛔虫和蛲虫感染最常见,感染率最高。

肠道蠕虫感染主要是由人接触被蠕虫污染的环境引起。用未经处理的人粪做肥料,随地大小便,均可造成虫卵的环境污染。由于蛔虫和蛲虫主要经口吞入感染期虫卵而感染人体,不洗手、喝生水、生吃瓜果等不良卫生习惯可增加感染的概率。预防措施包括:改善环境卫生,加强粪便管理,开展健康宣教,养成良好的个人卫生习惯等。

(三) 儿童少年慢性病防控

慢性非传染性疾病简称慢性病,主要以心脑血管疾病、糖尿病、恶性肿瘤等疾病为代表。大量研究证明,一些与生活行为因素相关的成年期疾病,其发病往往始于儿童期。致病危险因素一旦形成,又不及时干预,将持续终生。儿童期血压、血脂、血糖水平与成年期水平密切相关。因此,成年期疾病的早期预防非常重要。

1. 高血压　高血压(hypertension)是一种独立的心脑血管疾病,也是冠心病、脑卒中的病理基础和危险因素之一。大量研究表明,许多成年期原发性高血压起源于儿童时期。国外有调查发现,15岁以下的血压偏高儿童(最小年龄3岁)经追踪3~8年后,其中的65%被确诊为高血压。目前,我国这类血压偏高的儿童少年已接近10%,且仍有持续增长趋势,城市显著多于农村,男孩多于女孩。

儿童期血压偏高现象是遗传、环境和生长发育状况等多种因素的综合作用的结果。预防:通过学校和社区健康教育,广泛普及高血压的防治知识;从小培养良好生活习惯和健康生活方式;积极参加体育锻炼,控制体重;合理营养,平衡膳食,多吃蔬菜、水果;逐步养成低盐的饮食习惯;不吸烟、不喝酒、生活规律;早期筛查以发现高血压儿童(最好从3岁开始每年测量一次血压)。

2. **糖尿病**　糖尿病(diabetes)是一种内分泌代谢性疾病,是继心血管疾病和肿瘤之后,对人类健康和生命造成严重威胁的第三大疾病。研究显示,中国儿童、青少年糖尿病呈增长趋势,且2型糖尿病增速已超过1型糖尿病。糖尿病是以血糖升高为主要特征的临床综合征,受遗传和环境因素的综合影响。约25%~50%的糖尿病患者有明显家族史。最直接的环境因素有经济水平与生活方式、肥胖、高血压(2型糖尿病的一个独立的危险因素)。糖尿病的早期预防重点是广泛开展糖尿病知识教育,特别应针对有糖尿病家族史、肥胖、高血压、高血脂的儿童少年,采取控制饮食和加强体育锻炼、定期检测血糖等重点干预措施。

3. **恶性肿瘤**　近年来,儿童恶性肿瘤的发病率逐年增高,已成为其死亡的主要原因之一。由于对其认识不足,早期筛查机制缺乏等原因,不易及早发现和治疗。因此,儿童肿瘤的早期预防非常重要,预防措施包括保护、改善环境,消除环境污染;加强防癌健康教育,建立健康的生活方式;定期体检,早发现,早诊断,早治疗。

(四)儿童少年传染病控制

传染病(infections disease)是由病原体引起的,能在人与人、人与动物或动物与动物之间相互传染的疾病。目前,传染病仍然是一个重要的公共卫生问题,给人类带来严重威胁。儿童少年的免疫功能不够完善,学校的集体生活方式增加了他们罹患传染病的机会。近年来,一些传统的传染病,如麻疹、手足口病、腮腺炎在儿童少年中时有暴发流行,一些曾被控制的传染病如结核病又开始回升,2015年,报告全国学生肺结核发病32 667例,发病例数居全国学生甲、乙类传染病首位。大学生和高中生肺结核报告发病数最多,其次为初中生和小学生。此外,一些新发传染病如艾滋病、埃博拉出血热等,儿童、青少年也是易感人群之一。因其传播范围广、传播速度快、社会危害影响大,已经成为全球公共卫生中的重点和热点。

儿童少年传染病的预防控制措施包括:接种疫苗、建立公共卫生预警系统、加强学校传染病预防管理,做好流动儿童和留守儿童等特殊群体的传染病预防工作等。

(五)儿童少年意外伤害防控

意外伤害(unintentional injuries)是指因各种突发的意外事故而引起的人体损伤。据国际疾病分类标准,意外伤害可分车祸、溺水、窒息、跌坠、触电等;广义上还包括其他伤害事故,如自杀。我国意外伤害的死因以车祸、跌坠、溺水、自杀等位居前列;其中溺水、车祸和窒息占全部儿童意外伤害死亡的80.4%。意外伤害已成为我国0~14岁儿童死亡的首因。中国妇幼卫生项目县研究报告显示,儿童意外事故死亡率为67.13/10万,占儿童总死亡的31.3%。儿童意外伤害已被国际学术界确认为21世纪儿童健康的主要问题。

此外,因意外事故而致残的人数也占很大比例。无论致伤或致残,都需要医疗照顾,也使因伤住院率、因病缺课率等大幅上升,不仅给儿童少年带来严重的身心影响,也给他们的家庭带来巨大经济和精神负担,同时给社会造成巨大损失。因此,采取有力措施预防和控制儿童少年意外伤害,在社会、经济、医疗、福利和公共卫生方面,都有重大意义。

(六)儿童少年健康监测

健康监测(students health surveillance)是采用抽样调查方法,对确定的监测点校和目标人群进行生长发育、健康状况等长期的动态观察。为及时了解我国学生体质健康状况的发展变化趋势及可能出现的新的健康问题,制定相应的预防措施,2002年教育部建立了经常性的学生体质健康监测网络,在开展5年一次的全国性学生体质健康调研基础上,每2年进行一次学生体质健康状况及主要健康问题的监测,将监测结果向社会公布,对学生体质健康状况存在的问题进行原因分析,并拟定相应干预措施。监测时间一般规定在每年同一时间(如每年5月至9月底)内进行。监测内容包括:

(1) 生长发育状况:形态指标,如身高、体重、坐高、胸围、肩宽、骨盆宽、上臂围、皮褶厚度等;功能指标,如肺活量、血压、脉搏;身体素质指标,如50m跑(反映速度),立定跳远(反映下肢爆发力),斜身引体、引体向上和仰卧起坐(反映肌力),立位体前屈(反映柔韧性),50m×8往返跑,800m或1 000m跑(反映耐力)等。

(2) 疾病或异常:包括近视、沙眼、弱视、龋齿、牙周疾病、肥胖、营养不良、脊柱弯曲、神经症等。可通过测定血红蛋白、检查蛔虫卵等方法,筛查缺铁性贫血和肠道蠕虫感染。

(3) 因病缺课状况:包括月病假率、因病缺课率及其病因分析等。

三、儿童少年心理卫生问题

心理卫生(mental health)是研究维护和促进人类心理健康的科学,包含一切旨在改善及保持心理健康的措施和方法。心理卫生的概念有狭义、广义之分。前者侧重于预防心理障碍或行为问题,后者则以促进心理调节、发展心理潜能为目标,不断提高心理健康水平。目前中小学生心理问题的发生呈上升趋势,特别是在面临升学、就业、早恋等压力时。因此,社会、学校、家长应对这一问题充分关注。

(一) 儿童期常见心理行为问题

1. **学业问题**　行为表现与学习密切相关。学习困难、注意力障碍、自控能力差、活动过度等,多发生在小学阶段,尤其是初入学儿童。

2. **情绪问题**　如情绪不稳定、紧张焦虑、孤僻、强迫行为、过分任性或冲动、暴躁易怒、胆小退缩、恐惧等。

3. **品行问题**　如偷窃、说谎、逃学或离家出走、纵火、攻击性行为、破坏性行为等,男孩明显多于女孩。

4. **不良习惯**　如习惯性抽动、吮指、摩擦癖、遗尿、口吃、偏食等。

儿童行为指导(child behavior guidance)是矫正儿童心理卫生问题的较有效方法。狭义上,指针对口吃、恐惧、抽动等行为的矫治技能;广义上包括道德情操培养、榜样作用、规范行为模式的建立与训练等。

(二) 青春期常见心理行为问题

1. **吸烟、酗酒和滥用药物**　青少年的行为问题包括:吸烟(smoking)、酗酒(alcohol abuse)和滥用药物(drug abuse),其中,吸毒是滥用药物的主要表现。

2. **意外事故**　青少年是车祸、溺水、跌坠伤、中毒等事故的主要受害人群。

3. **暴力伤害**　我国青少年的暴力事件较多表现为持械斗殴、校外打群架、欺凌小同学和女生等。

4. **情绪、行为问题**　如青春期焦虑症、抑郁症、强迫症、癔症、睡眠障碍等,多属神经症,程度轻重不一。患者多有遗传因素,加之自身的性格弱点,可在环境诱因下表现出来。

5. **精神性成瘾行为**　如电子游戏机成瘾、网络成瘾、言情小说成瘾等。

6. **自杀**　包括自杀意念和自杀行为,近年来有明显增加趋势。

7. **性心理障碍**　包括恋物癖、露阴癖、窥淫癖、异装癖等变态性行为。

8. **不良性行为**　婚前性行为常导致少女怀孕等后果,严重影响青少年身心健康。此外还有各种形式的婚外性行为、攻击性性行为等,甚至可导致犯罪。

青春期心理咨询(psychological counseling)是指运用心理学方法,对存在心理行为问题的来访者提供心理援助的过程。其基本形式有面谈式咨询、电话式咨询等。

(三) 学校心理教育

包括心理健康教育(psychological health education)、心理咨询、诊断性评价和行为矫正、学习指导

(learning guidance)等。

（四）学校心理卫生指导

包括情绪指导、社交指导、休闲指导、消费指导、择业辅导等。

四、教育过程卫生

教育过程卫生(hygiene of education process)即合理安排教育过程以有利于促进儿童少年身心健康，获得良好的学习效果，是儿童少年卫生学的重要特色内容之一。主要包括教学过程卫生、作息制度卫生、体育卫生、劳动卫生等。

（一）教学过程卫生

1. **脑力工作能力的变化规律和影响因素**　儿童少年学习能力的强弱在很大程度上取决于脑力工作能力，表现为大脑的工作速度及其准确性。每个学习日、学习周和学年中，脑力工作能力都会出现动态的变化过程，是影响学习能力的重要因素。组织教学的过程中，应根据这一规律变化，科学、合理地安排学习和生活，并可依据脑力工作能力在学习中的变化类型，对作息制度做出科学评价。影响脑力工作能力的因素是多方面的，有年龄、性别、健康状况、情绪、遗传等个体自身因素，也包括学习环境、学习兴趣、学习动机等教育因素。

2. **学习负荷和评价**　学习负荷(learning load)指学习时脑力工作的强度和时间。影响学习负荷的主要因素除学习内容的数量、难度和学习时间外，也和教学环境、教学方法和学生的身心健康状况有关。学习时间是影响学习负荷的重要因素，又在很大程度上受学习内容、难度和数量的影响，而且比教学方法等其他因素容易量化，所以是教育过程卫生中用来评价学习负荷的主要指标。学习疲劳的评价方法有体征与行为观察法、教育心理学方法、生理学方法、生理-教育心理结合法等。

3. **作息制度卫生**　作息制度主要指一日生活制度(daily regime)，即对学生一昼夜内学习、课外活动(文娱、健身)、进餐、睡眠、休息及自由活动(生活料理和家务劳动)的时间分配和交替顺序等形成制度。从教育过程卫生的角度出发，作息制度还应包括学周、学期及学年的作息安排。

（二）体育锻炼卫生

在进行体育锻炼时，应根据儿童少年年龄特点、性别特点和健康状况，培养学生对体育锻炼的兴趣和习惯，遵循循序渐进和全面锻炼的原则，合理安排锻炼内容和负荷量。运动开始和结束要有准备活动和整理活动，注意运动与休息适当交替。对体育实践课中的运动负荷(sports loading)和结构进行组合优化，对课程的强度、密度及时间三个因素进行综合考虑，对各部分教学的顺序、内容和时间进行分配。在体育锻炼中要注意营养补充和膳食要求。

校医和体育教师要掌握学生的健康状况，校医应对学生体育锻炼的时间、体育课的组织、运动服装、运动场地和设备等进行卫生监督。严格按科学锻炼原则和方法进行，避免发生运动损伤(sports trauma)。一旦发生，应立即采取有效措施防止伤情加重，尽快通过治疗促进康复。对常见的各种运动损伤进行恰当的应急处理。指导学生在体育锻炼过程中，运用所学的生理卫生知识，对自己的健康状况和生理变化学会自我观察(self-observation)，以及时调整锻炼计划，量力而行，提高锻炼质量。

（三）劳动教育卫生

劳动教育是学校教育的重要一环，有利于培养学生的劳动观念和习惯，掌握一定劳动技能，巩固和丰富文化课内容，也使学生身体得到有益锻炼，有利于消除疲劳，提高学习效率。但是，学生正处在生长发育期，参加劳动时无论是工种选择，还是劳动负荷、劳动场所和劳动设备，都应与成人要求不同。教学中对劳动姿势和安全保护更应有特殊要求。

五、学校健康教育和健康促进

学校是儿童、青少年成长过程中的重要场所，也是开展健康教育和健康促进最理想的场所。在学校开展健康教育和健康促进效果最好，时机最佳。通过学校促进健康，建立健康促进学校，已成为当今学校卫生的重要研究内容之一。

学校健康教育(school health education)是以促进学生健康为核心的教育活动与过程,是素质教育的重要组成部分,也是学校卫生的核心工作。学校健康教育的基本内容包括健康行为与生活方式、疾病预防、心理健康、生长发育与青春期保健、安全应急与避险等五个方面。在此基础上,还要开展青春期性教育和艾滋病、性病预防知识技能教育、毒品预防教育、预防烟草教育等。同时也要开展教材、教具、教育方法的研究,进行教育效果的评价等。

健康促进(health promotion)是促使人们维护和提高他们自身健康的过程。学校是促进学生健康最具有潜力的机构。如何通过学校促进健康,如何寻找切入口,建立健康促进学校(health promoting schools),已成为当今学校卫生的重要研究课题之一。近年来,我国儿童少年卫生领域大力推进健康促进学校工作,以学校为中心,考虑多种因素对学生健康的综合影响,其内容包括学校卫生政策、学校物质环境、学校社会环境、社区关系、个人健康技能、卫生服务等。有力促进了学校与社区、家庭的密切合作,在为儿童少年营造良好的学习和身心发展环境,培养健康生活方式等方面,发挥着重要作用。

六、学校卫生监督和管理

1. **学校卫生监督**　学校卫生监督(school health inspection)是公共卫生监督的一部分,是指卫生行政部门及其卫生监督机构依据法律、法规、规章对辖区内学校的卫生工作进行监督指导、督促改进,并对违反相关法律、法规规定的单位和个人依法追究其法律责任的行政执法活动。学校卫生监督是国家不断发展教育事业的需要,是保证儿童少年身心健康成长所必需,是保证学生服务产品的安全性所必需。因此,加强学校卫生监督工作有着重要和深远的意义。

学校卫生监督是一项综合性监督工作,所涉及的法律、行政规章和卫生标准较多,如前所述,其中《学校卫生工作条例》是我国关于学校卫生的第一部法规性文件。此外,还颁布了一系列学校卫生专业标准。这些法律、法规、规范性文件和卫生标准,为开展学校卫生监督提供了具体的行政执法的依据和专业技术标准。

学校卫生监督内容具体包括预防性卫生监督、日常性卫生监督、学校突发事件的应急处理等,监督标准参考2012年颁布的国家标准——《学校卫生综合评价》(GB/T 18205—2012)。

2. **学校教育设施与设备卫生**　学校教育设施与设备卫生(school education teaching facilities and equipment)是学生进行学习和各项活动的重要外环境,包括教育教学设施、设备和生活设施等。符合卫生要求的教育、教学设施和设备可为学生身心发育和健康提供可靠保障。

教育设施与设备卫生标准的研究内容主要包括:学校校址的选择,学校用地及校园平面布局;教学用房合理布局、教学设备卫生、教室采光照明、黑板和课桌椅卫生、学生文具、学校生活设施卫生等,这些研究将为学校卫生监督提供科学依据。

3. **学校突发公共卫生事件应急管理**　学校是突发公共卫生事件的好发场所,突发公共卫生事件不仅损害学生健康,干扰教学秩序,还直接影响社会的安定团结。因此,控制学校突发公共卫生事件不仅是学校最重要的卫生工作,也是政府高度重视的维稳任务。了解和掌握学校各类突发公共卫生事件的应急管理要求,才能帮助学校有效预防、及时控制突发公共卫生事件并消除其危害。

第四节　儿童少年卫生学的研究方法

一、身体检查及测量方法

身体检查主要通过观察和测量等方法对身体和心理行为发育等方面的个别现象或典型特征进行量化、描述,反映个体的生长发育水平和健康状况,并为评价营养、运动、教养环境、预防保健可及性等提供重要依据,是揭示生长发育规律的基础,是儿童少年卫生工作主体部分。身体检查常用的测量方法主要包括体格测量、体能测试、体成分测量、心理测验。此外,各器官系统的生理功能测量、生物样品的生化检验等也常用来观察儿童少年生长发育和健康状况。

(一) 身体形态的测量

1. **纵向测量**　反映全身长度发育的指标主要有:卧位身长(recumbent length)、身高(stature, height)、坐高(sitting height),常用的测量仪器有:身高坐高计、人体测高计、马尔丁测高计、卧式身长计。通过四肢各部长度的测量来了解不同部位长骨的增长状况、特点和发育趋势,主要测量指标为:上肢长(length of upper extremity)、下肢长(length of lower extremity)、小腿长(length of shank)、手长(hand length)、足长(foot length)等。

2. **横向测量**　包括围度和径长,前者主要有头围(head circumference)、胸围(chest circumference)、腰围(waist circumference)、臀围(hip circumference)、上臂围(biceps circumference)、大腿围(thigh circumference)和小腿围(calf circumference)等,测量器械为带毫米(mm)刻度软卷尺;径长主要有肩宽、骨盆宽、头左右径、头前后径、胸廓横径、胸廓前后径等,测量器材为测径规。其中,头围及径长能反映颅脑的发育状况,是学龄前儿童(尤其是婴幼儿)生长发育的重要指标;胸围及径长综合反映胸腔容积、胸背肌发育、躯干皮脂蓄积状况和呼吸器官的发育程度;腰围可反映腹腔内脂肪堆积程度,多与臀围综合衡量中心型肥胖;上臂围、大腿围和小腿围能反映四肢肌肉发育程度;肩宽和骨盆宽能反映男女体态特征,衡量青春期体格发育水平。

3. **重量测量**　体重(body weight)是人体总的质量,综合反映骨骼、肌肉、皮下脂肪及内脏质量,在一定程度上反映营养状况。测量器械为杠杆式体重计或电子秤。

4. **皮褶厚度(skinfold thickness)**　为人体成分中脂肪定量的客观指标之一,常用以推算全身体脂含量,判断营养状况,评价体成分。常用的测试部位有肱三头肌部、肩胛下角部、腹部、大腿部,测量器械为皮褶厚度计。

5. **体格发育派生指标**　①身高体重指数:又称克托莱(Quetelet)指数,表示单位身高的体重,反映人体充实度;②劳雷尔(Rohrer)指数:是肌肉、骨骼、脂肪、内脏器官的发育综合表现,反映人体单位体积充实度;③体重指数(body mass index,BMI):目前广泛用于反映营养状况,是制定儿童超重/肥胖筛查标准的基础指标;④腰臀围比(waist to hip ratio,WHR)、腰围身高比(waist to height ratio,WHTR):对揭示腹型肥胖有较大实际意义。

(二) 体能发育测量

1. **生理功能测量**

(1) 心血管功能:一定负荷下人体脉搏(pulse rate)、动脉血压(blood pressure)的变化反映心血管功能,两者只有与运动试验相结合时,才能较好地反映心血管功能。

(2) 肺功能:主要测量指标有呼吸频率、肺活量(vital capacity)、最大通气量(maximum minute ventilation,MMV)、最大吸氧量(maximal oxygen consumption/maximal oxygen uptake,VO_{2max})等。肺活量为一次尽力深吸气后能呼出的最大气量,反映肺的容量及呼吸肌的力量,测量器械常用回转式、桶式或电子肺活量计,是最具代表性、测试简便的呼吸功能指标。

(3) 肌力发育:主要测量指标为握力(grip strength)、背肌力(back strength)等,握力用于反映上肢肌肉的力量。测量器械有指针式蹬型握力计及椭圆形钢圈握力计。背肌力又称拉力,反映腰背部及上下肢大部分肌肉的力量,测量器械为指针式背肌力计。

2. **运动能力测量**

(1) 力量测量:俯卧撑、引体向上、屈臂悬垂、立定跳远、仰卧起坐、掷铅球、手球掷远、投垒球等。

(2) 耐力测量:反映心肺耐力的20m折返跑,小学生的50m×8往返跑,大学、中学男生的1 000m跑、大学、中学女生的800m跑;反映肌耐力的定量负荷运动,如台阶运动试验;反映全身耐力(尤其是心肺功能)的最大耗氧量测试等。

(3) 速度测试:短跑、球类、游泳、滑雪、击剑、武术等。

（4）灵敏性测试：10m×4 往返跑、反复横跳、蛇形运球、平衡木、技巧运动等。

（5）柔韧性测试：立位体前屈、坐位体前屈、俯卧上体上抬等。

3. 体能发育派生指标

（1）布兰奇心功能指数（Blanche cardiac function index，BI）：BI＝心率×（收缩压+舒张压）÷100，考虑了心率和血压因素，能较全面地反映心脏和血管的功能。

（2）身高肺活量指数和体重肺活量指数：均是利用肺活量和身高、体重的关联，以单位身高（或体重）肺活量形式，反映肺通气能力的大小。

（3）体重握力指数和体重背肌力指数：均为利用肌力与体重的密切关系，以单位体重方式（校正体重的干扰）显示（前臂）握力、（腰背部）背肌力，凸现可比性。

（三）性发育检查

性发育是青春期发育最重要的特征之一，包括生殖器官的形态变化、第二性征发育和生殖功能发育。进行性发育调查前，应向青少年们解释清楚检查的目的和意义，取得他们和家长的知情同意，并得到受检学校领导和校医的配合。常用调查和检查方法如下：

1. 月经初潮和首次遗精调查方法

（1）现状调查：对每个受检对象应了解其准确年龄，询问是否来月经或遗精，回答只需"是"或"否"。

（2）前瞻性调查：适用于尚未发生月经初潮/遗精的人群。对选定人群作定期追踪观察，记录月经初潮/首次遗精的发生年龄，直至全部对象均发生初潮/遗精。

（3）回顾调查法：要求被调查者回答是否已来月经；如已来潮，应继续询问初潮发生的时间并记录。

2. 女性第二性征及外生殖器的检查方法

女性第二性征的检查包括乳房发育、阴毛和腋毛等指标。各项指标的发育顺序大致为乳房发育—阴毛—腋毛—月经初潮。Tanner 制定的青春期性发育 5 阶段分期法将乳房、阴毛、腋毛发育水平分为五期，是描述青春发育进程、青春早期生殖系统发育各种事件的国际通行标准。

3. 男性第二性征及外生殖器检查方法

男性外生殖器及第二性征的发育顺序一般是：睾丸—阴囊皮肤改变—阴茎增大—阴毛—腋毛—胡须—变声—喉结。按 Tanner 5 阶段分期法，可对男性外生殖器的发育状况做简单评价。

除了上述简单直观的检查方法外，必要时需进行青春发育阶段的相关性激素水平的生化检测来反映和评价青春期性发育水平。

（四）心理测验

心理测验（psychological test）是一种使心理现象数量化的心理学技术，即对行为样本的客观标准化测量。一般通过观察、检查、量表等方法，以分数或等级对人的心理行为变化进行定量分析和描述。心理测验种类繁多，可按以下几种方式划分：

1. 按测验内容分类

（1）智力测验（intelligence test）：用于测量智力，如韦克斯勒量表（Wechsler scale）、瑞文联合测验（combined Ravens test，CRT）、比奈-西蒙量表（Binet-Simon scale）、绘人测验等。

（2）人格测验（personality test）：测定个性心理品质，如明尼苏达多相人格调查表（Minnesota multiphasic personality inventory，MMPI）、艾森克人格问卷（Eysenck personality questionnaire，EPQ）、卡特尔16项人格特征量表（Cattell 16 personality factor questionnaire，16PF）等。

（3）神经心理测验（neuropsychological test）：研究脑与行为的关系，测量脑损伤引起的心理变化，如Halsted-Reitan 成套神经心理测验、利脑测验、视觉保持测验、触觉辨别测验等。

（4）特种技能测验（special ability test）：检测人的音乐、机械操作、绘画、书写等多种特殊能力。

（5）适应性行为评定：评定心理社会适应能力，如社会成就量表、智残评定量表、儿童行为量表等。

2. 按测试方法分类

（1）观察法：在一定时间范围内记录被观察对象的行为表现，如记录某一儿童在睡眠、饮食、游戏、完成学习任务等方面的行为过程和特点，分为自然观察法和实验观察法。

（2）访谈法：是指访谈者与受访者进行面对面、有目的的交谈来了解情况、收集信息。

（3）问卷法：采取文字问答形式，衡量态度和行为。

（4）仪器测试：设计心理实验任务，通过仪器采集与心理活动相关的生理指标，如采集心率、脑电波、事件相关电位、功能性磁共振。

（5）混合测试：结合上述两种或多种测试方法，韦氏智力量表即属此类。

3. 按测验的组织形式分类

（1）个体测验：测试人与受试者面对面进行，诊断性测验多属此类。

（2）集体测验：一个主试者同时对多个受试者进行测验，以班级等团体为对象的教育心理学测量多以该形式进行。

4. 按测试对结果判断的意义分类

（1）筛查测试：设计的测试方法内容只能粗略了解被测个体的心理特征，特点是简便快捷，可以大致筛出正常与异常（可疑）儿童，但不能判断儿童异常程度。比如：丹佛发育筛查测验、绘人试验、图片词汇测验和学前儿童能力筛查（简称"50项"）等。

（2）诊断测试：设计较全面、详细，测验结果能较精确和客观地反映受试者的心理行为发育水平，确定某些行为问题的性质与严重程度，临床上，测试对象来源于筛查测试结果异常者或临床疑诊异常者，如韦氏智力量表。

（五）其他方法

体成分的测量：目前，对于人体成分的研究至今缺少既精确又简便的测量方法。通常使用皮脂厚度、双能 X 线吸收法（DEXA）、双光 X 线吸收法、CT 法、磁共振成像（MRI）法对局部脂肪组织的测量来推算全身的脂肪量，传统的水下称重法已经趋向于被生物电阻抗法和双能 X 线吸收法、BOD-POD 测量仪取代。

骨龄的测量：主要利用 X 线摄片，通过观察儿童少年手腕部各骨化中心的出现、骨块的大小、外形变化、关节面的出现及干骺愈合程度等，并和正常值的"骨龄标准"比较，即可判定个人的骨龄。是反映个体发育水平和成熟程度的精确指标。

二、流行病学方法

儿童少年卫生学常用流行病学方法进行调查研究，对群体生长发育、健康状况进行调查，描述儿童、青少年人群的疾病、健康状况或功能水平分布及其在不同时期、不同条件下的变化。在阐明某些因素对健康的影响时，能进一步检验有关病因假设，乃至因果关系，从而有利于提出预防疾病、降低危险因素的切实措施。此外，儿童少年常见病预防、身体缺陷矫正、心理卫生和健康教育等各项学校卫生服务的效果评价，均需应用流行病学方法。

（一）描述流行病学在儿童少年卫生研究中的应用

描述流行病学方法在儿童少年疾病或健康状况的分布、生长发育规律的描述中发挥着重要作用，常用的研究方法主要包括横断面调查（cross-sectional survey）、生长监测（growth surveillance）、追踪调查（longitudinal survey）。横断面调查可在短期内获得不同地区、民族、群体的生长发育规律、特点、变化趋势以及健康状况，为建立生长发育标准、制定各项干预措施提供依据。例如，中国全国学生体质健康调研针对全国 31 个省、市（自治区、直辖市，其中不含香港、澳门特别行政区和台湾省）7~22 岁的在校学生进行横断面调查，获得全国学生群体体格、体能多指标发育水平资料，成为了解和分析儿童少年生长发育水平、特点、地区和民族间差异以及制定国家级生长发育标准等的基础资料；生长监测主要对某地、某群体某些生长发育指标及健康状况的连续性收集、整理、分析，反映儿童少年体质健康动态变化、评价儿童少年生长发育的长期趋势,如儿童少年超重/肥胖流行趋势、视力及影响因素变化趋势、青少年健康危险行为监测等;追踪调查也需长时间内定期、连续多次进行调查,但调查对象自始至终是同一组个体,所反映的生长规律是对个体化测试结果(而非群体的平均)的归纳、分类,故较横断面调查能更确切反映生长速度和进程,揭示生长发育的规律,制定某些指标的生长速度正常值或标准。

(二) 分析流行病学在儿童少年卫生学中的应用

分析流行病学方法在儿童少年卫生学中的应用,能系统、深入地分析、探索某些内外因素(如遗传、营养、体育锻炼等)对疾病或健康、生长发育的影响,从而达到探索和检验疾病病因假说的目的,主要分为队列研究(cohort study)和病例-对照研究(case-control study)两种类型。其中,队列研究属于追踪调查,但需事先根据暴露水平进行分组(含对照组),例如评价某环境污染因素对儿童健康的影响时,可选择不同群体(控制身体健康状况、社会经济状况等),根据对该污染因素的暴露程度,分若干组(包括空白对照组),通过追踪这些组间在某些敏感的发育指标(如肺活量)和呼吸系统常见疾病发病率的差异来进行评价。而病例-对照研究根据结局变量来分组(含对照组),回顾性调查和比较组间影响健康相关因素暴露水平的差异,特别适用于儿童少年人群中某些疾病的病因研究。

(三) 实验流行病学在儿童少年卫生学中的应用

实验流行病学(experimental epidemiology)研究又称干预试验(interventional trial)、人群干预研究(population-based intervention study),研究前应先将目标人群随机分为干预、对照两组,向干预组提供某种措施,一段时间后比较两组干预前后的指标差异,判断该措施是否有效。例如在判断促进儿童少年体育活动是否是减少超重肥胖的有效措施时,将儿童少年随机分为加强体育活动干预组和对照组,干预一段时间后比较两组儿童少年 BMI 的变化差异。此类研究在深入研究病因,提出或验证某干预措施、探讨儿童少年人群中存在问题的解决途径等方面作用很大。

在调查实践中采用何种类型的调查方法,应依其调查目的而定。如要制定发育水平的评价标准,则以横断面调查为宜;而要制定发育速度(速率)评价标准,则应采用追踪调查。大规模的生长发育调查,在具体实施前都必须制定一个周密的调查计划。调查应当注意以下几个方面:对象选择和合理抽样;正确选择调查指标;精心设计调查表格;调查人员培训;检测设备及技术统一标准化;严格质量控制等。

三、卫生统计学方法

分析儿童少年的生长发育、健康检查、健康监测、疾病防治、心理测试及健康教育等各种类型调查资料,常需要进行统计指标的计算来描述和评价个体和群体生长发育和健康状况水平。通过生长发育大样本调查取得各指标的实测数据,经统计学处理计算出参考值范围,作为评价标准。统计表的应用可充分展示资料的数据结构、分布特征和规律,统计图更加直观、形象地描述变化趋势,能较好地总结变化规律。

儿童少年的代表性样本的调查,进行指标值的参数估计从而了解总体情况。均数的 t 检验、方差分析等方法评价儿童少年生长发育水平在不同群体中的差异;率的 U 检验、χ^2 检验等来研究疾病与健康在不同儿童少年群体中的分布差异。关联性分析和回归分析等方法可判断影响儿童少年身体发育与健康状况的潜在因素。

目前,随着电子计算机的普及应用和发展,统计学方法在儿童少年卫生学研究方法中的地位日趋重要,多元分析近年来发展很快,多元回归、聚类分析、判别分析、因子分析、通径分析等方法也在儿少卫生学研究中得到广泛应用。

四、其他相关研究方法

因为儿童少年卫生学的跨学科特点,其研究也集中了许多相关学科的理论和方法,除上述流行病学、卫生统计学方法外,营养与食品卫生学、环境卫生学等预防医学、临床医学、基础医学学科以及非医学领域的心理学、教育学、社会科学等学科的最新理论、技术和方法也在儿童少年卫生学的研究中得到应用。目前有关儿童少年生长发育和健康的研究已经从既往单纯的形态与功能变化向细胞、分子乃至基因水平的全面整合方向发展。

第五节 儿童少年卫生工作现状与展望

儿童少年是祖国的未来,民族的希望,确保儿童少年健康成长极其重要。我国的儿童少年卫生工作虽然已取得很大进展,但随着社会和环境的不断变化,儿童少年卫生学仍面临一系列新的问题有待进一步研究和解决。

一、儿童少年卫生工作现状

(一) 当前我国儿童少年面临的主要健康问题

目前,我国儿童、青少年群体面临的健康问题主要表现为肥胖、近视等常见疾病检出率居高不下,慢性非传染性疾病早发,体质健康不达标,社会情绪能力差,学校传染病及突发公共卫生事件时有发生等。这些问题不仅影响儿童、青少年身心健康,也是当前我国学校卫生工作面临的重要问题。

1. **儿童少年常见病发病状况** 在经济收入增长,人口变迁,城市化以及全球化的背景之下,饮食相关疾病在近几十年里发生了重大的转变。肥胖问题日益突出,已经成为世界各国关注的重要的公共卫生问题。2017 年,WHO 公布的一项全球 3 150 万名 5~19 岁儿童少年的调查结果显示,肥胖儿童和少年的数量从 1975 年的 1 100 万增加到 2016 年的 1.24 亿,增长了 10 倍,已成为全球性的健康危机。根据 2000—2014 年国民体质健康监测数据结果显示:近 15 年来,我国青少年身体形态(身高,体重,胸围)呈现持续增长的趋势,肥胖检出率持续上升。儿童少年肥胖是慢性非传染性疾病,如高血压、糖尿病等疾病的危险因素。儿童少年肥胖、超重的筛查及防控水平的提升至关重要。在儿童少年中,蛋白质-热能营养不良同样是肆虐全球的重大公共卫生问题。中国 7~18 岁学生营养不良检出率在 2010 年为 12.6%,到 2014 年,下降到 10.0%,其中生长迟缓从 1.2%下降到 0.8%;农村儿童少年仍是营养不良防治的重点对象,尤其是西部贫穷乡村地区。而我国城市儿童营养不良的主要原因已从饥饿、膳食缺乏转变为不良生活方式,不良饮食习惯等。当前,中国儿童营养状况得到较大改善,却又面临营养不良和超重肥胖双重负担。营养不良、超重肥胖筛查标准的统一迫在眉睫,国家卫生和计划生育委员会发布的 WS/T 456—2014《学龄儿童青少年营养不良筛查》、WS/T 586—2018《学龄儿童与青少年超重与肥胖筛查》,充分考虑了我国人群的体质遗传特征和社会经济差异等环境影响,弥补了以往儿童少年营养不良、肥胖超重筛查标准的不足。

视力不良在中国儿童青少年中的患病率居高不下,并呈现低龄化趋势。视力不良包括近视、远视和散光等屈光不正和弱视等其他眼病。青少年视力不良患者中,绝大多数是近视。中国学生体质与健康调研结果显示,1985—2014 年学生视力不良检出率逐年增长,表现为城市高于农村,女童高于男童的特点。2014 年,全国学生体质健康调研结果显示,7~12 岁小学生、13~15 岁初中生、16~18 岁高中生及 19~22 岁大学生的视力不良率分别为 45.71%、74.36%、83.28%和 86.36%。目前,青少年视力不良检出率增加的原因包括:近距离用眼时间过长,如学业负担过重、电子屏幕使用时间增加;坐姿不端正;照明条件不佳等。

龋齿也是儿童少年的常见病之一。根据中国学生体质与健康调研结果显示,2005—2014 年间中国儿童少年乳牙、恒牙龋失补率呈显著增长的趋势,小学生乳牙龋患状况严重。乡村学生的乳牙龋失补率高于城市学生,而龋补率却低得多。乡村的防龋工作力度应进一步加强。《中国防治慢性病中长期规划(2017—2025 年)》提出加大牙周病、龋病等口腔常见病的干预力度,实施儿童局部用氟、窝沟封闭等口腔保健措施,12 岁儿童患龋率控制在 30%以内。

2. **儿童少年的身体素质状况** 儿童少年时期是身心健康、身体素质、身体功能发展的关键时期。儿童少年体质健康水平下降会直接影响其身心健康发展,并且直接影响到国民素质的提升。影响儿童少年体质健康的因素包括学习压力大、睡眠不足以及营养不均衡、生活习惯不佳等。2014 年,全国学生体质与健康调研结果显示,与 2010 年相比,7~18 岁学生中,多数学生速度、柔韧、力量、耐力等身体素质指标呈现稳中向好趋势。然而,大学生身体素质呈现下降趋势,与 2010 年相比,19~22 岁年龄组男生速度、爆发力、耐力等身体素质指标下降。因此,当前学生身体素质仍不容乐观。

3. 学校传染病及突发公共卫生事件发生情况　当前,在世界各国卫生部门及卫生工作者的共同努力下,传染病所造成的疾病负担呈逐年下降趋势。但由于儿童少年的免疫功能不完善以及集体生活的方式,当前儿童少年仍然是传染病的最大受害人群。根据中国疾控预防控制中心《疾病监测信息报告管理系统》中人群类型为学生的传染病个案信息以及《突发公共卫生事件报告管理信息系统》中事件发生地点为学校的事件信息进行分析的结果显示:2008—2015 年,肺结核、乙型肝炎、痢疾、猩红热和甲型肝炎是全国学生中甲、乙类传染病报告发病最多的传染病。流行性腮腺炎、其他感染性腹泻、风疹、手足口病和流行性感冒是全国学生中丙类传染病报告发病最多的传染病。

中国突发公共卫生事件监测结果显示,2011 年,全国共报告学校突发公共卫生事件 858 起,占全国突发事件报告总数的 73.1%;报告发病 31 312 例,占全国突发事件报告发病总数的 93.23%;2015 年,全国共报告学校突发公共卫生事件 680 起,占全国突发事件报告总数的 69.20%;报告发病 26 377 例,占全国突发事件报告发病总数的 38.00%。2015 年与 2011 年相比,学校突发公共卫生事件发生情况有所好转。学校人员聚集性高、来源复杂、对传染病抵御能力弱,一旦疫情暴发,容易造成蔓延。因此,突发公共卫生事件的预防和应急管理尤为重要。

4. 儿童少年精神心理健康及意外伤害问题　儿童少年时期是身心发育的关键时期,也是精神健康问题发生的高危时期。据 2011 年 WHO 报告的数据显示,目前全世界 10%~20% 的儿童少年有精神障碍问题,而其中仅有 1/5 得到合适的诊断和治疗。我国在 20 世纪 50~90 年代开展的大规模流行病学调查发现,我国儿童少年精神障碍患病率 7.03%~14.89%。目前,我国缺乏较权威性的全国儿童少年心理异常检出状况。2018 年,合肥市一项 2 407 名学龄前儿童心理健康状况问卷调查结果显示,心理问题检出率为 19.4%。2016 年江门市 1 200 名 6~16 岁儿童青少年调查结果显示精神心理障碍患病率为 3.92%,其中男孩的精神心理障碍患病率显著高于女孩。长期的心理问题不仅影响儿童时期或成人后的生存质量,也会给家庭、社会带来巨大的负担。

近年来,伤害已成为公共卫生的热点问题。伤害对受害者的心理或生命造成严重的危害,对家庭、社会造成不良的影响,不利于构建安全、和谐的社会环境。在中国,交通伤害、溺水是儿童少年特别是学生的最易导致死亡的意外伤害。《道路安全全球现状报告 2015》数据显示,2012 年 15~29 岁人群中,道路交通伤害位居死亡原因之首,低收入和中等收入国家道路交通死亡率是高收入国家的两倍以上。儿童少年上学的交通方式、道路情况及外出活动的时间与伤害的发生密切相关。溺水在中国儿童和青少年伤害死亡构成比中占 40% 左右。国家卫生健康委员会报告的数据表明,农村地区的溺水发生率是城市地区 4~10 倍,5~9 岁年龄组高于其他年龄组。

（二）我国学校卫生工作现况及存在的问题

1. 学校健康教育和健康促进方面　近年来,各地各高校在推进健康教育、提升学生健康素养方面做了大量工作。健康教育的教学方法从传统的课堂讲授、讲座等形式部分转变为参与式教育,如小组讨论、头脑风暴等,提高学生主动参与程度。但健康教育覆盖面不广、针对性不强、措施落实不到位等问题仍然突出;有些学校健康教育流于形式,学校青春期教育几近空白,有关调查表明学生艾滋病、结核病等传染病知晓水平不高或未达目标要求,健康素养和常见病防治知识行为水平也不高。锻炼不够、睡眠不足、作息不规律、膳食不合理等不健康生活方式正在成为影响学生健康的危险因素。应多渠道开展健康教育,多形式开展健康实践,多途径加强健康教育教学能力建设。

健康促进学校是全球兴起的健康促进活动的重要组成部分。我国自引入"健康促进学校"这个理念以来,在全国部分省（自治区、直辖市）开展了相关的活动。学校通过改善采光和照明条件,保护学生视力;购买电子设备,减少老师粉尘吸入;更换高度可调节桌椅,减少不良坐姿;成立心理咨询室,为学生提供心理援助。通过各种方式,将健康理念融入工作,满足学生、教师及社区成员的健康、教育和发展等需求。健康促进学校活动应更大范围的开展,促进健康行为在儿童少年中形成。

2. 学校卫生法律法规及资源配置方面　学校卫生是公共卫生的组成部分,目前,该领域的有关法律法规是《学校卫生工作条例》,但《学校卫生工作条例》定位不够明确,缺乏相应的实施方法和细则,导致学校卫生工作有法不依,执法难行;从国家到大部分省市县卫生、疾控、监督部门都未能设立学校卫生管理专门或相对独立机构,特别是与学校卫生工作相匹配的管理和专业人员配备不足,导致学校卫生工作落实不力;学校卫生资源配置不足和不均衡,城乡发展不平衡。学校卫生基本设施条件,特别是农村学校教室采光照明、墙壁黑板、课桌椅标准配备、公共洗手设施和饮用水配备,厕所、食堂卫生设施配备、校医和医务室配备等不足情况更加突出。

3. 学校卫生科研工作方面　随着学生主要健康问题以及学生疾病谱的变化,加强学校卫生防病工作的适宜技术和实施规范等有针对性的科研工作非常必要。但目前学校卫生科研水平与学校卫生工作发展不相适应,学校卫生防病工作的适宜技术研究跟不上学校卫生防病工作实际需要,如学校传染病等突发公共卫生事件预警、预防和应急处置、学生近视、营养不良和肥胖等防控技术、学生故意伤害和意外伤害等公共卫生问题预防控制适宜技术研究不够,学生重点疾病和公共卫生问题未能有效控制。因此,应协调和整合学校卫生各行业专家作用,组织学校卫生宏观和微观的科研攻关,为学校卫生整体设计和顶层设计提供决策性技术支撑,为学校卫生实际工作和学生健康实际需求提供实用性和有效性技术的帮助。

二、儿童少年卫生工作展望

1. 国家政策为学校卫生发展提供有力支持　儿童、青少年是生长发育的关键时期,他们的健康水平不但关系个人健康成长和幸福生活,而且关系整个民族未来的健康素质。当前,各项国家政策为学校卫生发展提供有力支持,如《中国儿童发展纲要(2011—2020 年)》明确提出 18 岁以下儿童伤害死亡率下降;控制儿童常见疾病和重大传染性疾病;中小学生贫血患病率下降;控制中小学生视力不良、龋齿、超重/肥胖、营养不良发生率等目标要求。《国家卫生城市标准》促进学校卫生环境改善《国家卫生城市标准》(2014 版)第二十三条规定,贯彻落实《学校卫生工作条例》,学校和托幼机构教室、食堂(含饮用水设施)、宿舍、厕所等教学和生活环境符合国家卫生标准或相关规定。加强传染病、学生常见病的预防控制工作,设立校校医院或卫生室,配备专职卫生技术人员或兼职保健教师。开展健康学校建设活动,中小学健康教育开课率达 100%。中央经费为学生健康因素及常见病监测提供支持,2016 年国家卫生和计划生育委员会将"学生健康因素及常见病监测"列入中央经费支持项目。"学生健康因素及常见病监测"项目列入国家卫生和计划生育委员会"十三五"发展规划,作为重点评估考核项目。这些政策为学校卫生工作带来了发展的机遇。

2. 加强儿童少年健康监测,完善学生体质与健康调研内容　通过开展"学生健康危险因素及常见病监测",及时了解儿童青少年的健康状况及存在的问题、风险。目前,全国学生体质与健康调研检测项目包括身体形态、生理功能、身体素质、健康状况等 4 个方面的 24 个指标,其中缺乏腰围测量值。近年来,儿童少年超重肥胖问题严重,代谢综合征的发生也逐年增加。而国际上诊断儿童代谢综合征的标准是建立在人群腰围百分位数的基础上,因此,增加腰围的检测项目有利于建立符合我国国情的诊断标准。同时,还应增加儿童少年饮食习惯、作息习惯、心理状况及体力活动水平的调查,开展儿童少年体质健康状况及其影响因素的研究。

3. 加强儿童少年重要健康问题的筛查及干预　为降低儿童少年超重肥胖和营养不良的发病率,应采取家庭、社区和学校相结合的营养知识、行为习惯、生活方式宣教,树立青少年健康意识,培养良好的饮食习惯和生活方式。建立以体重指数为基础的,适合儿童少年的营养状况筛查标准,开展重点人群干预研究,探索以学校为基础的营养不良、肥胖一级预防,同时为儿童提供个体化服务,控制相关疾病的发生。保证学校体育与健康师资队伍水平达标,并高标准地完成学校体育卫生教育目标。

儿童少年视力不良也是重点关注的问题。视力检查在学生体质健康监测调查中所使用的检查方法,主要适用于教育学现场筛查,无法取代临床检查。应充分发挥眼科医生和基层校医积极性,完善近视的筛查程序势在必行。国家应加大人力、物力方面的资源投入,开展检影验光、现场视力检查相结合的大样本调研活动,进一步规范视力不良筛查、诊断相关的技术和方法。将国内外研究最新进展转化为实践,有效预防近视的发生。中小学教师和家长都要关注学生的用眼状况,坚持组织学生做眼保健操,及时纠正不正确的阅读、写字姿势,控制近距离用眼时间。学校每学期要对学生的视力状况进行 2 次检测。各级政府要进一步改善农村学校的办学条件,确保照明、课桌椅达到基本标准,改善学生用眼卫生条件。

4. **建立健全学校传染病、突发公共卫生事件的监测和管理机制** 我国现有的学校突发公共卫生事件防控体系存在机构设置不够完善、人力单薄、设备不全、应急预案存在内容不够细致或操作性不强,事件发生后的危机处置迟钝,部门之间缺乏协作、联动。同时,现有学校突发公共卫生防控体系的研究不多,研究多限于宏观政策方面,应急预案在设计和制定上缺乏全面、系统的危害性和脆弱性评估,和当地实际情况结合不紧密,缺少一整套系统、规范、科学、应用性强的防控体系和处置手段。尤其在我国农村地区,有部分学校甚至连基本的公共卫生问题尚未完全解决。学校传染病和突发公共卫生事件防控适宜技术应进行进一步研究,建立相应的防控体系和工作机制。

5. **重视学校健康教育,促进学生健康** 健康教育是学校卫生工作的重要组成部分,学校只有实施健康教育才能保障卫生工作的正常开展。2018 年,教育部把学校卫生与健康教育工作视为提高教育质量,促进教育公平的基础性工作,以扎实、有效的工作业绩支撑教育强国和健康中国建设。《"健康中国"2030 规划纲要》明确提出"加大学校健康教育力度。将健康教育纳入国民教育体系,把健康教育作为所有教育阶段素质教育的重要内容"。因此,学校应针对学生的身心发展情况设计恰当的健康教育课,使学生了解多发的健康问题及掌握相关预防办法,提高学生的健康素养,促进学生健康水平。

6. **加强科学研究,促进学术交流** 加强儿童少年卫生学科的科学研究,联合卫生监督、疾病预防控制、高等学校、教育部门等开展学校卫生相关课题的研究,并通过相关学会举办全国性或者区域性学术交流。推进儿童、青少年身心健康综合技术研究及应用,研究儿童、青少年形态,生理功能,素质,心理和社会适应等基础表型的生长发育阶段差异性特征及其综合数据收集、管理、共享应用的适宜技术;开展生长发育的不平衡性对儿童、青少年成长、健康的影响及其成年期疾病早期发生风险的研究;加强儿童、青少年重要疾病、健康危险因素特点、变化趋势及其监测的关键技术研究;综合推进儿童、青少年重要疾病防控适宜技术及其相关标准的研制及应用;加强对儿童少年心理健康及伤害问题的预防和干预研究,建立伤害综合检测体系,开发重点伤害干预技术指南和标准。加强健康学校建设的核心内容、标准、管理、评审、试点等框架体系、行动策略及核心技术研究。

综上,儿童少年卫生学是预防医学的重要组成部分,也是保护、促进儿童少年身心健康的重要学科。在实践中不断地充实、完善这门学科,是本学科广大教师、科研人员和学校卫生工作者义不容辞的使命。只有不断努力解决存在的问题,本学科才能与时俱进,呈现出强大的生命力。

(毛丽梅)

第九章

卫生毒理学

毒理学(toxicology)的传统定义是研究外源化学物对生物体损害作用的学科。现代毒理学则是在传统毒理学基础上形成的,它已超越毒理学的传统定义。现代毒理学是研究所有外源因素(化学、物理或生物因素)对生物系统的损害作用和生物学机制,进行安全性评价和风险评估的科学。由于具有基础科学与应用学科的双重属性,现代毒理学已被应用于安全性评价、危险度评定、危险性管理与交流。这对于预防、控制和消除威胁人类生存环境质量和生命质量的危险因素,改善卫生状况,促进人群健康,维护国家安全至关重要。

第一节　卫生毒理学概述

卫生毒理学是利用毒理学的原理和方法,从预防医学的角度,研究人类生产和生活活动中可能接触的化学、物理和生物因素对机体的损害作用及其机制的学科,是毒理学的分支学科。卫生毒理学属于预防医学的范畴,为劳动卫生、环境卫生和营养卫生等学科提供毒理学理论和研究方法,是与公共卫生工作有直接联系的各个毒理学分支学科(包括环境毒理学、工业毒理学、食品毒理学、农药毒理学和放射毒理学等)的基础和总称,其也是预防医学的重要组成部分。

一、毒理学的主要研究领域

现代毒理学其研究领域包括公共卫生、环境生态、法医鉴定及临床药物毒理等,其中公共卫生属于卫生毒理学的主要研究领域。现代毒理学可以划分为描述毒理学、机制毒理学和管理毒理学三个主要研究领域。虽然每个领域都有其鲜明特征,但三者紧密关联,构成毒理学研究的核心——危险度评定/风险评估,如图 9-1所示。

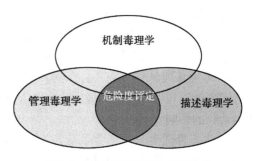

图 9-1　毒理学三大研究领域关系

(一) 描述毒理学

描述毒理学(descriptive toxicology)首先直接关注的是毒性鉴定,以期为安全性评价和危险度管理提供信息。采用实验动物进行适当的毒性试验,可获得用于评价人群和环境特定化学物暴露的危险度信息。就药品和食品添加剂而言,这些信息可能仅限于对人类的影响。然而,工业毒理学工作者不仅要研究工业化学物(例如:杀虫剂、除草剂、杀真菌剂、有机溶剂等)对人类的危险度,而且要研究这些化学物对鱼、鸟、蚕、陆栖动物和植物以及其他可能破坏生态系统平衡的因素的潜在影响。

描述毒理学研究还可为化学物的毒作用机制提供重要线索,通过形成假设为发展机制毒理学做出贡献,这些研究成果也是管理毒理学工作者进行危险度评价的关键内容。

描述毒理学采用实验动物进行适当的毒性试验,获得用于评价人群和环境特定化学物暴露的危险度信息。描述毒理学试验的基本原则是:化学物在实验动物产生的作用,可以外推于人;实验动物必须暴露于高剂量,这是发现对人潜在危害的必需的和可靠的方法;成年的健康(雄性和雌性未孕)实验动物和人可能的暴露途径是基本的选择。

(二) 机制毒理学

机制毒理学(mechanistic toxicology)是证实与人类直接相关的实验动物中所观察到的损害作用(癌症、出生缺陷等),验证可能与人类无关的发生于实验动物中的有害效应,设计和生产较为安全的化学物以及合理治疗化学中毒和临床疾病,进一步加深对基础生理学、药理学、细胞生物学和生物化学的了解。

机制毒理学工作者的研究重点是化学物对生物体产生毒作用的细胞、生物化学和分子生物学机制,这些研究结果在应用毒理学的许多领域都非常重要。分子生物学和基因组学研究中新技术的出现,为机制毒理学家科学探索同样暴露于有毒物质后人和实验动物的反应差异提供了新的工具,这些工具也被用于早期识别对环境因素易感的个体。现在可预先采用遗传毒理学试验来筛检易感个体,这种毒物基因组学(toxicogenomics)研究包括机制毒理学家识别和保护易感个体免受有害环境暴露的影响,并根据个体的遗传性状制定药物治疗方案(提高有效率并最大限度地降低毒性反应)等方面。

(三) 管理毒理学

管理毒理学(regulatory toxicology)是将毒理学的知识、技术及研究成果应用于外源化学物的管理,保护人类免遭外源化学物的危害,并保护环境。如对化学品的管理方法是:登记管理制度、政府主管部门、有关法规,申请登记程序、制订资料要求,登记有效期限,重新登记制度等。

管理毒理学工作者的主要职责和任务是根据描述和机制毒理学的研究资料进行科学决策,协助政府部门制定相关法规条例和管理措施并付诸实施,以确保化学物、药品、食品等进入市场足够安全,达到保护人民群众身心健康的目的。

(四) 毒理学其他领域

除了上述三个主要研究领域外,毒理学其他领域还包括:法医毒理学、临床毒理学、环境毒理学和生态毒理学等。

1. **法医毒理学**　是将化学与基础毒理学原理结合而形成的一门交叉学科,主要研究化学物对人和动物有害效应的法医学问题。法医毒理学工作者主要协助确定死亡原因,明确尸检结果。

2. **临床毒理学**　作为医学科学范畴中的一个重点专业领域,主要研究由毒物或药物引起的疾病,研发解毒剂,寻找新方法,改进治疗方案,控制中毒的发生以及外源化学物的损害作用。

3. **环境毒理学**　其是卫生毒理学的分支学科,重点研究环境中化学污染物对生物体的影响。虽然环境毒理学工作者也关注环境污染物对人群健康的影响,但更多的是致力于研究外源化学物对鱼、鸟、陆栖动物的影响。

4. **生态毒理学**　是环境毒理学中的特殊领域,侧重于研究生态系统中毒物对群体动态的影响。环境中化学物的迁移、转归及其交互作用是环境毒理学和生态毒理学的关键研究内容。

总之,毒理学研究领域十分广阔,毒理学家的科技活动与贡献多种多样,纵有不同,但极具互补性、科学性和战略性,充分体现了毒理学学科的鲜明特色和促进社会经济发展与文明进步的强大生命力。

二、毒理学的性质和特征

纵观毒理学的历史变革,我们不难看出,毒理学是借助于多个学科成长并繁荣起来的。卫生毒理学也不例外,它是在广泛应用合成化学、现代医学、药理学、物理学、生物学和统计学等理论与技术的同时而发展起来的。同时现代生物技术信息(美国国家 GENBANK 数据库中心、欧洲分子生物学 EMBL 系统、日本 DDBJ 数据库等)的扩增和现代分析技术与方法(化学物的超痕量分析、高通量筛选、定量结构-活性关系的预测分析以及生物分析培养等)的发展对卫生毒理学的发展也产生了深远的影响,如形成了毒理基因组学、毒理蛋白质组学等。卫生毒理学的研究领域、评价过程和相关的管理及信息系统都发生了革命性的变化。卫生毒理学在近现代的发展变化大致可以概括为如下几个方面:

1. **概念及研究内容**　卫生毒理学的研究内容在近现代已经发展为以毒性描述、机制探讨及毒性或毒理管理等三个方面内融为一体的学科。其概念也从原先的有害因素对机体的损害作用及其机制的研究扩充至目前的有害因素对机体产生损害作用的危险度评价及危险度管理上,并致力于寻找接触有害因素的安全系数,及接触有害因素的可接受的危险度的研究。

2. **学科密集度**　卫生毒理学借助毒理学的基本概念与方法,已从集化学、生命科学和基础学科知识为一体的高度综合的毒理学中分离出来,形成具有一定应用特色的多个交叉分支学科,如食品毒理学、环境毒理学、职业毒理学等分支学科。

3. **研究范围**　经典卫生毒理学研究的是化学物质,而近现代卫生毒理学的研究因素是人类生产和生活中的各种有害因素,包括生物、物理、化学等因素。生物因素有细菌、真菌等。物理因素有微波、放射性核素及天然放射性元素产生的辐射波、振动等。外源化学物质有很多种,如工业化学品、食品添加剂、日用化学品、农用化学品、医用化学品、环境污染物、生物毒素、军事毒物等。

4. **实验方法学**　卫生毒理学经过近现代的发展,已经形成以动物体内、体外实验为主,兼有运用人体观察及流行病学调查研究方法的学科。卫生毒理学各分支学科大致均是在运用这些方法的基础上而进行毒理学方面的实验,并借助其他学科如分子生物学、病理学、病理生理学、微生物学、放射医学及形态学等学科的方法与技术对试验观察指标进行检测,得出生理、病理及其他毒性方面的资料。

5. **化学物潜在危害性或致癌性**　根据化学物的结构、理化特性和某些生物学活性,可以初步预测其致癌性或潜在危害性。此种方法预测具有潜在危害性或致癌性的化学物种类有限,也不能避开多个毒性终点,而仅以一种生物学反应来预测化学物的毒性。运用3D分子模型方法设计出具有空间构型活性的化学物。用这种方法进行多个毒性终点以及致突变、致畸和致癌的研究,可以开展环境中大量存在的混合化学物,尤其是复合暴露的危险度的评价。

6. **危险度预测趋势**　毒理学和流行病学,特别是与分子流行病学相结合应用于危险度的评价。经典方法中对安全系数作了许多附加修正,以提高种属之内与之间推导预测的精确性,但其后果是使毒理学家面临来自各种行政规定而缺乏科学依据的一连串修正系数。

7. **研究水平层次**　毒理学已从最初的人体(群体和个体)研究、整体动物研究及环境研究发展到微观(细胞、细胞器、生化、分子水平)研究。随着人类基因组计划的实施及人类基因组序列草图的完成,毒理基因组学在近两年迅猛发展起来,生命科学研究也已进入了后基因组时代。

三、卫生毒理学的有关基本概念

(一) 毒物、毒性与毒作用

1. **毒物(poison)**　指在一定条件下,较低的剂量,就可导致机体损伤的物质。瑞士科学家 Paracelsus(1493—1541)指出,所有物质都是毒物,不存在非毒物,只有用剂量大小才能区别其是毒物还是药物,这就是毒理学"剂量-效应关系"的科学基础。严格来说,世上没有绝对有毒或无毒的物质。如氟是人体必需微量元素,而机体摄入过量的氟化物则会引起钙、磷代谢紊乱,出现低血钙,氟骨症和氟斑牙等病理性改变。

常见的毒物可分为:①工业毒物:包括生产中的原料、中间体、辅助剂、杂质、成品、副产品、废弃物等;②环境污染物:包括生产中排放的废气、废水和废渣。这些污染物可通过空气、水、土壤或食物而危及人类健康;③食品中有毒成分:包括天然毒素或食品变质后产生的毒素,以及食品中不合格的添加剂;④农用化学物:包括农药、化肥、生长激素等,常因误用、滥用以及农药在食品中的残留而造成危害;⑤嗜好品:如卷烟、化妆品、其他日用品中的有害成分;⑥生物性毒物:又统称毒素(toxin),是生物体如微生物、动物或植物产生的毒性物质;⑦医用药物:包括兽医用药。药物常由过量使用、致敏作用或特异性反应等,引起毒性作用;⑧军事毒物;⑨放射性核素。

2. **毒性(toxicity)**　指物质引起生物体有害作用的固有的能力。毒性是物质一种内在的,不变的生物学性质,取决于物质的化学结构。

3. 毒作用（toxic effect）　又称为毒效应，指毒物或药物使机体产生的有害生物学变化，如机体负荷增加、微小的生理和生化改变、亚临床表现、临床中毒，甚至死亡等。毒性和毒作用的概念是有区别的，毒性是化学物固有的生物学性质，我们不能改变化学物的毒性，而毒作用是化学物毒性在某些条件下引起机体健康有害作用的表现，改变条件就可能影响毒作用。

4. 中毒（poisoning）　是生物体受到毒物作用而引起功能性或器质性改变后出现的疾病状态。根据病变发生的快慢，中毒可分为急性中毒和慢性中毒，在慢性中毒过程中有时可出现急性发作。

（二）剂量-（效应）反应关系

1. 剂量（dose）　是决定外源化学物对生物体损害作用的重要因素。其概念较为广泛，可包括以下几种：①暴露剂量（exposure dose）：表示个人或人群暴露的物质的量，此定义普遍适用于职业和环境暴露；在实验情况下，动物的暴露剂量被称为给予剂量。②内剂量（internal dose）：为经吸收到机体血流的外源化学物的量。③靶器官剂量（target organ dose）：为发生损害作用部位的外源化学物的量，可更好地反映的剂量和效应之间的联系。与健康效应的机制联系从低到高的顺序为：暴露剂量、内剂量、靶器官剂量，如图9-2所示。

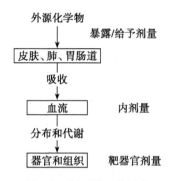

图9-2　剂量的几种概念

在毒理学中，机体最常见的暴露外源化学物的途径为经口、鼻吸入和经皮吸收，其他途径有各种注射途径等。经口、经皮及经其他途径的外剂量表示为 mg/kg 体重，而吸入途径外剂量表示为规定时间内暴露环境中浓度（mg/m^3）。

2. 效应和反应　在毒理学研究中，根据所测定的有害作用的生物学和统计学的特点，将终点分为效应和反应两类。效应（effect）表示暴露一定剂量外源化学物后所引起的一个生物个体、器官或组织的生物学改变。此种变化的程度用计量单位来表示。例如某种有机磷化学物可使血液中胆碱酯酶的活力降低，四氯化碳能引起血清中谷丙转氨酶的活力增高，苯可使血液中白细胞计数减少等。反应（response）是指暴露某一化学物的群体中出现某种效应的个体在群体中所占比率，一般以百分率或比值表示，如死亡率、肿瘤发生率等。其观察结果只能以"有"或"无"、"异常"或"正常"等计数资料来表示。

3. 剂量-（效应）反应关系［dose-effect（response）relationship］　是毒理学的重要概念，即随着外源化学物的剂量增加，对机体的毒效应的程度增加，或出现某种效应的个体在群体中所占比例增加。以剂量为横坐标，以表示效应强度的计量单位或表示反应的百分率或比值为纵坐标，绘制散点图，可得出剂量-效应曲线和剂量-反应曲线。

合理应用剂量-（效应）-反应关系概念，应有三个前提：①所研究的反应是由化学物接触引起的；②反应的强度与剂量有关；③要有定量测定毒性的方法和准确表示毒性大小的手段。

剂量-（效应）-反应关系研究在毒理学中有重要的意义：①确认该效应是化学物或药物的毒性（或药效）反应。阳性的剂量-反应关系是暴露与毒性或药理作用的发生之间因果关系的很好的证据。②定量剂量-反应的信息可确定平均（中位数）反应，给出所研究群体的易感性范围，并预计易感组发生反应的剂量。③剂量反应曲线的斜率给出了有效剂量范围的信息和剂量的增加对受影响的群体比例差别。平坦的斜率表示有效/有害剂量范围较宽，剂量的增加则受影响群体的比例增加较小。相反，陡峭的斜率表示大多数群体的有效/有害剂量是在狭窄的范围内，剂量稍有增加则受影响的群体比例有显著增加。④剂量-反应曲线左侧的形状可能表示人群中存在一定比例的极易感的亚人群，这可能提示对所研究的化学物或药物存在遗传性的易感性增加。⑤可能在不同化学物之间，对特定的终点反应的平均值和范围进行定量比较，特别是如果在类似条件下收集的信息。⑥从剂量-反应数据可能得到未观察到效应水平或未观察到有害效应水平，也可得到基准剂量。这些参数可用于安全性评价和危险评定。

4. 剂量-（效应）反应曲线　剂量-（效应）反应关系都可以用曲线表示，即以表示效应强度的计量单位或表示反应的百分率或比值为纵坐标，以剂量为横坐标，绘制散点图，可得出一条曲线。不同外源化学物在不同具体条件下，所引起的效应或反应类型不同，主要是效应或反应与剂量的相关关系不一致，可呈现不同类型的曲线。在一般情况下,剂量效应或剂量反应曲线有下列基本类型:抛物线型、S形曲线(分为对称或非对称两种)和直线型(图9-3)。

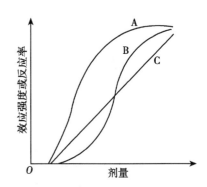

A. 抛物线型；B. S形曲线；C. 直线型。

图9-3　剂量-效应或剂量-反应曲线三种常见类型

(1) 抛物线型:低剂量和中剂量的效应或反应强度随着剂量增加而快速增加,但继续增加剂量时,效应或反应强度增高则趋向缓慢,呈抛物线形曲线,常见于受体、酶和载体作用,因为其具有饱和特性。

(2) S形曲线:S形曲线是剂量-反应关系曲线的基本类型。低剂量的效应或反应强度随着剂量增加而缓慢增高,较高剂量的效应或反应强度随着剂量增加而快速增加,但继续增加剂量时,效应或反应强度增高则趋向缓慢,呈S形曲线。S形曲线在50%反应率的斜率最大,故常用引起50%反应率的剂量来表示化学物的毒性大小,如半数致死剂量(LD_{50})。

S形曲线反映个体对外源化学物毒作用易感性的不一致性。更为常见的剂量-反应曲线是非对称S形曲线。非对称S形曲线两端不对称,一端较长,另一端较短。非对称S形曲线反映个体对此外源化学物的毒作用易感性呈偏态分布。

(3) 直线型:效应或反应强度与剂量呈直线或正比例关系。该曲线仅出现在某些体外实验的一定剂量范围。

(三) 生物标志

预防医学要求对外源化学物的有害作用进行早期预防、早期诊断和早期治疗,为了达到这样的目的,毒理学近年来发展了生物标志的概念。生物标志(biomarker)是指外源化学物通过生物学屏障并进入组织或体液后,对该外源化学物或其生物学后果的测定指标,可分为暴露生物标志、效应生物标志和易感生物标志,如图9-4所示。

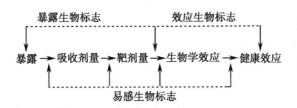

图9-4　从暴露到健康效应的过程与生物标志关系的模式图

暴露生物标志(biomarker of exposure)是测定组织、体液或排泄物中吸收的外源化学物、其代谢物或与内源性物质的反应产物,作为吸收剂量或靶剂量的指标,提供关于暴露于外源化学物的信息。暴露生物标志包括内剂量标志和生物效应剂量标志(如化学物原型、代谢物、血红蛋白加合物、DNA加合物等),用以反映机体生物材料中外源性化学物或其代谢物或外源性化学物与某些靶细胞或靶分子相互作用产物的含量。这些暴露生物标志如与外剂量相关或与毒作用效应相关,可评价暴露水平或建立生物阈限值。

效应生物标志(biomarker of effect)指机体中可测出的生化、生理、行为或其他改变的指标,包括反映早期生物效应、结构和/或功能改变及疾病三类生物标志,提示与不同靶剂量的外源化学物或其代谢物有关联的,对健康有害效应的信息。

易感生物标志(biomarker of susceptibility)是关于个体对外源化学物的生物易感性的指标,即反映机体先天具有或后天获得的对暴露外源性物质产生反应能力的指标。如环境化学物在暴露者体内代谢酶及靶分子的基因多态性,属遗传易感性标志。环境因素作为应激原时,机体的神经、内分泌和免疫系统的反应及适应性,亦可反映机体的易感性。易感生物标志可用以筛检易感人群,保护高危人群。

通过动物体内试验和体外试验研究生物标志并推广到人体和人群研究,生物标志可能成为评价外源化学物对人体健康状况影响的有力工具。暴露生物标志用于人群可定量确定个体的暴露水平;效应生物标志可将人体暴露与环境引起的疾病提供联系,可用于确定剂量-反应关系和有助于在高剂量暴露下获得的动物实验资料外推人群低剂量暴露的危险度;易感生物标志可鉴定易感个体和易感人群,应在危险度评定和危险度管理中予以充分的考虑。

总之,生物标志的研究与应用可准确判断机体接触化学物质的实际水平,有利于早期发现特异性损害并进行防治,对于阐明毒作用机制、建立剂量-反应(效应)关系、进行毒理学资料的物种间外推具有重要意义,是阐明毒物接触与健康损害之间关系的有力手段。

(四) 毒性参数和安全限值

毒性参数的测定是毒理学试验剂量-反应(效应)关系研究的重要内容。在实验动物体内试验得到的毒性参数可分为两类:一类为毒性上限参数,是在急性毒性试验中以死亡为终点的各项毒性参数,另一类为毒性下限参数,即观察到有害作用最低水平及最大无有害作用剂量,可以从急性、短期重复剂量、亚慢性和慢性毒性试验中得到。

1. **致死剂量或浓度**　指在急性毒性试验中外源化学物引起受试实验动物死亡的剂量或浓度,通常按照引起动物不同死亡率所需的剂量来表示。

(1) 绝对致死剂量或浓度(absolute lethal dose or concentration, LD_{100}/LC_{100}):指引起一组受试实验动物全部死亡的最低剂量或浓度。由于一个群体中,不同个体之间对外源化学物的耐受性存在差异,个别个体耐受性过高,并因此造成100%死亡的剂量显著增加。所以,表示一种外源化学物的毒性高低或对不同外源化学物的毒性进行比较时,一般不用 LD_{100},而采用半数致死量(LD_{50}),因为 LD_{50} 较少受个体耐受程度差异的影响,较为稳定。

(2) 半数致死剂量或浓度(median lethal dose or concentration, LD_{50}/LC_{50}):指引起一组受试实验动物半数死亡的剂量或浓度。它是一个经过统计处理计算得到的数值,常用以表示急性毒性的大小。LD_{50} 数值越小,表示外源化学物的毒性越强,反之 LD_{50} 数值越大,则毒性越低。

(3) 最小致死剂量或浓度(minimal lethal dose or concentration, MLD, LD_{01}; MLC, LC_{01}):指一组受试实验动物中,仅引起个别动物死亡的最小剂量或浓度。

(4) 最大非致死剂量或浓度(maximum non-lethal dose or concentration, LD_0/LC_0):指一组受试实验动物中,不引起动物死亡的最大剂量或浓度。

2. **观察到有害作用的最低水平**(lowest observed adverse effect level, LOAEL)　是指在规定的暴露条件下,通过实验和观察,一种物质引起机体(人或实验动物)某种有害作用的最低剂量或浓度,此种有害改变与同一物种、品系的正常(对照)机体是可以区别的。LOAEL 是通过实验和观察得到的,是有害作用,应具有统计学意义和生物学意义。

3. **未观察到有害作用水平**(no observed adverse effect level, NOAEL)　是指在规定的暴露条件下,通过实验和观察,一种外源化学物不引起机体(人或实验动物)可检测到的有害作用的最高剂量或浓度。机体(人或实验动物)在形态、功能、生长、发育或寿命改变可能检测到,但被判断为非损害作用。

在具体的实验研究中,比 NOAEL 高一个剂量组的实验剂量就是 LOAEL。应用不同物种品系的动物、暴露时间、染毒方法和指标观察有害效应,可得出不同的 LOAEL 和 NOAEL。急性、短期重复剂量、亚慢性和慢性毒性试验都可分别得到各自的 LOAEL 或 NOAEL。因此,在讨论 LOAEL 或 NOAEL 时,应说明具体条件,并注意该 LOAEL 有害作用的严重程度。LOAEL 或 NOAEL 是评价外源化学物毒作用与制订安全限值的重要依据,具有重要的理论和实践意义。

4. **阈值**(threshold)　为一种物质使机体(人或实验动物)开始发生效应的剂量或浓度,即低于阈值时,效应不发生,而达到阈值时,效应将发生。一种化学物对每种效应(有害作用和非有害作用)都可分别有一个阈值。对某种效应,对易感性不同的个体可有不同的阈值。同一个体对某种效应的阈值也可随时间而改变。有害效应阈值应在 NOAEL 和 LOAEL 之间。阈值并不是实验中的所能确定的,在进行危险评定时,通常用 NOAEL 作为阈值的近似值,因此,对有害效应的阈值应说明是急性、短期重复剂量、亚慢性或慢性毒性的阈值。

目前,一般认为,外源化学物的一般毒作用(器官毒作用)和致畸作用的剂量-反应关系是有阈值的(非零阈值),而遗传毒性致癌物和性细胞致突变物的剂量-反应关系是否存在阈值,尚没有定论,通常认为是无阈值(零阈值)。

5. 安全限值(safety limit value)　指为保护人群健康,对某种环境因素(物理、化学和生物)的总摄入量的限制性量值或在生活和生产环境和各种介质(空气、水、食物、土壤等)中所规定的浓度和暴露时间的限制性量值,在低于此种浓度和暴露时间内,根据现有的知识,不会观察到任何直接和/或间接的有害作用。即在低于此种浓度和暴露时间内,对个体或群体健康的危险是可忽略的。安全限值和暴露限值经政府采用,即成为实施卫生法规的技术规范、卫生监督和管理的法定依据。

安全限值可以分为两类:①基于健康的指导值,以单位体重表达,包括:每日允许摄入量(ADI)、可耐受的每日摄入量(TDI)、参考剂量/参考浓度(RfD/RfC);②涉及具体的暴露条件和介质,以单位环境介质表达,包括:职业卫生标准、环境空气质量标准、水环境质量标准、土壤中有害物质限量标准、食品中有害物质限量标准。以人体健康的安全限值根据科学研究的结果、外推和专家判断,对人群不产生有害作用的剂量或浓度。而涉及具体的暴露条件和介质的安全限值则根据人体健康安全限值和暴露评定的结果,进一步考虑技术上和经济上的可行性,得到在各种环境介质中的卫生标准。

动物试验外推到人,通常有三种基本的方法:利用不确定系数(安全系数);利用药动学外推(广泛用于药品安全性评价并考虑到受体易感性的差别),利用数学模型。毒理学家对于"最好"的模型及模型的生物学意义尚无统一的意见。

制定安全限值或实际安全剂量(vitural safety dose,VSD)是毒理学和一项重大任务,对某一种外源化学物来说,上述各种毒性参数和安全限值的剂量大小顺序如图 9-5 所示。

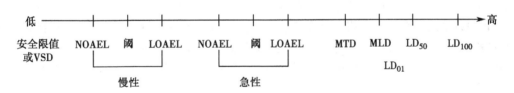

图 9-5　各种毒性参数和安全限值的剂量轴

第二节　卫生毒理学的发展史

卫生毒理学是伴随着毒理学的形成而形成、发展而发展的,二者密切联系、不可分割。卫生毒理学发展史也就是毒理学的演变历史。毒理学的形成与发展大体经历了以下几个时期:

一、古代和中世纪时期

在古代,毒理学的演变是与药物的应用联系在一起的。毒理学的历史可能与人类历史一样悠久,它最早起源于对毒物和中毒的研究。毒理学一词源于希腊文字 toxikon,是指发射毒箭的弓或浸泡箭头的毒物(poison)。我们的祖先常用动物的毒液和植物的提取液来狩猎、作战和暗杀。中世纪末期和意大利文艺复兴时期,中毒的艺术被推向了顶峰,毒物常被用于谋杀和政治暗杀。

同时,毒理学也开始产生部分分支学科,如食品毒理学、临床毒理学等,如①Theophrastus 被认为是食品毒理学的奠基人,他的《理论植物学》和《植物学史》被视为现代植物学的开端和极好的医用植物学教材;②Mithridates 六世可能是系统研究人体毒物的第一人,因而被认为是临床毒理学的创始人。这一时期,人们对毒理学的认识主要集中在对毒物的毒性和/或解毒剂的描述上。

二、启蒙时代

启蒙时代毒理学部分分支学科日益壮大,如工业毒理学(职业毒理学)、靶器官毒理学、现代毒理学、现代生物毒理学等。16世纪,瑞士医生巴拉塞尔苏斯(Paracelsus,1493—1541)指出,必须通过实验才能了解机体对化学物的反应,而且仅有剂量才能区别药物和毒物。这两点直到目前,仍然是毒理学的"金科玉律"。他提出,哲学、天文学、化学和美德应当成为医学的四个支柱。他的著名格言是:"所有的物质都是毒物,不存在任何非毒物质,剂量决定了一种物质是毒物还是药物"。巴拉塞尔苏斯为实验毒理学研究、毒理学中靶器官毒性以及剂量-反应关系等基本概念的确立作出了重大贡献。

研究充分体现了毒理学和药理学的相互联系、互为补充的鲜明特点,也正是这些研究为现代毒理学和药理学"三个时相"的发展奠定了科学基础。此时期,人们对毒理学的主要认识除了毒物的毒性及其解毒剂方面之外,尚有对毒物的中毒机制的研究。

三、现代时期

这个时期毒理学作为一门学科得到了充分的发展。20世纪20年代,许多事件的发生形成了毒理学研究领域的雏形:砷化物治疗梅毒导致的急、慢性中毒,促进了第一次世界大战后毒理学研究的发展;美国的禁酒令使科学家们开始了早期神经毒理学的研究,发现TOCP、甲醇和铅都是神经毒物;Mueller发现的DDT、六氯苯和六六六等有机氯杀毒剂得到广泛应用;在研究雌激素和雄激素结构与活性的科学家中,Dodds等合成了DES、己烯酚和其他二苯乙烯类物质,并发现了具有强雌激素活性的替代性物质:二苯乙烯。

20世纪40年代前后,机制毒理学研究使人们加深了对许多化学物毒性作用的了解并研制出解毒剂。例如,用二巯基丙醇(BAL)治疗砷化物中毒,用硝酸盐和硫代硫酸盐治疗氰化物中毒。用解磷定(2-PAM)治疗有机磷农药中毒等。

由于美国等国家多起药物、工业毒物中毒事件的发生,有关国家政府被迫加强对药物、工业毒物的管理,出台有关政策法规来阻止类似事件发生。20世纪末及21世纪,在其他学科领域的带动下,毒理学在其实验技术及方法学上都得到了极大的丰富,并逐渐形成了新的毒理学分支学科,如毒理学迅速发展并逐步形成了细胞毒理学、分子毒理学、受体毒理学等新的分支学科,同时危险度评价成为毒理学研究的主要工作。

现代环境污染严重、人们对卫生健康的意识增加、政府对毒物及其致人体中毒等方面的管理也得到加强,各个方面都对毒理学工作者提出了更高的技术要求,因而,管理毒理学作为一分支学科得到了极大的发展与运用,从而使毒理学形成了具有毒性描述及鉴定、中毒机制探讨、毒物管理等三个领域的研究内容。

第三节　卫生毒理学的研究内容

一、生物转运与转化

机体对于化学毒物的处置包括吸收(absorption)、分布(distribution)、代谢(metabolism)和排泄(excretion)四个过程(又称ADME过程),每个过程都会受到多种因素的影响,进而改变化学毒物在靶器官存在的数量、时间和继发的反应。在这四个过程中,吸收、分布和排泄具有共性,即都是化学毒物穿越生物膜的过程,其本身的结构和性质不发生变化,故统称为生物转运(biotransportation)。代谢则不同,是化学毒物在细胞内发生一系列化学结构和理化性质改变而转化为新的衍生物的过程,故称之为生物转化(biotransformation)或代谢转化(metabolic transformation)。

ADME 各过程之间存在密切的关联,彼此相互影响,通常可以同时发生,如图 9-6 所示。研究化学毒物的 ADME 过程是毒理学的重要内容,有助于阐明其单独作用或联合作用所致毒效应的机制以及物种差异存在的原因,以便采取有针对性的干预措施和手段,防治中毒的发生。

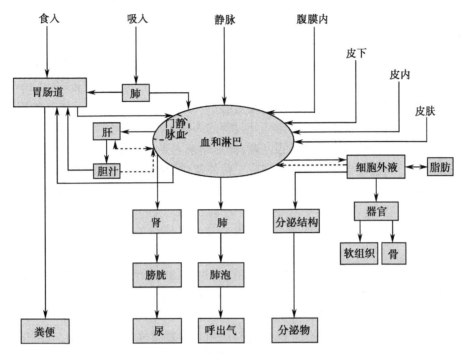

图 9-6 生物转运和生物转化的途径

(一) 吸收

是外源化学物经过各种途径透过机体的生物膜进入血液的过程。吸收途径有:经胃肠道吸收、经呼吸道吸收、经皮肤吸收。胃肠道是外源化学物最主要吸收途径。①外源化学物在胃肠道的吸收可在任何部位进行,但主要在小肠。②肺是呼吸道中主要的吸收器官,吸收最快的是气体、小颗粒气溶胶和脂水分配系数较高的物质。气体、易挥发液体和气溶胶在呼吸道中的吸收,受许多因素影响,主要是在肺泡气与血浆中浓度差、肺泡的通气量和血流量。③外源化学物经皮肤吸收,一般可分为两个阶段,第一阶段是外源化学物透过皮肤表皮,即角质层的过程,为穿透阶段。第二阶段即由角质层进入乳头层和真皮,并被吸收入血,为吸收阶段。在穿透阶段主要有关因素是外源化学物分子量的大小、角质层厚度和外源化学物的脂溶性。此外,气温、湿度及皮肤损伤也可影响皮肤的吸收。

(二) 分布

是外源化学物通过吸收进入血液或其他体液后,随着血液或淋巴液的流动分散到全身各组织细胞的过程。影响分布的主要因素:外源化学物与血浆蛋白(尤其是血浆白蛋白)、外源化学物与其他组织成分(如多种蛋白质、黏多糖、核蛋白、磷脂等)结合、外源化学物在脂肪组织和骨骼中贮存沉积、体内各种屏障(如血脑屏障、胎盘屏障)的影响。

(三) 排泄

是外源化学物及其代谢产物向机体外转运的过程,是机体物质代谢全部过程中的最后一个环节。排泄的主要途径有:随同尿液经肾脏排泄、经肝脏随同胆汁排泄、经肺随同呼出气排泄、其他排泄途径如经胃肠道排泄、随同汗液和唾液排泄,随同乳汁排泄。

(四) 生物转化

是指外源化学物在体内经过一系列化学变化并形成其衍生物以及分解产物的过程,又称为代谢转化(metabolic transformation)。外源化学物经过生物转化,有的可以达到解毒,毒性减低,但有的可使其毒性增强,甚至可产生致畸、致癌效应。所以,不应把代谢转化只看作解毒过程,而是代谢过程对外源化学物的毒性有二重性。生物转化的反应类型有:氧化、还原反应、水解作用和结合反应。影响生物转化因素有:物种差异和个体差异、外源化学物代谢酶的抑制和诱导、代谢饱和状态、其他影响因素如年龄与性别和营养状况。

二、影响毒作用因素

不同化学物对同一种属个体产生的毒作用各不相同,同一化学物对不同物种、品系、个体,在不同条件和环境下产生的毒作用也存在明显差异。外源化学物或其代谢产物必须以具有生物学活性的形式到达靶器官或靶细胞,并达到有效剂量或浓度、持续足够的时间,再通过与靶分子相互作用或改变其微环境才能够产生毒作用。凡能在质或量方面影响此过程的因素均可影响化学物的毒作用。

影响外源化学物毒作用的因素很多且很复杂,概括起来主要有五方面:①化学物因素;②机体因素;③暴露因素;④环境因素;⑤化学物的联合作用。了解外源化学物毒作用的影响因素对毒理学研究与应用具有重要的理论和实际意义,如:①在评价外源化学物毒性时,可针对性对其进行控制以避免干扰,使实验结果更准确,重现性更好;②人类暴露外源化学物时,各影响因素并不能完全控制,加之人和动物间存在物种差异,因此在制订预防措施,特别是将动物实验结果外推于人时,其可提供综合分析与考虑的有用信息。

1. **化学物因素** 各种化学物的生物学作用各异,是由其固有特性所决定。化学物的化学结构可直接影响毒作用的性质和毒性大小,其理化特性可能影响生物转运与转化,从而影响毒性或靶器官的选择,而其纯度、杂质等因素也会影响其毒性。

(1) 化学结构:化学结构(chemical structure)是决定化学物毒性的物质基础,其细微改变可能导致生物学效应的显著变化。研究化学物的化学结构与其毒性之间的关系,并找出其规律,有助于通过比较,开发高效低毒的新化学物;从分子水平上推测新化学物的毒作用机制;预测新化学物的毒性效应和安全接触限量。化学结构与毒性的关系相当复杂,化学物的取代基团、异构体和立体构型、同系物的碳原子数和结构、饱和度等都与其毒性密切相关。

(2) 理化性质:可影响化学物的吸收、分布、蓄积、代谢和排泄过程,以及在靶器官中的浓度,进而影响毒作用的性质和大小。其中脂水分配系数、分子量和颗粒大小、挥发性、比重、电离度和荷电性是较为关键的因素。

(3) 不纯物或杂质:在化学物的毒性研究中,所用样品的化学成分通常可影响其毒性,故化学物的毒性评价应尽可能采用其纯品。

2. **机体因素** 毒作用是外源化学物与机体相互作用的结果,机体自身的多种因素可影响外源化学物的毒作用。某些外源化学物在相同剂量及接触条件下作用于人或动物,个体之间的反应可从无任何作用,到出现严重损伤甚至死亡,即使在双生子之间亦不例外。

目前认为引起物种、品系、个体差异的主要因素有:①解剖结构、生理与生化的差异;②代谢转化的差异;③代谢酶的遗传多态性;④修复功能的个体差异;⑤受体的个体差异;⑥机体其他因素的影响等。

3. **暴露因素** 外源化学物的剂量和暴露特征(暴露途径、暴露持续时间、暴露频率等)与化学物的毒性大小密切相关。

4. **环境因素** 生活或劳动环境中气象条件(如气温、气湿及气压)、噪声等物理因素和环境中存在的致病微生物或寄生虫等生物因素,以及昼夜或季节节律、动物饲养条件等也可影响外源化学物对机体的毒作用。

5. **化学物的联合作用** 在生活和生产环境中,人类往往同时或先后暴露于多种环境介质(食物、环境空气、水、土壤、日用品等)中的各种化学物,其混合物所致的生物学效应日益受到重视。毒理学上将两种或两种以上的化学物同时或先后作用于生物体所引起的毒作用称为联合作用(joint action)。

(1) 相加作用:相加作用指两种或两种以上化学物,各自以相似的方式和机制,作用于相同的靶,但它们的毒性彼此互不影响,其对机体产生的毒效应等于各化学物单独对机体产生效应的算术总和,也称为简单的相似作用或剂量相加作用。如大部分刺激性气体引起的呼吸道刺激作用多为相加作用。

(2) 独立作用:独立作用指两种或两种以上化学物,由于其作用模式和作用部位等不同,所引发的生物学效应彼此互不影响,表现出各自的毒效应,也称为简单的不同作用或反应/效应相加作用。

(3) 协同作用:指两种或两种以上化学物对机体所产生的联合毒效应大于各化学物单独对机体的毒效应总和,即毒性增强。较多见的协同作用是同源性化学物作用于相同靶部位,产生相同的效应。

(4) 拮抗作用:拮抗作用指两种或两种以上化学物对机体所产生的联合毒效应低于各化学物单独毒效应的总和。

三、"三致"作用

外源化学物引起的致突变、致癌和致畸("三致")作用是常见而特殊的毒作用,其是研究外源化学物所致机体损害重要机制,致突变常常是致癌和致畸的遗传基础,即体细胞突变则引起癌症,而生殖细胞突变则引起畸形。

(一) 致突变作用

1. **突变** 突变(mutation)是指遗传结构本身的变化及引起的变异。突变实际上是遗传物质的一种可遗传的变异。突变可分为自发突变和诱发突变。物种进化与自发突变有密切关系,通常自发突变发生率极低。诱发突变是指人为地造成突变,它可造福人类,如在农、林、牧、渔业和园艺学家应用在培育和选择新种或良种,也会危害人类的健康。

2. **致突变作用** 致突变作用(mutagenesis)的广义概念是外源因素,特别是化学物引起细胞核遗传物质发生改变的能力,且该改变可随同细胞分裂过程而传递。突变是致突变作用的后果,其中包括从一个或几个DNA碱基对的改变,即基因突变;染色体结构及数目的改变,即染色体畸变。

3. **突变的后果** 突变的后果因化学毒物作用的靶细胞不同而异。如体细胞,其影响仅能在直接接触该物质的个体身上表现出来,而不能遗传到下一代;如生殖细胞,其影响则有可能遗传到下一代,如图9-7所示为两类细胞发生突变的可能后果。

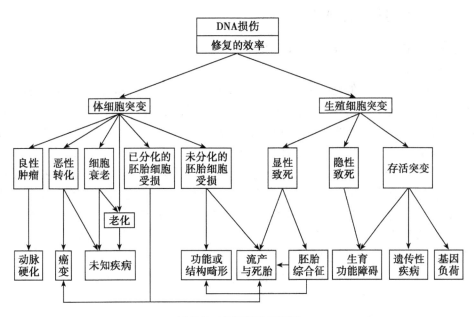

图9-7 突变后果示意图

(二) 致癌作用

肿瘤的发生是由环境因素和机体的遗传易感性共同决定的。人类肿瘤90%与环境因素有关,环境因素包括化学因素、物理因素、生物因素（病毒）等，而其中最主要是化学因素。外源化学物质为外界存在、非机体细胞所产生的化学物质。

1. **化学致癌作用（chemical carcinogenesis）** 是指化学物质引起或诱导正常细胞发生恶性转化并发展成为肿瘤的过程，具有这类作用的化学物质称化学致癌物（chemical carcinogen）。随着现代工业的迅速发展，越来越多的外源化学物进入我们的生活，阐明化学物的致癌机制并建立敏感、准确、快速的化学致癌物筛查系统是目前亟待解决的问题。

2. **化学致癌过程** 致癌的过程大致分为引发、促长和进展三个阶段；人体组织细胞的病理改变可以观察到从增生、异型变、良性肿瘤、原位癌发展到浸润癌和转移癌等改变；而在体外细胞，通常要经历永生化、分化逆转、转化等多个阶段，这就是细胞癌变的多阶段学说。总之，化学致癌通常是一个漫长的过程，肿瘤的发生是致癌因素的作用与个体的遗传易感性共同决定的。

（三）致畸作用

1. **发育毒理学（developmental toxicology）** 研究出生前暴露于环境有害因子导致的异常发育结局及有关的作用机制、发病原理、影响因素和毒物动力学等。发育毒性的主要表现为：

（1）发育生物体死亡：包括受精卵未发育即死亡或胚泡未着床即死亡（早早孕丢失），或着床后发育到某一阶段死亡。早期死亡被吸收或自子宫排出（自然流产），晚期死亡成为死胎。

（2）生长改变：一般指生长迟缓。当胎儿生长发育指标低于正常对照的均值2个标准差时，可认定为生长迟缓。

（3）结构异常：指胎儿形态结构异常，即畸形，包括外观畸形、内脏畸形和骨骼畸形。

（4）功能缺陷：包括生理、生化、免疫、行为、智力等方面的异常。功能缺陷往往要在出生后经过相当时间才被发现，如听力或视力障碍、生殖功能障碍、智力障碍等。

2. **畸形（malformation）** 是指发育生物体解剖学上形态结构的缺陷。可分严重畸形和轻微畸形，前者对外观、生理功能和/或寿命有明显影响，后者则只有轻微影响，或没有影响。

3. **致畸物或致畸原（teratogen）** 是指能引起畸形的环境因子。

4. **致畸作用（teratogenesis）** 是指致畸物引起畸形的过程和能力。

四、安全性评价与危险度评定

管理毒理学的主要工作内容：毒理学安全性评价、健康危险度评价、卫生及环境标准的制订。

（一）安全性评价

1. **安全性（safety）** 是指在规定的条件下暴露某种因素不产生损害作用的实际确定性，即实际无危险或危险度可为社会接受（可忽略），安全性是危险的倒数。在毒理学中，安全是指在控制到最小暴露的使用量和使用方式的规定条件下，不导致损伤的概率。对于药物或健康相关产品，安全是指可以应用对预期治疗目的必需的，而对健康损害效应危险最低的范围。

2. **安全性评价（safety evaluation）** 是管理毒理学的重要内容，是利用规定的毒理学程序和方法评价化学物对机体产生有害效应（损伤、疾病或死亡），并外推在通常条件下暴露化学物对人体和人群的健康的安全性。安全性评价常用于：①暴露可能是受控制的情形中，例如用于为食物添加剂和在食物中杀虫剂和兽药的残留物。②新化学物或新产品生产、使用的许可和管理。由于安全性难以确切定义和定量，因此，近年来危险度评定得到了迅速的发展。

安全性评价基本内容有：试验前有关资料的收集、四阶段毒理学安全性评价、人群毒性资料。四阶段毒理学安全性评价试验主要是：

第一阶段：急性毒性试验。

第二阶段：蓄积试验、遗传毒理学试验和致畸试验。

第三阶段：亚慢性试验、生殖试验和代谢试验。

第四阶段：慢性毒性试验和致癌试验。

（二）危险度评定

1. **危险性分析（risk analysis）**　是指对机体、系统或（亚）人群可能暴露于某一危害的控制过程。危险性分析由三部分构成，即危险度评定、危险性管理与交流（图9-8）。

2. **危险度评定（risk assessment）**　是以定量的概念，在人类接触环境危害因素后，对健康的潜在损害的程度进行估测或鉴定。危险度评定是对各种环境有害因素进行管理的重要依据，具有客观性、能定量及有预测性的特点。外源化学物危险度评价的步骤是：危害鉴定、剂量-反应关系评定、接触评定、危险度表征。

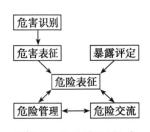

图9-8　危险度评定、危险管理与交流的关系

危险度评价的根本目的是危险度管理。从危险度评价到危险度管理，反映了从描述毒理学、机制毒理学到管理毒理学研究的全过程。危险度评定体现在卫生标准的制定上，而卫生标准的制订前提条件是：优良实验室规范（GLP）、标准操作规程（SOP）、质量保证部门（QAU）。

（三）安全性评价与危险度评定关系

毒理学安全性评价和健康危险度评定是管理毒理学的基础。健康危险度评定是在毒理学安全性评价的基础上发展起来的，两者有联系，也有区别。安全性评价和危害识别所用的毒理学实验方法基本相同。术语"安全性评价"表示为建立安全的决策程序，然而"危险度评定"表示估计危险的决策程序，危险度评定是较大的决策程序的一部分。安全性评价常用于评价暴露化学物对人体和人群健康的安全性，而"危险度评定"通常用于对特定的化学物或制剂进行公共卫生决策的整个程序。

第四节　卫生毒理学的研究目的、任务和方法

一、卫生毒理学的研究目的

卫生毒理学是适应预防专业学生和专业工作者掌握毒理学或卫生毒理学知识需要而设置的一门学科。卫生毒理学的目的是研究外源化学物质的毒性和产生毒性作用的条件、阐明剂量-反应（效应）关系、为制订卫生标准及防护措施提供理论依据。

通过卫生毒理学基础的学习，一方面可为进一步学习劳动卫生学、环境卫生学和营养与食品卫生学中有关毒理学内容打下基础；另一方面可为将来在卫生防疫实际工作中，毒理学基本理论和实验方法的运用提供基础知识和技能，并可在此基础上进一步探索各种外源化学物对机体健康损害的早期检测方法和采取预防措施以及为制订有关卫生标准和管理方案提供科学依据。

二、卫生毒理学的研究任务

在预防医学领域中，卫生毒理学的任务主要是阐明外环境中外源化学物在一定条件下对人体产生毒作用的一般规律及机制、评定此种损害作用的方法，为制订防治措施提供依据。

广义地说，任何一种物质在一定条件下都可能是有毒的，而在另一些条件下则是安全或是无害的。早在16世纪，瑞士学者巴拉塞尔苏斯就明确指出，所有的物质都是有毒的，只有剂量才是区别毒物与非毒物的界限。卫生毒理学的任务在于探求这些条件，阐明剂量-反应关系，为制订卫生标准及防治措施提供依据。

机体经常受体内外环境的影响，外环境中化学物质（外源性物质）对机体的影响包括有益和有害两个方面，卫生毒理学是研究有害的或有毒的一面。毒物和毒性的概念是相对的，是有条件的，任何有毒物质都是在一定接触条件下，才有可能产生毒作用或毒效应。

化学物质的毒性不仅与剂量等接触条件有关,而且与化学物质的化学结构、物理化学性质有关,了解化学物质毒作用的性质、强弱和机理,必须用医学和生物学方法观察整个生物学效应谱及其变化规律,为预测化学品对人群的有毒危险性或致癌危险性,常常用实验生物来进行试验,但目的是防止对人群的危害。化学品的性质、接触条件和人群反应以及其相互关系的研究,是制定防治措施和管理法规、标准的基础,也是防治措施所针对的三个环节,是卫生毒理学的主要研究任务。

三、卫生毒理学的研究方法与内容

卫生毒理学实验可采用整体动物,游离的动物脏器、组织、细胞进行。根据所采用的方法不同,可分为体内试验(in vivo test)和体外试验(in vitro test)。毒理学还利用受控的人体试验和流行病学调查直接研究外源化学物对人体和人群健康的影响。毒理学主要研究内容包括一般毒性测试和特殊毒性测试。

(一) 研究方法

1. 体内试验(in vivo test)　也称整体动物试验。可严格控制接触条件,测定多种类型的毒作用。实验多采用哺乳动物,例如大鼠、小鼠、豚鼠、家兔、地鼠、犬和猴等。在特殊需要情况下,也采用鱼类或其他水生生物、鸟类、昆虫等。检测外源化学物的一般毒性,多在整体动物进行,例如急性毒性试验,短期重复剂量毒性试验、亚慢性毒性试验和慢性毒性试验等。哺乳动物体内试验是毒理学标准的研究方法,其结果原则上可外推到人;但体内试验影响因素较多,难以进行代谢和机制研究。

2. 体外试验(in vitro test)　利用游离器官、培养的细胞或细胞器、生物模拟系统进行毒理学研究,多用于外源化学物对机体急性毒作用的初步筛检、作用机制和代谢转化过程的深入观察研究。体外试验系统缺乏整体毒物动力学过程,并且难以研究外源化学物的慢性毒作用。

与体外试验有关的方法还有:①离体试验(ex vivo test):即经体内染毒后,再分离器官、细胞或细胞器,进一步进行试验。②in silico方法:即利用计算机进行模拟和预测。

3. 人体观察(human study)　通过中毒事故的处理或治疗,可以直接获得关于人体的毒理学资料。在新药的临床Ⅰ期试验,主要评价新药的安全性。

4. 流行病学研究(epidemiology)　对于在环境中已存在的外源化学物,可以用流行病学方法,将动物实验的结果进一步在人群调查中验证,可从对人群的直接观察中,取得动物实验所不能获得的资料,优点是接触条件真实,观察对象为人体。利用流行病学方法不仅可以研究已知环境因素(外源化学物)对人群健康的影响(从因到果),而且还可对已知疾病的环境病因进行探索(从果到因)。

(二) 研究方法的优缺点

不同的毒理学研究方法各有优缺点,如表9-1所示。

表9-1　毒理学研究方法的优缺点

优缺点	研究方法			
	流行病学研究	受控的临床研究	毒理学体内试验	毒理学体外试验
优点	• 真实的暴露条件 • 在各化学物之间发生相互作用 • 测定在人群的作用 • 表示全部的人敏感性	• 规定的受控的暴露条件 • 在人群中测定反应 • 对某组人群(如哮喘)的研究是有力的证据 • 能测定效应的强度	• 易于控制暴露条件 • 能测定多种效应 • 能评价宿主特征的作用(如性别、年龄、遗传特征等)和其他调控因素(饮食等) • 可能评价机制	• 影响因素少,易于控制 • 可进行某些深入的研究(如机制,代谢) • 人力、物力花费较少

续表

优缺点	研究方法			
	流行病学研究	受控的临床研究	毒理学体内试验	毒理学体外试验
缺点	• 耗资、耗时多 • Post facto（事后性）无健康保护 • 难以确定暴露,有混杂暴露问题 • 可检测的危险性增加应达到 2 倍以上 • 测定指标较粗（发病率,死亡率）	• 耗资多 • 较低浓度和较短时间的暴露 • 限于较少量的人群（一般<50 人） • 限于暂时、微小、可逆的效应 • 最敏感的人群一般不适于研究	• 动物暴露与人暴露相关的不确定性 • 受控的饲养条件与人的实际情况不一致 • 暴露的浓度和时间的模式显著的不同于人群的暴露	• 不能全面反映毒作用,不能作为毒性评价和危险评定的最后依据 • 难以观察慢性毒作用

（三）研究结果的统计

对毒理学试验资料进行统计学分析时,确定实验单位是很重要的。一种毒理学试验资料可以有若干种正确的统计学分析方法,但可能不存在唯一正确的方法。不论原数据属于何种类型和分布,当以均数和标准差表示时,都可近似地服从正态分布。如表 9-2 所示是处理组与对照组比较时常用的统计学方法。

表 9-2 处理组与对照组比较时常用的统计学方法

分析比较	数据类型				
	连续性数据,正态		离散性数据		分布未知
	方差齐	方差不齐	二项分布	泊松分布	
处理组与对照组比较	t 检验	t' 检验	卡方检验、Fisher 确切概率法、u 检验	u 检验	非参数法,如 Wilcoxon 秩和检验
多个处理组与对照组比较	Dunnett 检验（1955 年）	改进的 Dunnett 检验(1980 年)	平方根反正弦转换,再用 Dunnett 检验,或者 Simes 法(1986 年)	Suissa、Salmi 法(1989 年)	非参数法,如多重比较秩和检验(Steel, 1959 年)

（四）判断有生物学意义的步骤

①纵向比较:此参数的改变有无剂量-反应关系。②横向比较:此参数的改变是否伴有其他相关参数的改变。③与历史性对照比较:同时进行的阴性对照应在历史性对照的均数±3SD 范围之内,否则应重新试验。观察值与对照组比较,差别具有统计学显著性($P<0.05$),其数值不在正常参考值范围之内属于有害作用。④当处理组数据与阴性对照组比较差别有显著性,并且经分析认为是与受试物处理因素有关的生物学效应,应进一步判断其为损害效应还是非损害效应。

（五）研究内容

毒理学主要研究内容包括一般毒性测试和特殊毒性测试。

1. 一般毒性测试

（1）急性毒性试验方法:急性毒性是指机体一次（或 24h 内多次）接触外源化学物之后所引起的中毒效应,甚至引起死亡。目的在于求出受试化学物对一种或几种实验动物的致死剂量(以 LD$_{50}$ 为主要参数),以初步估计该化学物对人类损害的危险性;阐明受试化学物急性毒作用的剂量-反应关系与中毒特征;利用急性毒性试验方法研究化学物在机体内的生物转运和生物转化过程及其动力学变化。

在卫生毒理学领域中,体内试验以实验动物为研究对象,最终是为了阐明受试外源化学物对人的急性危害性质和危害强度。所以选择实验动物时,要求在其接触化学物之后的毒性反应,应当与人接触该化学物的毒性反应基本一致,虽然利用任何一种或几种实验动物的急性毒性结果向人外推都必须十分慎重,但这一选择实验动物的原则仍非常重要。在进行化学物急性毒性研究中,选择实验动物的原则是:尽量选择对化学物毒性反应与人近似的动物;易于饲养管理,试验操作方便;易于获得、品系纯化,且价格较低的动物。急性毒性试验以选择哺乳动物为主。目前实际应用中以大鼠和小鼠为主,尤以大鼠使用很多。小鼠体重以 $18 \sim 25g$、大鼠 $180 \sim 24g$、豚鼠 $200 \sim 250g$、家兔 $2 \sim 2.5kg$、猫 $1.5 \sim 2.0kg$ 左右为宜。实验动物喂养室温应控制在 $(22 \pm 3)℃$,家兔可控制在 $(20 \pm 3)℃$,相对湿度 $30\% \sim 73\%$,无对流风。实验动物染毒方法包括:①经口(胃肠道)接触,包括灌胃、吞咽胶囊 2 种,目的是研究外源化学物能否经胃肠道吸收及求出经口接触的致死剂量(LD_{50})等。②经呼吸道接触包括静式吸入和动式吸入。③经皮肤接触包括经皮肤吸收、局部作用试验。④注射途径接触受试物包括静脉、肌肉、皮下、腹腔注射。

探讨外源化学物急性毒性应首先测定其 LD_{50} 或 LC_{50}。对一个未知毒性的外源化学物求其 LD_{50} 或 LC_{50},应先做预试验,根据预试验结果,求外源化学物 LD_{50}。测定外源化学物的 LD_{50} 或 LC_{50},一般要求计算实验动物接触化学物之后两周内的总死亡数。观察实验动物接触外源化学物的中毒症状是了解该化学物急性毒性的十分重要的一环,是补充 LD_{50} 这个参数不足的重要方面。进行急性毒性评价,需进行病理学检查和其他指标观察。

（2）亚慢性毒性试验方法:亚慢性毒性是指实验动物连续多日接触较大剂量的外源化学物所出现的中毒效应。所谓较大剂量,是指小于急性 LD_{50} 的剂量。目的主要是探讨亚慢性毒性的阈剂量或阈浓度和在亚慢性试验期间未观察到毒效应的剂量水平,且为慢性试验寻找接触剂量及观察指标。亚慢性毒性试验的期限"多日"的确切天数,至今尚无完全统一的认识。一般认为在环境毒理学与食品毒理学中所要求的连续接触为 $3 \sim 6$ 个月,而在工业毒理学中认为 $1 \sim 3$ 个月即可。现有学者主张进行实验动物90 天喂饲试验为亚慢性毒性试验。

亚慢性毒性作用研究一般要求选择两种实验动物,一种为啮齿类,另一种为非啮齿类,如大鼠和狗,以便全面了解受试物的毒性特征。所选动物的体重(年龄)应较小,如小鼠应为 $15g$ 左右,大鼠 $100g$ 左右。选择亚慢性毒性试验染毒途径时,应考虑尽量模拟人类在环境中接触该化学物的途径或方式,与预期进行慢性毒性试验的接触途径相一致。具体接触途径主要有经口、经呼吸道和经皮肤三种。亚慢性试验的上限剂量,需控制在实验动物接触受试化学物的整个过程中,不发生死亡或仅有个别动物死亡,但有明显的中毒效应,或靶器官出现典型的损伤。一般以急性毒性的阈剂量为亚慢性试验的最高剂量或以化学物 LD_{50} 的 $1/20 \sim 1/5$ 为最高剂量。亚慢性试验至少应设计三个染毒剂量组及一个正常动物对照组,必要时再加一个受试化学物的溶剂对照组。最低剂量组的剂量应相当于亚慢性的阈剂量水平或未观察到作用水平,中间剂量组动物以出现轻微中毒效应为度。小动物每组不应少于 20 只,大动物不少于 $6 \sim 8$ 只。实验过程中观察指标包括一般性指标(动物体重、食物利用率、症状、脏器系数、血象和肝、肾功能的检测)和病理学检查。

（3）慢性毒性试验方法:慢性毒性是指以低剂量外源化学物长期给予实验动物接触,观察其对实验动物所产生的毒性效应。目的是确定外源化学物的毒性下限,即长期接触该化学物可以引起机体危害的阈剂量和无作用剂量。为进行该化学物的危险性评价与制定人接触该化学物的安全限量标准提供毒理学依据,如最高容许浓度和每日容许摄入量等。环境毒理学要求实验动物染毒 1 年以上或 2 年。慢性毒性试验选择实验动物的条件、饲养条件和饲养环境与亚慢性毒性试验相同。慢性毒性试验多为经口与经呼吸道接触。一般设 3 个染毒剂量组和 1 个对照组,必要时另设一个溶剂对照组,以求出明确的剂量-反应关系。观察指标以亚慢性毒性试验的观察指标为基础,重点观察在亚慢性毒性试验中已经显现的阳性指标。试验期间死亡的动物,都应做病理组织学检查。

2. 特殊毒性测试

（1）遗传毒性研究方法:目前已有遗传毒理学试验 200 多种,可按其检测的终点分成 4 类:反映原始 DNA 损伤的试验、反映基因突变的试验、反映染色体结构改变的试验和反映非整倍体改变的试验。

较常用的遗传毒理学试验:DNA 损伤与修复试验、原核细胞基因突变试验、真核(非哺乳动物)细胞试验、哺乳动物基因突变试验、哺乳动细胞遗传学试验、精细胞突变性。遗传毒性检测的主要用途之一是致癌性的筛选。被列入常规筛选试验组的方法主要有:Ames 试验、微核试验、染色体畸变分析、SCE 试验、显性致死试验等。

(2) 动物致癌试验方法:主要以直接观察外源物质对哺乳动物细胞形态变化为终点,以确定其致癌性。通过一组短期遗传毒理学试验的检测,可对化学性污染物进行致癌性的初筛,若在初筛试验中得到阳性结果,认为其污染物具有潜在的致癌性。当需要对其进行致癌性确认时,应进行动物致癌试验。动物致癌试验包括短期诱癌试验和长期动物致癌试验。长期动物致癌试验是目前鉴定致癌物最可靠、使用最广的一种经典方法。这是因为它能满足癌症发生有相当长的潜伏期、可以控制各种干扰因素和模拟人群暴露等优点。动物试验可以采用多种方式染毒,以与人群暴露方式相同为好。

(3) 致畸性测试方法:致畸性测试方法主要是实验动物三段试验及体外致畸试验。动物试验能较严格地控制暴露条件、减少混杂因素,对某些疑有致畸效应的环境因素,可以起到确证致畸性的作用。对于未知的因素(如新合成的化学物等)则可起到预测和筛选的作用。

1) 动物致畸的三段试验:大多是测试环境因素致结构畸形效应,在我国,通常只进行第Ⅱ段试验。试验动物以大小鼠、家兔为主。Ⅰ段试验:主要测试环境因素对受孕率和生殖功能的影响。通常在交配前 60~80d 染毒雄性动物,并在交配前 14 天染毒雌性动物。开始交配后,继续染毒雌性动物直至授乳期。分娩前处死 1/2 雌性动物并进行胚胎毒性及致畸性检查。另 1/2 雌性动物自行分娩、授乳、断乳后,处死仔鼠,观察肉眼可见畸形。本段试验最终能提供受孕率、生育力、着床前后存活及分娩、授乳等方面影响的资料。Ⅱ段试验:在胎鼠器官形成期对孕鼠进行染毒,并在分娩前一天处死受孕动物,进行胚胎毒性及致畸性检查。本试验最终能提供外环境因素的胚胎毒性和致结构畸形的资料。Ⅲ段试验:对分娩后发育影响的观察。在妊娠最后 3d 和整个授乳期染毒。目的在于测试对胎仔后期发育、分娩、授乳及胎仔生长发育的影响。观察可延续到断乳后直至性成熟,以评价神经行为缺陷、生育力障碍以及癌症发生的情况等。

2) 体外致畸试验:主要用于研究致畸机制及筛选化学致畸物。已建立的外来致畸物体外短期测试方法所监测的各个终点主要涉及胚胎发育中的异常表现,包括细胞死亡、细胞相互作用的变化、生物合成障碍、生物化学和形态学分化改变及生长抑制等。常见的体外致畸试验主要是全胚培养、器官培养和细胞培养三个层次的试验。目前,为观察低剂量外源性暴露对胚胎发育期中枢神经系统的影响而导致出生后行为功能异常和障碍,发展了行为致畸试验。

第五节　卫生毒理学研究展望

毒理学是集成的、多元的、创新的和服务性的科学,很少有哪个学科能像毒理学一样既是基础科学又是应用学科。毒理学已成为现代医学、药学的重要基础学科,其发展与生命科学同步。一方面,毒理学不断吸收和应用生物学、化学、物理、数学和管理科学等最新的知识、技术和成果;另一方面,毒理学以毒物为工具研究和阐明生命现象,促进医学、药学和生命科学的发展。毒理学已历经毒物及中毒现象的观察记录时代、实验毒理学时代、分析/机制毒理学时代而跨入计算/预测毒理学时代。作为加强环境保护,维护生态平衡,保障人民生命安全和健康的重要支柱学科,现代毒理学日益受到世界各国政府、企业、学术界的重视和公众的关注,已成为促进经济可持续发展、推动社会文明进步的重要科技支撑力量,已彰显大发展、大繁荣的前景。

一、系统毒理学

系统毒理学(systems toxicology)是以毒理基因组学为基础,通过分析有害物质不同暴露(方式、剂量、时间等）后，基因表达谱、蛋白质表达谱和毒物代谢谱的改变，结合传统毒理学的研究资料，利用生物信息学和计算毒理学技术，系统研究外源化学物/环境应激因素与生物系统（在细胞、组织、器官和生物体整体水平上）的交互作用，定量描述生物功能、表型和行为，阐明毒作用通路与机制，揭示联合（复合）暴露效应，发现新的生物标志，深入进行安全性评价和危险度评定，实现毒物毒性的快速筛选、预测和分类。1990 年启动、2003 年结束的人类基因组计划（human genome project,HGP），是生命科学史上第一个大科学工程，她第一次揭示了人类的生命密码。HGP 与随后发展的各种"组学"技术等把生物学带入了全新的"系统生物学"时代。系统毒理学（美国国家毒理基因组研究中心，2003）是在系统生物学基础上发展起来的一门新兴、前沿学科，必将成为今后数十年毒理学研究领域的重点发展方向。

二、计算毒理学

计算/预测毒理学（computational/predictive toxicology）是以计算化学（computational chemistry）、计算生物学或生物信息学及系统生物学为基础，运用先进的高通量测试方法，结合光学分子成像（生物发光、荧光成像等）技术和现代仪器分析技术，研究和发展多种计算模型，高效、快速筛检和预测外源化学物的毒性和有害健康效应，确定并定量表征有毒物质暴露的危险度评价。

目前，通过机器人系统，已筛选 10 000 余种化学物。总之，作为一个多学科参与、多中心合作、创新而极具前景的研究领域，计算/预测毒理学已成为 21 世纪毒性测试新的方向与发展战略。

三、表观遗传毒理学

表观遗传毒理学（epigenetic toxicology）重点是研究环境有害因素引起的、不涉及 DNA 序列变化的、可遗传的（通过有丝分裂、减数分裂在体细胞间及代际间传递）基因表达改变，主要涉及 DNA 甲基化、组蛋白修饰、染色质重塑和非编码 RNA。环境有害因素通过表观遗传变异导致健康损伤效应，包括肿瘤、衰老、生长发育异常、免疫疾病和中枢神经系统及精神发育紊乱等，已成为毒作用机制研究的重要领域。表观遗传毒理学在化学致癌研究、药物安全性评价和化学物危险度评定中必将发挥重要作用。此外，由于表观遗传改变的可逆性，科学的干预措施能通过影响表观遗传调控网络而逆转不利的基因表达模式和表型，可为环境相关疾病的早期诊断、治疗和预防提供新的思路与策略。

四、毒理学替代法

毒理学研究中，以"3Rs"原则为导向设计的实验方法被定义为毒理学替代法（alternative toxicological methods）。主要包括："优化"（refinement）实验程序，提高实验动物福利，降低或消除动物疼痛或痛苦的方法；"减少"（reduction）实验动物使用数量并能实现预期研究目标的方法；"替代"（replacement）整体动物实验的方法，例如采用培养的细胞、组织或特定的动物器官等进行的体外试验，选用昆虫、线虫、果蝇、斑马鱼、非洲爪蟾等模式生物进行的体内试验，以及利用理化技术和计算模型预测毒性的方法。随着"3Rs"原则的倡导与实施以及生物医学研究模式的转变，传统的整体动物实验面临严峻挑战，替代动物实验的体内、体外模型研究已成为现代毒理学的重要发展方向。

五、转化毒理学

转化毒理学（translational toxicology）是研究如何将毒理学的基础研究成果发展转化为能应用于环境与人群监测、环境相关疾病的早期诊断治疗和预防、安全性评价、危险度评定和危险性管理的理论、方法、技术、产品和防控措施的一门新兴的毒理学分支学科，是"组学"、计算生物学、遗传-表观遗传学等创新的时代产物。例如，在 21 世纪毒性测试策略方面，美国等国家提出将传统的以死亡、突变、肿瘤形成等终点事件为观测指标的毒效应评价体系,转化为基于毒作用通路和机制研究结果为观测指标的高通量毒效应评价体系;中国毒理学工作者已开展多种生物标志研究,苯、PAHs、氯乙烯等化学物的暴露标志,乳腺癌、高血压、骨质疏松等疾病的易感标志已被应用于人群监测。强化理论与实践、基础与临床、宏观与微观的整合,开展多层次、多靶点、多水平、多学科研究,重点解决环境、生态、职业、食品、药品、新物质和新材料安全等全球性公共卫生问题,不仅是转化毒理学研究的根本任务,也是现代毒理学发展的主要方向与目标。

(刘起展)

第十章

军事预防医学

第一节　军事预防医学的形成与发展史

一、军事预防医学与军事医学相伴而生

（一）军事预防医学历史悠久

军事预防医学起源于军事医学，是军事医学的重要组成部分。自人类建立国家，形成军队，发生战争起，就开始有军事医学，军事预防医学也随之产生。随着军事医学的发展，军事预防医学的内容也得到了充实和完善。

在我国奴隶制社会就有了军医组织专门负责卫生防疫和救护伤员，军医组织的存在对战争的胜负起着重要的作用。正如战国著名军事家孙膑在《行军篇》所说"军无百疾，是谓必胜"。秦汉时期内外交战扩大疆域，随着文化的发展和军事制度的完善，军事医学也有所发展，建立了军队患病名册、负伤记录（折伤簿）等。公元 162 年，东汉军中发生流行病，皇甫规将传染病患者与健康士卒隔离，分别治疗，是军中设立隔离病院的开始。隋唐时期，军医组织更为严密，自中央到府州县，设功曹主管；建立了伤病亡士兵的抚恤制度。公元 936 年（后唐）首次出现"军医"之名。宋代时期火炮的出现，大大提高了杀伤力，为了提高对战伤的防护和救治，军事医学得到了空前的发展。公元 1109 年，将医学分为大方脉、小方脉、产科、眼科、针灸、疮肿、口齿和金镞 8 科，并十分重视士兵的择录标准。元代因骑兵坠马导致骨伤增多，又加入了骨科和外科。明代随着军事组织的强大和火器的改进，又刺激了军医组织的发展，在中央和地方都设有正式的军医编制，随着海上军事的发展，海军军医也开始设立。清代十分重视军队卫生，认为"国势之盛衰系于卫生"。而清代后期国势衰弱，瘟疫盛行，民不聊生。太平天国时期在军队中有严密的军医组织，规定"凡营盘之内，俱要洁净打扫，不得任意运化作践，有污马路，以及在无羞耻处润泉（大小便）"。辛亥革命（1911 年）后，孙中山主持的临时中央政府在内政部下设卫生司。国民政府定都南京后，1928 年，将卫生司改为卫生部，后来的军政部下设军医署。抗日战争胜利后，改为国防部联勤总部军医署，海军、陆军司令部下设军医（卫生）处。中华民国（1912—1949 年）时期，军医署做了一定的工作，但由于当时政府发动内战和政治腐败，军事医学在总体上没有得到很好的发展。

（二）军事预防医学的学科建立与发展

"军事预防医学"首次出现在由 Dunham 等主编，1940 年出版的 *Military Preventive Medicine* 一书中。至 20 世纪下半叶，"军事预防医学"作为一个名词，曾多次出现在有关卫生勤务、军事医学等论文中。至 20 世纪 90 年代，美军和俄军通过对海湾战争和科索沃战争的战后反思，开始重视探讨"军事预防医学"的问题。美军于 1994 年，在得克萨斯州训练基地，为医务人员开设为期 9 周的"军事预防医学"训练课程，美军联勤大学（美国唯一的军医大学）开设了军事预防医学的专题研究，但未将"军事预防医学"作为一个学科。俄军未设关于"军事预防医学"的相关课程。在 1997 年以前，我国的中华人民共和国国家标准（学科分类与代码表）、《辞海》、《中国医学百科全书》和《军事医学辞典》均没有"军事预防医学"科目的相关内容或辞条。

在我国军事医学和预防医学的发展过程中,二者相结合的历史源远流长,并逐渐形成了相关的学科和学科体系,如卫生学与军队卫生学、军队流行病学、防原医学、防化医学、防生物危害医学、军事卫生勤务学等。

随着现代科学技术的发展,使原有学科既有分化,又有结合。例如核武器、化学武器和生物武器是3种不同性质的武器,防原医学、防化医学、防生物危害医学各有其学科和相应的专业内容。然而,"核、化、生"武器又统称为"特种武器",现代战争的主要模式是"核、化、生"武器威慑下的高技术局部战争。卫生技术人员若能掌握对"核、化、生"的医学防护,就能更全面、主动地完成卫勤保障任务。

在程天民院士的倡导及推动下,国务院学位委员会公共卫生与预防医学学科评议组审议同意将原来"三防医学"(防原医学、防化医学、防生物危害医学)和军队卫生学(军事劳动卫生学、军队环境卫生学、军队营养与食品卫生学)等学科的内容扩展组成"军事预防医学"新的二级学科,并正式批准颁布了新的学科专业目录,"军事预防医学"被正式确立为公共卫生与预防医学一级学科中的新的二级学科。此后,四所军医大学以及原军事医学科学院逐步开展"军事预防医学"专业的本科及研究生培养。

军事预防医学新学科自建立以来,学科体系不断完善,由军队卫生学、军队流行病学及"三防"医学等,拓展到军队卫生监督与疾病监控、突发公共卫生事件的应急处置、重要重大活动中的综合卫生保障、军队健康促进、军事预防医学的组织管理与标准法规等。符合科学发展的客观规律和现代科技教育思想,适应了社会、军队、国家对学科的客观需要。

未来高技术战争的变革,对军队预防医学提出了更高的要求,使部队卫生保健工作面临着诸多挑战。军队医学院校必须不断创新和完善军事预防学科体系,培养掌握整体化知识,综合能力素质完善的预防医学专业人才,才能满足21世纪我国社会、政治、经济的发展和高技术战争对预防医学人才的需求。

二、预防医学在我军建设与发展中的重要作用

在我国,将军事医学与预防医学相结合的"军事预防医学"确立为一个学科虽为时不久,但这一学科的学术理论、基本技能在实际工作中早已存在,并在长期实践中不断地发展。

(一) 军事预防医学在我军历史时期的重要作用

军事预防医学事业在我军发展的不同历史时期,为增进军队成员身心健康,防治疾病与损伤,保障部队建设和战争胜利,发挥了重要的作用。

土地革命战争时期,我军所在地区生活艰苦,疾病频发,中央苏区即提倡"预防为主"。1932年1月,内务部颁布《苏维埃区域暂行防疫条例》;1933年3月颁发《卫生运动纲要》;中央军委于1933年10月训令"广泛开展卫生运动",并颁布了《暂行传染病预防条例》。抗日战争时期,开始有了战伤和疾病的统计资料。八路军注重卫生教育和卫生监督,部队行动前期进行驻地疾病调查,对参军人员进行体格检查并保证大多数部队人员接受疫苗接种。解放战争时期,部队人员多,流动大,战区广,医疗、防疫组织和设施得到扩大和改善,解放区的野战医院和后方医院达542所,卫生防疫工作也取得重大突破,如赴东北地区作战的部队曾发生大量冻伤,经积极防治有所改观;东北几乎每年都有鼠疫发生,为了防止部队感染,防止在地方上造成大规模流行,军民同时开展灭鼠运动,医疗部门也抓紧时间生产鼠疫疫苗;1947年,港口传入了霍乱,部队立即采取防护措施,防止了霍乱横生。渡江战役后,由于事前未做自然疫源性疾病与卫生流行病学调查,许多指战员感染了血吸虫病,疾病发生后,部队里随即开展了大规模的血吸虫病防治运动,保证了部队的战斗力。朝鲜战争时期,由于在国外作战,补给延迟,战区受到严重破坏,防治冻伤、虫媒传染病、夜盲症,搞好坑道卫生和营养与食品卫生,对战俘进行卫生检疫一系列问题给军事预防医学带来许多新的挑战。我军保持遇到困难,解决困难的优良作风,在志愿军军事、政治与后勤的统一领导下,充分发挥各级卫生组织和防疫组织的作用,保证了各项任务的完成。

(二) 我军现代军事预防医学取得的重大成就

中国人民解放军遵循国家卫生工作方针,结合部队实际,于1959年提出军队卫生工作方针:"预防

为主,防治结合,全心全意为伤病员服务,为现代化革命化军队的建设服务"。1996年,中国人民解放军总后勤部根据新的历史要求和国防现代化的需要,重新颁布军队卫生工作方针为"面向部队,预防为主,中西医结合,依靠科技进步,动员全军参与,为巩固和提高战斗力服务"。

军队卫生工作方针使军事预防医学有了更明确的方向、任务和目标。军队的革命化、正规化和现代化建设,新军事改革、武器装备与战争模式的发展,对军事预防医学不断提出了新的要求,促使军事预防医学的广度和深度不断拓增。现代军事预防医学取得的重大成就,可概括为以下几个主要方面:

1. **完成卫勤保障任务**　中华人民共和国成立之后,在多次战斗与大规模军事演习中,完成了极其繁重的卫生防疫、卫生保障任务,并积累了丰富的实践经验。在特殊环境,如"冷(寒区)、热(热区、亚热带)、高(高原)、海(海域)、疫(自然疫源地)和漠(荒漠)"及特殊作业条件(如军事航海、军事航空、电磁场和核辐射等)下,我国拥有了基本的救援标准法规、装备药物、预案方案体系及基本的救治技术,某些方面还达到了国际先进水平。军队开展多方面的非战争军事行动,预防医学卫生防疫战线均出色地完成这些方面卫勤保障任务。

2. **完成了疾病预防监控和卫生防疫工作**　进行了大规模、综合性的军事医学地理学调查,较全面地掌握了部队驻地,特别是战略要地的生态环境、自然疫源性疾病、媒介生物和水源水质等状况。三级疾病预防控制体系,除从事相关的科研与管理工作外,还担负起疾病预防控制的技术保障、现场处置的卫生监督,以及相关标准、制度、法规制订及监督执行等职责,加强了卫生监测和疾病预防监控,有效防止疾病的发生和传播,遏制了传染病的暴发流行。进行了大量的不同地理气候条件(高原、寒区、热带丛林、戈壁沙漠等)的卫生防病工作,保障了训练、执勤等任务的完成。军队疾病预防控制机构纳入国家公共卫生体系建设后,按照"平战结合、统一规划,明确职责、规范管理,突出重点、整体提高"的原则和联勤保障要求,加强能力建设,完善工作机制,依靠科技创新,搞好服务保障,使全军整体服务保障能力大幅度提升。

3. **建立了全军军事预防医学科学研究、教育训练的学科体系和卫生防疫的工作体系**　科学研究方面以军事医学科学院、各军医大学和军区、军种军事医学研究所为主,在军事预防医学不同学科领域进行协同研究。教育训练方面军事预防医学通过教学内容、学科课程的改革与创新,使军事预防医学从最初的军队卫生学、军队流行病学和"三防"医学等学科群扩展到军队卫生监督与疾病监控、突发公共卫生事件应急处置等内容,学科体系得到了丰富和完善。1997年,创建了"军事预防医学"新学科,全军预防医学的博士点由5个增至14个,大大推动了预防医学防疫最高层次人才培养。卫生防疫方面,建立了从中央军委后勤保障部至基层的各级卫生防疫专门机构,还建立全军预防医学中心,下设疾病监测、环境卫生监测、放射防护和艾滋病监测4个中心。国家依托全军各军医大学和各大军区疾病预防控制中心成立了多支国家级"三防医学"应急救援队及卫生防疫应急救援队,增强了应对突发公共卫生事件的能力。

4. **科学研究取得了重大进展**　高新技术,如生物技术、空间信息技术和纳米技术等不断向医学科学的渗透,推动了军事医学的发展,高技术武器诞生,增加了武器装备的杀伤力,同时,科技的发展,也为快速、有效侦检与防护高技术武器带来了新的发展研究;充分运用现代技术的理论与手段,取得了有理论深度的学术成果和有应用价值的技术、实物成果;平战时,部队对烈性致病微生物的"侦、检、消、防、诊、救、治"等方面的药物制剂、疫苗、装备、方案、措施的研究取得巨大进展,防护装备方面有些超过国外同类产品水平;围绕特殊伤害及特殊环境和作业的危害,为了防治战伤和军事特殊环境引发的疾病,研发出了一批疗效特异性强、副作用小、满足卫勤需求的军用特需新药和生物危害防御与应急技术及装备。应用地理信息系统、遥感和虚拟地理模拟等现代空间信息技术,对我国高致病性禽流感、SARS、肾综合征出血热、疟疾等传染病的时空分布和传播风险预测方面开展了系统的研究。通过这些研究,显著地提高了我军的军事预防医学学术技术水平和卫勤保障、卫生防疫能力。

5. **支援了地方的卫生防病、卫生保障和应对突发公共卫生事件**　积极协助地方参与抢险救灾,开展防疫工作,2008年汶川地震,军队立即组建了卫生防御救援队,深入震中开展一系列卫生防疫工作,为灾区的医疗救治和卫生防疫提供了强有力的技术支持和物资保障。不仅如此,军队预防医学卫生防疫队伍还积极应对突发的公共卫生事件,2009 年甲型 H1N1 流感世界大流行期间,药物防治研究取得新进展,开发研制出了抗流感病毒的有效药物,还建立起甲型 H1N1 流感病毒疫情应急防控药物技术保障体系,有效防止了疫情的大规模流行。2019 年开始的新冠病毒大流行,尤其是 2020 年在武汉的抗击疫情期间,军队先后派出三批共 4 000 多名医护人员驰援武汉,形成前方指导组、联勤保障队伍和一线医护人员的支援体系,有效地缓解了疫情蔓延。从这些活动可以看出,部队的军事预防医学在国家的卫生事件上发挥着骨干力量的作用。

第二节 军事预防医学的学科概念及任务

一、军事预防医学的定义及基本概念

军事预防医学(military preventive medicine)是研究军队平战时影响健康的因素、军事活动条件下疾病与损伤的发生、发展规律,实施医学防护、卫生保障和卫生评价,以增强军队人员身心健康,维护与提高部队战斗力和工作效能的科学。

军事预防医学不同于一般的预防医学,它是以预防医学的理论和手段研究军事活动条件下部队成员中的特殊预防医学问题。在非军事活动条件下,部队成员与人民群众发生的伤病并无多大差异,而在军事活动条件下发生的伤病却具有特殊的性质和意义,具有军事医学和预防医学相结合的内涵与特色。

关于军事预防医学的相关基本概念表述中的几个问题做以下阐述:

1. **平战** 对军队而言,"平时"是基础,"战时"是关键,"战时"是相对少发和短暂的,"平时"是经常的、长期的;只有在长时期做好准备才能见效于短时期,所谓"养兵千日用兵一时",因此,研究部队里的问题,应把"平时"和"战时"的问题密切结合起来。

2. **军事活动** 与非军事活动相对。非军事活动条件下,军队成员发生的损伤、疾病与普通群众并无明显差异,而在军事活动条件下,发生的损伤与疾病却具有"军事的特殊性"。特别是现代战争,高技术战争所发生的战伤更加具有其"特殊性"。

20 世纪末以来,恐怖组织使用爆炸,甚至使用"核、化、生"等进行恐怖袭击,常导致类似战争的后果;由多种原因造成的突发公共卫生事件,常需用特殊策略和措施加以处置,军队即作为重要力量,进行反恐和应对突发事件,也属于"军事活动"。

3. **疾病与损伤** 从广义上讲,疾病(病)与损伤(伤)常统称为"病"(diseases),但对军队、战时而言,疾病(sickness,illness)与损伤(injury,wound,trauma)还是有区别的。在军事预防医学的学科概念中,把损伤(包括战时的战伤、非战斗外伤与平时创伤)与疾病分开,并列提出,对伤员(战斗与非战斗外伤)更多涉及战伤外科学(野战外科学)的问题;对病员则更多涉及军事内科学(野战内科学)的问题。有些情况下发生的危害,既称"伤",又称"病",如"核、化、生"武器造成的一些损伤或疾病。同样,在战争中的战伤(war wound)与疾病(sickness,illness)、伤员(wounded personnel,wounded)与病员(sick personnel,patient)是有区别的。

4. **医学防护、卫生保障和卫生评价** 这是军事预防医学学科任务和实际工作的内容,军事预防医学通过以下几个方面服务于经济建设、国防建设和社会发展:

(1) **医学防护**:通常是指对"核、化、生"武器的医学防护(medical protection against NBC weapons),也可延伸到对高技术常规武器、新概念武器的医学防护。

(2) **卫生保障**:这里指卫生学意义上的保障(health support),主要指从军队环境卫生、军事劳动卫生和军队营养与食品卫生等方面,保障军队成员的身心健康,预防伤病的发生。

(3) **卫生评价**(health evaluation):指根据有关法规和标准,用卫生学的方法,对致病、致伤因素的危害程度,卫生措施的实效程度,药物、装备、技术等的有效程度,伤病对健康的影响和后遗症(如伤残)对

个人自理能力等的影响程度,做出客观的科学评价,为政策、法规和标准的制定,采取何种措施,提供依据或参考。

5. 维护和提高部队战斗力和工作效能　增强身心健康,维护和提高部队战斗力和工作效能是军事预防医学的目的和目标。"战斗力"标准是军队工作的出发点和归宿点,战斗力是由物和人多方面因素所决定的,广义而言,工作效能可包含在战斗力之内。工作效能是对人的要求,现代战争,特别是信息化战争,包括参战人员体能、智能、技能、整体军事作业能力,以及极限条件下的生存适应能力和其他能力。除此之外,还有如何保障"人-机-环境"的协调能力,发挥人的主导、主动作用和使用武器的效能。因此,在学科概念中,将工作效能与战斗力一并提出。

二、军事预防医学的任务与主要研究内容

军事预防医学的学科任务是应对新军事变革的态势,遵照我军军事战略方针的要求,以部队群体为主要研究和服务对象,以宏观与微观相结合的方法,研究现代武器装备、军事环境、军事作业和其他有关因素(生活方式、卫生服务、生物遗传等)对军队人员健康的影响和所致的伤害及其防护,预防与控制伤病的发生与流行,增进身心健康,维护和提高战斗力、生存适应能力、劳动生产能力和工作效能,为加强国防建设,保障军事任务的完成,并为军事预防医学的学术技术的发展作出贡献。学科任务决定研究内容,军事预防医学的研究内容可概括为以下八个方面:

1. 现代武器所致的伤害及其防护　对于军事活动产生的损伤,首先关注的是武器伤害问题。现代武器种类繁多而复杂,就武器的性质与发展及其杀伤力而言,可将现代高技术武器分为三大类,即特种武器("核、化、生"武器)、高技术常规武器("常规"是相对于特种武器与新概念武器而言,常规武器实现高技术化)和新概念武器(武器性能、结构,毁伤效应不同于传统武器的新型武器)。在当前国际局势相对和平稳的情况下,大规模的"核、化、生"战争不会发生,但小规模"核、化、生"威慑下的局部战争却时常发生。核化生伤害除由武器直接所致的战斗外伤以外,还会因为核泄漏、化学泄漏、生物致病菌等产生疾病。高技术常规武器,即常规武器高技术化后,特别在信息化网络指挥中的使用,显著地增强了杀伤作用,是现代战争中使用最多的武器。新概念武器虽问世不久,但已显示出特殊的、强大的毁损和伤害作用,在未来高技术战争中,将会越来越凸显其优势。军事预防医学需研究这些武器装备的医学防护,包括所致伤害的发病规律、机制与防护原则、措施。武器装备所致的伤害主要是在战争中受敌方攻击而发生的,而我方在研制、运输、使用、发射、试验、储存某些特殊武器装备的过程中,也应注意自我卫生的保护。

2. 军事环境的卫生学保障　军事环境包括自然生态环境、人工环境、信息环境和心理环境。自然生态环境主要包括高原(高)、寒区(寒)、热区(热)、海域(海)、荒漠(漠)、自然疫源地(疫)以及电磁(电)和太空(天)等。人工环境主要指为达到军事目的而人工构建的局部微环境,如地下工事、舰艇密闭舱室、大型兵器内空间等,这些环境常有多种危害因素复合作用,影响健康。信息环境即由于环境中充满各种信息以及信息发送、传输、利用的各种载体与介质,突现于以信息化手段进行信息化战争的特殊环境,人员受到信息网络电磁辐射等方面的作用而影响健康。心理环境是指会造成心理障碍的相关环境,如处于高度紧张、危险、焦虑、失望、孤独等环境而影响心理健康。军事预防医学研究这些环境对健康的影响及其机制,进行卫生学保障的策略与措施。

3. 军事作业的卫生学保障　军队在平时与战时,常需在特殊环境、特殊作业条件下完成军事任务,由此也会引发一系列特殊的医学问题。在信息化部队,脑力作业疲劳与认知障碍是战斗力最关键的限制因素。军事预防医学应研究在这些环境中的作业对健康的影响及其防护、预防的策略与措施。要强调指出,军事作业能力是战斗力的重要组成部分,维护和提高军事作业能力成为军事预防医学的重要任务,在医学和军事医学中,有"能力医学"(performance care medicine)旨在维护体能(physical performance)、智能(mental performance)、情景感知能力(situation awareness)和整体军事作业能力(warfighter performance),以及特殊环境下的生存适应能力、作业耐力和工作效能及人-机结合效能。

4. **军事营养与食品卫生学保障**　营养与食品卫生是保障军队成员身心健康的重要方面,吃得合理、健康,才能提高部队人员的身体素质。军事预防医学应着重研究平战时,现代战争中对特殊兵种、特殊环境和特殊作业以及防治特殊伤害中的营养与食品卫生学保障,以营养学和食品卫生学的理论与技术,解决军队的特殊保障问题。

5. **部队平战时,重要疾病与损伤的预防**　除特殊武器所致的伤害外,部队人员在平时和战时还可发生多种类型疾病和损伤,军事预防组织应调查和统计部队平时和战时条件下重要疾病和损伤的发生与流行规律,并时刻监督和监测,适时发布控制、预防的策略与措施。

6. **突发公共卫生事件的卫生学应急反应对策**　突发公共卫生事件包括严重事故性伤害,严重自然灾害,突发疫情,恐怖爆炸性伤害,严重生物、化学与严重核恐怖伤害等。这些突发公共卫生事件很多情况类似于战时状态,需研究事件发生的特点与危害,及时提出应对策略和综合卫生处置措施。因此,加强平时演习训练,一旦发生突发公共卫生事件,即迅速转入紧急状态,最大限度地减轻伤害,消除后果,维护军民健康和社会稳定。

7. **重要军事活动中的综合卫生学保障**　重要军事活动,主要包括大批人员进入特殊环境,非战争军事行动,大批军事人员聚集,大规模军事演练与演习,国防施工和支援国家经济建设,以及重要战区、特定战场的军事活动。军事预防医学应研究这些军事活动对卫生学保障的特殊要求和卫生学保障的策略与措施。

8. **军队健康教育**　军事预防医学应研究军队健康教育的内容,并组织宣传与学习,增强军队人员的健康理念,维护、提高军人的身心健康和军队的整体健康素质,以保障各项任务的完成。

第三节　军事预防医学的发展展望

军事预防医学的发展受现代科技与社会和新军事变革的深刻影响。因此,综合的发展趋势,不仅受现代科学水平与现代预防医学发展的影响,而且还受到现代战争理论和作战样式的影响,呈现出相互影响,相互促进的势态。

一、更加重视健康保护和维护的研究

俄罗斯强调军事医学给部队成员不仅提供平战时伤病救治,还提供保健的服务。军事医学要超越"伤病治疗"的狭小范畴,为提升部队全面健康,推进人类健康事业发展作贡献。军事医学重点的转换既是现代医学科技发展的结果,同时也是军事医学"以人为本"思想的重要体现,军事预防医学服务和保障的对象是军人,只有提高对军事医学、军事预防医学战略地位的认识,才能更自觉地、有效地、积极地组织、支持和开展各项研究和相应工作。使部队的保障健康目标可以更快速、更有效地实施。战斗力水平是由军人和作战武器系统等各方面因素决定的,现在的高技术武器装备只有通过与人的有机结合,才会发挥巨大的效力,所以人才是最重要的战斗力,必须全面的保护和维持军人的健康。军人呈现的是单个的行为,但是所达到的效果已经远超出个人的能力极限,个人能力通过高精尖复杂技术的逐级放大,产生出巨大的军事效能。在宽广的地域范围内,通过信息化平台所发挥的战斗力正以前所未有的速度在增长。军事预防医学突出健康保护和维护的概念,不是简单的一种思维方式的转换,而是各国军队总结几十年来军事医学发展的经验而得出的结论,是适应战争由机械化、半机械化向信息化战争转变的必然结果。

我国健康保障的水平与发达国家还有一定的差距,所以,未来一段时间,传染病的防控是我国军队预防医学研究的重要方向,部队作为一个特殊群体,由于集体生活,人口流动性大,边海防环境条件恶劣,执行战斗任务复杂艰巨等特点,其疾病发生的条件和分布与一般人群有很大不同,特别是传染病在军队极易传播和流行,严重威胁军队人员的健康,这成为非战斗减员的主要原因。因此,未来传染病防控仍是军队卫生防疫的一个重点,是军事预防医学研究的一个重要方向,也是未来实现更高层次健康保护的一个基础。

二、更加重视军事作业医学研究

国内军事作业医学研究范围非常广泛,例如特种医学(航空医学、航天医学、航海医学等)的不同研究领域,开展运动病综合防治措施研究,建立航天医学环境综合监测系统、飞机舱内睡眠区噪声综合控制研究,以及开展高压医学,航海心理学,海洋药物学研究。

美军的军事作业医学领域比中国宽泛,美军军事作业医学将海军、空军所特有的医学问题、战争精神病学、军事环境毒理学、激光/微波/粒子束等新概念武器所造成的损伤包括在内,除了研究常规的环境卫生学、营养与食品卫生学、劳动生理学,还突出研究军事医学心理学、睡眠剥夺与节律研究、军事训练卫生等项目,在陆军医学总体规划中,还有关于认知、行为与神经生理学的专门研究规划。美军在加强劳动生理学研究的同时,注重提高战士的军事作业效能,从各个方面实现军人的身心健康及高效的作业效能。

军事作业医学注重军人在各种环境下综合作业能力表现,只有切实做好军事作业医学各项研究,从生理、心理上做好预先的准备防护,才能从各个方面实现战斗力的全面提升。

三、向全维保障方向发展

军事预防医学的另一趋势是从以现役军人为主要研究对象的军事预防医学,向征兵前兵源健康和军人退役后医疗保障两个方向延伸。军事预防医学不仅关心士兵的生理健康,而且关注由于军事作业和军事行动等带来的各种精神和心理问题,把军人当作整体来进行研究。目前,军事医学给军人所提供的健康准备已经超出传统意义上的健康内涵,其目标是提高战士的作战效能。

四、与卫勤保障结合更加紧密

(一) 战争军事活动的卫勤保障

军事预防医学包括卫生勤务学的部分内容,但与卫生勤务学既相互独立,又密切结合,按卫勤保障的要求实施军事预防医学的任务。新军事改革,使现在的作战方式呈现机动作战的特点,因此,卫勤保障的实施,必须实现从"静态向动态"的转变,军事医学不仅要提供固定"点"上的医疗保障,还要实现"点到点、线到线"之间,甚至"由线到面"的伤病员流动过程中的医疗保障,即军事医学要向伴随伤病员的实时保障方向发展,成为"动态"的军事预防医学。

随着高新技术的发展,军事领域的科技水平代表了最高新的科学技术,针对各种军事行动保障的需求,在原有技术装备基础上,进行系统集成和配套建设,着重提高装备的机械化、信息化和智能化水平,各种最新卫生装备器材和信息化装备的发展问世,使得开展全军事医学成为现实,军事预防医学的保障作用由此得到更加充分地发挥和运用。

(二) 非战争军事活动的卫勤保障

世界的和平发展,使军队成为非军事活动的主力军,当前,反恐、维稳、维和、各类抢险救灾等非战争军事行动卫勤保障理论研究不够系统、有的尚处空白,应急预案过于原则性、概念性、通用性,而针对性、实用性、操作性不够强。如抗震救灾中,不足之处主要表现在:卫勤组织指挥与作战指挥方面的协同不够紧密,卫勤系统内部协同不够理想,军地协同不够顺畅。此外,抗震救灾卫勤保障暴露了医学救援专业力量建设方面的"短板";从学科建设看,灾害医学、创伤外科学等学科建设滞后,心理学、卫生防疫等学科建设薄弱。同时,也暴露了大型救援装备不足,保障装备不配套,运输车辆和生活保障等设备比较缺乏等情况。

未来,非战斗军事活动将会常态化,军队力量也将会成为非战斗军事活动的中坚力量,因此,非战斗军事活动下的卫勤保障也应该逐渐完善和配套。建立完善的非战斗军事活动卫勤保障理论及应急预案,发展相关建设,完善救援及保障装备,这样才能顺利地完成保障任务,为人民服务。

五、重视特种医学及特殊环境的综合医疗防护

为了适应现代科学技术发展的需要,适应高科技局部战争的需要,在高科技局部战争中,对特种伤病采用中西医结合治疗的紧急救治已是大势所趋,旨在对特种伤病进行救治、研究和预防。特种医学是以突发事故伤害、特种武器损伤、特殊环境损伤、特殊军事作业损伤的防治研究为重点。当今世界,特种伤病救治已成为新世纪国际医学界共同面对的一个全新的课题,也是军民两用课题。对这一世界性新课题的探索与研究,是我国新世纪医学发展,尤其是军事预防医学发展所必须面对的挑战。面对"核、化、生"武器的威胁,要加强装备的建设,构建全军防疫防护装备体系,加速"三防"医学救援、药物防治的研究和特殊实验室基础设施平台建设。

针对军人所处的极端环境下,可能出现的医学问题,利用特色支援,强调学科交叉,加强相关理论及相关仪器设备的研发;开展创新型特殊环境损伤防护药物研究,严格评估各种中药复方的真实效果,开展极端条件下认知能力损伤规律及机制研究,探讨有效的干预措施;开展符合特殊环境损伤的防护和综合医疗保障的研究。

(杨学森　王军平)

第十一章

卫生检验与检疫学

- -

卫生检验与检疫学与流行病学、统计学相似,都是公共卫生与预防医学不可分割的部分。在公共卫生和预防医学范畴,卫生检验与检疫学主要起到"侦察兵""前哨"的作用,是为公共卫生和预防医学提供实验室技术支撑的学科。

在群体性疾病预防过程中,不论是传染性疾病还是非传染性疾病,通常需要临床症状、流行病学调查、实验室检测结果三大块作为疾病防控的依据。简单来讲,卫生检验与检疫是对取自环境和人体的样本进行化学、微生物学、免疫学、分子生物学、生物化学、细胞学等方面的检验,为食品安全、突发公共卫生事件、环境质量风险的监测、评估、预警、控制提供可靠数据和技术支持,以控制疾病,保障人群健康和社会安定。

本章内容将介绍该学科的概况和发展史、主要研究内容与方法、专业的相关工作、人才培养以及职业生涯规划。

第一节 卫生检验与检疫学的概况和发展史

一、卫生检验与检疫学的概况

(一)定义和作用

卫生检验与检疫学(public health laboratory sciences,PHLS)是以保护公众健康为目的,采用物理、化学、微生物和分子生物学等技术,检测并研究人群健康相关的物理、化学和生物因子以及生物标志物的种类和水平,为评价环境的卫生安全性、人群的健康状况、溯源健康危害因子,以及为进行风险评估、预警和对健康危害因素采取应对措施而提供技术支持和可靠数据的一门学科,是在20世纪70年代逐步发展而形成的具有中国特色的交叉应用型学科。

(二)研究范畴

卫生检验与检疫学的研究范畴主要关注与公众健康相关的物理因素、化学因素、微生物因素及其定性、定量检测;研究空气、水质、食品、生物材料等与健康相关因子的检验理论、方法和技术,着力提高卫生检测技术的灵敏度、特异性,使检验方法更快捷、简便、准确,以适应公共卫生与大健康发展的需求。

根据研究内容不同,卫生检验与检疫可分为卫生理化检验、卫生微生物检验、出入境检验检疫三部分。卫生理化检验主要包括:空气理化检验、水质理化检验、土壤理化检验、食品理化检验、生物材料理化检验、化妆品理化检验等。卫生微生物检验主要包括:菌落总数(细菌菌落总数、霉菌菌落总数和酵母菌菌落总数)、大肠菌群等指示微生物指标、食物中毒病原体及其毒素检验、传染性病原体检验、消毒学检验、健康相关微生物群落检验等。出入境检验检疫主要包括:卫生检疫与控制处理、进出口动植物检疫、食品卫生检验与监督、进出口商品检验等。

(三)研究特点

首先,卫生检验检测项目种类繁多、背景成分复杂、含量从痕量分析到常量测定差异巨大。目前,在卫生检验与检疫领域,待测样本具有背景干扰复杂,目标物质含量越来越低,如何优化样本前处理过程,提高检验方法的灵敏度、准确度和特异性是卫生检验与检疫学需要回答的问题。第二,新发、突发传染病不时出现,如何快速、准确鉴定病原及其特异性代谢物,第一时间找到疾病预防控制的突破口,也是卫生检验需要解决的问题。第三,在"精准预防"和"大数据"背景下,多组学测定可产生海量结果,如何从中挖掘有用数据,为健康相关风险因素的防控精准支撑,也是卫生检验与检疫学需要逐步解决的。

(四) 发展趋势

1. 挑战与机遇并存　随着化学、微生物学、免疫学、分子生物学、生物化学等领域的检验技术飞速发展,卫生检验与检疫实验室的检测结果准确性日益提高,检测项目迅速增加,为疾病预防控制提供的信息越发关键和重要。目前,卫生检验与检疫实验室的自动化、信息化、质量控制和管理标准化日渐成熟,由于经济发展、全球化进程、老龄化加剧、疾病谱改变,卫生检验与检疫也面临新的挑战和更多机遇。为应对环境与饮水污染问题,食品安全问题,职业危害,新发、突发传染病层出不穷,慢性病和肿瘤发病率日益升高,社会对卫生检验与检疫的需求越来越大,期盼卫生检验与检疫领域研究新技术和新方法,开发出更多灵敏、快速、可靠、低成本的绿色检验方法。针对待测物质含量甚微,而基底成分种类繁多的复杂样品,有待进一步研究开发卫生检验领域研究(超)痕量检测方法。随着大数据的发展、精准预防的深入,以及"一带一路"倡议和健康中国的策略的进程,将给卫生检验与检疫带来更多机遇。

2. 学科融合,领域扩大　卫生检验与检疫学创立之初称为卫生检验学,其研究范畴局限于新方法的建立和优化。伴随我国改革开放 40 年的高速发展,卫生检验与检疫学也逐渐与其他学科融合,研究领域也不断扩大。

在学科领域上与分析化学、微生物学、分子生物学、生物信息学、计算机网络融合,不断产生新的检测方法,如基于 PCR 技术、芯片技术、飞行时间质谱、生物传感器的病原微生物检测系统,以及集成各种新材料的前处理平台。在微观层次上的研究已拓展到基因水平、转录水平、蛋白水平、代谢水平的信息;在宏观层次上已延伸到大队列、大数据分析;通过全国疾病防控网络(如全国传染病监测信息网络)将医疗机构、疾病预防控制中心、卫生行政部门等资源进行整合,并借助对云端大型数据库的动态数据进行分析,为健康相关风险因素的预测、预警、预防提供强大支撑。

卫生检验与检疫提供的信息不再是单一的数据,而是多层次、多维度,科学详尽,能反映问题实质的综合结果,可为环境有害因素监测,食品农药和兽药残留,食品中转基因成分与违法添加,食品安全风险评估,职业危害评估,边境、国境口岸检疫,病原溯源及突变预测,疫病流行和预警,新发、突发传染病防控,突发公共卫生事件处理以及慢病防控等提供重要的技术保障。

3. 人才队伍素质亟待提高　《"健康中国 2030"规划纲要》和全面推进健康中国建设的实施,体现了国家对公共卫生整体实力有了更高的要求。卫生检验与检疫作为公共卫生的"眼睛",其人才队伍在重大传染病疫情监测和精准预防方面的综合素质亟待提高。此外,在互联网+大数据时代,卫生检验与检疫应用领域不断扩大,社会对卫生检验与检疫高级人才的需求也在加大,要求本专业毕业生应精通实验室技术工作,具备现场工作能力、实验室管理能力、计算机应用能力、大数据分析能力和科研创新能力,这对卫生检验与检疫专业的师资队伍建设也提出了更高的要求。应进一步提高师资队伍整体素质,努力构建"名师引领、热爱教学、师资结构合理、校内校外互补、稳定流动兼顾、教学经验丰富、教学研究融合、师生互动良好、充满积极能量、投入产出合理、具备国际竞争力"的卫生检验与检疫师资团队,以满足新时代疾病预防控制工作的需求。

二、卫生检验与检疫学的发展史

(一) 我国卫生检验与检疫学的形成与发展

1. 卫生检验与检疫学的形成　我国卫生检验与检疫启蒙久远,早在宋代就有用银针验毒(主要检验砒霜,即三氧化二砷)的记载。1936 年,我国学者林公际参考国内外文献,编著了《卫生化学》,对空气、水、土壤、食品等样品的检验方法进行系统阐述,这也是后来理化检验方向涉及的重要内容。1958

年,四川医学院卫生学系(现四川大学华西公共卫生学院)在国内首先开办了卫生检验专业(专科)。1974年,四川医学院卫生系开设了卫生检验专业(本科,卫生检验与检疫专业的前身),标志着我国卫生检验与检疫本科教育的开始。

2. 卫生检验与检疫学的发展　从20世纪70年代至今,中国卫生检验与检疫经历了从艰苦创业到欣欣向荣,到后来专业暂时取消,再恢复专业,直至目前兴旺发展,经历曲折。如今的发展,是以詹承烈、戴志澄、鲁长豪、张朝武等开创者为代表的一代代卫检人的努力和奋斗的结果。目前,国内省、市、区、县各级疾病预防控制中心都设立了卫生检验科,有的甚至细分到理化检验所、微生物检验所。检测范围越来越广,检测项目也越来越多,为公共卫生和疾病防控提供了大量有意义的检测结果。目前,各级卫生检验与检疫相关实验室的建设和管理正逐步向标准化、规范化、信息化、法制化、国际化发展。卫生检验与检疫已成为我国公共卫生领域不可或缺的部门,发挥着重要作用。

(1) 创办期(1974—1997年):1949—1974年,我国卫生检验与检疫处于起步阶段,在中华人民共和国成立的前20年,我国很少有人专门从事卫生检验与检疫工作。1958年,四川医学院卫生系招收了一届学生,毕业后主要从事卫生检验与检疫工作,之后因特殊原因,该专业暂停了招生。

20世纪70年代,我国逐步建立起县级以上的卫生防疫机构,急需卫生技术人才,特别是卫生检验与检疫人才。1974年,四川医学院正式创办"卫生检验"专业(工农兵学员,三年制)。1974—1976年,由于全国卫生系统对卫生检验与检疫人才需求巨大,四川医学院共招收120名三年制学生。

1977年,我国恢复高考,四川医学院开始招收四年制卫生检验专业本科生。1982年,卫生检验专业改为五年制。1985年后,哈尔滨医科大学、广东药学院(现广东药科大学)、山东医科大学(现山东大学)、衡阳医学院(现南华大学)等也开办了卫生检验专业。

(2) 坚持期(1998—2003年):1997年,国家教育委员会(现教育部)对《普通高等学校本科专业目录》(1993年版)进行全面修订和调整。此次大规模修订,将本科专业从504种骤减至249种,卫生检验专业也在取消之列。由于卫生检验专业的作用不可替代,经华西医科大学(现四川大学)马骁教授与黎源倩教授多番反映和沟通,原卫生部科教司和教育部高教司也认为卫生检验专业不应被取消。但由于决议更改需要时间,遂批示:卫生检验专业继续在预防医学专业下招生,保留师资队伍,坚持教学和科研,以待适时恢复专业。在卫生检验专业取消的几年间1998—2003年,卫生检验学科在少数高校砥砺前行,学生培养规模趋于稳定,其间还编写了《现代卫生化学》(许春向主编,第1版于2000年由人民卫生出版社出版)、《现代卫生检验》(张朝武、周宜开主编,第1版于2005年由人民卫生出版社出版)。

卫生检验专业的研究生教育:1983年,四川医学院获批建立"卫生化学"硕士学位授权点,毕业授予医学硕士学位,这标志了卫生检验专业硕士研究生教育的正式开始。1990年,华西医科大学获批建立"卫生检验学"博士学位授权点,毕业授予医学博士学位,这标志了卫生检验专业博士研究生教育的正式开始。1998年,由于教育部专业调整,卫生检验专业被暂时撤销,研究生培养也受到影响,但华西医科大学的卫生检验研究生继续从"营养与食品卫生"和"劳动卫生"专业方向招生,研究生培养一直没有中断。

(3) 发展期(2004—2021年):卫生检验专业被取消期间,来自学校和卫生行业的共同呼声让教育部意识到卫生检验专业的重要性。当2003年,SARS席卷中国期间,卫生检验专业的作用更加凸显,同年,教育部同意卫生检验专业恢复本科招生。此后,卫生检验与检疫学学科逐渐进入高速发展期。2012年9月,教育部修订的《普通高等学校本科专业目录(2012年)》将"卫生检验专业(100202S)"更名为"卫生检验与检疫专业(101007)"(以下简称卫检专业),并从预防医学类(1002)归入医学技术类(1010),标志着卫生检验与检疫专业进入规范化的高速发展阶段。

开设卫检专业的学校从最初的几所发展至今已有50余所。2017年6月,四川大学与中华预防医学会在成都共同主办了《卫生检验学科历史与发展研讨会》。会议期间,参会学校均参加了卫检专业办学情况的调查,发现:参与调查29所高校有27所开设卫检专业,学制4年,另外2所高校为开设学制5年的"预防医学卫生检验方向",截至2020年,各校共招收卫检本科生约2500人。在师资队伍方面,2017

年,卫检专职教师平均人数为18人,与2015年的7.3人相比,专职教师人数增加了一倍。在专业课方面,参与调查的高校主干课程大致相同,根据自身情况另开设特色课程,如《分析化学》《仪器分析》《空气理化检验》《水质理化检验》《食品理化检验》《生物材料检验》《卫生微生物》《免疫学检验》《细菌学检验》《临床检验》的理论课和部分实验课。此外,各高校还基于自身特点,选择开办了诸如《病毒学检验》《分子生物学检验技术》《生物信息学》《实验室管理》《卫生检验与检疫》《职业生涯规划》《毕业教育就业指导》《化妆品检验》《职业卫生检验》《检验核医学》等课程。在本科生实习方面,各高校根据自身情况、学生特点和社会需求,选择了多种机构作为实习基地,如:各级疾病预防控制中心、各级检验检疫局、各级医院检验科、第三方检测机构、基因检测公司、各级食品药品监督局、质量技术监督局、机场、职业病防治院、司法鉴定机构等,实习时长为半年至一年。这些实习基地也是卫检毕业生的潜在用人单位,随着实习基地的种类增加,也增加了卫生检验与检疫专业毕业生的就业选择机会。

在教材建设方面,2001—2006年,在华西医科大学张朝武教授等人的带领下,卫生检验与检疫专业第一轮规划教材由人民卫生出版社陆续出版,包括:《分析化学》《空气理化检验》《水质理化检验》《食品理化检验》《生物材料检验》《免疫学检验》《病毒学检验》《细菌学检验》《临床与职业卫生检验》《卫生检验检疫》共10本,2007年,增列《实验室管理》。这套教材的出版为全国卫检专业本科人才规范化培养作出了贡献。为适应新时期卫生改革和发展的要求,2013年,第2届全国高等学校卫生检验与检疫专业规划教材评审委员会正式成立。主任委员由四川大学裴晓方教授担任,副主任委员由包头医学院和彦苓教授、河北医科大学康维钧教授、南华大学吕昌银教授担任。根据新形势下卫检专业人才的培养要求,2015年,由人民卫生出版社出版了13种第二轮卫检规划教材,包括:《分析化学》《仪器分析》《空气理化检验》《水质理化检验》《食品理化检验》《生物材料检验》《化妆品检验与安全性评价》《免疫学检验》《病毒学检验》《细菌学检验》《临床检验基础》《实验室安全与管理》《卫生检疫学》。教材遵循"三基"(基本理论、基本知识、基本技能),"五性"(思想性、科学性、先进性、启发性、适用性),"三特定"(特定对象、特定要求、特定限制)的原则编写。

(4)我国卫生检验专业委员会的发展:1986年,全国第一届卫生检验学术交流会在华西医科大学召开,会上"卫生检验学组"正式成立。"卫生检验学组"为广大从事卫生检验的技术工作者提供了一个全国性的交流平台。该学组挂靠在华西医科大学公共卫生学院,隶属于医学会(一级学会)的卫生学会(二级学会)。1988年,卫生学会成为独立于医学会的一级学会,全国卫生检验专业委员会于同年在武汉成立,鲁长豪担任第一届主任委员,郁庆福和陈昌杰担任副主任委员,委员基本"一省一人",主要来自各地高校、科研院所以及卫生防疫站。挂靠单位原则上跟随主任委员所在单位,学术交流会每两年举行一次,分为两部分:卫生理化检验交流会、卫生微生物检验交流会。此后,卫生检验专业委员会经历5次换届:①1992年,全国第五次卫生检验学术交流会暨换届选举在安徽召开,郁庆福担任第二届卫生检验专业委员会主任委员,学会挂靠单位变更为上海医科大学;②1996年,全国第九届卫生检验学术交流会暨换届选举在河南召开,陈昌杰担任第三届的主任委员,学会挂靠单位变更为预防医学科学院环境卫生研究所;③2005年,全国卫生检验学术交流会暨换届选举在北京召开,刘秀梅担任第四届的主任委员,学会挂靠单位变更为中国疾病预防控制中心营养食品所;④2010年,中华预防医学会卫生检验专业委员会换届会议在北京召开,刘秀梅继续担任第五届主任委员,学会挂靠单位仍为中国疾病预防控制中心营养食品所;⑤2017年,中华预防医学会卫生检验专业委员会换届会议在成都召开,裴晓方担任第六届主任委员,学会挂靠单位为四川大学华西公共卫生学院。

(5)我国卫生检验学术期刊的发展:为了创办一份属于卫生检验人自己的杂志,给全国卫生检验及相关专业从业人员提供一个学术交流和成果展示的平台,1991年,《中国卫生检验杂志》由中华预防医学会张绍武创刊,是由国家卫健委主管,中华预防医学会主办的国家级刊物。随着40余年卫生检验及相关专业的不断发展,文章收录量不断增加,杂志从最初的季刊,发展为双月刊、月刊,再到目前的半月刊;同时,文章质量不断提高,已被列入武汉大学中国科学评价研究中心(RCCSE)中国核心学术期刊(A-)、中国生物医学源期刊、美国化学文摘(CA)源期刊、中国学术期刊综合评价数据库源期刊,在国内外公开发行。

中国卫生检验杂志关注卫生化学、卫生微生物、临床等检验专业的新技术、新进展,涉及领域包括:空气、水、食品、生物材料、化妆品、药品、病原微生物、检疫等。开设栏目包括:论著、微生物检测方法、化学测定方法、临床检验、实验研究、教学与实验室管理、调查·监测、综述等。中国卫生检验杂志在全国各级疾病预防控制中心、出入境检验检疫、环境监测、高校科研院所、食品、水质、化工、独立检测等行业具有广泛影响。

除了《中国卫生检验杂志》外,与卫生检验学相关的杂志还包括《检验检疫学刊》《中国国境卫生检疫杂志》《中国动物检疫》《植物检疫》《中国公共卫生》《中国测试》《四川大学学报(医学版)》《现代预防医学》《卫生研究》《预防医学情报杂志》《色谱》《理化检验(化学分册)》《分析试验室》《分析化学》《分析测试学报》《检验医学》等。

(二) 国外卫生检验与检疫学学科的现状

由于欧美等国在经济发展以及卫生系统构架方面与我国有所差异,目前专门开设卫生检验与检疫的学校不是很多,但就业率和就业前景都很好。

如佛蒙特大学护理与健康学院生物医学与卫生科学系(the department of biomedical and health sciences,college of nursing and health sciences,the University of Vermont)开设了针对本科生的医学实验科学专业(medical laboratory science)。该专业为期4年,核心课程包括数学等通识课程,解剖学和生理学等医学基础课程,化学、有机化学、微生物学、生物化学、免疫学等专业课程。分两个方向:一是临床检验方向(clinical laboratory science),一是卫生检验与检疫方向(public health laboratory science)。其卫检方向毕业生主要在美国州级、联邦或国际级的公共卫生实验室工作。课程核心侧重于在公共卫生领域通过微生物学和分子生物学技术进行流行病学研究、监测、疾病预防政策评估等。根据2020年官网介绍(https://www.uvm.edu/cnhs/bhsc/medical-laboratory-science-bs),该专业毕业生就业率达到100%,美国临床病理学会(ASCP)考试一次通过率为92%。该专业对口的研究生机构为约翰霍普金斯大学、宾夕法尼亚大学、麻省药科与健康科学大学,并与佛蒙特州卫生检验实验室、新罕布什尔州卫生检验实验室、纽约卫生署沃兹沃思中心、科罗拉多州公共卫生与环境部、哥伦比亚特区卫生局等单位建立了紧密的合作关系。

针对卫生检验与检疫方向的研究生教育,如加州大学洛杉矶分校(UCLA)开设了为期2年的"医学和公共卫生实验室微生物学"(medical and public health laboratory microbiology)的研究生培训,该方向为其学生提供全面的培训,旨在帮助他们日后在公共卫生实验室、临床微生物实验室等机构成为领导型人才。这也为我国卫生检验与检疫本科毕业生提供了直接对口的出国深造机会。

第二节 卫生检验与检疫学的研究内容与主要方法

卫生检验与检疫学的主要研究内容包括:卫生微生物检验、卫生理化检验、卫生检验检疫。卫生检验与检疫学的主要方法包括:微生物分离培养、生化鉴定、抗原抗体检测、核酸检测、代谢组和转录组测定等方法。

一、卫生微生物检验的主要研究内容和方法

(一) 卫生微生物检验的主要研究内容

卫生微生物检验的任务是,一方面从病原微生物可能存在的人群中或环境中检测其有无、种类、数量和毒力等,来探明感染性疾病的传染源、传播途径、易感人群和流行情况,为制定预防及控制对策提供依据。另一方面,通过检测环境样品中的卫生指标微生物,对环境、食品和日常用品等做出卫生评价。因此,其检验内容可分为:微生物学检验(包括细菌生物学检验、病毒生物学检验和免疫血清学检验)和卫生指示微生物检验。

1. 微生物学检验

（1）细菌生物学检验：细菌生物学检验技术主要包括：细菌的形态学检查、细菌培养法、细菌的生化鉴定、药物敏感试验和实验动物感染与剖检法等。

1）细菌形态学检查：细菌形态学检查是利用各种显微镜（普通光学显微镜、暗视野显微镜和相差显微镜）对细菌的形态、基本结构、特殊结构、染色性、排列方式及数量的直观检查。通过这种直观的检查，可以及时对标本中细菌含量、种类作出大致的判断，为进一步分类、鉴定和研究提供参考依据。例如，我们检验中经常会遇到对所要鉴别的细菌进行染色，其基本步骤为：涂片（干燥）→固定→染色（媒染）→脱色→复染。常见的细菌染色法又分为单染色法和复染色法。复染色法中的革兰氏染色是细菌学中最经典、最常用的染色法之一，常用于鉴别革兰氏阳性菌和革兰氏阴性菌。

2）细菌培养法：细菌培养法是用人工的方法使细菌在适当的环境和营养基质中生长繁殖，运用无菌操作技术，提供适当的营养基质和适宜的培养方法和条件，获得纯种、进行鉴定与研究以及菌种保存与传代等。

3）细菌生化鉴定：细菌在生长繁殖过程中，要进行一系列复杂的生化反应，其中，分解代谢是将复杂的有机营养物降解为结构简单的化合物，合成代谢则是将小分子化合物合成为复杂的菌体成分。分解和合成代谢同时进行，随之产生多种代谢产物，可以利用生化反应检测不同代谢产物以及参与代谢过程的不同酶类，从而达到鉴定细菌的目的。通常包括糖类代谢试验、蛋白质代谢试验、碳源和氮源利用试验及呼吸酶类试验等。

4）药物敏感试验：药物敏感试验简称药敏试验，是指在体外测定药物抑制或杀死细菌的能力试验。其目的在于：①指导临床医师准确选药；②进行菌株耐药的流行病学调查；③进行耐药菌监测；④进行细菌耐药机理研究。常用的药敏试验方法有：纸片扩散法、稀释法、E 测定法、自动化药敏测定仪和分子生物学法。

5）实验动物感染与剖检法：实验动物感染与剖检法是利用实验动物进行病原菌的分离鉴定、毒力测定、制备免疫血清等生物制品；进行各种皮肤试验，建立人工感染动物模型；进行发病机制、疾病防治以及免疫机制的研究等。要注意的是在进行动物试验时，须严格按照致病菌操作进行，严防实验室感染的发生，同时对实验动物要严格管理，以确保实验的正确。

（2）病毒生物学检验：病毒生物学检验技术主要包括：电子显微镜观察法、病毒分离培养与鉴定、病毒基因检测等。

1）电子显微镜观察法：直接病毒诊断是指检查病毒包涵体、病毒形态、病毒抗原而作出的病毒学诊断。而直接镜检诊断方法，简单易行，分辨力较高。如今，电镜技术已经成为病毒学研究中不可缺少的手段和病毒快速诊断的常规技术。常用的实验方法有：负染技术、琼脂糖浓缩病毒法和聚乙二醇沉淀法。

2）病毒分离培养与鉴定：病毒的分离和鉴定在病毒性疾病的临床诊断、防治工作、疫苗研究和生产中是一项极其重要的基本工作。首先，需要采集到足够量活病毒标本，经动物接种、鸡胚接种和细胞培养接种分离到病毒，最后根据临床病史、理化特性测定和血清学鉴定进行鉴定。

3）病毒基因检测：病毒基因检测目前有多重聚合酶链反应和核酸分子杂交两种方法。多重聚合酶链反应是一种模拟天然 DNA 复制过程，在体外扩增特异性 DNA 片段的新技术，又称为无细胞分子克隆技术。其原理是用以待扩增的两条 DNA 链作为模板，由一对人工合成的寡核苷酸引物介导，以 dNTP 为底物，通过 DNA 多聚酶促反应，于体外快速扩增特异性 DNA 序列。能从极微量的样品中获得足够的 DNA，供分析研究之用，检出灵敏度可达到 10^{-5} pg，是最灵敏、可靠的现代分子生物学技术之一。

（3）免疫血清学检验：免疫血清学检验技术主要包括：免疫沉淀反应、凝集实验、补体结合实验、免疫荧光技术、免疫酶技术、放射免疫测定技术等。

1）免疫沉淀反应：免疫沉淀反应即可溶性的抗原（如血清、细菌培养液等）和相应抗体在溶液或凝胶中特异性结合，在适量电解质存在的条件下，形成抗原-抗体复合物。利用抗原和抗体形成沉淀反应的这一特征,用已知抗原检查相应的抗体,广泛地用于疾病诊断和抗体滴度的测定。

2)凝集实验:细菌、红细胞等颗粒性抗原混悬液与相应抗体相混合,在有适量电解质存在的情况下,抗原与抗体特异性结合,并且能进一步凝集成肉眼可见的凝集块,称为凝集实验。参加反应的颗粒性抗原称之为凝集原,抗体称为凝集素。

3)补体结合实验:补体结合实验是根据补体能够被任何抗原-抗体复合物激活,并能与红细胞(抗原)和溶血素(抗体)的复合物结合,引起红细胞破坏(溶血)的特性,用一定量的补体和致敏红细胞来检查抗原、抗体间有无特异性结合的一种实验方法。常用于检测血清样本中补体滴度和鉴定病毒。

4)免疫荧光技术:免疫荧光技术是主要微生物快速检验技术之一,包括:免疫荧光显微术、荧光免疫测定技术、流式免疫荧光细胞检定术和时间分辨荧光免疫分析技术。其中,以免疫荧光显微术应用最多,其最大的优点是免疫学的特异性与显微术形态学能精确结合。

5)免疫酶技术:免疫酶技术是使用酶标记物与待检样品中相应的抗原或抗体结合成为带酶的免疫复合物,然后检测酶的活性,加入酶的底物,借助酶的催化作用,使无色底物产生水解、氧化还原反应等,形成有色、可溶/不可溶终产物,用肉眼或分光光度计进行观察检测。

6)放射免疫测定技术:放射免疫测定技术简称放免测定,它利用放射核素标记抗体或抗原,通过放射自显影的方式定性、定量抗原。放免测定广泛用于蛋白质、激素及其他免疫原的大分子检测及定量实验,具有重复性好、标本用量小,操作简单、应用范围广等优点。

2. 卫生指示微生物检验　指示微生物(indicator microorganism)是在常规卫生监测中,用以指示样品卫生状况及安全性的(非致病)微生物。根据实际应用情况,指示微生物可分为四种:①菌落总数:包括细菌菌落总数、霉菌菌落总数和酵母菌菌落总数,用以评价被检样品的一般卫生质量、污染程度和安全性;②大肠菌群、粪大肠菌群、大肠杆菌、粪链球菌、产气荚膜梭菌等,用以评价样品受人、畜粪便的污染的状况,间接反映肠道病原微生物存在的可能性,对样品的卫生安全性进行评价;③其他指示菌:包括某些特定环境不能检出的菌类(如特定菌、某些致病菌,或其他指示性微生物);④病毒(包括噬菌体):间接反映肠道病毒存在的可能性。

(1)指示微生物的选择

1)选择原则与选择标准:总选择原则是作为指示微生物,应该数量大,易于检出;检验方法简单、经济、方便;有一定的代表性,其数量变化能反映样品卫生状况及安全性,即数量越大,污染越严重,安全性越低。卫生微生物检验中最重要的指示微生物是指示粪便污染的细菌。

粪便污染指示菌的选择标准:作为理想的粪便污染指示菌,一般认为应具备下列条件:①是人及温血动物肠道的正常菌群的组成部分,而且数量大;②排出体外后,在外环境中存活时间与肠道致病菌大致相似或稍长;③排出体外后,在外环境中不繁殖;④在被人或动物粪便污染的样品中易检出,而未被粪便污染的样品中无此种菌存在;⑤用作饮用水的指示菌,对常用饮用水消毒剂(如氯、臭氧)的抵抗力应该不低于或略强于肠道致病菌;⑥检验方法简便,易于定量计数。迄今为止,还未发现任何一个菌种能完全满足这些要求,相对理想的是大肠菌群、粪大肠菌群。

2)不直接检测致病微生物,而通过检测指示微生物反映样品卫生安全性的原因有:①致病微生物种类繁多,检测方法多种多样,对样品的卫生安全性作出评价时,不可能分别检测各种微生物;②分离、鉴定致病微生物需较长时间,不能满足实际工作的需要;③分离、鉴定致病微生物费用高,而且对人员的技术要求也相对较高;④即使不考虑前述因素,由于致病微生物的数量少,而检测方法的灵敏度不高;或者受到检测量的限制,可能导致假阴性结果。因此,通常以检测指示微生物可间接反映样品的安全性。但对与人类健康密切的样品,如直接进口的食品、饮用水,除检测卫生指示微生物外,还要求直接检测某些致病菌如沙门菌、志贺菌和金黄色葡萄球菌。

(2)常用的指示微生物

1)菌落总数

【菌落总数的概念及种类】菌落总数是指被检样品的单位重量(g)、容积(ml)、表面积(cm^2)或体积(m^3)内,所含有的能在某种培养基上经一定条件、一定时间培养后,长出的菌落数量。菌落总数包括细菌菌落总数、霉菌菌落总数和酵母菌菌落总数。由于琼脂平板上出现的菌落不一定都是单个微生物细胞形成的,可能由非单个细胞分裂增殖堆积而成,而且由于培养基成分、培养温度、培养时间和培养的气体环境的限制,不可能培养出所有待测微生物,所以不宜报告为细菌总数或霉菌、酵母菌总数,而应报告单位重量、容积、表面积或体积内的菌落形成单位数。细菌菌落总数是指在普通营养琼脂培养基上经(36 ± 1)℃、(48 ± 2)h,需氧条件下培养出的菌落总数,以菌落形成单位(colony forming unit)表示,简称CFU,一般以1g或1ml食品或$1cm^2$食品表面积上所含的细菌数来报告结果。霉菌和酵母菌计数除使用传统的孟加拉红琼脂外,还可使用马铃薯琼脂。

【菌落总数的卫生学意义】 用于判定检样被微生物污染的程度,也是某些样品的卫生限量标准。如细菌菌落总数(我国规定为1g或1ml样品于营养琼脂平板上37℃培养48h,生长出的细菌菌落总数量)是饮用水、水源水、食品、药品、化妆品等以及一些进出口贸易品的卫生限量标准;霉菌和酵母菌落总数是糕点类和奶油类等食品、保健品、药品、化妆品等样品的检出限量标准。

菌落总数的测定方法:测定方法常为根据定量计数的倾注平板计数法和表面涂布法(详见卫生微生物检验方法)。

2)粪便污染指示菌

【大肠菌群】 大肠菌群(coliform group)是一群能在35~37℃、24h内发酵乳糖,产酸产气的需氧或兼性厌氧的、革兰氏阴性的无芽孢杆菌。是存在于人和温血动物肠道中的一大菌群。主要包括埃希菌属(*Escherichae*)、克雷伯菌属(*Klebsiella*)、肠杆菌属(*Enterobacter*)和枸橼酸杆菌属(*Citrobacter*)等四个属的菌,还有沙雷菌属、变形杆菌属等菌种。根据生长温度的差异,将能在37℃生长的称总大肠菌群,在44.5℃仍能生长的大肠菌群称为耐热大肠菌群(粪大肠菌群)。耐热大肠菌群(thermo-tolerant coliform group)或粪大肠菌群(faecal coliform,Fc)指能在44~45℃发酵乳糖的大肠菌群。耐热大肠菌群的主要组成菌属与总大肠菌群相同,也包括上述4个菌属的菌,但主要成员是埃希氏菌属的菌,而其他属的菌所占的比例较少。

卫生学意义:总大肠菌群中包含的菌种可以在人、畜粪便中检出,而其检测方法简单、计数容易,菌群中包括的菌种类多,检出率高,长期以来被广泛用作常规检测的卫生指示菌,但有少数菌种可在营养丰富的水体、土壤、腐败的植物等外环境中检出,即在非粪便污染的情况下,也有检出符合大肠菌群定义细菌的可能性,故在结果分析时应当慎重,如有必要,还需配合耐热大肠菌群或大肠杆菌的检测,以及其他卫生状况的调查结果,综合分析。而耐热大肠菌群的菌绝大多数为埃希菌属的成员,更能表示样品被粪便污染的情况。

测定方法:大肠菌群数测定方法有四类,即最可能数法、平板计数法、滤膜法和测试片法(纸片法)。其中最常用的是最可能数法,适合于各类样品;滤膜法主要用于生活饮用水、瓶装水和其他清亮液态样品;大肠菌群数量较多的样品可使用平板计数法;而不同厂家生产的大肠菌群测定纸片,适用范围各异,如我国餐具大肠菌群检测,纸片法很常用。

【大肠杆菌】 1885年,由Escherich分离到大肠杆菌(*Escherichae coli*)而得名。1893年,Theobald Smith指出,大肠杆菌因普遍存在于人和动物的肠道内(新鲜粪便中每克可达10^9个),所以,若在肠道外的环境中发现,就可以认为是被人和动物的粪便所污染,于是便开始应用大肠杆菌作为水源被粪便污染的指示菌。由于大肠杆菌的鉴定方法比较复杂,1973年,Jordan H. E. 提议在卫生细菌学上用"大肠菌群"代替"大肠杆菌",这一建议受到了各国学者的重视,便逐步以"大肠菌群"代替了"大肠杆菌"作为水质和食品被粪便污染的指示菌。但近年来随着测定新方法的发现和建立,大肠杆菌作为粪便污染的指示菌应用越来越多,如美国环境保护署(Environmental Protection Agency,EPA)2000年颁布的饮用水和娱乐用水总大肠菌群和大肠杆菌的检测方法中,利用大肠杆菌产生的葡萄糖苷酸酶,分解吲哚葡萄糖苷酸,产生有色物质,而使大肠杆菌菌落显色,对大肠杆菌数进行测定。我国国标2008版也纳入显色法计数食品样品中的大肠杆菌,该方法称为VRB-MUG平板计数法,大肠杆菌在VRB-MUG平板上经培养

后产生的 β-葡萄糖苷酸酶能降解荧光底物 MUG 并释放 4-MU 荧光物质,在 360~366nm 波长紫外灯照射下,MUG 阳性菌落呈浅蓝色荧光,是计数平板上发浅蓝色荧光的菌落。也可利用大肠杆菌发酵乳糖的特点,用多管发酵法进行计数。

【粪链球菌】 粪链球菌(fecal streptococcus,Fs)现归为肠球菌属(*Enterococcus*),是人及动物肠道中的正常菌群,主要栖居于动物肠道内,数量较高,但在人粪中所占数量少于大肠杆菌,每克粪便约含 10^8 个。

卫生学意义:由于粪链球菌在动物粪便中所占的比例高,可用粪大肠菌群与粪链球菌的比值作为判断粪便污染的来源,比值大于 4.1,可认为污染的来源主要为人的粪便;小于 4.1,可认为污染的来源主要为动物粪便;介于二者之间,可能为人和动物粪便的混合污染。肠球菌对冷、热、碱等恶劣环境抵抗力较强,对含氯消毒剂较大肠菌群更具耐受力,在富含营养的水体中,繁殖力低于大肠菌群,这些更接近于指示的条件。

【产气荚膜梭菌】 产气荚膜梭菌(*Clostridium perfringens*)是一类能还原亚硫酸盐为硫化物、厌氧生长的、革兰氏阳性梭状芽孢杆菌。是人和动物,特别是食草动物肠道内的常住菌,数量少于大肠杆菌,每克粪便约为 $10^5~10^6$ 个。由于该菌能形成芽孢,对含氯消毒剂及外界不良环境有较强的抵抗力,在外环境中存活时间较长。所以,若样品中产气荚膜梭菌被大量检出而大肠菌群数量很少时,则表示样品过去曾受过粪便污染,即陈旧性污染。因此,常被作为水或土壤卫生细菌学检验中的指标菌。有些国家在食品中也规定了该菌检出的限量标准。在我国保健食品中,产气荚膜梭菌作为改善肠菌群的观察指标之一。

3) 其他指示微生物

【不得检出的致病菌】 我国规定各种食品和日用品中有不可检出以下致病菌,包括:

a. 沙门菌与志贺菌:是常见的肠道致病菌,经粪-口途径传播,可导致感染性疾病和食物中毒,是常见的食品卫生微生物检测指标。

b. 金黄色葡萄球菌:常存在于人的皮肤、鼻咽部和肠道及家畜的皮肤和肠道。此菌侵入破损皮肤黏膜,可引起局部化脓性炎症,严重者可引起败血症;有些菌株污染食品可以产生肠毒素,达到一定污染剂量可引起食物中毒。

c. 铜绿假单胞菌(绿脓杆菌):广泛分布于外环境中,也存在于人的皮肤、上呼吸道和肠道,是条件致病菌,可引起创伤感染、泌尿道感染、慢性耳炎、角膜溃疡等,是外科创伤用药、眼科用药、化妆品中的特定菌(specified microorganisms),即限制检出的微生物(包括非致病菌、条件致病菌以及致病菌),也被作为游泳池水的卫生指标菌。

d. 破伤风梭菌:主要存在于土壤中,可通过外伤后感染。破伤风梭菌芽孢随泥土进入深层组织,在坏死组织厌氧环境中繁殖,产生破伤风痉挛毒素而致病。以根茎类植物为原料的药品(如中药生药原粉)常可被该菌污染,因此,外用药,特别是用于深部组织的药品,如阴道、创伤、溃疡的用药,必须控制破伤风梭菌的检出。

【肠道病毒的指示微生物】 由于大肠菌群对氯等饮水消毒剂的耐受力较某些病毒(如柯萨奇病毒、肝炎病毒)弱,因此,认为大肠菌群不是水中病毒适宜的指示菌,而存在于水中的病毒型别很多,不可能逐一检查,并且分离、培养和鉴定病毒的方法一般较难,需要选择水中病毒的指示微生物,作为理想的病毒指示微生物的条件是:①检验方法简单;②操作安全;③抵抗力与肠道病毒相当或稍强;④在被人粪肠道病毒污染的环境中一定存在,其存在数量应等于或大于肠道病毒的数目。目前,仍无理想的病毒指示微生物,大肠杆菌噬菌体 f_2 和脊髓灰质炎病毒减毒疫苗株在某些方面可作为病毒的指示。

a. 大肠杆菌噬菌体 f_2(coli phage f_2):噬菌体是细菌病毒,大肠杆菌噬菌体 f_2 是一种 RNA 噬菌体,除具备一般病毒的生物学特性外,还具有如下的特点:①该噬菌体的遗传物质为 RNA,肠道病毒也是 RNA,它们的基本性状相似,理化性质相近。②对外界环境和氯的耐受力与肠道病毒相似或稍强。③在水中的存在数量多于肠道病毒,且存在于人类粪便中。④生长快,检测方法简单、快速,不需进行复杂的组织培养,凡有条件培养细菌的实验室均可测定。因此,有学者提出将其作为水中肠道病毒污染的指示微生物,但应注意此种噬菌体在人粪便内数量不多,而且可能在水或其他环境中繁殖,大肠杆菌 DNA 噬菌体的存在会影响检测结果,因此,仍需寻找更理想的肠道病毒指示微生物,但作为研究肠道病毒抵抗力的指示物,仍有实际的应用价值。

b. 脊髓灰质炎病毒(polio virus)减毒疫苗株Ⅰ:脊髓灰质炎病毒是小核糖核酸科中的肠道病毒属的成员之一,其减毒株病毒无致病力,操作安全,可作为水中病毒的指示物。但有实验证实,并非所有粪便中都能检出脊髓灰质炎病毒疫苗株,而且病毒检验周期长,人员条件、技术条件和设备条件要求较高,脊髓灰质炎病毒减毒疫苗株Ⅰ仍不是水中病毒的理想指示微生物。在消毒学和对水中病毒特性的研究中,该疫苗株具有重要的应用价值。卫生部《消毒技术规范》(2002 版)已将脊髓灰质炎病毒减毒疫苗株Ⅰ作为消毒剂杀微生物试验中的病毒指示微生物,但由于杀病毒的效果最终需通过细胞培养检测残存的病毒,而消毒中和剂和中和产物对细胞具有毒性,因此严重限制该指示物的应用。

(二) 卫生微生物检验方法

卫生微生物检验方法包括样品处理、损伤菌的复苏、增菌与分离、定量计数、分子生物学技术和自动化检测技术。

1. **样品处理**　微生物检验样品处理包括样品混匀和样品浓缩。样品混匀对于保证检验结果的客观性和准确性具有重要意义,根据样品性状的差异,可采取不同的混匀方式。液体样品常通过电动混合、手摇混合或敲打震荡,使之混匀;固体样品通过置灭菌乳钵内研磨均匀,或于高速组织捣碎机或匀浆器中在少量液体存在下,捣碎混匀后再取样;或使用商品化的均质器混合待检样品。将样品充分破碎、混匀,不但有利于取样的代表性,而且可将样品内部的待测微生物释放,有利于培养鉴定。但混合的时间不宜太长和过猛,否则对微生物将有损害。此外,为了提高检出率,除可通过增加检样量外,还应采取相应的方法浓缩待测微生物和对目的微生物进行选择性增菌,其中样品浓缩方法有沉淀法、过滤法、吸附法和免疫磁珠法。

2. **损伤菌的复苏**　环境样品中的微生物,因经受冷、热、脱水干燥、辐照、高渗透压或消毒剂的作用,可能引起亚致死性损伤,受损伤的微生物用一般的培养方法不易培养,需预先进行复苏(resuscitation)或修复(repair)后,才能进行常规的检测。修复的基本方法是在细菌繁殖之前,将其置于无选择性压力的培养环境中,改变培养温度和时间等;在对食品进行活菌数测定时,降低培养温度至 30℃或 32℃,既有利于损伤菌的修复,又有利于低温菌的培养,因引起食品变质的细菌既有中温菌,又有低温菌,35~37℃已接近低温菌生长的临界温度。

3. **增菌与分离**　由于环境标本中除有待测微生物外,还有其他各种微生物,而且往往待测微生物的数量都不高,为了提高检出率,需对检测的目的菌进行选择性增菌。选择性增菌可通过物理或化学方法实现。

(1) 物理方法:主要通过调节培养的温度、气体条件和光照,进行选择性增菌与分离。该类方法选择的特异性不高,选择培养出的是一大类微生物,如在 52℃培养高温菌;厌氧条件下培养厌氧菌;在培养过程中给予光照条件,不给有机碳源,分离光合细菌等。

(2) 化学方法:为了使目的微生物的菌落在琼脂培养基上容易辨认,可利用目的微生物的特定生理功能在分离培养基中加入抑制其他微生物生长和显示目的微生物的化学制剂,配制成选择性鉴别培养基,达到对目的微生物增菌分离的目的。

4. **定量计数方法**

(1) 倾注平板计数法:倾注平板计数法是卫生微生物检验的基本技术之一,也是定量测定样品中微生物(细菌、霉菌和酵母菌等)数量最常用的方法。

1) 以无菌操作将检样 25g(或 25ml)放于装有 225ml 灭菌生理盐水和玻璃珠的三角瓶中,充分震荡制作成 1∶10 的均匀稀释液(固体食品有的需先用灭菌乳钵研磨后再稀释)。

2）用1ml灭菌吸管,吸取1:10稀释液1ml,注入含有9ml灭菌生理盐水的试管内,震荡均匀,制成1:100的稀释液。

3）另取1ml灭菌吸管,按上述操作进行10倍系列稀释成不同浓度的稀释液,如此每递增稀释一次,即换用1支1ml无菌吸管。

4）根据对标本污染情况的估计,选择2~3个稀释度,分别在做10倍递增稀释的同时,即吸取该稀释度的稀释液1ml于灭菌培养平皿内,每个稀释度做两个平皿。

5）稀释液吸入平皿后,将熔化并冷却至46℃的营养琼脂培养基注入平皿约15ml,并转动平皿使其混合均匀,同时将营养琼脂培养基倾入加有1ml灭菌生理盐水的灭菌平皿,做空白对照。

6）待琼脂凝固后,翻转平板,置(36±1)℃恒温箱内培养(48±2)h后取出,计算平板内菌落数目,乘以稀释倍数,即得每克样品所含菌落总数。

指示微生物中菌落总数的测定方法倾注平板计数法如图11-1所示。

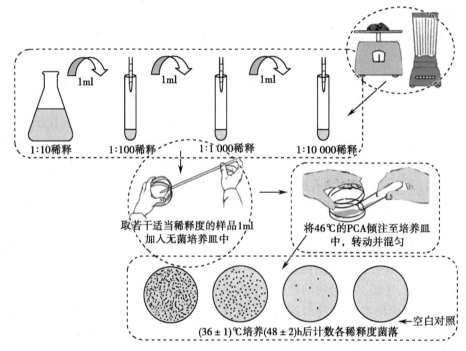

图11-1　倾注平板计数法示例

（2）表面涂布计数法:表面涂布计数法是将0.1ml不同稀释度样品,分别接种于培养基表面,立即用L型玻棒或金属丝做成的三角形推棒推布样品,直至平板表面无明显的液体后,放入适当的培养条件下培养,以培养细菌菌落总数为例,具体操作如图11-2所示。表面涂布法计数细菌的优缺点是:①可使用不透明培养基对细菌计数,如对营养要求高的细菌,培养基中须加入血液而导致培养基不透明,或对细菌选择性计数时,加入的抑菌物质或有利细菌鉴别的物质,导致培养基的不透明。②计数的菌落需再进行证实试验的,应使用表面涂布法,便于挑取菌落。③可避免因倾注融化的热琼脂对待检菌的损伤。但由于表面涂布法的接种量为0.1ml,应特别注意加样的准确性和涂布时对样品的损失,否则计数结果的偏差较大。

（3）MPN法:最可能数(most probable number,MPN)法,是基于泊松分布的一种间接技术方法,又称为多管发酵法,当欲对样品中某种细菌进行选择性计数时,由于样品中混有其他细菌,无法采用平板菌落计数的方法进行计数,在这种情况下,可用MPN法计数菌数,特别是对菌数少的样品进行选择性计数很有用处,因为,倾注平板法和表面涂布法计数的加样量分别为1ml和0.1ml。最常用的MPN法是多管发酵法对水和食品中的大肠菌群的计数。该法还可用于计数粪大肠菌群、产气荚膜梭菌等。

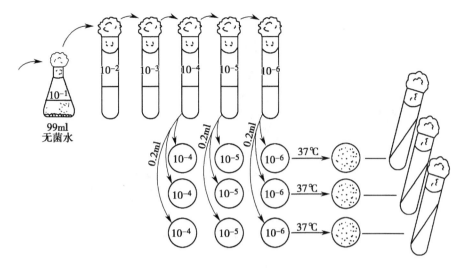

图 11-2 表面涂布计数法示例

MPN 技术是采用"多次稀释直至无菌"（multiple dilution to extinction）的方式进行。首先,将被检样品尽量混合或研磨,使其中的细菌分布均匀,混合的样品通过系列稀释和等量分配为小样品,有些小样品最后含菌量极少,或不再含有待测的目的细菌;分别接种不同的小样于相应的培养管,培养后观察有无目的菌生长,查 MPN 表,获得样品中某菌的最可能数,也可通过公式 11-1 计算出 100ml 样品的 MPN 数。

$$MPN/100ml = \frac{阳性管数 \times 100}{\sqrt{阴性管总毫升数 \times 所有管总毫升数}}$$
式 11-1

此处利用大肠菌群的测定方法,阐述 MPN 法。测定大肠菌群的 MPN 法是依赖于细菌能分解乳糖产酸、产气的特性进行检测,用概率统计计算最可能数表示检测结果的方法,分为三步法和两步法。三步法包括初发酵、分离培养和证实实验三步,即:经十倍系列稀释的样品,首先接种含有乳糖的液体培养基（内置倒扑管以观察产气）,同一稀释度可接种 3 管或者 5 管,至少接种 3 个稀释度,根据不同要求,可接种 3 管、3 个稀释度,共 9 管,习惯称为 9 管法,或采用 5 管、3 个稀释度的 15 管法。经 35～37℃（国外一般 35℃,我国食品样品 36℃,水样 37℃）培养 24h 或 48h,观察产酸、产气的情况,如果产酸,使液体培养基中的指示剂显酸色（一般变黄）,如果产气,则倒扑管中会有气体,产酸、产气或只产气均记为假定实验阳性;将每管初发酵实验阳性的培养物,分别转种含有乳糖的选择性鉴别培养基平板,过夜培养后,挑取能利用乳糖的可疑菌落,进行革兰氏染色,证实为革兰氏阴性的无芽孢杆菌,再转种乳糖胆盐发酵管,产酸、产气者,记为阳性,用证实的阳性管数,查概率表,获得一定样品量中大肠菌群的最可能数,我国水中大肠菌群数测定使用该方法。为了和国际接轨,我国 2008 年起的食品卫生微生物检验标准和 2010 年的食品安全国家标准中,大肠菌群计数只分两步,假定试验和证实试验,假定试验即初发酵试验,用月桂基硫酸盐胰蛋白胨肉汤（LST）培养基,倒扑管中有气体判为阳性;证实试验即复发酵试验,采用煌绿乳糖胆盐肉汤（BGLB）培养基,倒扑管中有气体判为阳性,根据 BGLB 产气阳性的管数,查概率表,获得结果,结果报告为每毫升或者每克样品中的大肠菌群最可能数。其具体操作方法如图 11-3 所示。

（4）其他方法:其他的计数方法包括显微镜直接计数法、比浊计数法、生化方法间接推算微生物量,以及半定量法（semi-quantitative method）等。

5. 分子生物学方法 近年来,随着分子生物学技术的迅速发展,分子生物学的理论和方法使我们可以深入地了解微生物的某些基因的组成、功能以及转移规律等,从而通过使用微生物的基因型（genotype）特征或基因标志对微生物进行检测及鉴定成为可能,克服了传统的细菌检测依靠细菌的表型

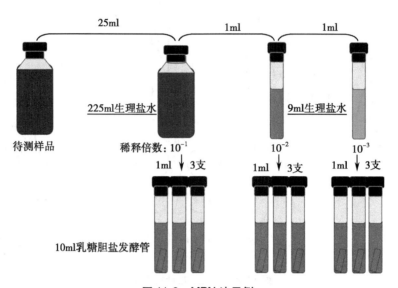

图 11-3　MPN 法示例

(phenotype)特征,如形态、生化反应、代谢物的分析、血清学特点、耐药谱、对噬菌体的敏感性、对动物的致病力等,对细菌进行鉴定的一些缺点。因为,依靠细菌的表型特征鉴定细菌,对不同细菌需采取不同方法,这就需要使用范围很广的检验方法,对检验人员要求较高;对有些难培养的微生物或代谢缓慢的微生物的检测需要很长时间,而且,表型特征易受培养条件的影响而变异。而基因型特征的检测,所需方法对各种病原体基本相同,如主要通过电泳、酶切、放射自显影、核酸杂交和目的核酸的扩增等,对基因组 DNA 分析、质粒 DNA 等进行分析;不需要等待病原体对某种特性的表达,而且不受培养条件的影响,同时,也缩短了分离和鉴定时间。因此,分子生物学技术在卫生微生物检验中的应用将越来越广。根据卫生微生物检验技术发展的趋势,常用的分子生物学方法有聚合酶链反应、16S rRNA 基因序列分析方法以及基因芯片技术等。

(1) 聚合酶链反应:聚合酶链反应(polymerase chain reaction,PCR)是在体外酶促扩增特定 DNA 或 RNA 片段的技术。这种技术被誉为近半个世纪以来生命科学中最伟大的发明,其发明人 Kary Mullis 由此荣获诺贝尔化学奖。PCR 具有如下特点:①由于以碱基配对原则使引物与模板 DNA 特异正确的结合,DNA 聚合酶合成反应的忠实性和靶基因的特异性与保守性,共同决定了 PCR 的高特异性;②PCR 具有高灵敏度,因为 PCR 产物量是以指数方式增加的,能将皮克(pg = 10^{-12}g)量级的起始待测模板扩增到微克(μg = 10^{-6}g)水平。能从 100 万个细胞中检出一个靶细胞;在细菌的检测中,最小检出率可达 3 个细菌;③简便、快速,通过使用耐高温的 Taq DNA 聚合酶,一次性将反应液加好后,在 DNA 扩增仪上进行变性(denaturation)—退火(annealing)—延伸(extention)反应,一般在 2~4h 完成扩增反应,扩增产物易分析,不一定使用同位素,无放射性污染、易推广,对标本的纯度要求低,适应范围广。

经典 PCR 体系的五要素包括有三种 DNA 片段,一段是长的双链 DNA,包含待扩增的目的片段,是扩增反应的原始模板(template),两段单链寡核苷酸,其序列与待扩增片段的两端相同,作为反应的引物(primer);有四种脱氧核苷三磷酸(dNTPs)作为合成 DNA 的原料;有 DNA 聚合酶(DNA polymerase),催化 DNA 的合成;有合适的盐、缓冲液以及温度循环参数,以提供酶促反应的最佳条件并保证反应的产量。PCR 的基本步骤是变性—退火—延伸。变性一般是在 93~94℃下作用 1min 左右,使双链 DNA 裂解成单链。退火是在变性后迅速冷却至 40~60℃持续 30~60s,使引物退火并结合到靶序列上的过程;退火温度与时间,取决于引物的长度、碱基组成及其浓度,还有靶序列的长度,退火温度可通过以下公式帮助选择:Tm 值(解链温度) = 4(G+C)+2(A+T),退火温度 = Tm 值-(5~10℃),在 Tm 值允许范围内,选择较高的退火温度可大大减少引物和模板间的非特异性结合,提高 PCR 反应的特异性,但产物量会降低。延伸是在退火后快速升温至 70~75℃,在 Taq DNA 聚合酶的作用下,使引物链沿模板延伸,常用温度为72℃,过高的延伸温度不利于引物和模板的结合。延伸反应的时间,可根据待扩增片段的长度而定,一般1kb以内的DNA片段,延伸时间可选1min,3~4kb的靶序列需3~4min;扩增10kb需延伸15min。延伸时间过长会导致非特异性扩增带的出现,但模板浓度很低时,可适当延长延伸时间。循环次数一般为25~35次。PCR在卫生检验中主要用于病原体的快速定性与定量检测或不易培养的微生物的检验。

(2) 16S rRNA基因序列分析方法:16S rRNA由于没有特定功能和进化速率,近年来,在细菌鉴定和分类方面备受关注。这种方法最重要的特点是可检测到实验室条件下不能培养的细菌,所以在微生物检测方面具有独特的优势。PCR所利用的引物往往是根据16S rRNA两侧适宜和高度保守的区域进行设计的。从目前对已测细菌的了解,16S rRNA在不同种的细菌中拷贝数、长度、碱基排列顺序以及含有的 tRNA 基因的数量和种类不同。16S rRNA分析技术与传统微生物鉴定技术的主要区别在于:该方法不依赖于微生物的分离培养,是一种非培养分析技术,能够快速鉴定出那些目前尚不能人工培养的微生物;该方法的鉴定指标单一、明确,即以保守的16S rRNA序列为基准,通过找到序列差异鉴定种属,可以发现微生物新的种类,而传统技术必须综合大量的指标加以鉴定。因此,该技术在微生物研究中逐渐得到广泛应用。

(3) 基因芯片:基因芯片,又称DNA芯片、DNA微阵列,它是指在一个较小的固相载体上,固化了许多已知序列的DNA片段。基因芯片技术是将大量已知序列的DNA片段按预先设计的排列方式固化在载体表面,并以此作为探针,在一定的条件下,与样品中待测的目标基因片段杂交,通过检测杂交信号,实现对目标基因的存在、含量及变异等信息的快速检测。由于基因芯片技术具有高通量、可多参数同步分析、准确灵敏和自动快速等优点,在卫生微生物检测领域逐渐受到重视。针对微生物基因组的特征性片段、染色体DNA的序列多态性、基因变异的位点及特征等,设计和选择合适的核酸探针并制成芯片,通过与样品中提取的核酸杂交,一步检测就能获得微生物种属、分型、毒力、抗药、致病、同源性、变异、表达等相关信息。虽然,基因芯片检测效率极高,但DNA微阵列的制作过程复杂,检测设备昂贵,限制了该技术的广泛应用。

6. 自动化检验方法 微生物鉴定的自动化技术近十几年得到了快速发展。集数学、计算机、信息及自动化分析为一体,采用商品化和标准化的配套鉴定和抗菌药物敏感试验卡或条板,可快速、准确地对数百种常见病原菌进行自动分析鉴定和药敏试验。鉴定系统的工作原理因不同的仪器和系统而异。不同的细菌对底物的反应不同是生化反应鉴定细菌的基础,而试验结果的准确度取决于鉴定系统配套培养基的制备方法、培养物浓度、孵育条件和结果判定等。大多鉴定系统采用细菌分解底物后,反应液中pH的变化、色原性或荧光原性底物的酶解、测定挥发或不挥发酸,或识别是否生长等方法来分析鉴定细菌。目前,已有多种微生物自动鉴定系统问世,如Biolog全自动微生物鉴定系统。Biolog公司独创的碳源利用方法,利用微生物对不同碳源代谢率的差异,针对每一类微生物筛选95种不同碳源,配合四唑类显色物(如TTC、TV),固定于96孔板上(A1孔为阴性对照),接种菌悬液后培养一定时间,通过检测微生物细胞利用不同碳源进行新陈代谢过程中产生的氧化还原酶与显色物质发生反应而导致的颜色变化(吸光度)以及由于微生物生长造成的浊度差异(浊度),与标准菌株数据库进行比对,即可得出最终鉴定结果。鉴定板由读数仪自动读取吸光值,软件将该吸光值与数据库对比,就可在瞬时给出鉴定结果。试验结果可由系统进行自动分析、记录和打印。Biolog微生物鉴定数据库容量是目前世界上最大的,可鉴定包括细菌、酵母和丝状真菌在内总计1 973种微生物,几乎涵盖了所有的人类、动物、植物病原菌以及食品和环境微生物。Biolog专门分开提供一个DP(危险微生物)数据库,包含鼠疫耶尔森菌、炭疽芽孢杆菌、马耳他布鲁氏菌、土拉热弗朗西丝菌、鼻疽伯克霍尔德菌(鼻疽假单孢菌)、类鼻疽伯克霍尔德菌、苏云金芽孢杆菌、假结核耶尔森菌、蜡样芽孢杆菌等12种强致病微生物,适用于国家疾病控制中心、国家安全机构及军事机构用于生物武器检测及防治研究。此外,还有MciroScan全自动微生物鉴定系统、VITEK全自动微生物鉴定/药敏系统和PHOENIX™100全自动微生物鉴定/药敏系统等,在卫生微生物检验中发挥重要的作用。

《卫生微生物学》是预防医学专业的基础课程,要求学生通过理论课和实验课教学,掌握指示微生物和致病微生物检验的方法。

二、卫生理化检验的主要研究内容和方法

(一)卫生理化检验的主要研究内容

卫生理化检验的主要研究内容包括空气理化检验、水质理化检验、食品理化检验、生物材料检验等。

1. **空气理化检验** 空气理化检验的主要研究内容为:空气中有害物质的污染及其对人体的危害,空气样品的采集和处理,空气中颗粒物的测定,空气中无机物的测定,空气中有机物的测定,空气中有毒物质的快速测定,空气理化检验质量控制和保证等。

2. **水质理化检验** 水质理化检验的主要研究内容包括:水资源及其分布,水污染及其危害,水样的采集,水样的保存,水样的预处理,一般水质、无机水质、有机水质指标的测定,氯化消毒副产物和环境类激素的检测,水质快速检验,沉积物和土壤分析,质量控制和结果评判,标准分析方法和标准物质,化学测量不确定度等。

3. **食品理化检验** 研究内容包括:食品样品的采集和保存,食品样品处理,食品营养成分分析,保健食品功效成分分析,食品添加剂分析,食品中农药残留、兽药残留检验,真菌毒素检验,食品中其他化学污染物检验,几类常见食品的理化检验,食品中转基因成分检验,食品容器和包装材料检验,化学性食物中毒及食品掺伪检验等。

4. **生物材料检验** 生物材料检验的主要研究内容包括:生物材料中金属元素的测定,生物材料中非金属化合物及其代谢产物的测定,生物材料中芳香烃及其代谢产物的测定,生物材料中芳香族硝基和氨基化合物及其代谢产物的测定,生物材料中卤代烃化合物及其代谢产物的测定,生物材料中农药及其代谢产物的测定,生物材料中其他有机毒物及其代谢产物的测定,生物材料检验新技术等。

总的来说,卫生理化检验吸收了分析化学、物理学、分子生物学等学科的最新研究成果,并探索创建新的样品采集方法、处理方法、检测方法,同时研究检测结果与人体健康的关系,为公共卫生和疾病防控提供依据。

《食品理化检验》《水质理化检验》《空气理化检验》《生物材料检验》也是卫检专业必修课。要求学生了解理化检验的内容、特点及发展方向,掌握待测材料样品的预处理方法,各种主要仪器的工作原理、操作要点和相关的注意事项,熟悉各类仪器的结构和简单的故障排除方法,以及样品采集和前处理相关知识,为今后从事相关工作打下坚实的基础。

(二)理化常用研究方法

1. **化学分析** 化学分析是卫生理化检验传统经典的检测技术。常见的分析方法包括:酸碱滴定、配位滴定、氧化还原滴定、沉淀滴定、重量分析等。《化学分析》也是卫检专业必修课程。要求学生通过理论课和实验课教学,掌握滴定分析和重量分析的基本原理、基本知识、基本操作技能;熟悉定量分析中常用的分离方法、误差来源及其规律;培养准确的"量"的概念,学会数据分析处理和正确计算;树立严谨的科学态度和良好的实验习惯;启发学生分析问题和解决问题的能力。

2. **仪器分析方法** 仪器分析是现代卫生理化检验的重要分析技术和手段。常见分析方法可分为光学分析技术、电化学分析技术、色谱分析技术、质谱分析技术和联用技术,主要包括:紫外-可见分光光度法、荧光分析法、化学发光分析法、生物发光分析法、磷光分析法、原子吸收分光光度法、原子荧光光谱法、原子发射光谱法、红外吸收光谱法、核磁共振波谱法、X射线分析法、激光动态光散射、激光拉曼光谱法、电位分析法、伏安分析法、电导分析法、库伦分析法、电化学生物传感器、气相色谱法、高效液相色谱法、离子色谱法、高效毛细管电泳分析法、超临界流体色谱法、凝胶色谱法、质谱分析法、气相色谱-质谱联用技术、高效液相色谱-质谱联用技术、电感耦合等离子质谱法、色谱-电感耦合等离子质谱联用等。

《仪器分析》也是卫检专业基础课程,要求学生通过理论课和实验课教学,掌握上述常用仪器分析方法的原理、基本构造、使用方法、优缺点、实验条件对测定结果的影响、误差来源、仪器分析进展,并初

步具有应用所学方法解决相应分析化学问题的能力。

三、出入境检验检疫的主要研究内容和方法

出入境检验检疫学是基于物理、化学、微生物等检测分析手段,根据标准、合同、来样要求,判断出入境商品、原材料、半成品或成品是否符合规格的过程。其工作内容涵盖卫生检疫与处理、动植物检疫、食品卫生监督检验、商品质量检验、包装运输检验、质量体系认证、认可等,是一门研究检验检疫、政府管理、社会经济协调发展,解决贸易摩擦、协助政府监管、维护经济秩序的交叉学科。

(一) 出入境检验检疫的主要研究内容

1. **卫生检疫与控制处理**　卫生检疫是全球公共卫生体系中重要的一环,属于预防医学范畴,也是以人群为研究对象,研究健康影响因素及其作用规律,阐明外界环境因素与人群健康的相互关系,制定公共卫生策略与措施,以达到预防疾病、增进健康、延长寿命、提高生命质量的目的。卫生检疫主要研究公共卫生风险在国家和地区间发生、发展、传播和预防控制规律,以达到保护公众健康、维护区域公共卫生安全的学科。

传染病的卫生检疫与控制是指检验检疫部门通过强制性检验检疫措施防止传染性疾病的进出国门。研究内容主要包括:通过流行病学、临床症状、血清学、病原学等手段,对特定环境和人群进行传染病调查监测,预测流行趋势,采取必要手段防止传染病的流入和传出,以免造成大规模流行,保护公众健康。同时,对传染病病原、传播途径、传播机制开展研究,提高疾病预防控制的效率。

化学物质的卫生检疫与控制是指检验检疫部门通过强制性检验检疫措施,防止未通过进出口危险品报检的危险化学品流入和传出。化学品的生产应用极大地促进了人类社会的繁荣,化学工业已成为社会经济发展中最活跃的部分。然而,大部分化学物质对人体有害,部分还有致畸、致癌、致突变的作用。化学品引起的突发公共卫生事件具有扩散迅速、防治困难、危害范围广、环境污染难消除等特点,甚至可对人体和环境造成长期损害。化学物质的卫生检疫主要进行常见化学危险品的毒理学研究,包括化学物质对皮肤、眼、黏膜的刺激性、经口毒性、神经毒性、急性毒性及与毒性相关机制等。为检验检疫部门开展医疗应急救援,控制化学物质危害和影响提供科学依据。

《卫生检疫学》也是卫生检验专业本科的必修课,要求学生系统化掌握我国口岸的传染病、医学媒介生物、核生化有害因子等公共卫生风险发生、发展、传播和预防控制规律;掌握出入境人员、交通工具、集装箱、货物、行李、邮件、尸体骸骨、特殊物品等被感染、污染、携带媒介、宿主规律和控制方法;了解人员、交通工具、集装箱、货物、行李、邮件等的跨境流动规律,以及相关管理学、法律法规等,为以后在相关单位的执业提供更为扎实的理论基础。

2. **进出口动、植物检疫**　出入境动物检疫是采用强制性检验检疫措施,防止动物传染病和危险外来物种通过贸易等途径进出我国。目前,动物检疫学的主要研究内容包括:家畜、家禽等主要传染病的控制与消灭,生物入侵风险评估等。一方面,国际动物传染病情日益复杂,如SARS的病原体就来自动物,防范、控制、消灭外来动物传染病,是保障我国畜牧养殖业持续、稳定发展的重要手段。另一方面,"巴西龟""福寿螺""食人鲳"等生物入侵事件也表明,外来生物入侵将导致生物多样性下降,威胁当地生态系统健康,造成生态损失和经济损失。因此,综合评估外来生物对本地生态环境的影响,可为出入境检验检疫相关法规的制定,防止生物入侵提供科学依据。

植物检验检疫是采用一整套检验检疫措施来检测、控制有害微生物、病虫害等对植物性产品的损害。主要根据国际贸易相关要求,参与出口植物的标准化生产,如制定生产标准,监管生产过程,对符合要求企业进行认真认可,保障植物性产品在种植、生长、加工、存储、运输等环节的质量符合国际要求,并保证诸如产品大小、均一性、成熟度等品质指标符合要求。最大限度保护植物产品的出口和我国企业的经济利益。植物检验检疫的研究内容包括:植物检验检疫相关标准的制定、农药残留的检测、重金属检验、微生物检验、品质检验。

3. **食品卫生检验与监督**　中国加入世贸组织后,食品贸易量逐年增大,突发食品安全事件数量也

随之上升,食品安全状况成为各国关注的焦点问题和敏感话题。如何加强监督管理,提高检验检疫技术,保障动植物源食品安全性,降低进出口企业的损失,成为检验检疫部门的重要课题。食品卫生检验与监督领域主要研究内容包括:①药物残留检验,如植物源性食品中含有的除草剂、杀虫剂,以及动物源性食品中,添加的违规饲料等高通量、高灵敏度快速检测技术。②微生物与病虫害检验,如引起动物病死和水果变质等微生物和病虫害的快速检测,以及对新病原种类和病虫害的鉴别和防控。③掺假和劣质食品的鉴别,如对肉类掺假、食用油掺假、婴儿配方奶粉掺假等的快速鉴定。④检验检疫新技术的开发和应用,如基于测序技术、芯片技术、荧光 PCR、组学技术、质谱技术等高灵敏度、高特异性的分子生物学快速检验技术。

4. 进出口商品检验 进出口商品检验研究的内容主要包括:①危险化学品及其包装、运输的安全性评价:根据《危险化学品安全管理条例》,危险化学品是指具有毒害、腐蚀、爆炸、燃烧、助燃等性质,对人体、设施、环境具有危害的剧毒化学品和其他化学品。包括:爆炸品、易燃液体、易燃固体、气体、氧化性物质、感染性物质、毒性物质、腐蚀性物质、放射性物质等。危险化学品包装是指根据危险化学品特性和有关法规和标准,专门设计制造的,用于盛装危险化学品的桶、罐、箱、袋及复合包装等包装物和容器。危险化学品的包装具有保证安全,便于储存、运输、装卸等功能。由于危险化学品对人的损伤具有不可逆性,对环境的破坏具有长期性,为保证危险货物出入境过程中人员和环境的安全,对危险品及其包装的安全性评价尤为重要。此外,目前检验检疫系统面临着重大调整,国家相继出台了一系列举措来促进贸易便利化,加强危险品和危险货物的包装鉴定。如何改革传统危险化学品包装鉴定的监管模式,提高管理方法的科学性,实现现代化监管,既确保危险货物质量安全又顺应贸易便利化改革成为新的课题。2017 年,"国家化学品安全中心"一期项目在上海金山正式投入使用,该中心拥有国内领先、国际一流的恒温恒湿实验室,中型散装容器(IBCs)检测设备等,是集检验检测服务、国际规则研究、咨询培训科普和安全评价研究为一体的机构,可为危险货物包装运输安全提供技术保障和研究平台。②衡量有害因子的高通量快速测定。③商品质量现场快速检验等。

5. 其他内容 卫生检验检疫的其他研究内容还包括:国际技术性贸易壁垒及其对策研究、国际性突发公共卫生事件应急处置等。

(二) 出入境检验检疫常用的研究方法

出入境检验检疫的常用研究方法与卫生理化检验、卫生微生物检验相似,但检测对象根据样品来源国的不同有所差异。

第三节 卫生检验与检疫专业的学生前景

一、卫生检验与检疫专业的相关工作

2016 年 10 月,国家提出了《"健康中国 2030"规划纲要》,这对公共卫生和卫生检验与检疫的发展是一个重大机遇。卫生检验与检疫专业的相关工作主要包括:疾病预防控制中心、海关总署、独立检测机构、医院检验科、高校和科研院所等。

(一) 疾病预防控制中心

疾病预防控制中心是一类由政府创办的实施疾病预防控制、突发公共卫生事件应急处置、公共卫生技术管理和服务的公益型事业单位,前身为卫生防疫站,根据行政层级和工作内容可分为国家级、省级、市级、区县级。主要从事开展当地疾病预防控制和突发公共卫生事件调查处置;开展公共卫生健康危害因素监测、评价与干预;传染病监测、预测预警;病原微生物、污染物检测和毒物等的检验评价等工作;承担当地疾病预防控制机构(含实验室)质量控制、业务指导和相关培训工作;疫情及健康相关因素信息管理;疾病预防控制相关健康教育、健康促进和基层公共卫生服务工作。

以省级疾控为例,部门组成分业务部门和职能部门,业务部门主要包括:传染病预防控制所、理化检测所、卫生微生物检测所、病原微生物研究所、分子流行病研究室、生物制品与器械部、寄生虫病预防控制所、消毒与病媒生物预防控制所、艾滋病预防控制所、免疫规划所、慢性非传染性疾病预防控制所、基层卫生与地方病预防控制所、营养与食品安全所、卫生毒理所、环境与学校卫生所、公共卫生应急部、质量技术部等;主要职能部门包括:办公室、党委办公室、纪检监察室、人力资源部、计划财务部、科教与信息部、总务设备科等。

在实验室建设方面,各省疾病预防控制中心的核心实验室主要包括:卫生微生物实验室、病原微生物检测实验室(艾滋病、流行性乙型脑炎、流行性感冒)、分子生物学实验室、理化检测实验室、消毒实验室、转基因食品安全性检验评价实验室、现代毒理学实验室等。获得国家认证、认可监督管理委员会(CNCA)和中国合格评定国家认可委员会(CNAS)认定、认可,即可开展检验项目。常见的检测项目包括:疾病监测、食物中毒、水与涉水产品、食品和保健食品、消毒产品及消毒灭菌效果监测、空气质量和公共场所监测、化妆品和日化品、化学品等。

在人才培养和科研方面,国家和省级疾病预防控制中心通常是全国和当地多家高校医学相关专业的本科生实习基地和研究生联合培养基地。国家疾病预防控制中心和部分省疾病预防控制中心是国务院学位委员会批准的博士、硕士学位授予单位,设"公共卫生与预防医学""基础医学"等博士后流动站,覆盖病原生物学、免疫学、流行病与卫生统计学等专业,具有良好的科研条件,主要从事传染病和慢性病的科研工作,如自然疫源性传染病病原谱流行规律及变异研究;特定传染病的传播动力学研究;特定病原及其致病性改变的机制研究;特定病原菌的耐药性变化特征和机制研究;重要病原的进化机制研究;环境变化对人类健康的影响与适应机制研究;特定病原体谱系变化调查;新发突发病原感染的治疗性生物制剂研制;重要病原的分子进化和跨种感染研究;特定病原谱流行规律及变异研究、特殊传染病诊断试剂研发;特定疾病进展的数学模型研究等。承办当地现场流行病学培训项目。

党的十九大以来,以习近平同志为核心的党中央要求深入推进政企分开、政事分开,推进事业单位分类改革,将事业单位改革和公益事业发展引入崭新的历史阶段。事业单位的分类改革,是按社会功能将事业单位划分为3类:承担行政职能的,划归行政机构或转为行政机构;对从事生产经营活动的,逐步转为企业;对从事公益服务的,继续保留在事业单位序列、强化公益属性,市场不能配置资源的,划分为公益一类,承担高等教育、非营利医疗等公益服务,可部分由市场配置资源的,划分为公益二类。改革涉及全国126万个机构,3 000多万就业人员,900万名离退休人员,总数超过4 000万人。随着事业单位改革推进,疾病预防控制中心将进一步提高工作效率,调整管理和岗位设置。

随着我国步入老龄化,疾病预防控制中心在公众健康的重要作用不容置疑。疾病预防控制机构,作为一个覆盖中央、省市区(县)、乡镇的网络,是实施政府公共卫生职能的核心专业机构,在重大疾病防控、社会公共卫生管理中的职能和地位日益提高。在精准预防的背景下,基于建设高效、精干、专业的疾病预防控制体系和队伍的长远方针,卫生检验与检疫专业毕业生到各级疾病预防控制中心就业,更能精进技术、学以致用,在实现自我价值的同时,也为公众健康事业作出贡献。

(二) 检验检疫局

中国出入境检验检疫局(China Entry-Exit Inspection and Quarantine Bureau)简称C. I. Q,是为国家进行出入境检验检疫工作的部门。随着事业单位改革推进,出入境检验检疫管理职责和队伍已划入海关总署,完成合并。目前,其职责是对出入境的货物、人员、交通工具、集装箱、行李、邮包、携带物等进行包括中华人民共和国海关总署下属卫生检疫司、动植物检疫司、商品检验司负责等的检查,以保障人员、动植物安全卫生和商品的质量。国家出入境检验检疫局于1998年在国务院机构改革中组建。由原来的中国商品检验局(简称商检),中华人民共和国卫生检疫局(简称卫检),中国动植物检疫局(简称动植检)三个机构组建而成。各省出入境检验检疫局通常由原当地出入境卫生检疫局、当地出入境动植物检疫局/当地进出口商品检验局"三检合一"组建而成。根据国家《中华人民共和国进出口商品检验法》

《中华人民共和国进出境动植物检疫法》《中华人民共和国国境卫生检疫法》和《中华人民共和国食品卫生法》等法律法规赋予的职责,辖管当地的出入境卫生检疫、动植物检疫以及进出口商品检验、鉴定、认证和监督管理工作。

部门组成分业务部门和职能部门。主要业务部门包括:卫生与食品检验检疫处、动物检验检疫处、植物检验检疫处、综合技术服务中心、轻纺检验处、机电检验处、化矿检验处等;主要职能部门包括:办公室、党委办公室、纪检监察室、人事处、财务处等。

其主要工作内容包括:①贯彻执行出入境卫生检疫、动植物检疫和进出口商品检验法律、法规和政策规定的实施细则、办法及工作规程,负责各省的出入境检验检疫、鉴定、认证和监督管理等行政执法工作。②负责实施当地的出入境卫生检疫、传染病监测和卫生监督,负责当地口岸传染病的预防与控制工作,负责当地口岸出入境人员的预防接种和传染病监测体检的管理工作。③负责实施当地出入境动植物及其产品和其他检疫物的检验检疫与监督管理,负责动植物疫情监测、调查等工作,办理国家出入境检验检疫局授权的动植物检疫审批,实施动植物疫情的紧急预防措施。④负责当地实施进出口商品(含食品)的法定检验和监督管理,负责实施一般包装和出口危险品货物包装检验,负责进出口商品鉴定管理工作,负责实施外商投资财产鉴定,办理进出口商品复验工作。⑤负责实施对当地进出口食品、动植物及其产品等的生产(养殖、种植)、加工和存放等单位的卫生、检疫注册,负责实施进口安全质量许可和出口质量许可工作,负责实施进出口产品、体系认证和实验室认可、人员注册等工作,并监督管理。⑥负责实施当地出入境交通运载工具和集装箱及容器的卫生监督、检疫监督和有关的适载检验、鉴定,负责出入境交通运载工具、集装箱、包装物及铺垫材料和货物的卫生除害处理的管理工作。⑦负责当地的出入境检验检疫业务统计,调查和收集国外传染病疫情、动植物疫情和国际贸易商品质量状况,提供有关信息。⑧负责对当地各类涉外检验检疫、鉴定和认证机构(包括中外合资、合作机构)以及卫生除害处理机构的监督管理。⑨负责当地出入境检验检疫科技、标准化和信息化等工作。

(三) 独立检测机构

在检测和监管分开的大背景下,独立检测机构应运而生,近年在我国呈高速发展之势,独立检测机构又称第三方检测机构,一般是处于合同关系双方的两个主体之外相对独立的,有一定公正性的第三主体。随着我国生活水平的提升以及国际贸易壁垒的加剧,全球市场对第三方检测机构越来越重视,检测行业也成为全球发展较快的行业之一。目前独立检测机构特点如下:①以市场需求为导向,在实现规模效应的前提下,为广大客户提供极具性价比的检测服务;②独立检测机构的检测业务通常具有一定的区域性和行业性特征;③目前由于市场尚处于高速发展阶段,独立检测机构的公信力参差不齐,有待进一步提升。

(四) 医院检验科

医院检验科是在医院独立设置,为医院提供临床患者检验信息的主要部门,主要分为:临床体液学检测室、临床血液学检测室、临床生物化学检测室、临床免疫学检验室、临床微生物学检验室、临床分子生物学检验室。

原卫生检验、医学检验本科均为5年制,本科毕业生均授予医学学士学位。随着时代的发展,教育部规定卫生检验、医学检验统一从5年制变为4年制,本科毕业生授予理学学士学位。经不完全调查,有部分5年制和4年制卫生检验毕业生进入医院检验科工作,并可在工作一年后考取临床检验师的资格。

(五) 高校和科研院所

随着人们生活水平的提高,人们对健康需求的不断升级,卫生检验与检疫专业人才在我国的需求不断增大。从1974年我国在华西医科大学(现四川大学)诞生第一个卫检专业到现在,我国已有近50所高校开办卫生检验与检疫专业。高校和科研院所对卫生检验与检疫及相关专业的高级人才的需求也越来越大。

（六）其他职业岗位

据不完全统计,卫生检验与检疫专业人才也颇受医院感染科、营养科、技术监督局、药检所、自来水公司、环境监测站、各类食品厂、化妆品厂和公司的青睐。

二、卫生检验与检疫专业的人才培养

（一）专业培养目标

本专业培养具有深厚人文底蕴、良好科学素养、强烈创新意识和宽广的国际视野,能够较为系统、扎实地掌握公共卫生和卫生检验与检疫的基础知识、基本理论和基本技能的专业人才。本专业毕业生应具有一定独立思考能力、创新创业能力、团队协作能力和社会担当能力,既能在卫生检验检疫领域发挥行业引领作用,也能进一步深造和发展。

（二）专业培养要求

本专业学生要学习部分基础医学相关课程、化学分析和微生物分析相关基础课程、预防医学和卫生综合相关课程、检验检疫相关课程的基本理论和基本知识;进行卫生理化检验、卫生微生物检验、检验检疫涉及的基本技术训练;掌握化学分析、仪器分析、卫生微生物检测、病原生物学鉴定、免疫学分析以及分子生物学的基本理论和实验技术。

本专业毕业生应具备以下几方面的知识和能力:

1. 具备良好的政治思想、道德品质和爱国、爱校情怀;实事求是、勤勤恳恳,认真对待每一份标本。

2. 具有高度的社会责任感、良好的科学文化素养和创新意识:①人文素质教育:促进学生全面发展,在个人生活中保持哲学的、历史的、科学的、美学的、进步的认知体系;促进专业教育,在工作中提高检验服务质量。②专业素质教育:增强学生的责任感,为疾病的诊断预防控制提供正确的实验室检测结果;通过专业实验课、实习机会,提高学生的手工基本操作能力和仪器操作能力;培养学生不断学习和科研创新能力,以提高专业理论、技术水平和工作能力。③科研素质教育:科学研究是学生成长为优秀专业人才的必要条件,通过参加科研项目/毕业课题、文献回顾、研究设计、课题申报、开展研究、数据分析、文章撰写、论文答辩等基础训练,可促进学生通过现象把握本质的能力,提高学生在工作中发现问题、提出假设、验证假设、解决问题的能力。

3. 熟悉相关基础医学知识,掌握预防医学和卫生检验检疫学的基本理论和知识。

4. 系统掌握环境因素、社会因素和行为、心理因素对人群健康影响的基本知识和理论,掌握对人群相关环境(包括食品)进行卫生指标检测的基本能力,更能胜任相关检测和监督工作。

5. 掌握分析化学、分子生物学、免疫学、病原生物学的基本理论和技术,熟悉常见现代分析仪器的基本结构、性能和应用。

6. 具备基本的实验室安全与实验室质量管理的能力;在学习和实习期间,根据学生特点,配备不同类型的老师/导师,启发其专业才能、管理才能、领导才能,力争具备检验项目工作流程设计能力、组织指挥能力,实现对实验室人、财、物资源的有效整合。

7. 熟悉国家卫生工作方针、政策、法规和卫生标准。

8. 具有数理统计、数据(库)分析及计算机应用的基本能力,掌握文献检索、资料调查的基本方法,具有获取、加工和应用信息的能力。

9. 掌握一门外语,具有听、说、读、写能力,能较熟练地阅读本专业外语书刊。

10. 能够发现、提出、分析和解决问题的能力,具有从事卫生检验检疫相关研究、教学及其他工作的能力。

11. 具有学习、交流、协调能力和团队合作精神,能适应科学和社会的发展。

12. 具有一定的国际视野和跨文化环境下的交流、竞争与合作的能力。

13. 具有自主学习、自我管理能力,具有健康的身心,能适应本专业和社会的可持续的快速发展:①自主学习能力是形成其他能力的基础,具有自主学习能力可在整个职业生涯中不断获得新知识、新技能、不断完善自我,要有选择学习资料的能力、储存信息的能力、记忆和提取信息的能力、消化和使用信息的能力,这不仅是一种学习能力,也是一种自律上进的优良品质。②身心素质教育:增强学生体质,以适应快节奏的生活和激烈的社会竞争,锻炼学生心理素质,特别是意志力和抗挫折能力,以自信、热情、勇于挑战的精神面貌去迎接工作。

（三）专业核心课程

卫生微生物学、分析化学、仪器分析、免疫学检验、水质空气理化检验、细菌学检验、病毒学检验、病原微生物检验、分子生物学检验技术、临床检验基础、食品理化检验、生物材料检验、实验室安全与管理、卫生检疫学。

（四）专业课程更新

21世纪卫检专业进入高速发展期,使用的检测仪器不断迭代、检测方法不断更新、检测项目不断出现、检测结果对疾病防控的权重越来越大,相关领域发展迅猛,各学科相互渗透,交叉学科不断出现。

三、卫生检验与检疫专业职业生涯规划

（一）职业生涯规划的意义

"凡事预则立,不预则废",职业生涯规划可以帮助我们尽早认识自己、找到自己的个人理想和奋斗目标、制订适合自己的发展规划,在坚决执行规划的同时,根据现实情况变化因地制宜、不断调整,指引自己今后在职场中有所建树、事业有成。

（二）职业生涯规划的要点

在制订职业生涯规划时,需要结合自己的理想、兴趣、能力、特长、性格、气质、社会发展需要等因素,选择自己喜欢的检验岗位。

首先,理想和兴趣是一个人自强不息、孜孜不倦、刻苦奋进的内在动力。比如屠呦呦立志在中医药领域有所作为,在校期间,通过勤奋、刻苦,就取得了优异的成绩,在工作后,恰逢疟疾肆虐,致数百万人死亡,屠呦呦带领团队潜心研究,克服重重困难,终于研发出青蒿素,将恶性疟疾的治愈率提高到97%。2015年,屠呦呦因在防控疟疾方面做出突出贡献,获诺贝尔生理学或医学奖。

其次,人无完人,一个人不能掌握所有技能,应在选择检验岗位时,明确卫生检验行业不同岗位对能力素质的要求,考虑选择符合我们能力和特长的岗位。这不仅需要向行业前辈咨询,更需要对自己感兴趣的岗位（如各级疾控中心、检验检疫局、医院检验科、独立实验室、教学研发岗位等）进行选择,并实地考察和实习。通常学校安排的实习地点只有一个,为了更全面地了解自己是否适合某一岗位,最好从大学低年级的假期就自己联系实习,或请老师帮忙联系实习。有比较才能有鉴别,做到知己知彼,才能尽早制订职业生涯规划。

再次,如前所述,卫生检验与检疫的行业变化日新月异,旧的卫检岗位逐渐消亡,新的卫检岗位不断产生。在规划职业生涯时,应多渠道、高水平综合咨询、分析,以长远的目光来思考卫检行业的社会需求发展方向,如随着分子生物学技术、测序技术、组学技术被越来越多用到公共卫生与疾病预防控制领域,序列比对与遗传进化分析是分子演化的重要工具,能清晰地展现病原的起源和扩散过程。常用于掌握诸如流感等特定病毒的不同毒株基因型的时空分布,明确不同时间、不同地区分离到毒株的相似性,了解核酸不同位点的变异情况以及病毒的遗传进化趋势。通过与国内近期流行株的全基因组比对,分析主要抗原位点变异情况,还可对针对该病原的疫苗生产提供参考。因此,很多与卫检相关的工作岗位可能都需要具有生物信息分析能力的人才。

在认识自我、分析环境、结合师长与家人的建议,确定目标后,制订好适合自己的职业生涯规划,包括短期、中期、长期目标。在职业生涯规划的执行过程中,最好能瞄准目标,立即实施,排除干扰,克服困难,持之以恒。同时,根据客观实际情况的变化对其进行适当调整,尽管在阶段目标实现之后,还有很多问题等待我们解决,但这个过程会提升我们处理问题的能力,增强战胜困难的信心。

（三）　与职业生涯规划相关的课程

为帮助卫生检验与检疫专业的学生进行职业生涯规划,部分学校开设《卫检专业新生研讨课》,作为卫检专业学生必修课程。通过教学,帮助学生了解卫生检验与检疫专业的基本情况、教学计划、学分构成及相关制度、学籍管理等,让学生根据自身情况,制订大学四年的学习规划和未来职业规划。该课程主要内容分为四部分:第一部分是对卫生检验与检疫专业的学籍管理制度进行解读;第二部分由卫生检验与检疫专业老师介绍专业的情况,包括专业历史、专业特点、就业去向、教学计划、师资与实验室条件、考研基本要求和主要专业课程,并适当介绍学科的发展动态;第三部分由专业学术带头人从国内和国际卫生检验与检疫专业情况出发,引导学生制订学习计划和职业规划。第四部分是通过参观或讲座的形式,了解主要用人单位的组成、日常工作、仪器设备和相关情况,了解专业最新动态。同时,卫生检验与检疫专业的学生还可以选择《职业生涯规划》等选修课。

（裴晓方　范宏英　左浩江）

第十二章

社会医学与卫生事业管理学

社会医学与卫生事业管理学是一门交叉学科,它采用社会科学、医学与管理科学的角度来研究医学、社会、社区及其卫生机构、卫生事业等领域,用管理科学的理论与方法探索如何通过最佳卫生服务,把医疗预防保健的科学技术和卫生资源及时有效地提供给大众,最大限度地满足整个社会对医疗卫生保健的需要,有效保障人民健康的一门科学。

第一节 社会医学与卫生事业管理学的形成与定位

一、社会医学与卫生事业管理学学科内涵及相关学科

社会医学与卫生事业管理学是一门多学科理论、方法和知识相交叉的应用型学科,也是社会、经济、政治、信息、法律等与管理知识相融合的一门综合学科。它以生物-心理-社会医学模式为基础,以社会、社区及其卫生机构、人员为主要研究对象,将社会科学、管理科学的理论和方法应用于临床医学、预防医学和卫生事业管理学领域,力图揭示社会、文化、经济等因素对群体健康的影响;采取社会措施来防治疾病;促进卫生事业的发展与改革,提高卫生事业的效率和效益。其最终目的在于提高人民的健康水平和生活质量,促进社会经济的发展。

与其相关的主要学科有:

1. **管理学** 管理学是系统地研究管理过程的基本原理和一般方法的科学。卫生事业管理是其分支学科,其原则、思想、方法、原理大都来自管理学。如现代卫生事业管理中的系统原理、弹性原理、人本原理、能级原理等,对卫生事业科学化管理产生巨大的影响,为现代卫生事业管理体系的建立奠定基础。管理学的决策、计划、组织、领导和控制等职能,对卫生事业管理有直接意义,已成为卫生事业管理职能的重要组成部分。

2. **组织行为学** 组织行为学是综合运用与人有关的各种知识,采用系统分析的方法,研究一定组织中人的心理与行为规律,从而提高各级管理人员预测、引导人的行为的能力,以便更有效地实现既定的组织目标的一门科学。卫生事业管理学作为管理学的一个分支学科,其管理职能同样包括计划、组织、人员配备、领导和控制,这些职能的实施需要组织行为学的理论。

3. **社会学** 社会学是从社会整体功能出发,通过社会关系和社会行为来研究社会的结构、功能、发生、发展规律的社会学科。社会学的研究范围广泛,包括了由微观层级的社会行动或人际互动,至宏观层级的社会系统或结构。卫生事业作为社会环境中的一个子系统,其发展与社会因素分离不开,深受各种社会因素的影响,如人口问题、社会制度等。系统地学习社会学相关思想和基本理论可以理解社会因素是如何影响卫生事业发展,从而更好地利用社会因素推动卫生事业的发展。

4. **公共政策学** 公共政策学是一门新兴学科,它尽可能以运用类似于自然科学的研究程序和方法,对政策系统及其环境之间和政策过程诸环节之间及其与系统内外诸因素之间因果关系或相关性分析,探索公共政策的固有规律,以期改进政策系统、提高政策质量并成功地改造社会自然。因此,政策研

究的宗旨是为了更好地运用政策工具解决社会问题。卫生政策的制定、执行和评估关系到人群的健康的改善以及如何更加公平地使国民利用保健服务,提高健康水平,公共政策的理论卫生政策不可缺少的知识。

5. **流行病学**　流行病学是研究特定人群中疾病、健康状况的分布及其决定因素,并研究防治疾病及促进健康的策略和措施的科学,是预防医学的一个重要组成部分,是预防医学的基础。其研究方法不仅适用于疾病的研究,而且适用于预防医学中环境卫生、劳动卫生、食品卫生等各种有害因素对人体健康影响的研究。因此,运用流行病学的知识可以发现在卫生管理过程中出现的问题,并借助流行病学的方法提出应对措施。流行病学是卫生管理学的基础,其研究方法也是卫生管理常用的方法之一。

6. **卫生法学**　卫生法学是卫生法的荟萃和精华,是一门新兴的、正在发展中的交叉学科。卫生法是指与医疗卫生保健有关的一般民事法、行政法和刑法的总称。法制管理是卫生事业管理的重要手段之一。牢固掌握法律知识有利于提高管理水平,运用法制手段为人民健康事业发展服务。

7. **卫生经济学**　卫生经济学是经济学的一门分支学科。研究卫生服务、人民健康与社会经济发展之间的相互制约关系、卫生领域内的经济关系和经济资源的合理使用,以揭示卫生领域内经济规律发生作用的范围、形式和特点的学科。卫生事业管理研究内容所涉及的为卫生筹资与卫生资源的配置都与卫生经济学研究密不可分。

二、社会医学与卫生事业管理学的发展历程

中华人民共和国成立不久,我国参照苏联模式设立卫生机构,建立了公费医疗保健制度,引进了《保健组织学》的课程,并建立卫生干部培训学院,在医学院校中开展卫生事业管理的研究工作。在"动乱的十年"内,卫生事业的发展受到严重地阻碍,许多高校被关闭,许多的研究工作无法正常开展。改革开放以来,我国卫生事业管理学得到快速发展,卫生部开始组织编写《中国医学百科全书》分卷,其中包含社会医学与卫生事业管理。同时,许多高校开始设立社会医学与卫生事业管理学教研室,逐步开展相关教学与研究工作。

20世纪80年代初,卫生部在全国范围内创办了7个卫生管理干部培训中心,部分高校逐步开设了卫生管理专业,同时,全国各个省份基本都建立了卫生管理干部学院,大大地促进了卫生管理学的发展。为了更好地发展卫生事业学科教育,各大高校医学院举办了各类相关的学术论坛,主要围绕卫生管理专业学科建设、人才培训、专业课程设置。与此同时,卫生管理科研工作逐步恢复和开展起来,在各级自然科学基金、卫生科研基金均设有卫生管理相关的项目,吸引了一大批学者开展与卫生事业管理相关的各种形式和项目的工作。

20世纪90年代,成立了中华预防学会卫生管理分会,之后又逐渐成立了卫生经济学、社会医学、医院管理学、卫生法学会;《中国农村卫生事业管理》《中国卫生事业管理》《中国医院管理》《中国卫生经济》等期刊陆续创刊,成为热衷卫生事业研究学者们交流的阵地。除此之外,教育部调整了专业目录,将社会医学与卫生事业管理作为二级学科纳入公共管理一级学科之下,已经形成了大专、本科、硕士、博士四个层次的完整教育体系。目前,全国有近百家高校开设卫生管理学相关的课程,每年培养数万高学历的卫生管理人才,推动卫生事业快速发展。

三、社会医学与卫生事业管理学的地位与作用

(一)推动卫生健康事业科学发展

卫生事业管理学是运用管理学等多学科的知识对卫生健康事业进行计划、组织、领导和控制。其主要研究卫生健康事业发展的一般规律,运用科学的方法对卫生健康事业发展中存在的问题进行归纳总结,并提出相应的应对策略,从而推动卫生健康事业科学发展。

（二）满足卫生健康服务客观需要

卫生事业是为了满足人民群众卫生健康的客观需求而发展起来的。卫生事业管理的客体是各类卫生事业，包括各级医疗卫生机构等卫生服务的提供者以及卫生系统活动和卫生措施。对各类卫生事业进行规范化管理，保障人民群众享受到安全、有效的卫生服务，满足卫生服务的客观需要。

（三）保障人民享有全面身心健康

人民享有全面身心健康的权利，因此，卫生组织必须提供满足人民需求的健康服务。需要借助卫生管理学的方法和原则对卫生事业进行管理，例如，增加卫生筹资渠道、优化卫生资源配置等，保证公民公平享受到卫生保健服务，保障人民享有全面身心健康。

第二节 社会医学与卫生事业管理学的范围和内容

一、社会医学与卫生事业管理学的研究对象

卫生事业管理学有着特定的研究对象，它是研究国家对整个社会卫生活动管理规律的科学，包括卫生生产力、卫生生产关系、卫生上层建筑各自内部和相互之间结合关系的规律，以及卫生经济社会活动与全社会经济社会活动相互作用的关系，是卫生事业按社会主义基本经济规律，有计划、按比例规律、市场经济规律和价值规律的要求协调发展。

卫生事业管理学的研究对象，由社会主义经济、政治制度所决定，由社会主义卫生事业的组织运行结构所决定，更由社会主义卫生工作的根本宗旨所决定。卫生事业管理学是在医疗保健服务系统长足发展的基础上逐步形成的，卫生管理学的研究对象也受医疗保健服务和公共事业发展的影响，现在学科的研究对象包括以下几个方面：

（一）卫生人力、物力、财力资源与卫生事业发展需要的关系

卫生资源是卫生事业管理的基础，卫生事业管理应将传统的"资源导向"转变为"社会需求导向"，但任何时候，资源都应是考虑问题的基础。因此，研究卫生人力、物力、财力资源与卫生事业发展需要之间的关系，卫生资源对卫生事业发展的影响及制约作用，卫生资源管理内容及运行机制等就成为卫生事业管理学主要的研究对象。

（二）卫生服务体制及运行体制

研究卫生服务中各类内容之间的相互关系，其中最为重要的是卫生服务体制以及与之相适应的运行机制，进一步分析评价服务效果及影响服务效果因素。服务与需求关系密切，服务研究的重要内容是供求关系。

（三）医疗保健制度与医疗卫生机构关系

医疗保健制度改革涉及整个人群，也影响医疗卫生运行机制和运行模式，卫生事业管理学的重点不是研究卫生保健制度本身，而是保健制度改革对卫生事业发展运行的"挑战"和带来的机遇，以医疗保健制度改革为契机，促进卫生事业改革的深入发展。

（四）卫生服务质量管理的理论、方法

质量是卫生事业管理的核心，卫生系统质量管理及保障体系对卫生事业的建设和发展意义重大，需要研究和发展具有中国特色的卫生事业质量管理理论和方法体系。

（五）卫生组织系统的建设

这既是卫生管理要解决的问题，也是卫生管理学要研究的对象，其中包括卫生系统整体宏观性研究和卫生事业单位微观管理研究。

（六）卫生管理手段的应用及效果评价

信息既是管理的内容，也是重要管理手段，在知识经济时代，知识是重要资源，也是资本，知识创新意义大，信息及信息网络化是知识经济的表现形式之一。

二、社会医学与卫生事业管理学的研究范围

卫生管理学的研究范围可以分为以下几个方面：

1. 卫生事业管理的理论和思想体系　理论和思想体系，主要是由宏观卫生事业管理本身及其相关的管理理论、管理观念和思想观点组成的体系。卫生事业管理理论系统，包括系统论、控制论、信息论、行为科学、决策理论等，它是建立卫生事业管理理论的基础，是实现卫生事业现代化管理的理论保证。

卫生事业管理观念系统，包括系统观念、权变观念、时间观念等管理观念。卫生事业管理需破除家长式管理、封闭式管理、平均主义管理。建立正确的管理观念是实现卫生事业现代化管理的前提。

卫生事业管理的思想观点，包括价值观点、效益观点、激励观点、创新观点等。卫生事业现代化管理需要破除那些不适应卫生事业社会化和卫生事业现代化要求的、守旧的观点。正确管理观点是正确行动的前提条件。

2. 卫生事业的管理体系　管理体系指卫生事业管理的基本内容、基本项目、基本环节及其相互构成的有机结构体系。其总体框架是由卫生事业计划管理、卫生行政管理和卫生业务管理三个系统组成。

卫生事业计划管理是卫生事业管理活动的基础，它规定管理活动的方向、目标及实现目标的途径和措施。计划系统研究的主要内容是制定卫生发展的全面计划、专业计划；长、中、短期计划等。

卫生行政管理的主要职能是：①制定卫生方针、政策和发展战略；②制定资源开发、技术改革和智力开发方案并组织实施；③协调地区、部门和单位之间的关系，汇集和发布卫生信息；④制定和监督执行卫生法规；⑤按规定范围任免干部；⑥组织对外卫生技术交流与合作等。卫生行政管理应向科学化、高效化和现代化发展，从行政型管理向服务型管理转变。

卫生业务管理系统是满足社会需要、提供多种医疗卫生服务产品的系统，它包括预防工作管理系统、医政管理系统、医学教育管理系统、妇幼保健管理系统等。卫生业务管理系统既是计划管理的基础，又是计划管理的终点。

3. 卫生事业管理方法论体系　方法论体系包括现代管理科学的一般方法，构成卫生事业现代管理方法论的理论基础，如决策方法、控制方法、统计学方法、运筹学方法、系统分析方法等，也包括卫生管理的一般方法。此类方法可以从系统组织结构的决策层、管理层和执行层分别研究。这三层管理的问题是每个卫生单位都要解决的问题。

三、社会医学与卫生事业管理学的研究内容

从管理工作的目的看，我国卫生事业管理的任务是：认真贯彻执行国家的方针、政策，增强卫生事业的活力，充分调动卫生机构和卫生人员的积极性，不断提高卫生服务质量和效率，更好地为人民健康服务，为社会主义现代化建设服务。因此，卫生事业管理的主要内容有以下几个方面：

（一）卫生政策

卫生事业管理首先涉及的是卫生政策，卫生政策是国家和社会为保障国民的健康而制定一系列方针、措施和法律等。卫生政策对卫生事业发展的影响是非常大的，一个国家或地区卫生事业发展，很大程度上取决于有关政策。因此，如何制定合适的卫生政策，政策实施对卫生事业的影响等是卫生事业管理的重要内容。卫生政策管理包括政策的制定、政策分析、政策评价等。

（二）卫生组织体系

组织机构是指一个组织内部各构成部分及各部分之间的关系形式，即组织为了实现既定目标，按照一定的规律程序而设置的多层次岗位及其相应人员配备和权责隶属关系的权责结构。卫生组织是贯彻实施卫生政策的组织保证。卫生组织机构的设置不同，其管理模式也不一样。信息畅通、层次合理的组织管理体制和现行组织管理的特点等是卫生组织管理的内容。

（三）卫生资源

卫生资源是指提供各种卫生服务所使用的投入要素的总和,包括人力、财力、物力、信息等资源。人力资源作为卫生资源的主要内容,其特点、构成均影响卫生事业的发展,包括人力资源规划、考核、配置等。信息是管理的基础,如何将实际数据资料转化为信息、信息的应用和收集等是信息管理的内容。因此,人力资源管理、卫生人力资源管理、卫生信息管理都属于卫生资源管理的范畴。

（四）卫生计划与评价

计划和评价是卫生事业管理的重要内容。制定计划是提出在未来一定时期内要达到的目标,以及实现目标的方法;评价是对某一状态做出客观判断。计划和评价是管理的基本职能,在整个卫生事业管理的过程中,任何工作都离不开计划与评价,是卫生事业管理中的最基本的方法。卫生计划和评价主要研究卫生计划的制定、实施,以及运用各种方法对计划实施结果进行客观评价。

第三节 社会医学与卫生事业管理学的研究方法

卫生事业管理的研究主要采用管理学常用的基本方法,并根据卫生管理的特点,借助流行病学方法,运用卫生统计学技术,以及有关社会科学的理论对卫生事业进行研究。

一、质性研究

质性研究方法是社会学常用的研究方法,也称为定性研究方法。它是关于事物性质的研究,是根据研究者的认识和经验,确定研究对象是否具有某种性质或某一现象变化的过程和变化原因。定性研究是通过对社会事实的测量,从中发现社会规律,旨在确定它们之间的关系以及解释变化的原因,以指导社会实践。定性研究比较注重参与者的观点,旨在理解社会的现象,关注不同的人如何理解各自生活的意义,以揭示各种社会情境的内部动力和定量研究所忽视或舍弃了的人类经验中那些特性层面。

质性研究的基本原则:①自然性:定性研究中,研究者必须进行实地研究,即在自然生活的环境中,通过与研究对象展开直接的个人之间的接触来获得第一手的感性资料,这样才能有助于从研究对象的角度和感受来理解他们的行为、观点和态度。②归纳法:在定性研究中,研究者需要有一种开放的思想或态度,尽量不抱持对研究对象认识的某种模式,在主观上要意识到并设法避免先见的影响,从研究的过程中来认识和理解事物,从而发现事物内在的分类、关联和特征,这是逻辑学上成为归纳的认识方法。③开放性:在定性研究中,研究者应始终保持一个开放的思想和中立的态度。④整体观:在定量研究中,现象或事物可以通过一些相互之间独立的变量来测量,并通过变量之间的关系测出事物之间的联系。在定性研究中,研究者寻求从事物或现象的整体来了解,将事物或现象视作复杂的系统,而不是简单个体的相加,是与周围的环境息息相关的。

1. **观察法** 观察法是指系统地、详尽地观察研究对象在自然生活环境中的行为以及与周围的关系并加以记录。根据研究者在观察中参与的程度不同,观察性定性研究可分为两大类:一是完全参与性的观察研究,即研究者参与研究对象的活动过程中,其作为研究者的身份呈保密状态,这种研究主要在伦理学上缺乏可行性,但对某些特殊问题有价值;二是观察性参与研究,研究者的身份和研究行为在活动过程中是公开的,研究的对象由于意识到自己处于被观察者和研究的状况,有意识或无意识地改变日常的行为。研究者需要记录所观察到的内容,由于完全记录所发生的一切是不可能的,因此,观察法需要研究者进行有目的、系统地记录和分析,可以通过在事件发生过程中或发生后及时书写记录,或者采用现代化的录音、录像设备来进行现场记录。在此过程中,研究者不仅要如实地记录发生的事件,还要把自己当时的感受和反应都及时记录下来。观察法适合研究某些机构的运行以及人们如何在机构中履行职能。观察法的一个突出的优势在于可以帮助研究者发现人们所说和所做之间的差异,由于在谈论时可能存在的回忆偏差、刻意表现积极的正面观点或态度、选择性阐发自己的观点来迎合研究者等,通过访谈来了解到的人们的观点和态度往往与他们在日常生活中的实际行为存在一定程度的差别,这时可以采用观察法。

2. 访谈法　访谈法是指通过采访者和受访人面对面地交谈,了解受访人的心理和行为的心理学基本研究方法。该方法的显著特点是研究者始终以开放的头脑接受访谈中出现的各种概念和可变因素,也许这些概念和可变因素与研究者在访谈开始时的预测不相同。因研究问题的性质、目的或对象的不同,访谈法具有不同的形式。访谈有正式的,也有非正式的;有逐一采访询问,即个别访谈,也可以开小型座谈会,进行团体访谈。在访谈过程中,尽管谈话者和听话者的角色经常在交换,但归根到底访员是听话者,受访人是谈话者。访谈以一人对一人为主,但也可以在集体中进行。根据访谈进程的标准化程度可分为结构型访谈和非结构型访谈,前者的特点是按定向的标准程序进行,通常是采用问卷或调查表;后者指没有定向标准化程序的自由交谈;根据访员掌握主导性的程度,可分为指导性访谈和非指导性访谈;根据受访人的多少,可分为个人访谈和团体访谈;根据访谈内容的作用方向,可分为导出访谈、注入访谈以及既有导出,又有注入的商讨访谈等。

3. 专题小组讨论法　又称为焦点小组讨论,是指通过采取小组讨论的方法来促进和激发小组成员之间的讨论和交流,从而达到收集资料的目的。一般来说,定性研究可以采用6~50个焦点组,但大部分定性研究都只有几个焦点组,每个焦点组由4~8人组成。焦点组成员可以是自然的群体,例如一个部门的同事,也可以是具有相似背景的人组成,这有利于在讨论中分享共同的体验和经历;另外,焦点组也可以由差异很大的成员构成,这有利于激发不同观点之间的讨论。在焦点组讨论的过程中,研究者主要起到组织的作用,注意采取一些手段来促进小组成员之间的互相讨论和交流,尽量减少自身的观点或立场对此的影响。

专题小组讨论可以帮助研究者了解人们日常的交谈方式以及隐含于其中的人们的态度和看法,此外,还有助于发现人们共有的认识和看法。对于那些不愿意接受个人访谈进行一对一交流,或是在个人访谈中感到无话可说的研究对象,专题小组讨论中他人的谈话可以激发他们参与的热情和观点的表达,这是专题小组讨论的一大优势。

4. 德尔菲法　又称专家调查法,它依据系统的程序,采用匿名发表意见的方式,即专家之间不得相互讨论,不发生横向联系,只能与调查人员联系,通过多轮次调查专家对问卷所提问题的看法,经过反复征询、归纳、修改,最后汇总成专家基本一致的看法,作为预测的结果。这种方法具有广泛的代表性,较为可靠。

德尔菲法的实施步骤:①拟定决策提纲:首先确定决策目标,如设计出专家们应回答问题的调查表;对判断的依据和判断的影响程度做出说明;对决策问题熟悉程度做出估计;②专家的选择:这是德尔菲法的关键。所选择的专家一般是指有名望的或者从事相关工作几十年的专家;③提出预测和决策:发函或者请个别谈,要求每位专家组提出自己决策的意见和依据,并说明是否需要补充资料;④修改决策:决策的组织者将第一次决策的结果和资料进行综合整理、归纳,使其条理化,再反馈给有关专家,据此提出修改意见和提出新的要求;⑤确定决策结果:经过专家们几次反复修改的结果,根据全部资料,确定出专家趋于一致的决策意见。

德尔菲法同常见召集专家开会,通过集体讨论,得出一致预测意见的专家会议法既有联系又有区别。德尔菲法能够发挥专家会议法的优点。即:①能够充分发挥各位专家的作用,集思广益,准确性高;②能把各位专家意见分歧点表达出来,取各家之长,避各家之短,又能避免专家会议法的缺点,如:①权威人士的意见影响他人的意见;②有些专家碍于情面,不愿发表与他人不同意见;③出于自尊心而不愿意修改自己原来不全面的意见。德尔菲法的主要缺点是过程比较复杂,花费时间较长。

5. 选题小组工作法　又称 Nominal 群组技术,通过群组活动,对解决问题的意见和主张进行收集和判断,并确定优先方案的过程。该方法是一种定性方法,适用于卫生计划前期对问题的发现和对目标人群状况和态度的掌握。该方法有一位主持人,主持人根据群组研究的主题和目的选定10~15人组成群组,首先该群组成员各自独立的对研究主题进行分析,主持人收集到第一次的信息后,进行展示,并合并相同或类似的意见;然后进入讨论和交流环节,同时要对讨论过程中出现的新意见和看法进行添加;讨论结束后暂停并休息一段时间后进入第二轮的工作,即群组的每个人重新独立分析自己的观点和意见;再收集意见后再讨论;最后得到结论,提交决策者。Nominal群组技术做出的决策,体现了民主和集中的综合结果,既提供了表达个性和权威的机会,也考虑到大多数人的看法和意见。该方法常用于社会需求评估,用于定性了解一个问题都存在哪些成分,是一种结构化的讨论方法。

二、量化研究

量化研究是运用心理测量、心理实验、心理调查等方法获得数量化的研究资料,并运用数学、统计等方法对资料进行分析,以获得研究结论的方法,着眼于代表一般性的群体,探求心理与行为的普遍模式的一般规律,从而对行为进行控制和预测。量化研究预先假定一个独立的实在,再用实验、测量等方法进行验证,借助可靠的数据,从外部观察者的立场来观察研究社会生活实践,是一个演绎推理的过程。具体方法上,量化研究是按照统计学的原则随机取样,抽取出代表一般性的普通样本。在数据方面,一般用观察法、量表法、问卷法来搜集数据,这些方法在实施之前就已经设计好,不允许随意改动。实验过程中有严格的控制。数据分析通过专门的分析手段,如统计学方法、计算机软件等,研究者可以利用它们解释数据并预测因果或相关关系。

1. **实态性调查研究** 实态性调查研究,它是直接从自然存在的社会现象中,或从人们的认识和行为中搜集资料,记录事实,即通过不同的方式获取有关客观存在事实的资料,通过分析以找出其规律或发现问题的方法。卫生管理中最常用的实态性调查研究方法是现况调查。调查研究的方法有多种,按照对调查结果的分析,可以分为定性调查和定量调查;按照调查对象的范围,分为普查、抽样调查和典型调查。常用的调查手段有典型调查和抽样调查。典型调查可以获取最具代表性的第一手资料,以便总结经验,找出解决问题的办法。做好典型调查的关键是选好典型。抽样调查可以花较少人力、物力而获得各种类型资料,其成功的关键是样本要有代表性、样本要恰当。

2. **比较研究** 比较研究是卫生管理中常用的研究方法。比较研究是有计划地收集国内外各种信息资料以及调查研究或试验研究得到的资料,进行比较分析研究。它包括把中国卫生事业的发展与外国卫生事业的发展进行比较,把不同发展中国家的卫生事业进行比较,把国内不同地区、不同经济水平、不同文化水平、不同民族的卫生事业进行比较,从中探寻带有客观规律性的东西。比较分析研究的关键是资料丰富、可靠,且具有可比性,同时选用先进的比较研究手段,才能达到研究的目的。

3. **实验研究** 实验研究就是根据研究目的,运用一定的手段,主动干预或控制研究对象,在典型的环境中或特定的条件下进行的一种探索活动。实验研究具有三大特征:①研究者可主动控制某些条件;②实验法的重点在于论证因果关系;③实验法具有可重复性。

常用的实验研究方法包括:判断性实验、对比性实验、析因性实验。判断性实验是指通过实验,判断某一现象是否存在,在一种关系是否起作用,着重探讨研究对象具有怎样的性质和结构;对比性实验通过实验对两个不同群体、不同时间或不同条件进行差异性的比较;析因性实验是通过实验探讨影响某一事件的发生和变化过程,起主要的或决定性作用的因素。卫生事业管理研究中最常用的实验研究方法是类实验性研究,即一项实验研究缺少一个或几个特征,如不设立对照组或者设立对照组,但不是随机的。

实验研究的优点:①最大限度地控制了干扰因素对所施加的处理因素的可能结果的影响,得出的结论比较客观和可靠;②实验研究是检验因果假设最有说服力的一种研究设计。

第四节　社会医学与卫生事业管理学的发展

一、卫生健康模式发展变化

卫生健康模式是人们对卫生健康思想和认识观的总体原则、范畴、本质和特点等的一种理论框架和概括,是人们从总体上认识健康和疾病以及相互转化的哲学观点,体现了健康观、疾病观、诊断观、治疗观等如何影响着某一时期整个卫生及健康工作的思维及行为方式,从而使卫生健康带有一定的倾向性、习惯化了的风格和特征。人类以威胁人类健康的现象为认知对象,以理性力量发现其中的规律并应用于对疾病的应对当中,并从实践过程中获得反馈以修正先前的认知,再返回实践。在一定历史阶段,医学模式指导医学实践,并会随认知的发展和所面临的新健康需求逐渐转变。人类历史中,医学模式已经经历了几次转换:

1. **经验医学时代**　远古时代,人们认为世间的一切是由超自然的神灵主宰,疾病乃是神灵的惩罚或者是妖魔鬼怪附身,故把患病称为"得"病,对待疾病则依赖巫术"驱凶祛邪",而死亡是"归天",是灵魂与躯体分离,被神灵召唤去了。这种把人类的健康与疾病,生与死都归之于无所不在的神灵,就是人类早期的健康与疾病观,即神灵主义医学模式;随着生产力的发展和人类对世界本质认识的不断提高,开始认识到世界并非神灵创造,人类疾病也非神灵所为,逐渐形成了自然哲学医学模式,人类开始以自然哲学理论解释健康与疾病。西医先驱希波克拉底的"体液学说"(humoralism)认为:人体中的四种重要体液是血液、黑胆汁、黄胆汁、黏液,四种体液若保持平衡,人就健康,失衡则生病。更为复杂和完整的中医医学模式亦属自然哲学医学模式范畴;中医学以《黄帝内经》为标志,形成了较为完备的理论体系,以整体观念、审证求因、辨证论治思想为特色,以"天人相应""阴阳五行学说"为说理工具,"脏腑经络理论""七情致病"等为核心的中医整体医学观,将健康和疾病与外界环境以及心理活动联系起来进行观察和思考。

2. **实验医学时代**　15 世纪欧洲文艺复兴运动之后,物理学与化学快速进步,机械唯物主义成为当时代表社会进步的哲学思潮,在医学上也盛行以机械观解释一切生命活动的现象,如将人体视作由众多零件构架的复杂机器,心脏是水泵,血管是水管,四肢活动是杠杆,饮食是给机器补充燃料,大脑是这架"机器"的操纵盘等。机械论医学模式就是指那种以机械论的观点和方法来观察与解决健康与疾病问题的模式;18 世纪下半叶之后,自然科学领域涌现出一系列重大发现。显微镜的发明,创立了细胞学说;进化论和能量守恒定律的发现,动摇了形而上学、机械唯物论的自然观;此后,工业发展带来城市人口剧增以及人群迁移(殖民)等现象,使得传染性疾病成了当时突出的社会问题,由此也推动了细菌学的发展。19 世纪中叶,细菌理论建立,人们开始建立起不同的疾病由不同细菌所引发的观念;与此同时,医学基础学科,如生理学、病理学、寄生虫学、药理学、免疫学等都在蓬勃发展。生物学的长足进步,促使人们开始运用生物医学的观点认识生命、健康与疾病。关于健康与疾病的认识,抛开人的社会属性,而把人作为生物学的人体。这种认为人体疾病总可以在身体上找出相关的生物学病因的医学模式,即生物医学模式。

3. **现代医学时代**　随着生物医学的发展,过去困扰人类的一些传染性疾病被很好地控制,而心脑血管疾病、肿瘤、精神病等其他类疾病开始成为人类健康的主要威胁。人们发现生物医学模式在面临新挑战时,显得有些束手无策。1977 年,在快速发展的系统论、控制论与信息论的时代背景下,美国医生恩格尔认识到生物医学模式的诸多局限和不足,提出了生物-心理-社会医学模式。这一理论是医学领域在世界卫生组织提出健康新定义(健康不仅是疾病或羸弱之消除,健康乃是一种在身体上,精神上和社会上的完好状态),20 年后,做出的迟到的回应。它在肯定了生物医学价值的同时,也明确了心理、社会因素对身体之疾病转归有重要影响,为西方模式开启了新思维和新思路。

现代医学一定的医学模式总是与一定时代人类科学技术及哲学思想的整体水平相适应。从医学模式变化发展的趋势上看,它在迂回曲折中朝着科学、理性和综合方向发展。从神灵主义医学模式、自然哲学医学模式向近代生物医学模式发展,是向科学方向发展的。从近代生物医学模式向现代生物-心理-社会医学模式的发展则是向整体医学模式方向发展。

　　人类已经和正在经历着两次卫生健康革命:即19世纪后半叶从欧洲开始的,通过控制传染源、预防接种、改善环境等措施,以控制传染病流行为目标的第一次卫生健康革命;和于1979年开始于美国的以努力战胜慢性非传染性疾病、老年病及生活方式疾病为目标的第二次卫生健康革命,两次卫生健康革命使人类重大传染性疾病和慢性非传染性疾病得到了一定的控制。当前人类的健康事业现状是:疾病谱出现发生变化,慢性非传染病成为主要健康威胁。旧的生物医学模式陷入瓶颈,一方面应对疾病谱的变化面临困境,另一方面这一模式使社会背负越来越重,且不可持续。人类对健康的理解已超越无疾病范畴,认识到疾病和健康的连续性,在这个基础上疾病的预防迁移,开展健康管理和健康促进运动势在必行。医学研究出现新的范式,例如生态医学、系统生物学等领域都强调系统论和整体论,有助于人类对健康和疾病形成更准确和全面的认识。重新发现传统医学的价值,中医在实践上具有有效性,尤其可针对疾病-健康连续谱中,西医尚无法很好处理的部分(亚健康状态),及在方法论上与医学研究的新范式相契合,使得传统医学的价值在新时代被人们重新拾起,并可能发扬光大。大数据时代,人类的生活状态、时空和场景可被数据化,这意味着疾病-健康连续谱有可能被数据贯通和覆盖,未来的发展为秉持"整体观"的大健康医学实践提供了有效工具。在这种大情势下,人类的健康事业,呼唤新的医学模式出现,这一新模式被称为"大健康医学模式",即以大健康观为指导思想,以生物-心理-社会医学模式为主线的,融中医学、生态学为一体的医学模式。大健康医学模式强调以人的健康为中心,整体、全面地理解健康与疾病,强调医学研究的重心前移,从疾病医学向健康医学转变;强调对健康的预测和自我管理;强调健康促进与维护、疾病解释、预防、诊断、治疗和康复的过程中采取整体观、和谐观、个体化、多元包容性的融合性实践策略。

二、我国卫生体制的发展概况

　　1. 医疗卫生管理体制的发展　1949年10月1日,根据中国人民政治协商会议第一全体会议通过的《中华人民共和国中央组织法》第十八条的规定,中央人民政府政务院设立中央人民政府卫生部。同年11月1日,正式成立中央人民政府卫生部。中央人民政府卫生部作为国家行政机构,在政务院文化教育委员会的指导下,对全国范围的卫生工作进行统一的领导和管理。1950—1951年,中央人民政府卫生部机关设置为办公厅和4个局(室),包括卫生计划检查局、医政局、妇幼卫生局、技术室。①办公厅:主要负责综合协调部机关政务工作和行政管理事务工作,制定机关工作制度等;②卫生计划检查局:负责拟定全国范围的卫生中长期发展规划,指导全国范围内的卫生规划的编制和实施等;③医政局:负责拟定全国医疗机构设置规划,依法负责医疗机构、从业人员以及医疗技术等医疗服务要素的准入和审批,拟定和实施医疗、护理、医技质量和评价的标准等;④妇幼卫生局:主要负责全国范围内有关妇女、儿童等人群的健康发展的工作;⑤技术室:负责提供与卫生工作相关的技术支持。1952年,正式成立中央爱国运动委员会,其办公室设在中央人民政府卫生部内。1964年,国务院成立计划生育委员会,下设办公室。主要任务是负责节育宣传、技术指导工作,对全国计划生育工作情况进行调查研究和督促检查。1968年,卫生部成立军事管制委员会。同年,计划生育委员会被取消,计划生育工作仍由卫生部承担。1972年7月16日,国务院成立计划生育领导小组,在卫生部设办公室。1978年11月21日,卫生部成立政策研究室,负责卫生政策的制定和评估工作。1980年10月1日,卫生部设计划生育指导局,次年4月27日撤销,下属技术指导处划归至妇幼卫生局,科研处划至科技局。1981年3月6日,将"文化大革命"期间划归至卫生部的计划生育工作再次单独划分出来,成立国家计划生育委员会,正式纳入政府序列。1988年,政策研究室更名为政策法规司。同年,由卫生、财政、劳动人事部、国家体改委、全国总工会,国家医药管理局,中央组织部局和中国人民保险公司等8个独立单位组成的"医疗制度改革探讨小组"成立。1994年,卫生部防疫局更名为疾病防控司。1998年,根据第九届全国人民代表大会第一次会议通过的国务院机构改革方案和《国务院关于机构设置的通知》,国务院正式设立中华人民共和国卫生部。中华人民共和国卫生部内设办公厅,人事司,卫生法制与监督司等10个职能司(局、厅)。2003年,经中央机构编制委员会办公室批准,卫生部内设司进行调整,增设规划财务司,卫生应急办公室(突发公共卫生事件应急指挥中心)、农村卫生管理司三个职能司(室)。2006年,经中央机构编制委员会办公室、人事部批准,将卫生部内设机构中卫生执法监督司改名为卫生监督司,疾病控制司更名为疾病预防控制局。同年6月,国务院办公厅成立国务院城市社区卫生工作领导小组。2008年9月2日,卫生部增设药物政策与基本药物制度司。同年12月,增设医疗服务监管司。2013年,为更好地坚持计划生育的基本国策,加强医疗卫生工作,深化医药卫生体制改革,优化配置医疗卫生和计划生育服务资源,提高出生人口素质和人民健康水平,将卫生部的职责、人口计生委的计划生育管理和服务职责整合,组建国家卫生和计划生育委员会。国家中医药管理局由国家卫生和计划生育委员会管理。同时,不再保留卫生部、人口计生委。2018年3月,根据十三届三中全国人民代表大会批准通过的国务院改革方案,设立中华人民共和国国家卫生健康委员会,不再保留国家卫生和计划生育委员会。从卫生部到国家卫生和计划生育委员会再到国家卫生健康委员会,体现了我国正在迈向构建大卫生、大健康管理体制新格局。

2. **医疗保险管理体制的发展**　1949年,中华人民共和国卫生部成立,当时没有医疗保险,公费医疗包含在医疗服务的提供之中,由卫生部直接管理。劳保医疗则由劳动部门管理。20世纪90年代,在江苏镇江和江西九江两个城市的试点基础上,国务院决定建立城镇职工基本医疗保险制度。在1988年推行的政府机构改革中,原来由卫生部负责的公费医疗管理职能和正在建立的城镇职工基本医疗保险制度一并划转到劳动和社会保障部管理。2002年10月《中共中央、国务院关于进一步加强农村卫生工作的决定》提出,在全国建立和完善农村合作医疗制度和医疗救助制度,新农村合作医疗由卫生部负责,医疗救助由民政部负责。2007年,国务院决定在全国建立城镇居民基本医疗保险制度,并确定由劳动和社会保障部门负责管理。至此,"3+1"基本医疗保障制度框架初现,4项制度分属3个不同的国务院组成部门管理。2016年,国务院决定整合城镇居民基本医疗保险和新农村合作医疗为城乡居民基本医疗保险,基本医疗保险制度构架变为"2+1"。但国务院并未明确城乡居民基本医保管理的归口问题。2018年3月,国务院机构改革方案确定,将人力资源和社会保障部的城镇职工和城镇居民基本医疗保险、生育保险职责,国家卫生健康委员会的新农合职责,国家发展和改革委员会的药品和医疗服务价格管理职责,民政部的医疗救助职责整合,组建国家医疗保障局,作为国务院的直属机构。从卫生部主管到劳动社会保障部再到国家医疗保障局,体现了我国已把碎片化的医疗保险整合为一体化的管理模式。

3. **药品监管体制的发展**　1950年,在卫生部设立了药政处,在配合禁毒工作以及取缔伪劣药品市场的工作中发挥了重要作用。1953年,卫生部将药政处改为药政司。1957年,又改名为药政管理局,协调药品生产、经营和使用各环节的药政管理,同时在有条件的省、自治区、直辖市和一些地区相继建立了药政和药检机构。1950年8月1日,中国医药公司在天津正式成立,统一领导全国医药商业,直属卫生部领导。1952年2月7日,中国医药公司及其所属的分支机构统一划归中央贸易部领导,中央人民政府卫生部在业务上仍保持对其的指导关系。1957年11月,国务院决定改进商业管理体制,中国医药公司改组成商业部医药贸易局,后改为商业部医药局。1962年5月25日,中共中央按照集中领导,分级管理的原则,恢复了中国医药公司建制。1955年3月中国药材公司成立,当时设在商业部。负责全国(包括药材、饮品、成药)的生产、收购和经营工作,是农工商一体、产供销合一的企业性质的专业公司。1963年,经中央批准,中国药材公司和医药公司由卫生部、商业部共同领导。同年,卫生部、化工部、商业部联合发布《关于药政管理的若干规定》,这是中华人民共和国成立后,药政管理的第一个综合性行政法规。1978年6月7日,经国务院批准,决定成立国家医药管理总局,把中西药品、医疗器械的生产、供应和使用统一管理起来,并相应的把医药器材的科研设计、设备制造、基本建设和外事工作等统一管起来。医药管理事业统一管理体制的实现,是医药行业的一次重大改革。同年7月22日,国家医药管理总局正式挂牌成立。1979年1月1日,总局发出通知,正式成立中国药材公司、中国医药工业公司、中国医疗器械工业公司。总局成立后,各省、自治区、直辖市先后成立了医药管理局或医药总公司,一些县也相应成立医药管理机构。从此,医药事业实现了从上到下的统一管理的体制。1982年,国家医药管理总局更名为国家医药管理局,隶属于国家经济委员会,负责医药的行业管理。1988年5月,国家中医药管理局成立,其前身是国务院下设的中医管理局,负责中药管理。1984年9月20日,国家颁布了《中华人民共和国药品管理法》,并于1985年7月1日正式实施。为加强药品标准工作,1993年将卫生部药典委员会作为卫生部直属单位,并设立国家中药品种保护审评委员会办公室和卫生部药品审评中心,挂靠在卫生部药典委员会内。1998年机构改革,组建了国家药品监督管理局,为国务院直属机构。新组建的国家药品监督管理局将卫生部承担的药政、药检监管职能,国家医药管理局的药品生产流通监督职能,国家中医药管理局对中药的监管职能统一起来,负责中西药品、医疗器械等生产、流通、使用的监督和检验,将行政监督和技术监督统一起来。2001年2月21日,国家药品监督管理局、中央机构编制委员会办公室、中华人民共和国人事部以"国药监办〔2001〕93号"联合发文,对省级以下药品监督管理机构实行垂直管理。为保障人民群众身体健康,加强对食品安全的监管,2003年3月,在国家药品监督管理局的基础上,组建国家食品药品监督管理局,仍作为国务院直属机构。新成立的国家食品药品监督管理局,是一个具有高度权威性的食品、药品监督管理机构,除药品、医疗器械外,食品、保健品等的安全管理、综合监督和组织协调职能都纳入新机构。国家药品监督管理局在1998年成立后对我国药品监管体制进行了改革和探索。先是组建了国家和省一级集中统一的药品监管机构。2006年6月后,又开始建立省以下实行垂直管理的新体制。截至目前,国家、省、市、县级药品监督网络都已建立,实现党中央、国务院对药品监管新体制的总体要求。2008年12月10日,卫生部承担管理国家食品药品监督管理局的职责,负责食品安全综合协调,组织查处食品安全重大事故。2009年《食品安全法》改革中,确立新成立的食品安全委员会为更高层级的监管部门,农业、质检、工商、食药监等部门分工负责、卫生部统一协调的分段管理模式;同时,将食品药品监管局的重大事故查处、组织协调以及综合监督职能转至卫生部,由此确立了一套以国务院和卫生部作为协调机构、多部门分工合作的横向监管体制。2013年新一轮国务院机构改革中,将国家食品药品监督管理局更名为国家食品药品监督管理总局,负责综合监督管理药品、医疗器材等工作。2018年3月,整合国家食品药品监督管理总局职能,组建中华人民共和国国家市场监督管理总局,不再保留国家食品药品监督管理总局。

三、健康中国战略的提出

2016年8月19日至20日,在全国卫生与健康大会上习近平主席指出:"普及健康生活、优化健康服务、完善健康保障、建设健康环境、发展健康产业为重点。"提出了我国新时期卫生与健康工作方针,即"以基层为重点,以改革创新为动力,预防为主,中西医并重,将健康融入所有政策,人民共建共享"。新时期工作方针与时代同频共振,必将引领我国卫生与健康事业迈向新高地。

在我国走向全面小康的进程下,"补益身体,增进健康"不再是古人云:"每服五十丸,空心服"简单的药到病除,而是从公共卫生体系、健康政策、卫生健康服务、食品安全卫生等多个方面全力推进健康中国建设的重要举措。要加快健康中国建设,努力全方位、全周期保障人民健康,就要从预防开始。要坚定不移贯彻预防为主方针,努力为人民群众提供全生命周期的卫生与健康服务。

2017年10月18日上午9时,中国共产党第十九次全国代表大会在北京人民大会堂隆重开幕。中共中央总书记习近平在报告中指出,实行健康中国战略。要完善国民健康政策,为人民群众提供全方位、全周期健康服务。深化医药卫生体制改革,全面建立中国特色基本医疗卫生制度、医疗保障制度和优质高效的医疗卫生服务体系,健全现代医院管理制度。加强基层医疗卫生服务体系和全科医生队伍建设。全面取消以药养医,健全药品供应保障制度。坚持预防卫生,深入开展爱国卫生运动,倡导健康文明生活方式,预防控制重大疾病。实施食品安全战略,让人民吃得放心。坚持中西医并重,传承发展中医药事业。支持社会办医,发展健康产业。促进生育政策和相关经济社会政策配套衔接,加强人口发展战略研究。积极应对人口老龄化，构建养老、孝老、敬老政策体系和社会环境，推进医养结合，加快老龄事业和产业发展。

全世界发展中国家都曾面临过工业化、城镇化、人口老龄化等问题，尤其在疾病谱、生态环境、生活方式不断变化下，如何解决多种健康影响因素交织的复杂局面成为国际问题。我国要以基层为重点、以改革创新为动力、中西医并重，将健康融入所有政策，使人民共建共享。若不能解决这些重大问题，就不能稳步走向目标，不能稳定社会和谐，会制约经济的发展。李克强总理在健康事业指明了规划路：把养老、旅游、互联网、健身休闲、食品的五大阵营融合起来。大力推进面向基层、偏远和欠发达地区的远程医疗服务体系建设，推进公共体育设施向社会开放。从方方面面促生出更多的新产业、新业态、新模式，结合政策支持对外开放，把健康产业培育成为国民经济的重要支柱。

树立"大健康"理念，是要求全民树立健康意识，全党加强健康改革政策，全社会积极参与健康建设。既要把一些旧的医疗习惯与食品安全意识杜绝在门外，审视医疗体系，改变医疗现状及带动医护人员积极性，也要审视国民健康意识和健康习惯，从根本推动，使健康事业与健康产业有机衔接，全民健身和全民健康深度融合。使健康政策融入全局、健康服务贯穿全过程、健康惠及全民。在长期履行国际义务、参与全球健康治理后，用中国"快速到达全面小康，努力维护全民健康"等成效，向国际社会展示大国形象。

（王冬　李勇）

第十三章

健康教育与健康促进

健康教育学(health education)是研究健康相关知识的传播技术、健康干预和教育的方法和手段,通过改变人群或个体不利于健康的行为和建立有利于健康的行为来促进健康的一门科学,其领域涉及医学、教育学、社会学、行为学、传播学、管理学等学科的基本知识和技能,是一门具有很强理论性和实践性的交叉学科,包括健康教育和健康促进两个方面。健康教育和健康促进是 20 世纪发展并壮大起来的新兴学科,对提高全民族的健康水平具有十分重要的意义。

第一节 健 康 教 育

随着社会经济和医学科学技术的进一步发展,人们对影响健康的因素的认识已从生物医学模式转变到生物-心理-社会医学模式,其中,行为和生活方式因素对健康的影响越来越受到关注。行为和生活方式因素是指由于人们自身的不良行为和生活方式给个人、群体乃至社会的健康带来直接或间接的危害,对机体具有潜伏期长、累积性和泛影响性的特点。人们的行为和生活方式既是众多慢性非传染性疾病的危险因素,也是传染性疾病的重要传播途径。因此,研究人们与健康相关的行为和生活方式的现状及变化规律,通过改变人们的行为和生活方式而预防疾病、增进健康,就成为公共卫生从人群和社会的视角为人类健康作出贡献的重要组成部分。

健康教育是教育人们树立健康意识,促使人们改变不健康的行为生活方式,养成良好的行为生活方式,以降低或消除影响健康的危险因素。通过健康教育,能帮助人们了解哪些行为是影响健康的,并能自觉地选择有益于健康的行为生活方式。

一、健康和健康的层次观

健康是全人类共同的理想和目标。中国的宪法明确规定:维护全体公民的健康,提高各民族人民的健康水平,是社会主义建设的重要任务之一。达到、维护和促进健康是健康教育和健康促进的目标。由于人们所处的时代不同、环境条件不同、科技水平的差异等原因,导致了健康的认识也不相同,人们还没有从"无病、无伤、无残"到整体的、现代的健康观,从个体的健康发展到群体的健康,对健康有真正地理解。

(一) 健康的定义

目前公认 1948 年 WHO 在其《宪章》中提出的关于健康的概念是现代关于健康的较为完整的科学概念:"健康(health)不仅是没有疾病或虚弱的状态,而是身体、心理和社会适应的完好状态。"

为达到身体、心理健康和社会良好适应的完美状态,每个人或人群必须有能力去认识和实现这些愿望,满足需求以及改变或处理环境。因此,1986 年,WHO 在《渥太华宪章》中重申:"应将健康看作是日常生活的资源,而不是生活的目的。健康是一种积极的概念,强调健康是社会和个人的资源,也可看作是体力表现"。WHO《组织法》明确规定:"健康是人类的一项基本权利,各国政府应对其人民的健康负责"。我国全面建设小康社会的目标也明确指出,形成全民健康和医疗卫生体系。

健康是社会进步的标志,是时代前进的动力。健康权是人人应该享有的基本人权,是人类有尊严地生活的基本保证,人人有权享有公平可及的最高健康标准。但是,人类健康应该享有的平等权和事实上的不平等日益尖锐,甚至发展为全世界的问题。当然这种不平等,不仅仅体现在贫困人群,在一些高收入的国家,同样存在健康状态的不平等现象。因此,健康教育和健康促进就是要不仅保护和促进自身的健康,还要对他人,乃至社会的健康承担责任和义务。

(二) 健康的特性

1. 相对性　健康是相对的,没有绝对的健康。时代不同,认识不同,人们对健康的标准也不一样。

2. 动态性　健康和疾病之间常处于动态平衡状态,是连续体,在健康和疾病之间存在着一些中间状态:极佳健康状态—很好的健康状态—良好的健康状态—健康—亚健康—极度不健康—死亡。

3. 可得性　是指每个人都可以通过自己的主观努力,尽可能地获得健康。

(三) 三维健康观

所谓三维健康观就是指健康是生理的、心理的和社会的三个基本面组成的。

1. 生理健康　是健康的基础,即肉体的健康。无伤残和病痛,全身各系统无疾病。由于社会的发展,人们对身体健康的认识在不断深化,因此,生理健康是个发展的概念,所以,我们不可能对身体的健康下一个“金标准”,当前的医疗水平下,未发现异常,则认为躯体健康。

2. 心理健康　包括智力健康、情绪健康和精神健康。智力健康指人们接收和处理信息的能力,在多方面有助于提高人们的生活质量;情绪健康表现为人们以平常心看待现实社会、处理压力,并能灵活和妥协地处理冲突;精神健康是一个真正完整意义上健康的一个组成部分,以生理健康为基础,高于生理健康,主要是指一个人在社会生活中有进取心、接纳心、宽容心。表现为积极向上,情绪稳定,热爱生活,有良好的人际关系等。

3. 社会健康　即能胜任各种社会及生活角色。人是社会的人,不能离开社会而存在,只有对社会具有良好的适应性,才能有效地发挥个人潜能和社会功能,人才能健康地生活。社会适应的完好,是在逐步成长的过程中形成的,是一种持续的、积极的内心体验。一个人的社会健康主要表现在三个方面:①独立性:一个社会成熟的个体,具有更大的独立性和自主性;②人际关系:一个社会健康个人的特点是具有与人建立联系并与他们合作的能力;③责任:一个社会成熟的人应敢于承担义务和责任。

近年来,WHO极力主张将道德健康列入健康的范畴,并指出当人的道德观和道德行为不健康时,即使人的躯体是健康的,仍然不能认为健康。道德健康的最高标准是无私奉献,最低标准是不以损害他人的利益来满足自己的需要。道德健康是人类健康体系的统帅,只有在道德健康的基础上,生理健康、心理健康、社会健康等才可以有机整合,推动社会的健康发展。

“三维健康”的三个方面并非孤立存在的,是相互依存的,任何一个方面的不健康都会影响其他两个方面,都不能称为健康。

(四) 健康的标志

1977 年,WHO 提出了 10 条健康标准:

1. 充沛的精力,能从容不迫地担负日常生活和工作而不感到紧张与疲劳。

2. 处事乐观,态度积极,乐于承担任务不挑剔。

3. 善于休息,睡眠良好。

4. 应变能力强,能适应外界环境的各种变化。

5. 对一般感冒和传染病有一定抵抗力。

6. 体重适当,体型匀称;站立时,头、肩、臀位置协调。

7. 眼睛明亮,反应敏捷,眼睑不发炎。

8. 牙齿清洁,无缺损和龋齿,不疼痛,牙龈无出血,颜色正常。

9. 头发有光泽、无头皮屑。

10. 肌肉丰满,皮肤有弹性,走路轻松。

2000 年,世界卫生组织提出了促进健康的新准则,即健康的四大基石:合理膳食、适量运动、戒烟戒酒、心理平衡。

世界各国也根据自己的实际情况,研究并提出了符合本国国民特点的健康的具体标准。

(五) 健康的决定因素

健康的决定因素(determinants of health)是指决定个人健康和群体健康的因素。《渥太华宪章》指出:健康的基本条件和资源是和平、住房、教育、食品、经济收入、稳定的生态环境、可持续的资源、社会的公正与平等。为改善健康,上述必要条件必须具有坚实的基础。1974 年,加拿大卫生与福利部前部长 Marc lalonde 从预防医学的角度,归纳了健康和疾病的影响因素,得到国际学术界的一致认可,并被实践所证明。这四类影响因素分别是:行为和生活方式、环境因素、生物学因素、卫生服务系统(健康服务因素)。

1. 行为和生活方式　行为和生活方式因素是指因为人们自身的不良行为和生活方式,直接或间接给个人、群体,甚至社会的健康带来不利影响。例如糖尿病、心脑血管疾病、结肠癌、前列腺癌、乳腺癌、肥胖症、性传播疾病、精神性疾病、自杀等均与行为和生活方式有关。

行为因素(behavior factor):行为是指人们有目的地由简单动作构成的活动,它受遗传因素、环境因素等多因素影响。行为也是影响健康的重要因素。例如吸烟与肺癌、慢性阻塞性肺病的发生发展;性乱导致性传播疾病的蔓延;酗酒导致肝硬化;驾车不扣安全带等等。据报道,美国前 10 位死因疾病中,不良行为和生活方式在致病因素中占 70%。美国通过 30 年的努力,使心血管疾病的死亡率下降 50%,其中 2/3 是通过改善行为和生活方式取得。

生活方式(life style):生活方式的内容相当广泛,是一种特定的行为模式,这种行为模式受个体特征和社会关系所制约,是建立在社会经济、生活条件、文化继承、社会关系、个性特征和遗传等综合因素基础上形成的一种稳定的生活方式。包括人们的衣、食、住、行、劳动、工作、休息、社交以及精神生活的价值观、道德观、审美观。由于生活方式的不同,也会导致不同人群的疾病谱有很大差异。

2. 环境因素　环境有内部环境和外部环境之分,前者指机体的生理(内部)环境,后者指自然环境和社会环境(外部)。内部环境与外部环境交互影响,交互作用,推动着人的心理和生理的发展。

自然环境主要由空气、阳光、水、土壤、各种矿物质、植物、动物等组成,是人类赖以生存和发展的物质基础。主要指地壳表面和围绕它的大气层的一部分,一般指海平面以下约 12km 到海平面以上约 10km 的范围内,也称作生物圈(biosphere)。只有保护好自然环境,才能对人类的健康产生积极的作用。某些时候,有益于健康的生活环境比有效的医疗服务更能促进健康。一旦自然环境遭到破坏,人们将会遭到大自然的报复,尽管人类已经适应了在不同的气候条件下生活,但从赤道热带到极地寒带,这两种气候和天气对人类生活和健康还是有很大影响的。短时间内发生的极端气候(如暴雨、洪水、飓风)能够严重影响到人类的生命安全和身体健康。如 1998 年,我国暴发建国 50 年以来最大洪水灾害,有一亿八千万人口受到影响,近 4 000 人失去生命,700 多万户房屋完全被毁。

社会环境又称文化-社会环境,社会环境包括政治、经济、文化、教育等诸多因素。人们的行为生活方式、社会生产力、生产关系、经济状况、社会保障、教育、人口、科学技术、社会制度、法律、婚姻家庭、医疗保健制度等都会通过影响人们的生存和生活条件从而影响人群的身体健康。社会环境还包括人际关系、社会状态等。

3. 生物学因素　生物学因素对健康的影响主要表现为细菌、病毒、寄生虫感染和动物咬伤等。生物医学时代主要重视生物学因素对健康的危害。生物学因素目前仍是影响健康和引起疾病的主要原因之一。

个体的基本生物学特征如性别、年龄等是健康的基本决定因素,不同的人处在同样的危险因素下,对健康的危害性大不相同。女性更易受到性或者其他暴力的侵犯,男性往往容易患冠心病、意外伤、癌症等。遗传因素影响着不同个体的健康。已知人类的遗传性缺陷和遗传性疾病有近 3 000 种(约占人类各种疾病的 1/5),遗传还与高血压、糖尿病、肿瘤等有关。

4. 健康服务因素 健康服务又称卫生保健服务。健康服务由卫生服务系统提供,是卫生机构和卫生专业人员为了防治疾病、增进健康,运用卫生资源和各种手段,有计划、有目的地向个人、群体和社会提供必要服务的活动过程。卫生保健服务不仅仅是医疗服务,还涉及健全的卫生机构、完备和质量保证的服务网络、有一定的经济投入、公平合理的卫生资源配置以及要保证服务的可及性等方面,对每个个体乃至整个人群健康有着重要的促进作用。

由于疾病谱等发生改变,四类因素中,行为和生活方式因素越来越受到人们的重视。行为干预将是促进健康最有力的措施,而以行为改变为着眼点的健康教育和健康促进成为全球第二次卫生革命中的核心策略。

二、健康教育的概念与目的

(一)健康教育的概念

健康教育(health education):是通过有计划、有组织、有系统的社会教育活动,促使人们自愿地改变不良行为和影响健康行为的相关因素,消除或减轻影响健康的危险因素,预防疾病,促进健康和提高生活质量。健康教育通过有计划地为学习者提供获取科学的健康知识、树立健康观念、掌握健康技能的机会,帮助他们作出有益健康的决定和有效且成功地执行有益健康的生活行为方式的过程,引导人们自愿采取有益健康行为,同时帮助人们达成知行合一的实践活动,其核心是健康行为的养成。

从完整的实施健康教育计划的方面来考虑,计划性、组织性、系统性是健康教育工作的特点。但如果是个人按照健康教育的原理和方法系统或片面、预先有计划或者无计划的情况下,对自身或他人不健康的行为进行干预,提高对疾病和健康的知识、信念,并最终引起行为改变的活动,也属于健康教育。

(二)健康教育的目的

健康教育的目的是通过开展教育活动,提升健康素养水平,增强人们自身的健康决策技能,作出有益于健康的明智选择,让人们养成有益于健康的生活方式和行为习惯,激发对社区健康议题的重视和参与改善健康的社区行动,从而维持、促进和改善个人和社区的健康。

(三)健康教育的主要环节

1. 教学者 健康教育的教学者包括学校里从事健康教育的教师、医疗卫生机构中的公共卫生医师、临床医生、基层卫生工作者及社会工作者等。

2. 健康教育信息 健康是一个非常宽泛的概念,与健康相关的信息涉及的范围很广,包括人一生中从生长发育、养生保健、疾病和伤害预防、健康筛查、疾病治疗、管理和康复等系列的健康主题。其选择原则首先必须确保信息的正确性,其次是证据充分,最后是要适合学习者的需求。

3. 教学活动 健康教育的教学活动涉及一系列的教学方法和技巧,主要包括个体咨询与指导、人际和小组活动、课堂讲授、培训与训练、媒体传播等。

4. 学习者 即健康教育的目标人群,可以是个人,也可以是一个团体,或没有确定边界的群众。把健康教育的目标人群称为学习者是强调健康教育不是单向的健康信息的传递,而是教学者和学习者之间的沟通和互动,且通过健康教育让目标人群养成为了自身健康而能终身学习的习惯。

5. 效果 健康教育的目的是通过开展教育活动,增强人们自身的健康决策能力,作出有益于健康的理智决定和明智选择,让人们养成有益于健康的生活行为方式,重视和参与社区改善行动,从而维持促进和改善个人和社区的健康。

三、健康教育的研究内容

(一)健康教育的研究领域

1. 按目标人群或场所分类

(1)学校健康教育:是指通过学校、家长及学校所属社区内成员的共同努力,向学生提供完整、积极的健康经验和知识结构。包括设置正式和非正式的健康教育课程,创造安全健康的学校环境,提供合适的健康服务,以促进学生健康。学校健康教育的对象包括学龄前儿童、中小学生及大学生。

(2) 职业人群健康教育:是指通过提供健康知识、技能、服务,促使职业人群自觉地采纳有益于健康的行为和生活方式。

(3) 医院健康教育:是指以患者为中心,针对到医院接受医疗保健服务的患者个体及其家属所实施的有目的、有计划、有系统的健康教育活动,其目的是防治疾病,促进身心康复。

(4) 城市/农村社区健康教育:是指以社区为基本单位、以社区人群为教育对象、以促进居民健康为目标,有计划、有组织、有评价的健康教育活动。社区健康教育的目的是挖掘个人、家庭、社区以及社会的保健潜力,从而增进健康,减少残障。

(5) 患者健康教育。

(6) 消费者健康教育。

(7) 与卫生有关的健康教育。

2. 按教育目的或内容分类 包括防治疾病的健康教育、营养健康教育、环境保护健康教育、生殖健康教育、心理卫生教育、安全教育、控制吸烟酗酒和滥用药物教育、死亡教育等。

3. 按业务技术或责任划分为

(1) 健康教育的行政管理。

(2) 健康教育的组织实施。

(3) 健康教育的计划设计。

(4) 健康教育人才培训。

(5) 健康教育的评价。

(6) 健康教育材料的制作与媒介开发。

(7) 社区开发的组织。

(二) 健康教育的研究方法

如何发展健康教育学是时代的需要,需要方法论的指导。健康教育学的研究方法是采用多方位、多层面、多学科的综合方法,既要应用自然科学的方法,又要应用社会科学的方法;要以人类健康发展为中心,向人们揭开健康本质;健康教育是一门综合了卫生统计学、传媒学、流行病学等学科的一个综合性学科,因此,健康教育的研究和工作方法具有多元性、综合性和特殊性。

1. 调查研究的方法

(1) 实态性调查研究:是直接从已经存在的现象中,或从人们的认识和行为中搜集资料,记录事实,即通过不同的方式获取有关客观存在事实的资料,通过分析以找出其规律或发现问题的方法,属于描述性流行病学的范畴。例如对于某知识的认知率,某疾病的发病率,等等。

(2) 分析研究:通俗地说就是分析原因和结果之间有没有联系,是通过有计划、有目的地收集各种已有资料,依据所要研究问题的目的,对其分析,以找出健康教育与健康促进决策的科学依据,它又可以分为:

1) 前瞻性调查:是从已知的原因观察结果的一种研究方法,就某一可疑致病因素是否与某病的发生有联系所进行的追踪调查,是群体调查的基本方法之一。一般是将特定范围的人群划分为暴露于某因素的暴露组和非暴露于该因素的对照组,在一定时间内追踪观察和比较两组的健康差异和发病情况,并对两组的该病发病率和死亡率做比较,以研究该因素是否与该病的发生或死亡有关。前瞻性调查多用于分析病因,考察特定因素的致病作用和社会保健措施的效果。进行前瞻性调查,明确调查的因素和目的,恰当地划分调查范围和对象,设置有代表性的暴露组和对照组,规定追踪调查的时间和方法,详细登记所调查人群的人口变化,对可疑因素的关系进行分析和统计处理。

2) 回顾性调查:是从存在的结果分析原因的一种研究方法,回顾性调查是一种从结果到原因的调查。追溯人群中已经发生的某种疾病过去有无可疑的共同病因和发病性质。

(3) 社会调查研究:社会调查研究是在系统地、直接地收集有关社会现象的资料的基础上,通过对资料的分析和综合,来科学地阐明社会生活状况及社会发展规律的认识活动。社会调查常用于健康教育需求评估及信息反馈。社会调查研究又分为定性和定量的调查研究。除了问卷调查属于定量调查研究,其余均属于定性调查研究。常用的方法有选题小组工作法(nominal group process)、专题小组讨论法(focus group discussion)、德尔菲法(Delphi technique)、观察法(observation)、个人深入访谈法(personal deep visiting)。

1)选题小组工作法:详见第十二章第三节。

2)专题小组讨论法:在目标人群建立专题讨论小组,收集目标人群的信息。

3)德尔菲法(专家调查法):详见第十二章第三节。

4)案例调查:调查社区实际发生的事件并写成案例报告,帮助人们学习和思考如何解决问题。

5)观察法:常用于行为观察。观察行为产生的背景及其文化、经济、社会、环境等影响,观察法包括:参与性观察,即研究者直接参加研究人群的日常生活活动,通过观察,听取人们谈论及用各种方法提出问题,真实地获取调查所需资料;非参与性观察,不参与观察客体的活动,只是非公开的观察并记叙观察到的现象和事实。

6)个人深入访谈法:调查人员和被访谈的对象,通过谈话的方式,从各个方面,多角度、深层次研究被访谈者的心理和行为,探索出其心理和行为的根本原因,并据此找到解决问题的方法和方案。

2. 实验研究与准实验研究

(1)实验研究:将评价对象按严格随机原则分为实验组和对照组,分别观察他们在干预前后的情况,此研究方法一般难以执行,因为在研究过程中很难做到随机化原则,所以要经过精心地设计。

(2)准实验研究:方法类似实验研究,但实验组与对照组未能按照随机化原则进行分组,此类设计相对容易实施,在进行大规模评价研究时,能省时、省钱,更具可行性,但因为没有完全遵循随机化原则,所以说服力不如实验研究。只是选择主要因素方面相似的人群,人为确定一个为实验组,一个为对照组。

3. 教育干预方法 健康教育干预方法很多,大致可分信息传播、行为干预两大类。

(1)信息传播:正确的信息是转变行为的基础。通过各种传播渠道和技术媒介传递健康信息,普及卫生保健知识,提高人民群众的健康意识和知识水平,引导人们采纳健康的行为。

(2)行为干预:行为干预是实现健康教育计划目标的重要手段。通过具体的一些方式,例如咨询、帮助、促使等手段,使受试者发生行为的改变,即为行为干预。

四、健康教育的工作步骤

健康教育学是公共卫生与预防医学的实践活动,所有的健康教育工作都是为取得目标人群健康相关行为的实际改善和预防疾病、提高人群健康水平的实际效果服务的。人的行为及其赖以发生、发展的环境是一个复杂的系统,要促使这个系统向有利于健康的方向转变,健康教育需要做多方面的、深入的工作。在公共卫生与预防医学的实际工作中,健康教育工作多以项目的形式开展,其过程一般可以分为几大步骤:调查研究(健康教育诊断)、健康教育计划设计、健康教育计划实施和健康教育计划评价。

(一)调查研究

又称健康教育诊断,需求评估和计划前研究。需求评估是运用流行病学和社会学的研究方法,调查某地区居民的主要健康问题及其影响因素,以及与这些问题有关的组织机构、政策和可利用的卫生资源状况,并确定需要优先解决的健康问题,评估居民对卫生服务的实际需要以及对生活质量的满意度。需求评估为健康教育与健康促进项目计划制定提供依据,并且是健康教育和健康促进项目实践的第一步,也是健康教育与健康促进项目后续的设计、实施和评价的基础。

(二)健康教育计划设计

健康教育计划设计是一个组织机构从实际情况出发,通过科学的预测和决策,选择优先干预的健康问题,提出未来一定时期的发展目标以及实现目标所采取的策略、方法和途径等所有活动。计划设计是健康教育项目取得成功与否的关键环节,为计划的顺利实施及质量控制奠定了基础,也为科学评价效果提供了依据。在需求评估的基础上,健康教育与健康促进项目设计的基本步骤主要包括确定计划目标、制定干预策略和活动、确定项目的时间与经费预算、评价的方法和指标体系。

（三）健康教育计划实施

健康教育与健康促进项目实施过程包括制定计划进度表、实施质量控制、建立干预项目的组织机构、项目实施人员培训、干预活动所需要的仪器(设备)和传播材料五个方面的工作。目的是要对各项活动进度、质量、经费等进行监控,确保进度、质量达到要求,经费使用与预算一致。

（四）健康教育计划评价

评价是对评价对象的各个方面,根据评价标准进行量化和非量化的测量与分析,最后得出结论的过程。健康教育与健康促进的评价是对项目的目标、内容、方法、措施、过程和效果等进行评估的过程,可帮助确定项目的先进性和合理性,帮助督导项目的实施,确保项目质量并达到预期目标。运用流行病学、统计学方法与技术,开展健康教育与健康促进的效果评价,确定干预后目标人群健康状况、健康行为、认知的变化情况以及达到目标的程度;运用社会学、管理学等原理和方法,评价社会政策与环境变化情况及其对人群健康和健康行为的影响。

五、健康教育的形成与发展

从广义上来讲,世界范围内的健康教育思想及活动产生得很早,甚至可以追溯到上千年以前,具体发生在什么年代已无法追踪。我们所讲的健康教育是指现代健康教育。

（一）国际健康教育的发展过程

现代健康教育学可以追溯到 19 世纪 80 年代的美国、英国等发达国家,他们在学校教育中首先安排了卫生课程。美国是健康教育专业发展最早的国家之一。一开始时,健康教育和体育放在一起作为促进人民强身和健康的一个策略加以推动和实行,后来健康教育单独分出来,成为一个独立的学科,并作为预防医学的组成部分。以美国为首,从 19 世纪末到 20 世纪 50 年代,人群死亡率呈持续、稳定的下降,卫生分析家指出,这主要与环境条件,例如饮用水、污水处理、免疫接种等原因有关,但是医学界普遍认为是抗生素的问世、外科手术的迅速发展等医学科学进步和技术改进的结果,甚至认为只要在生物医学领域多投入,便能达到控制疾病的目的。在这种思想的影响下,便出现了重视医疗轻预防的倾向,致使国家和个人的医疗费用急剧增加,20 世纪 50 年代到 70 年代,美国的医疗费用增加约 10 倍。但实践证明,增加对医疗的投入无法进一步降低人群的死亡率、病死率等。单纯运用生物医学模式的手段在降低死亡率方面显得束手无策。

健康教育的发展是和疾病谱的变化密切相关的,20 世纪 60~70 年代,人们逐渐认识到增加医疗投入无法降低慢性非传染性疾病的发生,开始转向改变人类自身的不利于健康的行为和生活方式方面来,并希望从行为和生活方式上找到解决慢性非传染性疾病的方法。生活方式和健康关系的证据在 1972 年,首次由美国加州大学公共卫生学院院长布瑞斯洛和加州公共卫生局人口实验室毕洛克等人提出,他们从 1967 年起,对 6 828 名成年人进行了为期 5 年半的随访观察,发现了 7 项与人们的期望寿命和良好健康显著相关的简单而基本的行为:①每日正常而规律的进食三餐,避免吃零食;②每天吃早餐;③每周进行 2~3 次的适量运动;④适当的睡眠(每晚 7~8h);⑤不吸烟;⑥保持适当的体重;⑦不饮酒或少饮酒。1974 年,加拿大政府在国家公共卫生与福利部长拉朗德(Lalonde)领导下,发表了《加拿大人民健康的新前景》一文,将所有死亡和疾病的原因归因于四个要素:①不健康的行为因素和生活方式;②环境因素;③生物因素;④现有卫生保健系统的缺陷。而后,加拿大政府制定了改善生活方式的行动计划,把卫生政策的侧重点由疾病的治疗转移到疾病的预防和健康促进上。同年,美国国会通过了《国家健康教育规划和资源发展法案》,明确健康教育是国家有限卫生项目之一。1976 年,美国提出一组数字,对 10 种主要死因调查分析,由不良生活方式所引起的占 50%,同年,英国学者 Mckeown 就对英格兰和威尔士近三百年的公共健康统计资料进行过分析,他得出的结论是,在长达三百年的时间里,传染病死亡率的下降,只有 10% 可归功于医学上的发明创造(包括抗生素),而绝大部分应归功于营养、环境和行为的改善。1978 年 9 月,世界卫生组织和联合国儿童基金会联合在苏联的阿拉木图主持召开国际初级卫生保健大会,通过了著名的《阿拉木图宣言》,明确了初级卫生保健是实现"2000 年人人享有卫生保健"全球战略目标的基本途径和根本策略。从 20 世纪 20 年代起,美国、英国、苏联等国家都相继正式成立了健康教育的组织机构,现在就美国开设健康教育相关课程,并授予健康教育学士的高校有几百所,并具有培养硕士和博士的健康教育机构。WHO 于 20 世纪 60 年代成立健康教育部门,使以传播健康信息为基础的卫生宣传,逐步发展成为一系列有计划、有目的地健康教育活动;随后美国卫生总署发表了《健康人民》(Health,People),宣告发动"美国历史上第二次公共卫生革命",标志着健康促进的开始。20 世纪 80 年代以后,行为和生活方式的改善在很大程度上取决于社会和自然环境因素的制约,因而,健康促进就成了健康教育深化和发展的必然趋势。1986 年,在渥太华召开的第一届国际健康促进大会上发表的《渥太华宪章》指出,"健康促进是指促使人们提高和改善他们自身健康的过程"。同年,美国的《美国健康促进杂志》认为:"健康促进是一门帮助人们改变生活方式,以达到理想健康状况的科学和艺术。"1995 年,WHO 西太平洋区办事处发表的《健康新地平线》(New Horizons in Health)从发挥个人、家庭、社会健康潜能,促进个人、群体、政府行为改变方法确定了"健康促进是指个人与其家庭、社区和国家一起采取措施,鼓励健康的行为,增强人们改进和处理自身健康问题的能力。"

苏联也是健康教育发展比较早的国家。20 世纪 20 年代左右,苏联政府从预防疾病的角度认识到健康教育的重要作用,提出"没有健康教育,就没有苏联的保健事业"。在 1920 年成立了健康教育馆。1929 年设立健康教育研究所,苏联增加了在健康教育的经费投入。到 60 ~ 70 年代,苏联的健康教育就已经发展成具有健全的工作网络,工作方式正规,工作范围广泛的学科,为全世界的健康教育作出了杰出的贡献。

英国于 1927 年成立全国健康教育委员会。德国最早在学校开展健康教育,1976 年成立全国健康教育协会,将健康教育列为医学院校必修课程。芬兰、德国、瑞典的健康教育在卫生保健中也发挥了重要的作用,芬兰贝卡地区于 1972 年就开始针对该地区高血压、冠心病的问题,在全区实施改变不健康生活方式为主的健康教育干预计划,并取得明显的成绩。法国于 1976 年成立健康教育协会并将健康教育列为医学院校的必修课程之一。新加坡把健康教育计划列入全国卫生规划,采取健康教育和健康促进策略来控制慢性病。澳大利亚对健康教育和健康促进的人才培养方面作出了积极的探索,并获得骄人成绩和宝贵经验。

(二)我国健康教育的发展过程

1. 中华人民共和国成立前,我国健康教育的发展 1949 年以前,我国健康教育几乎没有什么系统地发展,只是一些健康知识的传播、预防疾病的思想记载。两千多年前,《黄帝内经》中提出"上医治未病,中医治欲病,下医治已病"是中华民族健康教育思想的最早起源。20 世纪初,我国的中华医学会成立时,首任会长宣布学会的宗旨是:"中国医生们从此登上了中国卫生(健康)教育的舞台。"1916 年,我国又成立了"卫生教育联合会"。20 世纪 20 年代以前,我国的健康教育活动是分散的,在民间自发进行的。20 年代后,我国卫生和教育界众多学者对提高民族健康极为重视,提出"健康教育从学校抓起"等口号。1929 年,在北平市成立的"学校卫生委员会"是我国最早的市级学校健康教育行政机构。至三四十年代出现了健康教育理论与实践活跃的状态。1934 年,陈志潜编译的《健康教育原理》是我国最早的健康教育专著。在学术团体方面,有"卫生教育联合会""中国卫生教育社""中华健康教育学会"等;在机构方面,有市卫生教育委员会、卫生教育科等。中国的许多学者在健康教育的概念、目标、任务、实施方法、人才培养等方面做了积极的探索和研究,获得了一定的成绩。当时,全国各地健康教育工作成绩最好的是河北定县,陈志潜在河北定县建立了我国第一个农村卫生试验区,开展了大量的健康教育工作和实行一套农村卫生保健模式,定县的模式是当今农村初级卫生保健和社区健康教育有价值的早期尝试。

　　但是由于当时国民政府的腐败和经济的落后,以及帝国主义对我国的入侵等历史原因,我国的健康教育事业的设想和建议得不到实施和重视,发展空间较小,甚至出现停滞的状态。

　　2. 中华人民共和国成立后,我国健康教育的发展　中华人民共和国成立后,我国健康教育事业的发展经历了3个时期:

　　第一,20世纪50~70年代的卫生宣教与爱国卫生运动时期:所谓卫生宣教,是指在群众中进行有关卫生工作、环境保护及改造和健康保健等方面的信息传播活动,也包括对卫生政策、法规、条例和卫生科技信息的传播和扩散。其主要目标是改善个体卫生知识水平,改善环境卫生状况、预防疾病,其主要方式是:领导和专家制定传播内容—制作传播材料—向群众宣传,是一种单向传播,不注重反馈和评价。

　　中华人民共和国成立初期,我国面临着传染病、寄生虫病和性病等疾病的严重威胁,医疗卫生事业落后,不久,中央就确定了"面向工农兵,预防为主,团结中西医,卫生工作与群众运动相结合"的卫生工作原则,即"四大方针"。前面三个原则是在1950年8月第一届全国卫生工作会议上确定的,而"卫生工作与群众运动相结合"是经过总结反细菌战时,兴起的爱国卫生运动的经验之后确立的。1951年,中央人民政府卫生部设立卫生宣传处,领导全国健康教育和宣传工作。1953年,全国开始开展"爱国卫生运动",在全民中普及卫生知识。通过爱国卫生运动,初步创造出了中国式的卫生工作方法,也就是在当时这样一个人口众多、经济贫困、卫生落后的大国,找到了一条迅速改变落后面貌和预防疾病的方法,我国城市在20世纪50年代末、农村在20世纪60年代初,就基本实现了医学模式的转变。

　　20世纪60~70年代后期,受"文化大革命"的影响,健康教育工作和其他工作一样,曾经一度处于低潮,20世纪70年代后期,才逐渐得到恢复。1977年,卫生部重新设立卫生宣传办公室。

　　第二,20世纪80年代的健康教育学科的建立与网络初步形成时期:进入20世纪80年代后,我国的疾病死亡谱与发达国家相似。我国成功地将婴儿死亡率、人口死亡率大大降低,并提高了人均期望寿命。1984年,政府主管部门正式引入"健康教育"这个词汇,成立了许多专业机构,例如,"健康教育所""健康教育馆""健康教育教研室""社区卫生教研室",并在大学本科教育设有健康教育专业,招收健康教育的本专科学生。上海医科大学、北京医科大学、河北省职工医学院是第一批创建健康教育专业的大专院校,后来,同济医科大学、华西医科大学也先后成立了健康教育专业。1986年,中国健康教育研究所正式成立,标志着一个比较完整的健康教育组织体系的形成。20世纪80年代,我国也颁布了有关健康教育的法律、法规,如1986年12月4日颁布的《卫生部、中央爱国卫生运动委员会关于健康教育专业人员聘任专业职务有关问题的意见》,1989年4月7日颁布的《卫生部关于加强健康教育工作的几点意见》等。这期间我国的健康教育研究机构开展了一系列课题研究,开始重视包括设计、实施、干预、管理和效果评价在内的健康教育的全过程。

　　1988年,由贾伟廉主编,人民卫生出版社出版的《健康教育学》是我国的第一部自己编写的健康教育的理论书籍,为我国的健康教育理论发展起到了重要的作用。健康教育已经由以往的卫生宣传,转变为真正意义上的健康教育,由过去单一的大众宣传逐步走向宣传与教育并重,由以疾病为中心的医疗模式转为对行为危险因素的干预。既要改变个体卫生知识水平,改善个体、群体、社区的健康状况,预防疾病,改善健康相关行为,需要包括行政部门在内的多部门参与。当时,虽然没有"健康促进"这一名词,但是,实质上已经形成了具有中国特色的社会主义初级阶段的健康促进模式,并显示了它的勃勃生机。

　　第三,20世纪90年代以来的健康教育与健康促进时期:进入20世纪90年代,我国健康教育与健康促进工作继续借助经济发展的机遇大踏步前进。培训了一大批健康教育专业骨干,提高了理论和实践能力;发展国际、国内各部门之间的合作;各级政府对健康教育工作重要性的认识进一步提高,健康教育为越来越多的领域提供服务,也被各行各业所接受。

　　自1990年起,全国爱国卫生运动委员会将健康教育列为全国城市卫生检查评比活动的重要内容。

1990年4月,在全国健康教育工作会议及中国健康教育协会第2届理事会扩大会议上,将"卫生宣传教育"改为"健康教育"。1995年8月,卫生部等7部委联合下发了《中国城市实现"2000年人人享有卫生保健"规划目标》和《中国城市实现"2000年人人享有卫生保健"评价指标体系》,以提高在一级、二级、三级城市中小学学生和居民健康教育的普及率。健康教育和健康促进被列为《中国农村初级卫生保健发展纲要(2001—2010年)》8项任务之一。1997年1月,中共中央、国务院在《关于卫生工作改革和发展的决定》(以下简称《决定》)中指出,"健康教育是全民素质教育的重要内容,要十分重视健康教育。"这是我国中央政府从国家的高度对健康教育重要性的最好阐述,同时也是对重视和加强健康教育工作的最高强调。全国爱国卫生运动委员会、卫生部根据《决定》精神,制定了《中国健康教育2000年工作目标和2010年远景规划》。1997年,调查全国共有健康教育机构2 654家,从事健康教育专职工作的人员两万多人。

进入21世纪以后,在经济和教育飞速发展的今天,人民对健康教育和健康促进的需求急速增长。2002年,我国为了适应疾病谱的变化,对疾病预防控制系统进行了机构改革,将过去的以单一预防传染病为职责的"卫生防疫站"模式改建为预防控制所有疾病的"疾病预防控制中心"模式,从中央到地方的健康教育专业机构与同级其他预防医学/公共卫生机构组成疾病预防控制中心,使健康教育与疾病预防和健康促进其他方面的工作机构整合为一体,促进了健康教育事业的发展。2002年,全国城市社区健康教育调研显示,健康教育已被纳入社区卫生服务的业务职能,成为"六位一体"的重要内容。2005年1月,卫生部发布了《全国健康教育与健康促进工作规划纲要(2005—2010年)》,提出了健康教育和健康促进的总目标:建立和完善适应社会发展需要的健康教育与健康促进工作体系,提高专业队伍素质;围绕重大卫生问题针对重点场所、重点人群,倡导健康的公共策略和支持性环境,以社会为基础,开展多种形式的健康教育与健康促进活动,普及健康知识,增强人们的健康意识和自我保护能力,促进全民健康素质提高。2006年,卫生部出台了《亿万农民健康促进行动规划(2006—2010年)》的第2个5年规划,目的是推动建立、健全各级政府领导、多部门合作、全社会参与工作的长效机制,提高农村居民的健康素质与生活质量。2017年1月,卫生部发布了《"十三五"全国健康促进与教育工作规划》,提出到2020年,健康的生活方式和行为基本普及,人民群众维护和促进自身健康的意识和能力有较大提升,"把健康融入所有政策"方针有效实施,健康促进县(区)、学校、机关、企业、医院和健康社区、健康家庭建设取得明显成效,健康促进与教育工作体系建设得到加强。全国居民健康素养水平达到20%,影响健康的社会、环境等因素得到进一步改善,人民群众健康福祉不断增进。

在国际合作方面,发展了双边以及多边合作项目,如世界卫生组织的健康促进学校项目、艾滋病项目、控烟项目、预防蠕虫感染项目;联合国儿童基金会的健康教育项目;世界银行贷款改水环境卫生与健康教育项目、卫生Ⅲ(农村卫生)、卫生Ⅵ(妇幼卫生)、卫生Ⅶ(慢性病和计划免疫)、卫生Ⅷ(农村卫生与扶贫)、卫生Ⅸ(妇幼卫生与性病艾滋病)、卫生Ⅹ(结核病),预防碘缺乏病项目、SARS和其他传染病控制项目等。

综前所述,中华人民共和国成立以来,我国健康教育工作成绩显著,但是,我国的健康教育工作和发达国家相比,还存在滞后情况,无法完全满足我国人口健康状况与人民保健需求,存在一些与事业改革与发展不相适应的问题。主要问题归纳如下:①管理与相关制度、法规不完善。缺乏健康教育的评价指标体系和相关法规,健康教育的职能与任务也无明确的界定与规划管理,健康教育运行机制和政府对健康教育的管理不够协调;②专业机构不健全,专业人员数量不足,健康教育的技术力量和手段还比较落后,缺乏专业的师资。城乡健康教育专业机构和工作网络尚不健全,机构运行和管理不够协调;③工作计划、实施与评价不科学。在计划过程中,没有应用流行病学与行为科学来筛选合适的目标;地区间健康教育与健康促进工作发展不平衡,业务经费投入不足。健康教育专业人员应该认识到从卫生宣传模式到健康教育模式的转变还远远没有完成,我们还必须努力追求,才能完成真正意义上的转变。只有通过政府和专业工作人员共同努力,我国的健康教育才能尽快地走出初级阶段,为促进人民健康事业作出更大的贡献。

（三）健康教育的四个发展阶段

1. **医学阶段**　20世纪70年代以前，是以疾病为中心的医学时代。该阶段主要是以机体机制为出发点，强调疾病为中心的生物医学模式，忽视了社会公正与平等，忽视了非卫生部门的作用，忽视了生活方式对健康的影响。

2. **行为阶段**　20世纪70年代早期，开始引入行为与生活方式手段。从疾病谱的改变，认识到生物学手段在预防和治疗疾病，提高生活质量方面的束手无策，提出了对行为危险因素进行干预的观点，拓宽了健康教育的视野。

3. **社会、环境阶段**　20世纪80年代后，在认识到行为和生活方式的改变受到社会和自然因素的制约的基础上，提出了健康促进的观念。

4. **新公共卫生与后医学阶段**　提出以人为本、以健康为中心，从社会、经济和环境方面全面解决健康问题，健康问题必须坚持健康促进方向，强调政府的主导作用。

（四）健康教育和健康促进的相关学科

健康教育与健康促进的研究领域广泛，是个跨学科、多学科的专业，和其密切相关的专业如下。

1. **预防医学**　健康教育和健康促进实质上属于预防医学的范畴。在其实践过程中，强调流行病学及统计学方法的应用，和儿童少年卫生、环境卫生、劳动卫生等卫生学学科相互渗透。

2. **社会医学**　健康教育和健康促进需要借鉴社会医学研究问题的战略性、理论性和方向性，从社会学角度研究和分析人群的主要健康问题并制定相应措施，提高人们的生活质量。

3. **教育学**　健康教育和健康促进的计划和实施，面向的是需要改变不良行为的个体，是对其进行教育，并改变其思想，最终改变行为的过程，要很好的发展健康教育工作，就必须熟悉教育学的一些基本理论和方法，了解受教育对象的特点和要求，才能因材施教，并进行行效果评价。

4. **传播学**　健康传播学是传播学的一个新领域，主要研究健康活动的发生和发展规律，以及影响传播效果的因素，传播策略的选择和拓展等。

5. **健康心理学**　是在行为医学的基础上发展起来的一门新的心理学分支。

6. **健康行为学**　是行为科学的一个分支，也是健康教育和健康促进的基础学科。

第二节　健康促进

随着人们对健康行为改变研究的深入，认识到一个人和群体的行为问题不仅有个人的因素，也包括物质和社会环境在内的行为背后的原因。而健康教育侧重于从个体层面探索健康相关行为形成和改变的原因，强调"教育"对于增加个人健康知识、树立健康信念、提升个体采纳健康行为的能力而发挥作用，因此，单纯的教育手段只能作用于人们的认知、技能的提高，这时，单单依靠健康教育所取得的效果就很有限，于是把健康教育和支持性环境结合起来的健康促进越来越受到学者、政府和社会的关注。1986年，WHO在加拿大首都渥太华召开了第一届国际健康促进大会，发布了《渥太华宪章》（*Ottawa Charter*），提出了健康促进（health promotion）的定义：促使人们维护和提高他们自身健康的过程。2005年，WHO的《曼谷宪章》又重新定义健康促进：为增加人们对健康及其决定因素的控制能力，从而促进健康的过程。

一、健康促进的概念

健康促进是在健康教育的基础上发展起来的。早在20世纪20年代就已经见于文献，但在近20年来才引起广泛重视的。健康促进是当今世界健康教育事业发展的趋势。

健康促进（health promotion）是指运用行政的或组织的手段，广泛协调社会各相关部门以及社区、家庭和个人，使其履行各自对健康的责任，共同维护和促进健康的一种社会行为和社会战略。健康促进是促进人们控制影响健康因素，维护和提高他们自身健康的能力的过程，是协调人类与他们环境之间的战略,规定个人与社会对健康所负的责任。是指以健康教育、组织、立法、政策和经济等综合手段对健康有害的行为和生活方式进行干预,创造良好的社会和生态环境,以促进人类的健康。

从 WHO 的概念中,我们可以看出健康促进比健康教育又在更高的战略层次,"环境""战略""责任"是理解健康促进的核心要点。

健康促进是综合运用多学科理论,采用多种形式(传播、教育、立法等)促进人群健康,其着眼于整个人群的健康,致力于促进个体、家庭、社会充分发展各自的潜能,促使社会、经济、环境等向有利于健康的方向发展。

健康促进一方面强调社区参与,要求个体和群体积极地参与,另一方面还要求社会要积极动员,要求各部门、各领域互相协调,共同来维护健康。

在健康促进的概念中,着重指出了环境的问题,提出了环境在健康促进中的作用。我们要形成一个可持续发展的环境,而不是破坏环境,我们要形成一个有利于个人身心健康的环境,而不是压抑、紧张的环境。

二、健康促进的活动领域和策略

《渥太华宪章》奠定了现代健康促进的概念和理论,确定了健康促进作为公共卫生与预防医学的核心功能地位,阐明了健康促进的主要活动领域和策略。

(一) 健康促进的五大活动领域

1. **制定健康的公共政策**　公共政策是指由政府负责制定且影响公众利益的政策。健康促进强调政府决策对健康问题的影响,重申政府在促进公众健康中的责任,要求不同层面和各个部门的决策者,以"大健康和大卫生"为指导,把健康问题提到了各个部门、各级领导的议事日程上,将健康融入所有政策。

健康促进的政策由多样而互补的各方面构成,包括立法、财政措施、税收和组织的改变。健康促进政策要适用非卫生部门,并考虑在执行过程的障碍及克服的方法。健康公共政策的实施要有助于保护社区、家庭和个人远离危险因素,寻求如何实现资源的平等分配,从而实现健康的公平性,使人们做出最利于健康的选择。

2. **创造支持性环境**　人类与其生存的环境是密不可分的,这是对健康采取社会-生态学方法的基础;只有在良好的生存环境之下,人们才能更好地发挥各自的潜能,才能更好地获得健康。在促进健康的过程中,必须使物质环境、社会经济和政治环境都有利于保证环境与人类的协调和可持续发展。健康促进在于营造一种安全、舒适、满意、愉悦的生活和工作条件,创造一个健康的社会,人们在健康的环境下培养良好的生活行为方式,确保环境对公众健康产生积极有利的影响。

3. **强化社区行动**　社区动员和社区行动是健康促进的策略。人们总是生活在某个特定的社区中,要赋予社区特定的权利和义务,使得他们能够获得健康所需的必要条件。赋予社区以当家作主,积极参与和主宰自己命运的权力(社区赋权)。当然,仅仅赋权并不行,我们还要积极地发挥社区的功能,即社区开发。社区开发在于利用社区现有人力、物力资源以增进自我帮助和社会支持并形成灵活的体制,促进公众参与卫生工作和指导卫生工作的开展。形成以社区为主体,"条块结合""以块为主"的工作模式。

4. **发展个人技能**　要获得个人和社会的健康,最终点还是要归到个人,个人要能积极执行这些健康策略。所以,健康教育的工作之一,也就是要充分发挥个人的技能,使其在健康促进的过程中发挥应有的作用。通过提供信息、健康教育、提高生活技能以及创建支持性环境,以支持个人和社会的发展。培养大众终生学习健康知识,了解人生各个阶段的健康问题,并能处理慢性疾病和伤害,学校、家庭、工作场所和社区要承担相应的责任。

5. **调整卫生服务方向**　联合国儿童基金会前执行主席詹姆斯·格兰特曾说过,无论是工业化国家,还是发展中国家,目前都站在标记清晰的通往人类保健之路的十字路口上。如果我们依赖医疗技术的道路,那么它将是一条崎岖陡峭的路,它将越来越多地消耗我们的资源,而取得的成就却越来越少,能够通过这条由于费用昂贵而日趋狭窄的谷道的人也越来越少。相反,如果我们选择的路是在群众中普及卫生科学知识,使他们掌握自身健康的命运,那么,这条路就会越走越宽广。

卫生部门的作用不仅仅是提供临床和治疗服务,而必须坚持健康促进的方向。卫生部门是健康促进的关键倡导者。调整卫生服务方向的目的就是更为合理地解决资源分配问题,改进服务的质量和服务的内容,提高人们的健康水平。卫生系统和卫生服务方向的调整目的是要使之满足健康促进和疾病预防的需求,加强社区卫生服务、疾病预防和健康促进的服务和体系建设,同时调整政府内部和政府之间的工作关系,以实现全民健康覆盖体系中的健康改善和公平性的最优化。

卫生服务中的责任是要求个人、社区组织、卫生专业人员、卫生服务机构和政府共同承担。调整卫生服务方向也要求更重视卫生研究及专业教育与培训的转变。

（二）健康促进的基本特征

1. 健康促进为行为的改变提供各种支持环境,例如政策、法规、良好的环境等。

2. 健康促进涉及整个人群和人们生活的各个方面。

3. 健康促进强调一级预防。

4. 社区参与是巩固健康发展的基础,人群的健康观念是主动参与的基础。

5. 健康促进融主观和客观于一体,不仅是个人主观行为的改变,还要政府行为(社会环境)改变达到环境的改变,政策的改变等,使社会各部门的协调统一。

总之,健康促进不仅包括了健康教育的行为干预内容,还着重于个人与社会的参与意识与参与水平。健康促进不仅涵盖了健康教育信息传播和行为干预的内容,同时,还强调行为改变所需的组织支持、政策支持、经济支持等环境改变的各项策略。在改变不良行为中,健康教育比较强调自愿,而健康促进则带有约束性。

（三）健康促进的基本策略

健康教育和健康促进的任务是使人们在任何地方都能更早、更方便、更愉快地做出健康的选择,《渥太华宪章》指出,健康促进的3大基本策略是倡导、赋权、协调。

1. **倡导（advocacy）**　是一种有组织的个体及社会的联合行动。为了创造有利于健康的社会、经济、文化和环境条件,要倡导政策支持,开发领导,争取获得政治承诺;倡导社会对各项健康举措的认同,激发社会对健康的关注以及群众的参与意识;倡导卫生及相关部门提供全方位的支持,最大限度地满足群众对健康的愿望和需求。

2. **赋权（empowerment）**　赋权与权利和政治密切相连。健康是基本人权,健康促进的重点在于实施健康方面的平等,缩小目前存在的资源分配和健康状况的差异,保障人人都有享受卫生保健的机会与资源。为使人们最充分地发挥各自健康的潜能,应授予群众正确的观念、科学的知识和可行的技能,获得控制那些影响自己健康的有关决策和行动的能力。把健康权牢牢地掌握在群众自己手里,这是实现卫生服务、资源分配平等、合理的基础。

3. **协调（mediation）**　健康促进涉及卫生部门、社会其他经济部门、政府、非政府组织（NGO）、社会各行各业和社会各界人士、社区、家庭和个人。在改善和保护健康的健康促进活动中,必须使个体、社区及相关部门等各利益相关者之间协调一致,组成强大的联盟和社会支持体系,共同协作,实现健康目标。

健康促进是通过倡导,促成、协调和多部门的行动,促进人民提高和改善自身健康的过程。是一个动力学和发展的概念,它包括通过每天的日常生活,使大众达到最高限度的身体、精神健康和社会的良好适应感。

（四）社会动员

社会动员（social mobilization）并不是健康教育和健康促进里提出的,但是健康促进的核心策略。

所谓社会动员,就是广义的社会影响,也可以称之为社会发动。它是指人们在某些经常、持久的社会因素影响下,其态度、价值观与期望值变化发展的过程。传统社会动员的内容是为当时党的中心工作服务的。现代社会动员的内容,主要是社会主义现代化建设的内容,经济建设是中心,政治的、文化的内容与经济的内容结合在一起,通过党的"一个中心,两个基本点"的基本路线集中体现出来,内容全面、综合。这一动员内容既突出了我国社会发展的重点,又反映了现代社会的发展是一个全面、协调的发展。社会动员在内容上的变化,标志着时代的变化。

那么,在健康促进中的社会动员就是使人们在长久的各种由于与健康的因素的影响下,其态度、健康观等发生了变化。对于健康教育来说,社会动员有几个层次:

(1) 领导层的动员:一个项目能否成功,关键的一步就是领导层的动员,得到了领导层认可和支持,这个项目基本上就成功一半了。

(2) 社区、家庭和个人的动员:健康教育和健康促进的最终实施者也就是家庭和个人的参与,所以为了使项目能落到实处,必须动员社区、家庭和个人参与,而这种参与最有效的办法就是健康教育。

(3) 非政府组织的参与:包括宗教组织、社会团体、非政府研究机构、基层组织等。

(4) 专业人员参与:专家的语言具备专业性和权威性,更容易让领导采纳,也容易使老百姓信服,所以积极地把专家调动起来也非常重要。

三、健康促进与健康共治

习近平总书记在 2016 年的全国卫生与健康人会上明确指出:卫生与健康是整个政府和全社会的共同责任,强调要把人民健康放在优先发展的战略地位,加快推进健康中国建设。同年,在上海召开的"第九届全球健康促进大会"发布了《上海宣言》,将健康共治、健康城市和健康素养列为宣言中的三大要素。

健康共治属于治理的范畴,与统治、管制所表达的含义有所不同。全球治理委员会把治理定义为:或公或私的机构和个人经营、管理相同事物的诸多方式的总和,是公共事务相关主体对于国家和社会事务的平等参与,是各类主体围绕国家和社会事务的协商互动。

根据治理的定义,健康共治是指中央及各级政府及其相关部门以整个政府和全社会的方式,引导社会组织、企业和公众,为了健康和福祉(wellbeing),而共同采取的行动。提出健康共治,是因为健康和福祉是全社会的共同价值观和社会公平、正义的基础,也是一个社会和谐幸福和经济活跃的标志,是人类发展的共同目标和国家软实力的重要组成部分。健康共治是健康促进发展和经验所使,是健康公共政策和健康融入所有政策的扩展。

健康促进通过健康教育提高个人和公众的健康素养以及强化社会的健康倡导,同时通过健康共治,制定和实施健康的公共政策和动员全社会的参与,营造健康的支持性环境,促成健康的生活行为方式,结合重整卫生服务方向,从而促进人群健康和福祉。

第三节　健康教育与健康促进的展望

在迈向健康中国的征途中,应以习近平总书记的"大健康观"为指导,以整个政府和全社会的健康共治为路径,从大健康、大卫生的高度出发,在党委和政府的统一领导下,各部门各负其责,将健康融入所有政策,通过综合性政策举措,形成"自上而下"和"自下而上"的良性互动,构建全面健康型的社会,实现健康发展目标和社会的可持续发展。

一、健康教育与健康促进的关系

健康教育和健康促进密不可分,在一项疾病的预防工作中,例如吸毒的预防,卫生宣教的主要任务是向大众进行宣传,改善他们对吸毒危害的认识和行为,使已经吸毒但还没有被国家和医疗部门知道的那些人改变吸毒行为或吸毒方式(比如不公用针头),从而可以避免艾滋病在吸毒人群中的传播。进行健康教育可使他们认识到吸毒的危害,通过各种措施(例如家庭的影响等)并进而改变他们吸毒的行为,达到戒毒的作用。健康促进则需要在更高层次服务,除了上述健康宣教和健康教育的内容,还需要进一步努力,例如国家制定一些政策,公安部门抓贩毒分子,等等。

(1) 健康教育是健康促进的基础,健康教育在健康促进中起主导作用。例如,通过对领导的健康教育,可使得他们知道健康教育的意义,知道如何促进健康,以制定有利于健康的策略。通过对普通大众的健康教育,才能使他们掌握获得健康的正确方法,知道怎么维护环境的良好状态。没有健康教育就没有健康促进。

(2) 健康促进是健康教育发展的新阶段,健康促进比健康教育涵盖的范围更广。健康教育是健康促进的一个手段,在健康促进制定的宏观政策等基础上,健康教育的成果才能得以巩固,并持续良好的发展。健康教育着重于个人与社会的参与意识和参与水平,是以健康为中心的全民参与,通过自身认知态度和价值观念的改变而自觉采取有益于健康的行为和生活方式。健康促进融主观的参与和客观的支持于一体,不仅包括健康教育的行为干预内容,还包括行为改变所需要的组织支持、政策支持、经济支持和环境支持等各项策略。健康促进不仅仅是卫生部门的职责,也是全社会参与和多部门合作的社会工程。

二、健康教育与健康促进在"健康中国"中的作用

传统意义上认为,健康促进属于卫生领域的一项工作,即狭义的健康促进。狭义的健康促进是"健康中国"战略具体工作的一部分,而广义的健康促进是"健康中国"战略的一种思维方式。

当前,中国健康教育和健康促进事业发展的挑战与机遇并存,未来中国健康教育和健康促进事业的发展将进入重要的战略机遇期。健康教育与健康促进大有可为,前景远大。新时期卫生与健康工作方针为健康教育与健康促进提供重要政策保障,特别是"把健康融入所有政策,全方位、全周期保障人民健康"列入新时期卫生与健康工作方针,是国家从政府顶层设计层面落实"健康促进五大活动领域"之首的"制定健康的公共政策"的具体体现,为进一步开展全面健康促进提供了政策保障。

《"健康中国2030"规划纲要》作为今后一段时间推进健康中国建设的行动纲领,把居民健康素养列入主要指标,把"普及健康生活"列为健康中国五大建设任务之首。推进健康中国建设,必然将健康教育与健康促进作为健康中国战略的首选,注重预防为主和健康促进,倡导健康的生活方式,动员全社会参与,努力实现从"以治病为中心"到"以健康为中心"的转变,我国将正式进入全民健康促进时代。健康教育与健康促进在"健康中国"中的作用主要表现在以下四个方面:

1. 为健康中国建设提供理论基础　健康教育与健康促进的发展为健康中国的实施提供了丰富的理论基础。健康促进的工作范围已转向多部门合作和社会动员,"大健康观"是健康促进的前提,健康教育与健康促进理论与实践为落实健康中国建设提供了丰富的内容。

2. 有利于社会动员,多部门达成共识,将健康融入所有政策　社会动员是健康促进的重要策略之一。社会动员就是动员社会成员共同努力、积极行动、实现社会目标的过程。明确的社会发展目标是社会动员的前提条件,"健康中国"作为现阶段我国卫生与健康领域的战略行动,其目标是:"把人民健康放在优先发展的战略地位,以普及健康生活,优化健康服务,完善健康保障体系,建设健康环境,发展健康产业为重点,加快推进健康中国建设,努力全方位、全周期保障人民健康。"要求各行各业人员及个人均要对工作和自己的健康负责,积极行动。

3. 有利于医学整合,破除医学各专业之间的壁垒　健康中国所提出的"努力全方位、全周期保障人民健康"目标需要对医学服务进行整合,改变目前医学的预防、临床、康复、养老等服务各自为政的现象。医学整合首先要求进行医学教育的整合,根据健康服务人才培养目标论证各专业及课程设置,培养具备大健康理念的各类服务人才,明确所学专业在卫生与健康领域的地位和作用,使学生毕业后能适应健康促进工作的要求。其次,医学与健康服务链的整合,集预防、医疗、康复、养老照护、临终关怀服务为一体,使健康服务无缝对接。近几年兴起的整合医学、健康管理学等学科,为健康促进探索了一些新思

维和新模式。

4. 有利于动员全面参与、强化个人健康责任,共建共享　健康教育与健康促进也强调了个人对健康应负的责任。即使创建了有利于健康的环境,如社会公众对自己的健康不负责,也无法实现健康中国提出的目标。健康责任首先体现在道德层面上,如避免将自身的疾病传播给他人,避免危害他人健康的行为;其次,体现在不能为了自己的利益而以损害他人的健康为代价。健康教育与健康促进的思路是在政府、社会、团体等提供有利于健康的环境下,个人也需要努力。只有当每个人都担起健康责任,学会利用有效的健康资源,才是完整的健康教育与健康促进。

(张燕　洪峰　周美娟)

第十四章

突发公共卫生事件预防与控制

随着社会经济的发展,突发公共卫生事件(emergency public health events)正在逐步成为世界各国共同关注的热点问题。特别是近年来,发生了一系列重大突发公共卫生事件,如鼠疫风暴、炭疽、SARS 疫情,以及正在袭击全球越来越多的国家、有引起全球流感大流行潜在可能的禽流感疫情等,人们日益认识到突发公共卫生事件对当今社会、经济发展的重大影响。

为有效预防、及时控制和消除突发公共卫生事件的危害,迫切需要建立统一、高效、权威的突发公共卫生事件应急处理机制,完善相应的法律法规。2003 年 5 月 9 日,我国制定并颁布了《突发公共卫生事件应急条例》(以下简称《条例》)。《条例》的实施标志着我国应对突发公共卫生事件的管理走上了法制化轨道,也标志着我国处理突发公共卫生事件应急机制进一步完善。2004 年 8 月 28 日,我国对《中华人民共和国传染病防治法》(以下简称《传染病防治法》)进行了修订,自 2004 年 12 月 1 日起施行,2013 年 6 月 29 日对部分条文作出修改。《条例》与《传染病防治法》为我国突发公共卫生事件的预防与控制提供了强有力的法律武器。

第一节 概 述

一、突发公共卫生事件的概念与特征

广义上,凡是突发事件中威胁或潜在威胁公共卫生时,从公共卫生角度来说,都可以看作是突发公共卫生事件。狭义上,只有当突发事件引发公共卫生问题时,这种突发事件才能称之为突发公共卫生事件。美国对公共卫生突发事件的定义是"一个疾病或一个卫生状况的发生或即将发生,这种疾病或卫生状况由生物恐怖主义、传染病、新致命传染因子或生物毒素造成,构成重大威胁,致重大人员死亡或永久、长期的伤残。这种疾病或卫生状况可能导致国家的灾难,也可能超出国家范围。"

我国《条例》中规定,突发公共卫生事件是指突然发生,造成或者可能造成社会公众健康严重损害的重大传染病疫情、群体性不明原因疾病、重大食物和职业中毒以及其他严重影响公众健康的事件。

重大传染病疫情,指发生《传染病防治法》规定的传染病或新的传染病暴发或流行严重的疫情,包括甲类传染病、乙类与丙类传染病暴发或多例死亡、罕见或已消灭的传染病、临床及病原学特点与原有疾病特征明显异常的疾病、新出现传染病的疑似病例等。

群体性不明原因的疾病是指在短时间内,某个相对集中的区域内,同时或者相继出现具有共同临床表现病人,且病例不断增加,范围不断扩大,又暂时不能明确诊断的疾病。重大食物和职业中毒事件是指由于食品污染和职业危害的原因而造成的人数众多或者伤亡较重的中毒事件。其他严重影响公众健康的事件包括自然灾害、事故灾难、突发社会安全事件引起的健康问题(如严重威胁或危害公众健康的突发环境污染事件);"三恐事件"(如生物、化学、核辐射等恐怖袭击事件);动物疫情(如有潜在威胁的

传染病动物宿主,媒介生物发生异常等);其他严重影响公众健康和生命安全的事件(如疫苗接种、预防性服药后出现群体性异常反应,传染病菌种、毒种丢失等)。

突发公共卫生事件具备以下特征:

1. **突发性和意外性**　突发性和意外性指事件是突然、紧迫、非预期发生的。突发公共卫生事件的发生往往比较突然,较难预测,一般只能做一些模糊的预测,有的甚至不可预测。对于一个突发公共卫生事件,人们很难以最适合的方法进行准备。突发公共卫生事件的判断应强调突发性,某些严重危害公众健康但不具备突发性特点的事件不能称为突发公共卫生事件。例如:某地长期存在的严重空气污染造成人群健康问题,可以称为重大(或严重)公共卫生事件,但不能冠以"突发性"。

2. **群体性或公共性**　突发性公共卫生事件是一种公共事件,往往同时波及多人,甚至整个工作或生活的群体。如果所发生的突发公共卫生事件是传染病暴发,或引起突发公共卫生事件的原因或媒介具有一定普遍性(如食品、疫苗或药物),还可能威胁其他地区,甚至其他国家。

3. **严重性**　突发公共卫生事件发生后,轻者可在短时间内造成人群的发病和死亡,使公共卫生和医疗体系面临巨大的压力,致使医疗力量相对短缺、抢救物资相对不足等,甚至冲击医疗卫生体系本身、威胁医务人员自身健康、破坏医疗基础设施;重者可对经济、贸易、金融等产生严重影响,甚至引起一定程度的经济衰退以及对社会稳定和国家安全造成威胁。另一方面由于其发生突然,累及人数众多,损失巨大,往往引起舆论哗然,社会惊恐不安,危害相当严重。

4. **复杂性**　突发公共卫生事件种类繁多,原因复杂。例如引起传染病暴发的微生物多种多样,在我国2006年1月11日颁布的《人间传染的病原微生物名录》中,包括160种病毒类病原体、6种Prion类特殊病原体、155种(属)细菌、放线菌、衣原体、支原体、立克次体、螺旋体类病原体和59种(属)真菌类病原体。引起中毒事件的物质仅理化类,全球已登记的化学物质超4000万种,对其毒性认识较深刻的仅数千种。另一方面,有的事件直接造成人体或财物损害,有的只是潜在的威胁,但可能持续较长时间。有的事件本身还可能是范围更大的突发事件的一部分。同类事件的表现形式千差万别,处理也难用同样的模式来框定,很难预测其蔓延范围、发展速度、发展趋势和结局。

5. **决策的紧迫性和时效性**　突发公共卫生事件事发突然、情况紧急、危害严重,如不能采取迅速的处置措施,事件的危害将进一步加剧,造成更大范围的影响。所以,要求在尽可能短的时间内作出决策,采取具有针对性的措施,以将事件的危害控制在最低程度。许多原因不明或特别严重的突发事件发生时,由于事发突然,对所发生的事件认识不清、准备不足,使应对和处理工作更为艰难和迫切。因此,突发公共卫生事件发生后,全力以赴救治患者,迅速调查事件原因,及时采取针对性的处置措施,防止事件进一步扩大,就成为十分紧迫的任务。调查处理突发公共卫生事件的人员,必须争分夺秒,迅速、全面地开展工作,以求在最短时间内控制事件。

6. **处理的综合性和系统性**　由于突发公共卫生事件发生突然,其现场抢救、控制和转运救治、原因调查和善后处理涉及多系统、多部门,政策性强,必须在政府领导下综合协调处理,才能稳妥地解决问题。虽然,突发公共卫生事件发生突然,较难预测,但在一般情况下,只要坚持原则、依法办事、遵守操作规程和规章制度、工作认真负责则,突发公共卫生事件一般不会发生或极少发生,若频繁发生则多与违法行为、违规违章操作和工作责任心不强有直接关系。

二、突发公共卫生事件的分级

在《国家突发公共卫生事件应急预案》中,根据突发公共卫生事件性质、危害程度、涉及范围,将突发公共卫生事件划分为特别重大(Ⅰ级)、重大(Ⅱ级)、较大(Ⅲ级)和一般(Ⅳ级)四级。在《突发公共卫生事件分级内涵的释义(试行)》中,对不同等级的突发公共卫生事件分级情况给予了详细说明。

1. **特别重大突发公共卫生事件(Ⅰ级)**

(1)肺鼠疫、肺炭疽在大、中城市发生并有扩散趋势,或肺鼠疫、肺炭疽疫情波及2个以上的省份,并有进一步扩散趋势。

（2）发生传染性非典型肺炎（SARS）、人感染高致病性禽流感病例，并有扩散趋势。

（3）涉及多个省份的群体性不明原因疾病，并有扩散趋势。

（4）发生新传染病或我国尚未发现的传染病发生或传入，并有扩散趋势，或发现我国已消灭的传染病重新流行。

（5）发生烈性病菌株、毒株、致病因子等丢失事件。

（6）周边以及与我国通航的国家和地区发生特大传染病疫情，并出现输入性病例，严重危及我国公共卫生安全的事件。

（7）国务院卫生行政部门认定的其他特别重大突发公共卫生事件。

2. 重大突发公共卫生事件（Ⅱ级）

（1）在一个县（市）行政区域内，一个平均潜伏期内（6天）发生5例以上肺鼠疫、肺炭疽病例；或者相关联的疫情波及2个以上的县（市）。

（2）发生SARS、人感染高致病性禽流感疑似病例。

（3）腺鼠疫发生流行，在一个市（地）行政区域内，一个平均潜伏期内多点连续发病20例以上，或流行范围波及2个以上市（地）。

（4）霍乱在一个市（地）行政区域内流行，1周内发病30例以上，或波及2个以上市（地），有扩散趋势。

（5）乙类、丙类传染病波及2个以上县（市），1周内发病水平超过前5年同期平均发病水平2倍以上。

（6）我国尚未发现的传染病发生或传入，尚未造成扩散。

（7）发生群体性不明原因疾病，扩散到县（市）以外的地区。

（8）发生重大医源性感染事件。同种同源的医源性感染（包括医院感染），发生5例以上病例或者直接造成3人以上死亡。

（9）预防接种或群体预防性服药，出现人员死亡。

（10）一次食物中毒人数超过100人并出现死亡病例，或出现10例以上死亡病例。

（11）一次发生急性职业中毒50人以上，或死亡5人以上。

（12）境内外隐匿运输，邮寄烈性生物病原体、生物毒素造成我境内人员感染或死亡的。

（13）省级以上人民政府卫生行政部门认定的其他重大突发公共卫生事件。

3. 较大突发公共卫生事件（Ⅲ级）

（1）发生肺鼠疫、肺炭疽病例，一个平均潜伏期内病例数未超过5例，流行范围在一个县（市）行政区域以内。

（2）腺鼠疫发生流行，在一个县（市）行政区域内，一个平均潜伏期内连续发病10例以上，或波及2个以上县（市）。

（3）霍乱在一个县（市）行政区域内发生，1周内发病10~29例，或波及2个以上县（市），或市（地）级以上城市的市区首次发生。

（4）一周内在一个县（市）行政区域内，乙类、丙类传染病发病水平超过前5年同期平均发病水平1倍以上。

（5）在一个县（市）行政区域内发现群体性不明原因疾病。

（6）一次食物中毒人数超过100人，或出现死亡病例。

（7）预防接种或群体预防性服药，出现群体心因性反应或不良反应。

（8）一次发生急性职业中毒10~49人，或死亡4人以下。

（9）市（地）级以上人民政府卫生行政部门认定的其他较大突发公共卫生事件。

4. 一般突发公共卫生事件（Ⅳ级）

（1）腺鼠疫在一个县（市）行政区域内发生，一个平均潜伏期内病例数未超过10例。

（2）霍乱在一个县（市）行政区域内发生，1 周内发病 9 例以下。

（3）一次食物中毒人数 30~99 人，未出现死亡病例。

（4）一次发生急性职业中毒 9 人以下，未出现死亡病例。

（5）县级以上人民政府卫生行政部门认定的其他一般突发公共卫生事件。

三、突发公共卫生事件的分类

突发公共卫生事件的分类方法有多种，根据发生原因通常可分为：

1. **生物病原体所致疾病**　主要指传染病（包括人畜共患传染病）、寄生虫病、地方病区域性流行、暴发流行或出现死亡；预防接种或预防服药后出现群体性异常反应；群体性医院感染等。

人类历史上，传染病曾肆虐数千年，造成过世界性巨大灾难，尽管随着科技进步，人类发明了抗生素及疫苗等药物和生物制剂，使传染病有所控制，但是目前传染病的发病率仍占全世界每年总发病率的第一位，其原因：①一些已被控制的传染病如结核、疟疾等死灰复燃，卷土重来；②一系列新传染病相继出现，如艾滋病、埃博拉出血热等，对人类构成严重威胁；③特别是第一、第二次世界大战期间和战后，某些国家研制烈性传染病并用于军事战争，即开展生物战（或细菌战），给人类带来危害和恐慌。

20 世纪 70 年代以来，相继发现了多种新的传染病，许多以暴发流行的形式出现。某些新传染病的危害已为世人所知，最典型的例子莫过于正在全球流行的艾滋病。1992 年发现的新型霍乱，已使南亚数十万人发病，并呈世界性流行态势；在非洲出现的埃博拉出血热，其极高的死亡率使世人惊恐；莱姆病已在五大洲数十个国家和地区流行，严重感染者可致残，美国人称之为"第二艾滋病"。

目前，我国面临着工业化、城市化和人口老龄化，公共卫生随之出现许多新问题。有资料显示，全球发现的 32 种新传染病中，有一半左右已在我国出现。我国乙型肝炎病毒携带者占世界总数的三分之一，结核患者占全球总数的四分之一，性病发病人数也正在大幅增长。

2. **食物中毒事件**　食物中毒是指人摄入了含有生物性、化学性有毒、有害物质或把有毒、有害物质当作食物摄入后，所出现的非传染性急性或亚急性疾病，属食源性疾病的范畴。

重大食物中毒发生的主要原因可能是：①农药中毒问题突出，鼠药中毒触目惊心。所致中毒的主要原因首先是投毒，其次为误食，还有的是因农药使用不合理污染食品而引起。②细菌性食物中毒问题仍然严重。③食入有毒动植物中毒致死率高，误食的品种主要为河鲀鱼和毒蕈。

2000—2015 年，我国平均每年发生食物中毒 296 起，中毒 10 609 人，死亡 188 人。微生物性食物中毒人数最多，占中毒总人数的 56.10%；有毒动植物中毒和化学中毒死亡人数最多，二者占死亡总人数的85.40%；第三季度中毒人数占中毒总人数的 41.54%；集体食堂中毒人数占中毒总人数的 45.33%；家庭中毒死亡率最高，占死亡总人数的 81.05%。

3. **有毒、有害因素污染造成的群体中毒、死亡**　这类公共卫生事件由于是污染所致，如水体污染、大气污染、放射污染等，波及范围极广。据统计，全世界每分钟有 28 人死于环境污染，每年有 1 472 万人因此丧命。并且由于是有毒、有害物质所致的污染，常会对下一代造成极大的危害。

我国是生产、消费、消耗臭氧层物质（ODS）和排放二氧化碳最多的国家，二氧化硫排放量世界第二，国际环境履约面临巨大压力。近几年，我国酸雨污染比较严重，西南、华南等地区更是形成了继欧美之后的世界第三大酸沉降区。全国酸雨面积已占国土资源的 30%，华中酸雨区酸雨频率高达 90% 以上。北京已成为国内三种污染物（氮氧化物、一氧化碳、臭氧）同时超标的唯一城市，几乎达到大气自身净化的极限。全国因酸雨和二氧化硫污染造成的损失每年达 1 100 多亿元。

中国有毒、有害污染总体范围在扩大，程度在加剧，危害在加重，"一方保护，多方破坏""点上治理、面上破坏""边治理、边破坏"，治理赶不上破坏速度。日趋严重的环境污染正在影响人民身体健康和社会经济的发展。

4. **自然灾害**　自然灾害如地震、火山喷发、泥石流、台风、洪涝等的突然袭击，会在顷刻间造成大量生命财产的损失、生产停顿、物质短缺，灾民无家可归，眼见几代人为之奋斗、创造的和谐的生存条件，毁于一旦,几十年辛勤劳动的成果付之东流,随之而来,产生种种社会问题,并且还会带来严重的,包括社会心理因素在内的诸多公共卫生问题,从而引发多种疾病,特别是传染性疾病的发生和流行。

由自然灾害引起的公共卫生问题是多方面的:如洪水淹没、房屋倒塌所致外伤,更破坏了生态环境,影响了生态平衡,会造成疫源地扩大,环境条件恶化,尤其是饮用水严重污染可引起肠道传染病的暴发流行,食物匮乏可导致营养缺乏病及食物中毒,夏、秋季节的高温易发生中暑等。

5. **意外事故引起的死亡**　煤矿瓦斯爆炸、飞机坠毁等重大生产安全事故让我们感到震惊,一些生活意外事故也在严重威胁着人们的安全。这类事件由于没有事先的准备和预兆,往往会造成巨大的经济损失和人员伤亡。有资料显示,在全球范围内,每年约有350万人死于意外伤害事故,约占人类死亡总数的6%,是除自然死亡以外人类生命与健康的第一杀手。

6. **不明原因引起的群体发病或死亡**　这类事件由于系不明原因所致,危害较前几类要严重得多。首先,该类事件的原因不明,公众缺乏相应的防护和治疗知识。其次,也没有针对该类事件的特定监测预警系统,使得该类事件常常造成严重的后果。第三,由于原因不明,在控制上也有很大的难度。

四、近年来国内外发生的重大突发公共卫生事件

1. **突发性公共卫生事件的阶段划分**　从20世纪至今,根据人类使用能源类型的变化、新工业部门的增加、新工业基地的建立和新应用技术的出现,突发性公共卫生事件大体可分为三个阶段:

第一阶段为18世纪末到20世纪40年代,这一阶段以煤为主要能源,产生煤烟尘、二氧化硫引起大气污染,另一方面,矿冶和制碱业的发展引起水质污染。随着煤能源的进一步使用,燃煤引起的污染日益严重,并开始出现石油和石油产品带来的污染;有机化学工业的污染问题也逐渐增加。

第二阶段为20世纪50~70年代,继石油和油产品造成大量的环境污染之后,又出现了新的污染源,如有机农药和放射性物质;除大气污染日益严重外,水污染问题也非常突出,噪声、振动、垃圾、地面沉降等其他公共卫生问题也纷纷出现。此外,汽车尾气引起光化学烟雾的危害面也逐年扩大。

第三阶段为20世纪80年代至今,这一阶段,以往发生的公共卫生事件再次出现的概率降低,但却出现了许多新型的公共卫生问题。主要包括食品污染、新型传染病和重新出现的传染病、核污染和生物恐怖,如国外发生的O_{157}大肠杆菌感染事件、疯牛病、博帕尔灾难、二噁英事件、寨卡病毒疫情等;国内发生的上海甲肝大流行、SARS流行、假酒中毒案、食物投毒案等。

2. **近年来国外发生的重要突发公共卫生事件**

（1）O_{157}大肠杆菌感染事件:1996年6月,日本多所小学发生集体食物中毒事件,至当年8月,日本全国同类患者达9 000多人,其中7人死亡,数百人住院治疗,曾一度造成日本国内恐慌。调查研究发现元凶为"O_{157}:H7"大肠埃希菌(简称O_{157}大肠杆菌或"O_{157}")。大肠杆菌根据其菌体抗原不同,目前被分为173种。"O_{157}"是1982年被美国科学家发现并确定的大肠埃希菌属第157种,可产生志贺样(Shiga-like)毒素,使患者出现血性腹泻等症状。感染O_{157}大肠杆菌往往伴有剧烈的腹痛、高热和血性腹泻,病情严重者可并发溶血性尿毒症综合征(HUS)和脑炎,危及生命。"O_{157}"一般经粪-口途径传播,所以人、畜极易感染,尤其是抵抗力弱的老人和儿童。"O_{157}"引起的食物中毒事件近年来不仅在日本,在美国以及欧洲、澳洲、非洲等地也时有发生。据美国疾病预防控制中心估计,"O_{157}"在美国每年可造成2万人发病,数百人死亡。

（2）疯牛病:疯牛病全称为"牛海绵状脑病",是一种进行性中枢神经系统病变,发生在牛身上的症状与羊瘙痒症类似,俗称疯牛病。疯牛病在人类中的表现为新型克雅氏症,患者脑部会出现海绵状空洞,导致记忆丧失,身体功能失调,最终精神错乱,甚至死亡。1997年,英国科学家曾经预计,可能会有1 000万人最终死于新型克雅氏症。2002年,这一预计数字降为5万人。疯牛病的传播途径被认为是通过给牛喂动物肉骨粉引起的。到2000年7月,英国有超过34 000个牧场的17多万头牛感染了此病,发病高峰是1993年1月,每月至少有1 000头牛发病。20世纪80年代中期至90年代中期是疯牛病严重流行期,在主要流行国家如英国和其他欧洲国家,大量患病的牛被宰杀,发生疯牛

病国家的牛肉及牛肉制品的出口受到了严格限制。联合国粮农组织和世界卫生组织对尚未发生疯牛病的国家提出了警告,要求根据本国情况制定并实施相应的保护和预防措施。我国迄今尚未发生过疯牛病。

(3) 二噁英事件:二噁英是一种有毒的含氯化合物,在目前世界已知的有毒化合物中,毒性最强。它致癌性极强,还可引起严重的皮肤病并伤及胎儿。二噁英的主要污染源包括城市垃圾焚烧、含氯化学工业、食品包装材料等,90%以上的人体二噁英的来源是食品。1999年,比利时、荷兰、法国、德国等国家相继发生因二噁英污染而导致畜禽类产品及乳制品含高浓度二噁英的事件。

(4) 博帕尔灾难:联合碳化物公司是美国的跨国公司,在印度中央邦首府博帕尔开办了一家农药厂。1984年12月2日子夜,因一个储气罐压力急剧上升,3日0时56分,储气罐阀门失灵,引起罐内的剧毒化学物质大量泄漏,发生爆炸。罐内的45t液态剧毒异氰酸甲酯(用来制造农药西维因和涕灭威的原料)泄漏,有毒气体迅速向外扩散。毒气首先进入毗邻的贫民区,数百居民立刻在睡梦中中毒死亡。清晨,博帕尔市好像遭到了中子弹袭击一样,一座座房屋完好无损,但到处都是人和牲畜的尸体,博帕尔市立刻变成了一座恐怖之城。据报道,本次事故共造成3 600多人死亡。印度政府估计,博帕尔地区有近100万居民受到不同程度的影响。美国联合碳化物国际公司为此向印度政府支付了4.7亿美元的赔偿费。

(5) 人感染禽流感病毒H5N1疫情:禽流感是禽流行性感冒的简称,它是一种由甲型流感病毒的一种亚型(也称禽流感病毒)引起的传染性疾病,被国际兽疫局定为甲类传染病,又称真性鸡瘟或欧洲鸡瘟。按病原体类型的不同,禽流感可分为高致病性、低致病性和非致病性禽流感三大类。高致病性禽流感最为严重,发病率和死亡率均高,感染的鸡群常常“全军覆没”。自2003年以来,全球出现人感染高致病性禽流感病毒H5N1疫情,截至2019年2月12日,全球共报告实验室确诊人禽流感病例860例,死亡454例,病死率52.79%,分布在16个国家,包括阿塞拜疆、孟加拉国、柬埔寨、加拿大、中国、吉布提、埃及、印度尼西亚、伊拉克、老挝、缅甸、尼日利亚、巴基斯坦、泰国、土耳其、越南。其中病死率最高的国家是印度尼西亚,病例数为200例,死亡168例,病死率84%。我国的病例数为53例,死亡31例,病死率58.49%。

(6) 寨卡(Zika)病毒疫情:寨卡(Zika)病毒,属黄病毒科,黄病毒属。主要通过蚊子的叮咬传播,还可通过性传播、母婴传播和输血传播。80%感染者无症状,但无症状感染者仍可能有传染性。有症状感染者主要表现为皮疹、发痒、发热等,一般在7天内可以自愈。孕妇感染后可能导致胎儿或新生儿神经系统发育畸形(包括小头畸形),甚至发生死胎、流产。少数人感染后可能出现对称性麻痹、四肢软瘫、感觉障碍等神经系统疾病表现的格林-巴利综合征。寨卡病毒病在2014年之前就有疫情报道,疫情地区有非洲热带地区、东南亚、太平洋群岛,该病毒有全球不断扩散的趋势。2014年以来,美洲发现寨卡病毒本土流行。2015年,美洲暴发了大规模的寨卡病毒疫情,2016年2月,世界卫生组织宣布寨卡病毒疫情为国际关注的突发公共卫生事件,呼吁采取国际应对行动以最大限度减少受影响国家的威胁并降低发生进一步国际传播的风险。我国于2016年2月9日确诊并通报了首例输入性寨卡病毒感染病例,之后于2月15日及2月19日通报2例输入性寨卡病毒感染病例。目前,我国仍仅限于输入性病例,未发现本土病例,寨卡病毒尚未在我国传播。

3. 我国近年来发生的一系列重大突发公共卫生事件

(1) 上海甲肝流行:自1988年1月19日起,上海市突然发现多起不明原因的发热、呕吐、畏食、乏力和黄疸等症状的病例,数日内成倍增长,截至当年的3月18日,共发生29 230例。流行病学调查表明,系甲型病毒性肝炎流行,原因是毛蚶产地的毛蚶受到甲肝病毒严重污染所致,加之上海市民普遍缺乏甲肝免疫力,又有生食毛蚶的习惯,最终酿成暴发和流行。病因确定以后,政府提出针对性预防控制措施,禁捕、购、销毛蚶,并教育市民不要生食毛蚶,使疫情在3个月内得到有效控制。

(2) 山西朔州毒酒事件:1998年春节前夕,山西省朔州市、大同市等地,几天内数百人出现相似的中毒症状并因此而住院治疗,患者发生呕吐、头痛、呼吸困难,其中,近30人救治无效死亡。经调查发现,此次中毒事件是由于饮用假酒中毒引起。不法分子为获暴利,使用甲醇勾兑散装白酒,然后批发给外地个体户。这些散装白酒流向社会后,被山西省朔州市、大同市部分群众饮用,引起食物中毒。经技术部门检测,这些勾兑的散装白酒每升含甲醇 361g,超过国家标准 902 倍。

（3）南京汤山中毒事件:2002 年 9 月 14 日,南京汤山发生一起特大食物中毒,395 人因食用有毒食品而中毒,死亡 42 人。经调查是犯罪分子陈某将剧毒鼠药"毒鼠强"投放到某食品店的食品原料内,造成特大食物中毒。

（4）SARS 流行:2002 年 11 月,世界多个国家和地区出现一种新发现的传染病,我国称为传染性非典型肺炎(communicable atypical pneumonia),WHO 称为严重急性呼吸综合征(severe acute respiratory syndrome,SARS),是一种由 SARS 冠状病毒引起的以呼吸系统症状为主要表现的人类急性传染病。至 2003 年 8 月 7 日,全球共报告 SARS 临床诊断病例 8 422 例,死亡 916 例,发病波及 32 个国家和地区。病例主要分布于亚洲、欧洲、美洲等地区。亚洲发病的国家主要为中国、新加坡等。中国内地总发病数达 5 327 例,死亡 349 例。病例主要集中在北京、广东、山西、内蒙古、河北、天津等地,其中,北京与广东共发病 4 033 例,占全国总病例数的 75.7%。

五、突发公共卫生事件的主要危害

突发公共卫生事件不仅给人民的健康和生命造成重大损失,对经济和社会发展也具有重要影响,主要表现在以下几个方面:

1. **损害人类健康**　如前所述,每次严重的突发公共卫生事件都造成众多的人群疾患、伤残或死亡。

2. **造成心理伤害**　突发公共卫生事件对于全社会所有人的心理都是一种强烈的刺激,必然会有许多人产生焦虑、神经症和忧虑等精神神经症状。如 1988 年,上海甲肝流行曾造成上海市和其他一些地区人群的恐慌。

3. **造成严重经济损失**　一是治疗及相关成本高,如治疗一位 SARS 患者需要数万,甚至数十万元;二是政府、社会和个人会产生防疫的直接成本;三是疫情导致的经济活动量下降而造成经济损失;四是疫情不稳定造成交易成本上升产生损失。据估计,2003 年我国 SARS 的流行至少造成数千亿元人民币的损失。

4. **国家或地区形象受损及政治影响**　突发公共卫生事件的频繁发生或处理不当,可能对国家和地区的形象产生很大的负面影响,也可使医疗卫生等有关单位和政府有关部门产生严重的公共信任危机。严重突发公共卫生事件处理不当可能影响地区或国家的稳定,因此,有些发达国家将公共卫生安全和军事安全、信息安全一并列入新时期国家安全体系。

第二节　突发公共卫生事件应急处理

突发公共卫生事件应急处理(emergency treatment)是指在突发公共卫生事件发生前或发生后,采取相应的监测、预警、物资储备等应急准备,以及现场处置等措施,及时预防引起突发公共卫生事件的潜在因素,控制已发生的突发公共卫生事件。同时,对突发公共卫生事件实施紧急的医疗救治,以减少其对社会、政治、经济、人民群众健康和生命的危害。

一、应急理论

应急理论是包括应急管理、应急网络以及应急预案的一套科学的理论。

1. **应急系统的管理技术**　应急指挥、调动技术构成了应急管理技术的核心部分,良好的管理技术是应急计划成功的关键。

（1）应急组织的管理目的:建立组织健全、反应灵敏的应急组织体系和运行机制,为各类应急工作提供组织保证。

（2）应急管理内容与分工：各级疾病预防控制机构明确分管突发公共卫生事件处理的领导和职能科室，负责统一组织、协调应急工作。各级疾病预防控制机构实验室应准备常见突发公共卫生事件检验所需的仪器设备、采样和实验器材、培养基、诊断试剂、标准品等。组建由疾病预防控制机构领导直接负责、相关人员参加的应急队伍，各级机构要根据需要至少组成两支应急队伍。

（3）应急管理结果与评价：保存好应急组织建设的有关文件、活动记录；记录应急调查处理组织及其职责分工等落实情况。

2. 应急技术、信息和物资管理

（1）目的：加强应急工作的技术支持、信息管理和物资准备，不断提高处理各类突发公共卫生事件的反应能力和业务技术水平。

（2）内容与分工：国家和省级疾病预防控制机构协助卫生行政部门制定相应的突发公共卫生事件应急预案。严格执行法律程序、法定权限和应急预案、技术规范、工作程序。加强对下一级疾病预防控制机构的业务技术指导并定期组织考核。开展重大突发公共卫生事件的监测，收集突发公共卫生事件处理的信息，并做好汇总、统计、分析和反馈。国家疾病预防控制机构设立全国统一的突发公共卫生事件报告和应急处理计算机网络系统，对收到的相关信息进行筛选、处理、报告和反馈。国家疾病预防控制机构建立国内有毒化学品数据库，向各级疾病预防控制机构及有关部门提供毒物的毒性、诊断、临床救治、现场处理以及法规等相关信息，指导对事件的处理。建立突发公共卫生事件应急处理专家库，配备必需的交通、通信和检测设备，并安排药品等储备物品。

（3）结果与评价：检查应急预案及执行情况记录；检查培训、考核、演练方案和记录；检查信息网络健全、监测、报告资料是否完整；检查仪器设备、物资储备的种类、数量及完好状况。

3. 应急网络系统　应急网络是以健康促进为主导，以社会人群为基础的群测、群防和群控的网络系统，它的内容不仅包括地理位置、人员组成、结构与功能，还应从平面、立体等多个角度建立网络系统。科学管理，加强网络建设，提高队伍应急能力，多学科协同，才能切实提高我国公共卫生突发事件的处理水平。三个网络组成公共卫生事件应急处理体系。以装备信息网络为框架，以法律、法规为依据，以科学管理为手段，以健全应急机构和队伍为主体，加强责任管理，以三个网络构建整体的突发公共卫生事件应急体系。三个网络建设为：

（1）加强突发公共卫生事件报告、信息和应急处理网络的建设：履行突发公共卫生事件报告是普通乡（镇）卫生院、村卫生室（所）最基本的职能。建立统一、规范的突发公共卫生事件报告格式，进一步完善自下而上的突发公共卫生事件的报告网络，规范自下而上的报告程序，保证有效、有序、准确报告。公共卫生事件信息由卫生行政部门审定后发布。

（2）加强应急处理机构和队伍建设，健全应急救助机构网络：省级组建由卫生行政领导、疾病控制、医疗、卫生监督等机构及多学科专家组成的公共卫生事件应急处理队伍。各地（市）、县应成立相应的机构和应急队伍。乡（镇）卫生院、村卫生室（所）应明确相应的责任人。健全网络必须完善装备、强化培训、确保质量、提高效率。地（市）级突发公共卫生事件应急处理领导小组和应急队伍成员应报省、自治区、直辖市卫生健康委和当地政府备案。

（3）建设公共卫生应急救助责任网络：村卫生室（所）、乡（镇）卫生院、各级医疗疾病控制和保健机构及其医务人员均是法定的责任报告单位和责任报告人。疾病控制、医疗、卫生监督等机构应明确职责、分工合作、协同作战。省、地（市）、县（区）有关机构及乡镇、村有关责任人按照分级管理原则，各负其责，构成责任网络。实行政府领导负责制，落实突发公共卫生事件责任督查制。成立由政府分管领导挂帅的应急救治领导小组；按分级管理的原则，各级政府领导到现场组织指挥抢救和控制工作；从人、财、物保证应急措施的有效落实；健全并落实突发公共卫生事件责任督查制；各级政府及有关部门依法对重大突发公共卫生事件全过程处理进行督查；对不报、迟报、瞒报、漏报突发公共卫生事件的责任单位和责任人要依法进行查处。

卫生行政部门要转变观念，依法行政，加强对疾病预防控制工作的宏观管理，逐步探索新形势下疾病预防控制策略,加强与有关部门的协作,加强疾病的综合防治规划及监督。真正实现"预防为主";把"三网"真正建立起来,提高整体水平。卫生业务部门要加强业务学习,提出科学、合理的防治技术方案,并组织实施,加强督导、指导和防治效果评估,切实做好疾病预防控制工作。

4. 应急理论的内容及应急预案　制订灾害事故、突发事件的应急处理预案是战胜突发事件的关键。应急预案的基本内容包括:组织机构、情况报告及通报系统、紧急卫生防疫应急处理工作分工和职责与协调、现场卫生防疫应急处理和培训等。根据事件的性质不同,应急处理内容也要做相应的调整。

二、应急系统的内容

(一) 应急准备机制

应急事件准备包括以下要素:脆弱性降低的法律框架和可实现的政策;有关脆弱性的信息的收集、分析和传播;对应急事件做出反应和恢复的策略、系统和资源;公众意识;组织和人类资源的发展。

当应急事件或灾难来临时,每一要素发挥能力是有效做出反应和恢复的先决条件。没有这些要素,一方面应急事件准备和有效的对应急事件的反应将不会有联系;另一方面,从应急事件中恢复和发展也不会有联系。发展和执行应急事件准备计划也将产生有意义的二级目标,即激励地方行政上的责任、地区意识和部门间的合作。

(二) 应急准备的基本原则

应急准备的基本原则包括:责任分担原则;应急准备应该联系社区、政府和非政府组织的行政部门的实际情况;应急准备是所有发展政策和策略的重要方面;应急准备应该建立在脆弱性评估的基础上;应急准备与应急事件管理的其他方面相联系;应急准备应该集中于过程和人们,而不是文件;应急准备不应孤立发展;应急准备应该使用标准的管理技术;应急准备不仅集中精力于灾难,也要把预防和反应策略与应急事件的规模相结合。

(三) 应急系统的内容

1. 准备过程　对应急事件的准备过程是一系列国家、地区、组织做出准备的相关方法或一系列针对应急事件采取的行动。这一过程包括政策立法、脆弱性评估、应急计划、培训和教育、监督和评价。

(1) **政策立法**:包括发展中的应急事件管理立法,这一立法通常由国家政府制定。它主要阐述对应急事件做准备的责任和专门处理应急事件的权利,也需要省和社区组织发展关于特殊地理区域的政策。同样,具有应急事件管理责任的私人和非政府组织,应该开发适当的关于合作的政策,并与当地的权威机构进行磋商。

(2) **脆弱性评估**:能用来鉴别脆弱社区的各部分细节以及灾难来临时各自可能发生的情形;灾难可能影响社区及其如何影响社区;导致一个社区脆弱的因素和如何降低脆弱性;对应急事件的预防和准备,应该考虑达到灾难程度时应急措施。脆弱性评估对于反应和恢复、预防和准备是有用的。它还用来显示可能受损的地区和用于评估受灾地区的损失,通过描述社区的正常状态提供恢复和发展策略的基线。

应急事件预防基于脆弱性评估,涉及减少应急事件可能性和后果的技术和组织的方法,也涉及社区的脆弱性。

(3) **应急计划**:由应急事件期间和之后贯彻反应和恢复策略;对这些策略的责任;应急事件需要的管理结构;资源管理需求决定因素构成。

(4) **培训和教育**:包括培训应急事件管理各方面的人员,如何通知社区应对各种灾难,应急事件期间需要采取的行动和参与应急事件管理的方法。

(5) **监督和评价**:决定准备计划开发和贯彻好坏。监督和评价是连续的过程,任何得出的结论应该包括在政策开发、脆弱性评估、应急事件管理和培训教育中。

应急事件准备过程的每一部分应按一定顺序开展,但事实上,政策、脆弱性评估和应急计划常同时进行,所以,所有这些行动应该及时沟通以确保合作完成。

2. **社区参与**　社区包含了在当地政治和行政水平中的人和环境。社区的积极参与对于应急系统的顺利运行具有重要作用。社区参与应该达到下述目标:增强社区应急意识、加强准备、降低脆弱性;允许根据当地的实际情况和专家的意见,提供参与决策的机会。这些决策关系到社区,确保那些允许自我决定和社区最大限度地涉及反应和恢复计划的政策和行动;确保社区的专业人员和志愿者之间的合作;利用已有的建筑物、资源和在任何可能地方的当地网络,利用社区本身的物质资源,尤其是当地的供应商;允许国家和国际组织通过预先同意的程序直接把物资运输给社区。

3. **应急方案的确立**　无论是为了发展、实行全部的应急准备计划,还是为了实行脆弱性评估或应急计划方案,常常需要建立方案管理方法。方案管理方法不是自身的终结,方案管理不应该只接受方案。任何方案应有一系列产生成果的输入和输出过程。输入包括人的时间和精力、对脆弱性和应急事件管理的理解、资金和资源、责任和毅力。在这种情况下,过程是应急准备的过程。输出包括对灾难和灾难可能带来的影响的理解,意识到灾难和脆弱性的地区,意识到在应急事件预防、准备、反应和恢复中的责任的人,对应急事件计划承担的义务,加强应急准备。适当、有效的应急事件准备的结果是改善对生命、财产和环境的保护,增进持续发展的能力。方案管理有三个主要部分,即方案定义、方案计划和方案执行。

(四) 突发公共卫生事件应急处理程序

1. **应急预案内容**　全国突发事件应急预案应当包括:

(1) 突发事件应急处理指挥部的组成和相关部门的职责。

(2) 突发事件的监测与预警。

(3) 突发事件信息的收集、分析、报告、通报制度。

(4) 突发事件应急处理技术和监测机构及其任务。

(5) 突发事件的分级和应急处理工作方案。

(6) 突发事件预防、现场控制,应急设施、设备、救治药品和医疗器械以及其他物资和技术的储备与调度。

(7) 突发事件应急处理专业队伍的建设和培训。

2. **调查处理原则**　调查处理的基本原则是统一指挥、快速反应。处理重大疫情和中毒污染事故是一项应急任务,要求时间紧、行动快,需要投入多方面的人力、物力才能完成,因此,必须加强领导、统一指挥、做到组织落实、责任明确、决策快、指挥灵、反应迅速。

(1) 严格执行"预案":为了减少盲目性,发生突发事件时主动出击,必须制定应急"预案",并以"预案"规范应急队伍的行为。要通过平时演练,掌握和熟悉"预案",在实践中不断完善"预案"。

(2) 明确分工,各司其职:处理重大疫情和中毒污染事故往往涉及多部门、多单位,因此,必须分工明确、各司其职、通力协作、共同完成。

(3) 熟练掌握现场检测检验技术,做到快速、准确:应配备快速检测食物中毒、饮水污染及常见化学毒物的仪器,应急处理人员应熟练掌握测试技术,并保证检测仪器处于良好状态。

(4) 依法办事:处理重大疫情和中毒事故,必须认真执行有关法律和法规,不应强调应急任务而不执行法规。任何单位和个人不得非法干预重大疫情和中毒事故的调查处理工作。

3. **处理程序**

(1) 及时报告:发生重大疫情和中毒事故的单位及收治患者的医疗机构,应及时向卫生防疫机构报告。接报单位要详细询问疫情和事故发生情况,并做好接报记录。记录内容包括疫情和事故发生的单位、时间、地点;疫情和事故的性质,受威胁人数,发病人数,死亡人数;发病原因,初步分析事故发生原因,采取的应急措施;报告时间、报告人、联系电话。卫生防疫机构接到报告后,要及时报告上级卫生行政部门。

(2) 抢救传染病患者和中毒患者:将传染病患者和中毒患者及时送往医疗单位,或就地进行隔离、抢救、治疗或进行医学观察。

（3）保护和控制现场：发生疫情和中毒事故的单位及调查人员有责任对现场采取保护和控制措施。调查人员视情况可采取停止饮用受污染的水并妥善保存水样、封存患者食用过的食品等措施。要注意保存现场物证，包括工具、用具、生活用品、粮食、蔬菜等。

（4）控制和消除致病及中毒因素：根据疫情和事故的性质、特点，采取相应的控制措施，包括传染源的隔离，对传染病接触者的检疫，疏散人员，疫区封锁，卫生消毒，消杀病媒昆虫和动物，采样或留样，进行快速检验，封存或销毁有毒的食品，供给清洁卫生的饮用水，采取通风换气、防泄漏扩散等措施，改善卫生条件和环境质量等。

（5）调查确诊：通过访问调查、采样检验、模拟实验、对患者的检查化验及传染源（污染源）的调查，查明原因，确定性质，明确诊断。

（6）对健康人群进行预防：有针对性地宣传预防传染病和中毒事故的知识，提高公众自我保护意识和能力。采取预防性投药等措施，保护健康人群。

（7）写出书面报告。

4. 各部门职责分工 各部门应该各司其职，其职责分别为：卫生部门组织卫生医疗急救单位，采取卫生防疫控制措施；公安部门负责做好现场的治安保卫，封锁疫区，疏散人员，对拒绝隔离治疗的传染病患者和中毒患者采取必要的措施；医药供应部门负责组织药品、器械的生产和供应；供水部门负责提出和落实消除城市自来水污染的应急措施；环卫部门负责及时清运疫区的垃圾、粪便，并进行无害化处理；环境保护部门负责对被污染的环境和水源及时采取控制措施。预案还要求商业、交通、铁路等部门负责做好本系统应承担的应急工作。对各级卫生行政部门、医疗机构、卫生防疫机构的职责也要进行明确的规定。

5. 医疗及防疫机构在应急处理疫情和中毒事故中的职责

（1）**医疗机构的职责**：建立处理重大疫情和中毒事故的工作常规、预案；做好应急药品、器械的准备和贮备；迅速组织人员抢救治疗传染病患者和中毒患者；根据卫生行政部门的安排，参与调查处理工作，承担流行病学调查、疫点的检疫及采样化验任务。

（2）**卫生防疫机构的职责**：负责疫情及中毒事故的接报工作；组织应急队伍，及时赴现场调查处理；指导发生疫情和中毒事故单位保护和控制现场，及时采样化验，开展流行病学调查；对传染源及时隔离，对密切接触者进行检疫，对毒物或有害因素发生源采取控制措施；对疫源地进行消毒除害，指导开展消毒、杀虫工作；指导处理可疑污染、中毒物质，如食物、饮水、环境污染物等；采取预防性投药，保护健康人群；开展卫生防疫宣传，提高公众自我保护意识和能力；撰写调查报告。

第三节 突发公共卫生事件的风险评估

近年来，公共卫生事件和自然灾害、事故灾难、社会安全事件等各类突发事件频发，对公共卫生安全构成严重威胁，卫生应急管理和决策的复杂性和难度日益增加。风险评估是卫生应急管理的重要环节，是通过对既有的风险水平和先验标准、目标风险水平或其他标准的评估和比较，确定风险管理的优先事项。将风险评估纳入风险管理和应急决策过程，及早发现、识别和评估突发事件公共卫生风险，对有效防范和应对突发公共卫生事件的发生、最大限度减轻或消除突发事件的公共卫生危害具有重要意义。

一、突发公共卫生事件风险评估的类型

根据突发公共卫生事件监测信息的特点以及卫生应急管理的实际需要，突发公共卫生事件风险评估的开展可分为日常风险评估和专题风险评估两种形式。

（一）日常风险评估

日常风险评估指根据常规收集的突发事件相关监测信息，通过专家会谈等方式定期对各种突发公

共卫生事件发生的可能性、危害程度等进行初步、快速地分析和评价,提出风险预警、风险沟通、风险管理和风险控制建议,并根据需要,确定需进行专题风险评估的议题。

日常风险评估需每月定期开展,并随着风险评估工作的推进,逐步增加评估频次。在条件允许的情况下,应每日或随时对日常监测到的突发公共卫生事件及其相关信息开展风险评估。这种风险评估形式简单,可采用小范围的圆桌会议或电视电话会商等形式。评估结果应整合到日常疫情及突发公共卫生事件监测数据分析报告中。当日常风险评估中发现可能有重大公共卫生意义的事件或风险因素时,应立即开展专题评估。

(二) 专题风险评估

专题风险评估指对国内外重要的突发公共卫生事件信息或情报、大型活动、自然灾害和事故灾难等开展的全面、深入的专项公共卫生风险评估,并提出应急准备与处置的工作重点和风险控制措施的建议。专题风险评估可根据相关信息的获取和事件的变化情况以及风险持续时间等,于事前、事中和事后各个阶段动态开展。每次风险评估根据可利用的时间、可获得的信息和资源以及主要评估目的等因素,选择不同的评估方法。主要有以下几种具体情形:

1. **重要的突发公共卫生事件**　如国外发生的可能对我国造成公共卫生危害的突发公共卫生事件;国内发生的可能对本辖区造成公共卫生危害的突发公共卫生事件;日常风险评估中发现的可能导致重大突发公共卫生事件的风险;已发生某种重大突发公共卫生事件以及突发公共卫生事件进展过程中出现重大变化等。此类评估可根据事件特点、信息获取情况等在事件发生和发展的不同阶段动态开展。

2. **大型活动的公共卫生风险**　如大型运动会、商贸洽谈会及展览会等多个国家或省市参与、持续时间较长的大规模人群聚集活动;主办方或所在地人民政府要求评估的大型活动。此类评估可在活动准备和举办的不同阶段动态开展,根据评估实施的不同阶段确定评估、重点评估时,需综合考虑活动的类型、场所、举办时间、持续时间、参加人群、气象因素、卫生服务资源等要素,参考既往活动经验开展公共卫生风险评估,并根据风险评估的结果调整公共卫生安全保障的工作重点。

3. **自然灾害和事故灾难的公共卫生风险**　此类评估可根据需要,在灾害发生前或发生后的不同阶段动态开展。在自然灾害或事故灾难发生后,应立即对灾害或灾难可能引发的原生、次生和衍生的公共卫生危害进行风险评估,提出卫生防疫的工作重点、防治策略和措施建议。

二、突发公共卫生事件风险评估方法

在公共卫生应急管理体系中,常用的风险评估的方法可以分为非结构化方法和结构化方法。

(一) 非结构化风险评估

非结构化风险评估是日常风险评估最常用的方法,在专题风险评估中,如果时间紧迫无法组织结构化风险评估,或者没有合适的结构化评估工具时,也常采用非结构化评估的方法。

非结构化风险评估主要采取专家会商法,是指通过专家集体讨论的形式进行评估。该评估方法依据风险评估的基本理论和常用步骤,主要由参与会商的专家根据评估的内容及相关信息,结合自身的知识和经验进行充分讨论,提出风险评估的相关意见和建议。会商组织者根据专家意见进行归纳整理,形成风险评估报告。

该方法的优点是组织实施相对简单、快速,不同专家可以充分交换意见,评估时,考虑的内容可能更加全面。但意见和结论容易受到少数"权威"专家的影响,参与评估的专家不同,得出的结果也可能会有所不同。

(二) 结构化风险评估

结构化风险评估是应用比较成熟的工具或逻辑框架,采用统一的模式,按照一定的程序进行评估。这种方法常在准备时间比较充裕、评估对象较复杂、评估内容涉及的专业领域较广时使用。多用于重要的公共卫生事件、大型活动、自然灾害和事故灾难公共卫生风险等的专题评估。

常用的结构化方法有:

1. **德尔菲法** 德尔菲法是指按照确定的风险评估逻辑框架,采用专家独立发表意见的方式,使用统一问卷,进行多轮次专家调查,经过反复征询、归纳和修改,最后汇总成专家基本一致的看法,作为风险评估的结果。

该方法的优点是专家意见相对独立,参与评估的专家专业领域较为广泛,所受时空限制较小,结论较可靠。但准备过程较复杂,评估周期较长,所需人力、物力较大。

2. **风险矩阵法** 风险矩阵法是指由有经验的专家对确定的风险因素的发生可能性和后果的严重性,采用定量与定性相结合的分析方法,进行量化评分,将评分结果列入二维矩阵表中进行计算,最终得出风险发生的可能性、风险等级和控制的有效性等量化指标。

该方法的优点是量化风险,可同时对多种风险进行系统评估,比较不同风险的等级,便于决策者使用。但要求被评估的风险因素相对确定,参与评估的专家对风险因素的了解程度较高,参与评估的人员必须达到一定的数量。

3. **分析流程图法** 分析流程图法是指通过建立风险评估的逻辑分析框架,采用层次逻辑判断的方法,将评估对象可能呈现的各种情形进行恰当的分类,针对每一类情形,梳理风险要素,逐层对风险要素进行测量和判别,分析评估对象或情形的发生可能性和后果的严重性,最终形成风险评估的结果。

该方法的优点是预先将不同类型事件的相关风险因素纳入分析判别流程,分析过程逻辑性较强。一旦形成逻辑框架,易使参与人员的思路统一,便于达成评估意见。但该方法在形成分析判别流程时,需要较强的专业能力和逻辑思维能力。

三、突发公共卫生事件风险评估的内容

突发公共卫生事件风险评估的内容包括:识别评估对象面临的各种突发公共卫生事件的风险,评估突发公共卫生事件发生的风险概率和可能带来的危害,确定当地政府、社会和群众承受风险的能力,确定突发公共卫生事件预防和控制的优先等级,提出应对突发公共卫生事件的策略和措施。

1. **明确事件的类型和性质** 在进行突发公共卫生风险评估时,首先要明确事件的类型和性质,是重大传染病暴发,还是群体不明原因疾病,或是食物和职业中毒,这样有助于查明病因,从而有针对性地采取及时有效的处置措施。如果是传染病暴发流行,应查明是细菌、病毒、衣原体、支原体、寄生虫等何种病原体感染,还是其他原因引起;如果是中毒事件,分辨其属于食物中毒、化学品中毒还是职业中毒。如果是当地从未发生的新发传染病,则应对难度将大大增加。

2. **进行预测和分析** 风险评估还要及时、全面地对突发公共卫生事件的发展趋势进行预测和分析。如实统计病例的地区、事件和人群分布,掌握事件在时间和空间上的变化趋势以及确定高危人群等重要信息;调查可能的暴露史;调查疫情可能波及的范围;掌握病例间的流行病学联系,病例的职业和行为接触史,初步分析危险因素;对患者进行隔离治疗并追踪密切接触者、医护人员发病情况等。

趋势分析时,要充分利用当地突发公共卫生事件的基线资料和监测资料;同时还要考虑当地突发公共卫生事件监测、报告系统提供的数据的质量以及当地的卫生资源配置和专业人员素质能否满足需求。

3. **分析事件的影响范围及严重程度** 包括当前影响、后续影响以及潜在危害。分析突发公共卫生事件的影响和危害不仅要考虑生理上的因素,还要考虑到心理和社会因素,即事件对人体生理健康的危害、对公众心理和精神造成的影响和危害,以及对社会层面的影响。

4. **评价防控措施效果** 在突发公共卫生事件调查处置过程中,防制措施有效性的评价对后续行动的展开具有指导性意义,具体可从社会效益、经济效益,以及具体措施的实施效果等方面考虑。如:目前已采取的措施是否全面;是否按照规范要求实施;分析采取措施前后新发病例情况、罹患率、病死率和续发率降低或升高的情况等;目前还存在哪些困难等。

5. **分级及响应** 对当前发生的事件进行分级,从而决定是否启动相应的应急响应。启动响应时,

需考虑舆论反响的问题。如果不启动应急响应,也要建议有关部门进行后续处理,比如建议派出专家协助调查处理、建议当地继续调查核实、建议采取或完善某些对策措施等。

四、突发公共卫生事件风险评估的过程

突发公共卫生事件风险评估是对突发公共卫生事件相关信息及其有关知识进行收集、评估、记录并确定事件风险等级的系统过程;评估时,首先需要确定评估的风险问题,然后进行风险识别、风险分析和风险评价。

1. **确定风险问题**　开展风险评估之前,首先需要确定风险问题,并据此界定参与评估的人员构成、所需要收集的信息等。清晰明确的风险问题也有利于在风险评估中确定优先开展的行动。

突发公共卫生事件风险评估中,通常需要回答的首要问题是"特定时间、范围内,某一公共卫生危害在特定地区发生的可能性及其后果"(例如2013年夏、秋季某地区发生登革热暴发的可能性及其后果)。围绕上述问题,常常要回答病原体进一步传播或者暴露于某种有毒、有害因子的可能性有多大?如果某事件发生,造成的公共卫生后果是什么?或是基于一系列场景假设提出风险问题,如:假设新亚型流感病毒发生有效人际传播,假定病毒传播能力、致病力和病死率在不同水平、条件下,激增的门诊和住院病例对现有医疗卫生服务能力造成怎样的冲击影响?风险评估不需试图在事件发生之初就立刻回答所有的风险问题,应该根据所掌握信息的情况以及评估时间要求,首先确定需要立即解决的关键问题,一些不紧迫的问题可以留待以后解决。

2. **风险识别**　风险识别是根据需要评估的风险问题,发现和确认需开展风险评估的突发公共卫生事件或威胁、描述风险要素的过程,是风险分析和风险评价的基础,其目的是通过各种方法来确定风险的来源及风险发生的可能性。由于风险存在不确定性,风险识别不是一次性行为,而是要有规律的贯穿于整个公共卫生保障实施的过程中。风险识别的过程包括筛选、检测和诊断3个环节,在风险识别过程中,不仅要收集整理相关历史资料,还要评估现有公共卫生防控能力,结合当地特点,进行预测和识别。常用的风险识别方法包括:现场调查法、风险损失清单法、因果图法、事故树法和幕景分析法等。

3. **风险分析**　风险分析是基于风险识别的结果,对事件发生的可能性和后果的严重性进行分析,并同时考虑防控措施以及分析过程中的不确定性。分析内容包括可能性分析、后果分析、不确定性分析。事件发生的可能性,即事件发生的概率,可以分为几乎确定发生、很可能发生、可能发生、不大可能发生、几乎不可能发生5个等级;后果的严重程度可分为可忽略的、较小的危害、中等危害、较大危害、灾难性危害5个等级。根据风险分析的目的和事件类型不同,风险分析方法有:定性分析、半定量分析、定量分析或以上方法的组合。

4. **风险评价**　风险评价是指在风险识别和风险分析的基础上,将风险与给定的风险准则比较,以确定风险的严重程度并做出决策。有些风险的危害程度较大,但发生概率很小;有些风险的危害程度不大,但是发生概率很大,因此,在风险评价中,需要引入风险发生概率和风险危害程度2个因素进行综合分析。常用的风险评价方法包括:风险矩阵法、风险度评价、核查表评价和直方图评价等。例如,在风险矩阵法中,我们需将风险分析中所获得的事件发生的可能性和后果的严重性分析结果列入风险矩阵,得出相应的风险等级,同时对不确定性因素进行描述,并提出风险管理建议。风险管理建议包括:是否需要应对,具体采用什么样的应对策略,采用哪些应对措施及其优先次序等。

第四节　突发公共卫生事件的预防与控制

突发公共卫生事件发生突然,突如其来,如果事先没有准备或准备不充分,必然顾此失彼,应接不暇,只有居安思危,才能做到有备无患,真正做好突发公共卫生事件的预防与控制工作。

一、预防控制策略

突发公共卫生事件预防控制工作应当遵循预防为主、常备不懈的方针,贯彻统一领导、分级负责、反应及时、措施果断、依靠科学、加强合作的原则。这是减少各类突发公共卫生事件的保证,是有效应对突发事件的前提。

预防为主是卫生工作的基本指导方针。做好预防工作,可以有效控制传染病的发生和传播,减少食物中毒、职业中毒和其他突发公共卫生事件。中国是一个发展中国家,经济和社会发展水平还不高,特别是广大中西部地区和农村地区,人均收入水平较低,公共卫生设施较差。一旦发生突发公共卫生事件,必将给广大人民群众的身体健康和生命安全带来严重伤害,也会使国家经济遭受巨大损失。因此,预防为主既是突发公共卫生事件应急处理的方针,也是我国卫生工作的基本指导方针。

做好突发事件应急工作,要贯彻统一领导、分级负责、反应及时、措施果断、依靠科学、加强合作的原则。

1. **统一领导**　是指在突发事件应急处理的各项工作中,必须坚持由各级人民政府统一领导,成立应急指挥部,对处理工作实行统一指挥。各有关部门都要在应急指挥部的领导下,依照条例的规定,开展各项应急处理工作。

2. **分级负责**　是指按突发事件的范围规定负责的部门。全国性的突发事件或跨省、自治区、直辖市的突发事件由国务院设立全国突发事件应急处理指挥部,负责统一领导和指挥全国的应急处理工作;地方性突发事件由省级人民政府设立突发事件应急处理指挥部,负责统一领导和指挥本行政区域内的应急处理工作。

3. **反应及时、措施果断**　是指突发事件发生后,相关政府部门要成立应急处理指挥部,决定是否启动应急处理预案等。有关部门应当及时作出反应,搜集、报告疫情及有关情况,立即组织调查,组织医疗队伍,积极开展救治,并向政府提出处理建议,采取果断措施,有效控制突发事件事态发展。

4. **依靠科学、加强合作**　是指突发事件应急工作要尊重科学、依靠科学,各有关部门、学校、科研单位等要通力合作,实现资源共享。

二、预防措施

针对突发公共卫生事件的预防措施是指在没有突发公共卫生事件发生的情况下,所采取的预防或应对可能发生的突发公共卫生事件的措施。按照原国家卫生部《突发公共卫生事件应急条例》的规定,突发公共卫生事件的预防措施主要包括以下方面。

1. **建立统一的突发事件预防控制体系**　县级以上地方人民政府应当建立和完善突发事件监测与预警系统。监测与预警工作应当根据突发事件的类别,制定监测计划,科学分析、综合评价监测数据。对早期发现的潜在隐患以及可能发生的突发事件,应当依照条例规定的报告程序和时限及时报告。

新冠疫情在我国以及世界上其他国家的流行,给我们带来诸多反思。我们必须以公共卫生应急反应的需求出发,来建设一支快速反应系统,包括中央指挥协调系统、全国电子网络疾病监测报告系统、都市症状监测系统、公共卫生与临床沟通系统、全国公共卫生实验室快速诊断应急网络系统、现场流行病学调查控制机动队伍和网络系统、全国医药器械应急物品救援快速反应系统、都市医学应急系统和医学教育改革、危机沟通(信息、教育、交流、心理学等)和危机管理系统、危机动态监测和评价系统等。

2. **制定突发公共卫生事件应急预案**　国务院卫生行政主管部门按照分类指导、快速反应的要求,制定全国突发事件应急预案,并报请国务院批准。

省、自治区、直辖市人民政府应根据全国突发事件应急预案,结合本地实际情况,制定本行政区域的突发事件应急预案。

突发公共卫生事件应急预案应当包括以下主要内容:突发事件应急处理指挥部的组成和相关部门的职责;突发事件的监测与预警;突发事件信息的收集、分析、报告、通报制度;突发事件应急处理技术和监测机构及其任务;突发事件的分级和应急处理工作方案;突发事件预防、现场控制,应急设施、设备、救治药品和医疗器械以及其他物资和技术的储备与调度;突发事件应急处理专业队伍的建设和培训。

应急预案应当根据突发公共卫生事件的变化和实施中发现的问题及时进行修订和补充。

3. **搞好人才队伍建设** 公共卫生应急系统能否成功取决于能否建立一支精干的专业队伍,要有现代全球—社区的国际型思维和方法技术,要有敢担风险负责任的领导,有实战经验的流行病学、环境卫生、毒理学等专业人员,要有掌握最新现场实验室技术的微生物和检验人员,以及擅长危机沟通的公关人员。公共卫生应急部队的性质决定了其对人员的特殊要求:现场危机预防和控制是他们的唯一任务,与现场无关的科研论文不能作为评价的标准。人员的选拔、培训和继续教育要程序化、制度化,现场流行病学队伍应直属中央,实行半军事化管理,以适应应急的需要。同时,应给予优厚待遇,吸引公共卫生突发事件应对处理方面的优秀人才。

对医疗卫生机构和人员应当定期开展突发公共卫生事件应急处理相关知识、技能的培训,定期组织医疗卫生机构进行突发事件应急演练,推广最新知识和先进技术。

4. **建立突发事件应急救治系统** 设区的市级以上地方人民政府应当设置与传染病防治工作需要相适应的传染病专科医院,或者指定具备传染病防治条件和能力的医疗卫生机构承担传染病防治任务。对于非传染病的突发公共卫生事件的救治体系建设也应受到地方各级政府的重视。

5. **做好应对突发公共卫生事件的物资储备** 国务院有关部门和县级以上地方人民政府及其有关部门,应当根据突发事件应急预案的要求,建立各类应急设施,添置应急设备,储备足够的救治药品和医疗器械等物资。

6. **对公众开展突发事件应急知识的专门教育** 增强全社会对突发事件的防范意识和应对能力。

三、控制措施

控制措施是指当突发公共卫生事件发生后所采取的紧急应对措施。主要包括以下几个方面:

1. **启动突发公共卫生事件应急预案** 突发公共卫生事件发生后,卫生行政主管部门应当组织专家对突发事件进行综合评估,初步判断突发事件的类型,提出是否启动突发事件应急预案的建议。

全国范围内或者跨省、自治区、直辖市范围内启动全国突发事件应急预案,由国务院卫生行政主管部门报国务院批准后实施。省、自治区、直辖市启动突发事件应急预案,由省、自治区、直辖市人民政府决定,并向国务院报告。

2. **设立突发事件应急处理指挥部** 根据突发公共卫生事件的性质、严重程度、涉及的范围等,迅速成立突发公共卫生事件指挥部。

需要全国协调和多部门合作的,国务院设立全国突发事件应急处理指挥部,由国务院有关部门和军队有关部门组成,国务院主管领导人担任总指挥,负责对全国突发事件应急处理的统一领导、统一指挥。

省、自治区、直辖市人民政府可成立地方突发事件应急处理指挥部,省、自治区、直辖市人民政府主要领导人担任总指挥,负责领导、指挥本行政区域内突发事件应急处理工作。

县级以上地方人民政府卫生行政主管部门,具体负责组织突发事件的调查、控制和医疗救治工作。

县级以下地方人民政府有关部门,在各自的职责范围内做好突发事件应急处理的有关工作。

3. **突发事件应急报告制度和举报制度** 突发事件监测机构、医疗卫生机构和有关单位发现有下列情形之一的,应当在2h内向所在地县级人民政府卫生行政主管部门报告。

(1) 发生或者可能发生传染病暴发、流行的。

(2) 发生或者发现不明原因的群体性疾病的。

(3) 发生传染病菌种、毒种丢失的。

（4）发生或者可能发生重大食物和职业中毒事件的。

接到报告的卫生行政主管部门应当在 2h 内向本级人民政府报告,并同时向上级人民政府卫生行政主管部门和国务院卫生行政主管部门报告。

县级人民政府应当在接到报告后 2h 内向设区的市级人民政府或者上一级人民政府报告;设区的市级人民政府应当在接到报告后 2h 内向省、自治区、直辖市人民政府报告。省、自治区、直辖市人民政府应当在接到报告 1h 内,向国务院卫生行政主管部门报告。

任何单位和个人有权向人民政府及其有关部门报告突发事件隐患,有权向上级人民政府及其有关部门举报地方人民政府及其有关部门不履行突发事件应急处理职责,或者不按照规定履行职责的情况。接到报告、举报的有关人民政府及其有关部门,应当立即组织对突发事件隐患、不履行或者不按照规定履行突发事件应急处理职责的情况进行调查处理。

国务院卫生行政主管部门负责向社会发布突发事件的信息。必要时,可以授权省、自治区、直辖市人民政府卫生行政主管部门向社会发布本行政区域内突发事件的信息。

信息发布应当及时、准确、全面。

4. 采取控制事件扩散蔓延的紧急措施　为了控制突发公共卫生事件的蔓延或进一步的严重危害,根据突发公共卫生事件应急处理的需要,可以采取以下控制措施。

（1）对食物和水源等采取控制措施。

（2）尽早对传染源及易感接触者采取隔离措施。

（3）严格隔离并积极治疗患者。

（4）及时对易感人群和其他易受损害的人群采取应急接种、预防性投药、群体防护等措施。

（5）宣传突发公共卫生事件防治知识,提高公众的应对能力,稳定人心。

5. 组成强有力的突发事件控制队伍　在突发事件应急处理指挥部的统一领导下,在突发公共卫生事件应急处理专业技术机构的指导下,紧急调集科研、防疫、医疗、公安、媒体等人员具体实施紧急措施。

6. 开展突发公共卫生事件的科学研究　许多突发公共卫生事件具有突发、新发的特点,人们从来没有经历或认识,如 SARS 的发生与流行。只有通过科学研究才有可能更加清楚地了解造成事件的原因,制定有效的控制措施。因此,突发公共卫生事件发生后要动员各级医疗卫生单位、科研单位和高等院校联合进行科技攻关,对突发公共卫生事件的控制提供科学依据和技术保障。

7. 保障相关医疗物资和其他物资的供给　突发公共卫生事件发生后,国务院有关部门和县级以上地方人民政府及其有关部门,应当保证突发公共卫生事件应急处理所需的医疗救护设备、救治药品、医疗器械等物资的生产、供应;铁路、交通、民用航空行政主管部门应当保证及时运送。

根据突发公共卫生事件应急处理的需要,突发公共卫生事件应急处理指挥部有权紧急调集人员、储备的物资、交通工具以及相关设施、设备。

四、突发公共卫生事件预防控制中临床医生的作用

应对突发公共卫生事件不仅仅是公共卫生工作者的责任和义务,它应由社会多部门、多行业共同协作完成。临床医生在应对突发公共卫生事件的行动中有着不可替代的作用。

（一）突发公共卫生事件或重要疫情的报告

从国内外大多数突发公共卫生事件来看,首先,接触突发公共卫生事件并做出相应报告的人员往往是临床医生。例如,世界上首批艾滋病病例的报告者,美国洛杉矶加州医学中心的 Gottlieb 医生是一名临床医生。我国发生的多起瘦肉精中毒事件、假酒中毒事件等的首位发现人或报告人多是临床医学工作者。临床医生工作在诊治疾病的第一线,他们有机会在第一时间接触第一个或第一批突发公共卫生事件的患者。

在临床工作中,如果遇到下列几种情况应考虑突发公共卫生事件发生的可能性。

1. 短时间内接诊或发现多例病因不明、临床表现相同或相似的患者。

2. 短时间内接诊或发现多例同种传染病的患者,特别是在这些病例之间具有存在相互传播关系或共同传染源的可能。

3. 短时间接诊大量的可能是食物中毒或可能与职业有关的中毒患者。

4. 发现可能对公众健康造成危害的事件,如毒物泄漏造成严重环境污染等。

5. 发现烈性传染病的患者,如肺鼠疫患者。

临床医生在意识到可能已经发生或即将发生突发公共卫生事件后,应以最快的方式向当地疾病预防控制机构或卫生行政机关作出报告。突发公共卫生事件和重大传染病疫情的早期报告对于疾病预防控制,保持社会稳定,减少经济损失等都具有重要意义。

(二) 采取有效可行的预防控制措施

在有关部门作出反应之前,临床医生可以根据具体情况立即采取相应的预防控制措施,避免事件的扩大,保护更多公众不受危害。采取的措施主要有:

1. 如果是传染性疾病或病因不明但可能具有传染性,应及时隔离传染源(包括患者、病原携带者、动物传染源)、易感接触者,同时对污染环境进行消毒以切断传播途径。接触传染源时应采取个人防护措施。

2. 遇到食物中毒或职业中毒时,应及时查封或停用可疑食品及其相关用品。如果不能判定可疑食物可将所有相关食物暂时查封,等待有关部门处理。

3. 保护可能受到进一步危害的人群,如传染病的免疫预防、环境污染时,迅速疏散群众,撤离污染现场等。

4. 采集人体、环境等相关样品,如粪便、血液、可疑食物等。

5. 对群众做好宣传、说服、教育等工作,稳定群众情绪。

6. 注意与有关单位和部门的协调和配合。

(三) 积极治疗突发公共卫生事件中出现的患者

在突发公共卫生事件发生过程中,可能会有大量的相关患者出现。临床医学工作者应积极参与,做好患者的救治工作。同时,也应采取有效的措施,进行自我防护,防止感染或中毒。

(四) 开展突发公共卫生事件相关疾病的防治研究

突发公共卫生事件发生后,各级医疗卫生部门和单位都应当迅速开展有关防治工作的研究。作为临床医学工作者需要研究的内容主要有:

1. 对于突发事件造成的疾病或健康问题的,要迅速解决疾病诊断或有关健康问题的判定等问题。

2. 如果是传染性疾病,特别是新发的传染病,要研究其可能的传播机制和途径、个体防护方法等,特别是医院感染的预防控制手段。

3. 对于突发公共卫生事件造成的原因不明疾病或健康问题,要迅速开展病因和危险因素研究。

4. 突发事件造成的患者和出现健康问题者的治疗和处理方案研究。

5. 突发公共卫生事件带来的其他健康和社会等问题研究,如突发事件造成的人群精神和心理健康问题、临床治疗和处理费用、社会经济损失等。

临床医生应根据自己的条件,迅速地开展相关研究工作,为做好突发事件的进一步处理和防止此类事件的发生,都具有重要意义。如 SARS 流行初期,广东的一些医务工作者就积极开展对该病的诊断、治疗、预防,尤其是医院感染的预防等方面的研究与探索,为国内其他地区乃至其他国家提供了很好的经验。

(五) 采用各种方式开展突发公共卫生事件应对相关知识的宣传

突发公共卫生事件的发生,一般容易引起社会的不安和人民群众不同程度的恐慌。临床医生应借助自己的职业优势开展宣传教育工作,使公众能够正确地理解和应对突发公共卫生事件。宣传工作主要包括以下几个方面的内容:

1. 向公众宣传预防、控制突发公共卫生事件造成的疾病或健康问题的有关知识,使群众正确的理解和应对突发公共卫生事件。

2. 指导群众了解做好个体防护的正确方法。

3. 解答群众疑问,稳定群众情绪,为防治工作创造良好氛围。

总之,临床医学工作者在突发公共卫生事件出现的报告、突发公共卫生事件的处理等方面都具有无可替代的作用。同时也应当认识到,积极参与应对突发公共卫生事件是临床医学工作者的重要职责和使命。

（毛　琛）

第十五章

卫生法与卫生监督

第一节　卫生法与监督学的形成与发展

一、中国卫生法与卫生监督的形成和发展

（一）我国古代的卫生法与卫生监督

1. **古代的卫生法**　卫生法是以卫生立法为基础，并随着卫生立法的发展而产生。我国古代卫生法最早可追溯至商代。在已发掘的商代殷墟遗址中，已发现有畜圈、厕所和排水沟。商代对违反公共卫生的行为采取严厉的制裁手段，如"弃灰于道者断其手"。另外，对环境卫生也做了一些合理的要求，如除虫、灭鼠、扫房、淘井、疏渠、排水等。《周礼》中有类似护井公约的记载，以保护饮水卫生。《春秋》中有"国人逐瘈狗"的记载，以防狂犬病传播。《左传》中记载的"男女同姓，其生不蕃"，更反映了当时对繁衍健康后代的认识和要求。周代建立了我国最早的专门医事制度，周代宫廷医生分为食医（营养医生）、疾医（内科）、疡医（外科）和兽医四科。国家制定了一套医政组织和医疗考核制度，规定医师为众医之长，"掌医之政令，聚毒药以供医事"，医师之下又设有上士、中士、下士（皆为医官）、史（管文书医案）、府（管药物、器械、会计）、徒（供使役、看护）等官职。周代有世界上最早的病历记录和报告制度："凡民之有疾病者，分而治之，死终则各书其所以，而入于医师。"另外，周代还对医师实行年终考核制度。"岁终，则稽其医事，以制其食。十全为上，十失一次之，十失二次之，十失三次之，十失四为下。"

从春秋战国开始，直至清朝灭亡，中国经历了长达二千余年的封建时代。与奴隶社会相比，这一时期的卫生法有了相当大的发展。从秦代起，我国封建社会便有了较系统的法典，如《秦律》《汉律》《唐律》等。在这些法典中，也有对医药卫生方面的具体规定，如《秦律》规定了禁止杀婴、堕胎等，《唐律》对医师误治、合药和针刺差错、卖药不实、贩卖毒药、行医诈伪等，都规定了惩罚措施。北宋王安石为相时，颁布《市场法》，规定由政府控制药品交易。宋代颁布了《安剂法》，规定医务人员人数和升降标准，这是我国最早的医院管理条例。宋代还有著名医学家宋慈所著的死伤断狱法典《洗冤集录》。元朝的《元典章》规定，政府禁售剧毒药品和堕胎药，禁止假医游街售药；医生医死人必须酌情定罪；医生和百姓发生争执和诉讼时，管民的官和管医的官共同决断。到了明代，《大明会典》规定了医家要世代行医，太医院的医生必须经考试录用，对医生失职或庸医杀人应予处罚等制度。清朝政府同样在其法典中对卫生问题进行了具体规定，比如对庸医和失职人员，清《新清律》规定了具体明确的认定标准和处刑方式。总之，整个中国封建时代，由于诸法合体，当时国家并不存在专司卫生行政职能的卫生行政机关，纯粹调整卫生问题的法律文件也不多见。值得一提的是，鸦片战争之后，中国沦为半殖民地半封建社会，在此期间，作为与清政府对立的太平天国农民革命政权，在药医卫生方面有了一些进步措施，比如推行公医制度，重视公共卫生等。为保障人民健康，太平天国政府明令禁止鸦片、酗酒、缠足、娼妓、溺婴等。

2. **古代的卫生监督**　《周礼》（公元前3世纪）："司掌行火之政令，四时变国火，以救时疾"。在周代有专人指挥，不同季节，点燃不同之木以避四季不同之时瘟疫流行。在管理方面，要求"凡民之有疾病者，分而治之，死终则各书其所以，而入于医师"。可见，此是最早的疾病分科治作，死亡登记报告制

度。秦代秦律规定"疠迁所实行隔离""疠者有罪,定杀"。疠者,即麻风病患者,要求迁往政府指定的地方实行隔离,发现有罪者,可处死刑。为了控制传染病,采取了严厉的法律措施和隔离政策。可见古代对传染病隔离、设院集中治疗及传染病人际传播已有较深刻的认识和一定的规定。

我国古代对饮水、食品卫生的要求很严格。古代井边设有持刀武士守卫等,是我国最早的有关保护水源的公共卫生执法。《易经》中"井收勿幕有孚无吉",告诫人们汲水后盖好井盖,否则就要予以处罚。《唐律疏议卷》对腐败变质的肉,规定不准出售并要求焚毁,违者杖九十,明知有毒出售致人疾者徒一年,故意致人死亡者处以绞刑。

对个人卫生《礼记内则》规定的官府制度确定"三日休沐"。《汉律》规定"吏五日得一休沐,言休息以洗沐也"等制度,经过历代王朝不断继承和发展,形成了一套较为完善的公共卫生法规,并在实践中不断充实,对推动医学的进步具有一定的意义。

(二)近代的卫生法与卫生监督的发展

1. 太平天国农民革命政权的卫生法建设与卫生监督 《太平天规》《刑律诸条禁》规定城市每天打扫街道,农村要洒扫街道。《行营规矩》规定"凡营盘之内俱要洁净打扫,不得任意运化作践,有污马路,以及在无羞耻处润泉",要求部队要讲究卫生,禁止随地大小便等重视公共卫生的规定。

2. 中华民国时期的卫生法建设与卫生监督 中华民国(1912年1月至1949年中华人民共和国成立以前)中央政府成立后,公布了一系列医药卫生法规,如《传染病预防条例》,在《中华民国民法典》《中华民国刑法》中也有相应的规定。《中华民国民法典》指明,人身体之健康受到侵犯,被害人因此而丧失或减少劳动能力或增加生活之需要时,加害人员负赔偿责任。《中华民国刑法》在公共危险罪中规定了"妨害公共饮水罪",违背预防传染病法令罪及散布传染病菌罪等维护生命健康条款。这一时期的政府通常设有专司卫生行政管理职责的行政机关,同时也颁布了大量的卫生法律,内容涉及卫生防疫、公共卫生、医政、药政、食品卫生、医学教育等,如《解剖规则》《全国海港检疫条例》《西医条例》《传染病预防条例》《医师暂行条例》《公立医院设置条例》《县卫生行政实施办法纲要》等。由于当时政府的腐败,加上战争不断,虽然卫生立法得到了相当发展,但这些法律终究没有得到认真实施。

3. 革命根据地的卫生法建设与卫生监督 1921年,中国共产党成立。在中国工农红军初创时期,党就非常重视根据地军民的疾病防治和社会卫生,制定了一些卫生法规。

1922年,中国共产党第二次代表大会纲领明确提出了要保护劳动者的健康和福利要求。1932年,中央军委总后卫生部第三次会议颁布了《卫生法规》,同年中央军委发布《暂行传染病预防条例》,规定鼠疫、霍乱、痢疾、疟疾等为传染病及疫情报告、消毒隔离制度。1933年,苏维埃临时中央政府颁布了《卫生运动纲领》《卫生防疫条例》,要求注意卫生防疫,研究疾病防治,检查工厂安全卫生和饮水卫生,号召开展群众性的卫生运动。1934年,成立了中央防疫委员会,中央军委颁布了《暂定传染病预防条例》。

抗日战争时期,党和各抗日根据地政权,坚持"预防为主"的方针,制定了一系列卫生法律,如陕甘宁边区政府制定的《陕甘宁防疫委员会组织条例》等。1939年,《陕甘宁边区第一届参议会对陕甘宁边区政府工作报告决议》号召"发展卫生保健事业,增进人民健康"。同年边区政府制定了《陕甘宁边区卫生委员会组织条例》和《陕甘宁边区政府民政厅卫生处组织条例》。1940年,党中央在边区召开防疫会议,又开展防疫运动周,使污水、垃圾处理、个人卫生、食品、商店卫生有条例可循。

解放战争时期,各解放区政府把加强卫生工作,贯彻预防为主、防止疫病蔓延作为施政纲领的重要内容。延安总卫生部在1936年制定了《工作计划大纲》,广泛发动群众,改善卫生条件,支援革命战争。像《连队工作条例》《战时卫生勤务条例》都是这个时期制定的卫生法律。1946年6月,《晋冀鲁豫边区高等法院关于特种案犯运用刑法的指示》,把散布传染病等伤害他人之身体健康,或者故意以重病传染他人致伤人身体或致人于死,作为特种罪打击。这些法规的颁布与执行既对改善卫生状况,保障军民健康,支援革命战争,推翻国民党反动统治发挥了重要作用,也为我国社会主义时期的公共卫生立法及其实施提供了丰富的经验。

（三）中华人民共和国的卫生法与卫生监督的发展

中华人民共和国的成立，标志着我国的卫生立法工作进入一个新的历史时期，卫生监督不仅从法规上进一步完善，在组织、管理体制上也逐步从无到有，从有到全，向具有中国特色的卫生立法和监督体系逐步过渡。这一进程大致可分以下 4 个阶段：

1. **初创阶段（1949—1956 年）**　1949 年 9 月，中国人民政治协商会议通过的《共同纲领》规定，提倡国民体育，推广医药卫生事业，并保护母亲、婴儿和儿童的健康。1949 年 10 月 27 日，周恩来总理指示，组织中央防疫委员会。1949 年 11 月，成立中央人民政府卫生部，颁布了《中央人民政府卫生部工作方针与任务草案》，把防止各种传染病流行，杜绝地方病、社会病、职业病的蔓延作为当前首要任务。

1950 年 8 月，召开第一届全国卫生会议，对组织中央防疫总队、恢复和新建各地海、陆、空检疫机构以及寄生虫病防治专业机构、建立和实行传染病报告制度做出规定。在这期间，发布了《种痘暂行办法》《交通检疫暂行办法》等。据统计，这一时期，由当时的中央人民政府政务院（后改为国务院）制定发布或批准发布的卫生法有 46 件之多，如《关于严禁鸦片烟毒的通令》（1950 年）、《关于发动秋季种痘的指示》（1950 年）、《传染病管理办法》（1955 年）等。

1953 年，政务院第 167 次政务会议决定在全国成立各级卫生防疫站，把卫生监督作为主要任务之一。1954 年 8 月，政务院批准了《第一届全国工业卫生会议决议》对加强工业卫生逐步开展卫生监督提出了具体要求。第三届全国卫生行政会议明确提出"应逐步建立国家卫生监督制度"，把卫生监督从部门监督提到国家监督的高度。在此期间，国家卫生部成立了卫生监督室，各省、自治区、直辖市卫生厅相继建立了卫生监督机构，卫生部颁发了《卫生防疫站暂行办法》，明确规定了卫生防疫站的任务是预防性、经常性卫生监督和传染病管理。1955 年 7 月，经国务院批准，发布了《传染病管理办法》，将传染病暂定为二类 18 种，并对其疫情报告及防治处理措施作了具体规定，成为中华人民共和国成立后卫生防疫工作的第一个法定性文件。1956 年，国家建委、卫生部联合颁布了《工业企业设计暂行卫生标准》《饮用水水质标准》，更充实了卫生监督的内容。

2. **建设阶段（1957—1965 年）**　1957 年 12 月，经第一届全国人大常委会第 88 次会议通过，公布《中华人民共和国国境卫生检疫条例》，这是新中国历史上正式通过立法机关制定和认可的第一部卫生法律，也是以立法形式对我国卫生监督制度予以确认，进一步明确了国家卫生监督制度。卫生部还制定发布了上百件规章和规范性文件，如《职业病范围和职业病患者处理办法的规定》《放射性工作卫生防护暂行规定》《食品卫生管理试行条例》。到 1964 年底，卫生防病监督机构在全国 22 个省、自治区、直辖市及所属地、市、县（旗）建立起 2 499 个卫生防疫站。铁路系统、较大的厂矿企业也相继建立了卫生防疫站，公共卫生监督执法工作进一步加强。

这一阶段，国务院发布或批准发布了 31 件卫生法规，这些法规的实施，使我国公共卫生事业逐步从行政管理、技术管理向法制管理的轨道转移。

3. **停滞阶段（1966—1976 年）**　1966—1976 年，我国的卫生立法基本上处于停滞状态，已有的卫生法规也不能发挥应有的作用。

4. **完善与发展阶段（1976 年至今）**　1978 年以后，特别是党的十一届三中全会以来，社会主义民主与法制得以加强，卫生立法也受到了应有的重视。1982 年，通过的《宪法》为新时期的卫生立法提供了根本法的依据。

20 世纪 80 年代以来，由全国人大常委会通过的《中华人民共和国食品安全法》《中华人民共和国传染病防治法》《中华人民共和国国境卫生检疫法》《中华人民共和国执业医师法》《中华人民共和国母婴保健法》《中华人民共和国献血法》《中华人民共和国药品管理法》《中华人民共和国精神卫生法》《中华人民共和国人口与计划生育法》《中华人民共和国红十字会法》等，国务院颁布的《公共场所卫生管理条例》《化妆品卫生监督条例》《医疗器械监督管理条例》《学校卫生工作条例》《医疗机构管理条例》《护士条例》《乡村医生从业管理条例》《医疗事故处理条例》《艾滋病防治条例》《突发公共卫生事件应急条例》《医疗纠纷预防和处理条例》等行政法规，以及国家卫生健康委员会制定和修订的《医疗机构管理条例实施细则》《类辅助生殖技术管理办法》《公共卫生管理条例实施细则》等卫生行政规章和法规性文件、卫生标准，省、自治区、直辖市结合当地实际情况，制定的卫生监督工作的地方性法规和行政规章，基本覆盖了卫生监督管理的大部分领域。

二、外国卫生法的形成和发展

（一）古代外国卫生法制建设和卫生监督发展

在奴隶制社会，四大文明古国均有卫生方面的立法。据文献记载，公元前 3000 年左右，古埃及国家就颁布有卫生方面的法令，这些法律对公共卫生和清洁居室、屠宰食用动物和正常饮食、性关系、尸体掩埋等都有明确规定。公元前 3000 年末和公元前 2000 年初，在两河流域的中部，形成的巴比伦奴隶制国家，制定了人类历史上迄今发现的最早的一批成文法，其中有著名的是《汉谟拉比法典》，该法典有关医药方面的条文有四十余处，约占整个条文的七分之一，内容涉及公共卫生、食品保洁、医事组织、医疗事故赔偿等方面。通过对考古遗址的发掘发现，印度河谷在公元前 2000 年就有了高度发展的卫生系统。富丽的浴室建筑物和系统的排污管沟无不显示那个时代的伟大，尤其是同一时期产生的《摩奴法典》对卫生问题更有严厉的规定。例如，只有为祭神而屠宰的动物肉方可食用，要时常洗眼，妇女在经期和产后应遵守严格的卫生要求，医生治病引起事故后要受处罚等。特别值得一提的是，古老犹太人医学对卫生制度的建立做出了卓越贡献，如安息日休息的规定是迄今发现的人类最早的休息法；又如对生下的男孩在出生后第 8 天必须行包皮环切术。当然，在所有奴隶制社会中，罗马奴隶制社会的卫生法律最为发达和完备，它对城市公共卫生、食品卫生监督、疾病预防、妓女管理等都做出了具体规定。其中著名的《十二铜表法》规定：不得饮河水，而要饮泉水；禁止在城市内埋葬；医生疏忽而使奴隶死亡要赔偿；医生失职要受惩罚；禁止出售腐败变质食品等。

公元 5 世纪，西罗马帝国灭亡，欧洲封建国家先后兴起。至 17 世纪后半叶，各国逐步加强了卫生立法。随着卫生管理的发展，各国卫生法所调整的范围逐步扩展，内容涉及公共卫生、食品和医药管理、医事制度、卫生检疫、学校管理等，部分领域甚至出现了专门的成文卫生法规和专门的卫生管理部门。13 世纪欧洲麻风病流行，为此，各国实施严格的隔离措施，建立了许多麻风病院。14 世纪被称为"黑死病"的鼠疫在欧洲泛滥，为防止鼠疫传播和蔓延，各国颁布了防治法令。意大利的威尼斯港口在 1374 年成立了第一个检疫组织，实行港口检疫。亚得里亚海东岸的拉古萨共和国规定疫船或疫区来船及海员等必须在指定的登陆地点停留 40 天，这就是现行"海港检疫"的由来。在医事制度方面，1140 年，西西里亚罗杰二世颁布了欧洲历史上最早的关于医生资格及活动的法令，13 世纪法国的腓特烈二世在继承前人成果基础上还制定了《医生开业法》和《药剂师开业法》。在公共卫生方面，法国、德国、罗马等国的部分城市先后颁布法律，禁止群众在供饮用的河水中洗衣服，禁止制革人在河岸洗皮子，禁止染色工人往河里倒染料渣滓。米兰在 14 世纪还制定了下水道的管理法规。在药品管理方面，英国先后制定了《佛罗伦萨药典》《纽伦堡药典》和《伦敦药典》。

（二）近代外国卫生法制建设和卫生监督发展

17 世纪中叶的英国革命，18 世纪的美国革命和法国革命，使资产阶级在西方国家取得了政权，从此，资本主义制度代替了封建主义制度。大工业生产、科技的发展既为医药学发展提供了契机，也对卫生法的需求提出了挑战。在资本主义早期的英国，为解决工业革命带来的城市人口激增、贫民窟等问题，1601 年制定了《伊丽莎白济贫法》，该法规定教区有义务向贫民提供包括医疗在内的救济。19 世纪以后，专门性的卫生法律不断出台，1757 年议会为泰晤士河上的运煤工人颁布了一项社会健康保险方面的法令，1802 年为改善纺织厂童工的劳动条件颁布了《学徒健康与道德法》，1833 年作为《卫生法》（1848 年颁布）序曲的《清除污染物与预防疾病法》和《澡堂和洗衣房法》得以制定，1872 年颁布了《严禁食品或饮料掺假法》，1876 年颁布了《河流防污法》，1911 年颁布了《全国检疫法》。以后又逐步制定了《助产士法》《妇幼保健法》《精神缺陷法》《国家卫生服务法》《全国卫生保险法》等。在美国，作为后来居上的资本主义大国，在卫生立法方面也得到了大规模发展。1878 年颁布了《全国检疫法》，1899 年制定了《河流与港口法》,1906 年公布了《纯洁食品和药物法》,1912 年制定了《公共卫生署法案》,1914 年颁布了《联邦麻醉剂法令》,1921 年公布了《产妇与婴儿法》。日本从资本主义制度建立到第二次世界大战之前也制定、颁布了大量的卫生法,如 1906 年的《医师法》、1922 年的《健康保险法》、1925 年的《药剂师法》、1933 年的《医师法》、1942 年的《国民医疗法》、1948 年的《药事法》和《医疗法》等。与此同时,法国、德国等其他一些资本主义国家也都不同程度地制定了专门的卫生法律。

(三) 现代外国卫生法制建设和卫生监督发展

20 世纪 40 年代以来,各国卫生立法进入了一个新阶段。首先,是宪法上,各国都相继规定了保护公民健康权的条款。其次,是原有的卫生立法得到了进一步完善和加强。在公共卫生、疾病控制、医政管理、药政管理、医疗保健等方面,各类有系统的卫生配套法律得以制定。比如,英国先后制定颁布了《国家卫生服务法》《食品卫生法规》《药品法》《国家精神卫生法》等;日本先后制定了《传染病预防法》《医师法》《药事法》《精神卫生法》等;美国制定了《职业安全与卫生法》《公共卫生服务法》《食品、药品、化妆品法》《病人权利法案》《精神障碍治疗设施与社区精神卫生中心组织法规》等;法国制定了《医院管理法》《开业医师法》《护士法》《传染病管理法》《妇幼保健法》等;苏联在 1969 年制定了《苏联和各加盟共和国卫生基本法》,在 1974 年批准了新的《苏联国家卫生监督条例》;罗马尼亚于 1978 年颁布了《全民安全和保健法》;民主德国于 1973 年制定了《关于医学检查及证明的规定》《麻醉药的经营》,1976 年制定了《药典》等。世界各国卫生立法发展的另一个新特点是科技进步导致卫生立法在新问题上的立法,如美国自加利福尼亚州 1976 年制定《自然死亡法》以来,目前,已有一半以上的州制定了安乐死法案。再如,脑死亡的定义和标准,已被许多国家广泛承认。试管婴儿、器官移植等新问题,不少国家均在研究立法对策。

三、国际卫生立法的进展

国际卫生法是调整国家、地区及国际组织之间在保护人类健康活动中所产生的各种社会关系的有拘束力的原则、规则和规章制度的总称。随着全球经济的一体化,以及各国之间相互交流与合作的加强,必须确定在保护人类健康和保护动植物卫生活动中需要共同遵循的基本原则、规则和制度,这就导致了国际卫生法的产生。早在 1851 年,在巴黎举行的第一次国际卫生会议上,11 个国家签署了第一个地区性的《国际卫生公约》。1905 年,美洲 24 个国家签订了泛美卫生法规。第二次世界大战后,国际卫生立法步伐明显加快。特别是 1948 年世界卫生组织(WHO)成立后,为了实现其"使全世界人民获得可能的最高水平的健康"的宗旨,将提出国际卫生公约、规则和协定,制定食品、生物制品、药品的国际标准以及制定诊断方法的国际规范和标准作为自己的任务之一,如在防止传染病在国际传播方面制定的《国际卫生条例》;在药品质量控制方面倡导药品生产质量管理规范(GMP);与国际放射防护委员会(TCRP)合作,制定放射防护基本安全标准;与联合国粮农组织(FAO)合作,建立食品法典委员会,制定并公布食品卫生标准等。WHO 还编辑出版了《国际卫生立法汇编》(*International Digest of Health Legislation*)季刊,积极推动国家间的卫生立法交流与合作。

联合国也订立了多项与卫生有关的国际条约,如《1961 年麻醉品单一公约》《1971 年精神药物公约》《儿童生存、保护和发展世界宣言》等。其中影响较大的是 1947 年成立的世界医学会(WMH),它成立至今已制定了一系列世界性医学原则,如 1964 年规定人体实验原则的《赫尔辛宣言》,1970 年关于医学流产问题的《奥斯陆宣言》,1968 年关于死亡确定问题的《悉尼宣言》等。1977 年第六届世界精神病学大会通过了对精神病患者准则的《夏威夷宣言》,1981 年在马尼拉召开的第二十四届国际红十字会会议通过了《献血与输血的道德规范》等。此外,在世界贸易组织(WTO)的若干个协定中,也涉及与医疗卫生的相关内容,如《实施卫生与植物卫生措施协定》(SPS)和《技术性贸易壁垒协定》(TBT)及其附件,以及在《服务贸易总协定》中关于医疗卫生服务的规定等,这些都极大地推进了国际卫生立法的发展。需要强调的是,国际卫生法则只有经各个国家承认方能成为各国的卫生准则。

第二节　卫生法与卫生监督学的概念与内容

一、卫生法学的概念和任务

卫生法(health law)是指由国家制定或认可,并由国家强制力保证实施,旨在调整保护人体生命健康活动中形成的各种社会关系的法律规范的总和。

保护人体生命健康权益是一切卫生立法和卫生执法活动的根本出发点,也是其全部内容。

"卫生"一词,在先秦就已经出现。最初含义为"养生""护卫生命"之意。《辞海》对"卫生"一词的解释是:为增进人体健康、预防疾病,改善和创造合乎生理要求的生产环境、生活条件所采取的个人和社会的措施。随着社会的发展,卫生一词的概念也在发生着变化。尤其到近代,随着生产力的发展,人类逐步从被动适应自然发展到主动适应和改造自然。对于疾病的防治,也从被动适应向主动适应和战胜疾病转化。因此,卫生一词在这里应作广义的理解,即泛指为维护人体健康而进行的一切个人和社会活动的总和。

卫生法学是自然科学和社会科学相互渗透和交融,并随着生物-心理-社会医学模式的产生而发展起来的一门新兴的边缘交叉学科。从医学角度看,卫生法学属于理论医学的范畴;从法学角度看,卫生法学则是法律科学中一门有关医药卫生问题的应用科学。

卫生法学的任务是将生物学、医学、药物学、卫生学等自然科学的基本理论和法学的基本理论结合起来,运用于卫生事业实践,用法律手段促进卫生事业的发展,保护公民的生命和健康。

二、卫生法学的理论构成和研究对象

卫生法学是一门实践性很强的理论性学科,其构成可分为两大部分。其一是理论构成,即综合运用社会科学和自然科学知识,阐述卫生法学的基本理论,为卫生立法提供科学理论,发挥正确的理论导向作用;其二是实践构成,即制定和实践卫生法律规范,发挥保护人体健康的作用。

卫生法学以卫生法律现象及其发展规律作为研究对象,主要研究卫生法的产生及其发展规律,卫生法的特征、调整对象、基本原则,卫生法律体系;研究我国现行各种卫生法律制度及其制定;研究卫生法的实施和监督执行;研究卫生法学与相关学科的关系;研究国外卫生法学理论、立法和司法实践;研究如何运用卫生法学理论来解决医疗实践与医学科学发展中出现的新的法律问题等,使医药卫生活动"有法可依、有法必依、执法必严、违法必究",以促进社会主义卫生事业的发展,使其走向法制化轨道。

三、卫生监督和卫生监督学的概念

卫生监督是政府卫生行政部门依据公共卫生法律、法规的授权,对公民、法人和其他组织贯彻执行卫生法律、法规的情况进行监督检查,对违反卫生法律、法规、危害人体健康的行为追究法律责任的一种卫生执法行为。

卫生监督的目的是行使国家公共卫生职能,实现国家对社会的卫生行政管理,保护人民健康,维护国家卫生法制的统一和尊严。

"监督"一词,最早见于汉代。《周礼·地官·乡师》:"大丧用役则帅其民而至,遂治之",郑玄注:"治谓监督其事",也就是监察、督促。监督(supervision)一词,古今中外的基本含义是上级对下级行为的督察、纠偏。作为一种法律制度,监督一直伴随着人类社会历史发展的全过程。无论是罗马共和国的监察官还是中国古代战国时期的御史,都表明人类社会的稳定发展与监督制度之间的密切关系。近代资产阶级思想家提出的分权理论,催生了以分权制衡为宪政基础的资产阶级共和国的建立,监督作为一种法律制度也随之分解,形成了部门化的监督机制,如立法监督、行政监督和司法监督等。监督不仅包含了对人们行为的监视、检查、察看、督促,同时也包含对某种行为或权力的约束、控制和纠正,而且在不

同领域,监督具有不同的内涵和外延。

(一) 卫生监督的概念

卫生监督即卫生行政执法,是国家管理社会卫生事务政府职能的特定称谓,系指卫生行政主体依据法定职权,将卫生法律规范适用于现实的社会关系的活动,是卫生行政主体依法处理具体卫生行政事务的活动的总称。这个概念体现了以下几层意思:

1. 卫生监督是政府的一项职能,是国家行政权的一部分,是国家行政执法体系中的一个特定的专业类别,是卫生行政执法的具有特定含义、体现其基本特征的专有称谓。在法治社会中,政府对社会的管理是通过法律授予政府的各项职能的实施来实现的。而政府的任何一项职能都有其专门的称谓,卫生监督就是其中一种,它平行于质量监督、工商监督、税务监督等。

2. 卫生监督在静态上,是国家确定的一项行政执法制度,体现了国家对社会卫生事务管理的基本方式和机制;在动态上,是卫生行政主体依法处理卫生事务的行政执法活动,是卫生行政主体执行卫生法律的活动。

3. 卫生监督是卫生行政执法的全部活动,包括卫生行政主体作出的具体行政行为和抽象行政行为;卫生监督在法律的实施上,主要指卫生行政主体依法处理具体卫生行政案件的行为,也就是卫生法律规范适用的过程。

4. 卫生监督是国家的一种特定的行政职权,是国家以法律形式授予卫生行政主体行使的公共权力,是国家管理社会公共事务的一种特定的形式,并不是卫生行政主体处理某一个具体案件的具体活动。

(二) 卫生监督学的概念

卫生监督学是以卫生监督为研究对象的一门学科,是研究卫生监督制度和卫生监督实践,揭示卫生监督工作一般规律的综合性边缘科学。所谓边缘,这里指的是自然科学和社会科学的边缘,是自然科学与社会科学相结合的产物。具体地说,卫生监督学的理论基础是自然科学中的公共卫生学和社会科学中的行政学、行政法学、监督学等学科。

四、卫生监督学的研究内容

卫生监督学是一门较新的学科。按照辩证唯物主义认识论的观点,人们对事物的认识过程,总是先由特殊到一般,然后再由一般到特殊,先认识个别的特殊的事物,然后逐步扩大到认识一般的事物。当认识诸种事物的共同本质后,再以此为基点,去继续研究指导那些尚未研究或未深入研究过的具体事物,揭示其特殊本质,并补充、丰富和发展对共同本质的认识。卫生监督学的研究工作,当然也不能例外,必然也应以个别卫生监督行为为起点,然后根据对各种卫生监督行为的研究,揭示卫生监督的本质和行为规律。由于卫生监督学研究对象规定和制约着它研究的具体范围,因此,卫生监督学研究的范围是极有针对性的。但由于卫生监督制度和卫生监督实践内容纷繁复杂,几乎涉及社会经济和社会生活的各个方面,因而卫生监督学研究的范围和领域也就相当广泛。限定在卫生行政执法范畴之内,其主要研究内容是:

1. 卫生监督的性质与分类、内容与形式。

2. 卫生监督的起源及历史演变。

3. 卫生监督制度在国家体制中的地位和作用。

4. 卫生监督法律关系。

5. 卫生监督体制的确立、改革与完善。

6. 卫生监督的对象、范围、手段、依据、程序和责任。

7. 卫生行政执法文书的制作与书写。

8. 具体的卫生监督内容,如医疗机构卫生监督、卫生技术人员的管理与监督、传染病防治监督、国境卫生检疫、职业卫生监督、食品卫生监督、健康相关产品卫生监督、放射卫生监督、特定场所卫生监督、妇幼卫生与计划生育监督等。

9. 卫生监督的社会和工作评价指标及评价方法。

10. 中外卫生监督理论、信息与交流。

毋庸讳言,随着卫生监督实践的逐步深化和卫生监督学理论研究的不断深入,卫生监督学研究的范围也必将会随之拓展和予以丰富,这是时代发展的必然趋势。

第三节 卫生法的特征和基本原则

一、卫生法的性质与特征

(一) 卫生法的性质

从卫生法学的总体职能来理解,卫生法学具有阶级性和社会性;从科学技术进步和调整纷繁复杂的社会关系来看,卫生法学具有综合性;从卫生法学是边缘学科来分析,卫生法学又具有交叉性。

(二) 卫生法的特征

1. **以保护公民健康权为根本宗旨** 健康权是指人的机体组织和器官功能的安全受到法律保护的权利。公民健康权是公民人身权中一项最基本的权利,我国宪法第 21 条有"保护人民健康"等内容,药品管理法、食品安全法、国境卫生检疫法、传染病防治法中,都把保护人体健康列入总则作为立法宗旨。其他衍生的法律、法规也都体现了这一宗旨。

2. **综合性和多样性** 这是指卫生法带有诸法合体、多种调节手段并用的特征。首先,卫生法的表现形式具有综合性和多样性;其次,卫生法的调节手段具有综合性和多样性,既采用纵向的行政手段调整卫生行政管理活动中产生的社会关系,又采用横向的契约手段调整卫生服务活动中的权利义务关系;再次,卫生法除采用自己独有的法律措施外,还借用刑法、民法、劳动法、诉讼法等部门法的调整手段,以有效地保护公民的健康权。

3. **科学性和技术规范性** 卫生法是依据生物学、医学、卫生学、药物学等自然科学的基本原理和研究成果制定的。卫生法与现代科学技术紧密结合,体现了卫生法的科学性;同时,卫生法保护的是人体健康这一特定的对象,这就必然要将大量的技术规范法律化,即卫生法将直接关系到公民生命健康安全的科学工作方法、程序、操作规范、卫生标准等确定下来,成为技术法规,把遵守技术法规确定为法律义务,使公民的健康权得到保障。

4. **社会共同性** 随着社会的发展,人类的健康受到越来越大的关注,卫生问题已成为当今人类所面临的共同问题。全世界都在探求如何解决人人享有卫生保健、为人们营造一个清洁适宜的环境、预防和消灭疾病、保护人体健康、促进社会经济发展等问题的办法。各国也在卫生立法方面不断加强国际合作与交流,以便能更好地互相借鉴,从而推动了国际卫生法的发展。这体现了卫生法的社会共同性的特征。

二、卫生法的基本原则

卫生法的基本原则是指用以调整卫生关系的具有普遍指导意义的原则,它是卫生立法的基础,卫生司法的依据,卫生活动的准则。

1. **保护公民身体健康的原则** 每个公民都依法享有改善卫生条件、获得基本医疗保健的权利,以增进身体健康,延长寿命,提高生命质量。在我国,人民群众是国家的主人,是一切物质财富和精神财富的创造者,是社会主义现代化建设的主力军。所以,开展卫生工作必须从全民健康出发,将健康融入所有政策,这是一切卫生工作和卫生立法的最终目的,也是我国卫生法的基本原则之一。

2. **预防为主的原则** 卫生工作要坚持"预防为主,综合治理"的方针,对待疾病首先从预防着手,主动地和疾病作斗争,以达到减少疾病和消灭疾病的目的,做到无病防病,有病治病,防治结合,立足于防。

实践证明,预防为主的方针对控制疾病的发生和流行,保护和增进人体健康,具有投入少、效益高的特点,也是人类与外界环境及其致病因素长期斗争所积累的知识结晶。

3. **依靠科技进步的原则**　卫生事业的发展,健康目标的实现,归根到底有赖于科学技术的发展。因此,医学科技的先导和依托功能,越来越显示其强大威力。科技进步为疾病的诊疗、药物的研发、寿命的延长等带来了新的希望。

4. **中西医协调发展的原则**　要正确处理中西医的关系,既要认真学习现代医学,包括新理论、新技术、新方法、新成就,努力发展和提高现代医学的科学技术水平;同时,还必须努力继承和发展祖国医药学遗产,运用现代科学技术知识和方法对其加以研究、整理、挖掘,把它提高到现代科学水平,从而使中西两个不同理论体系的医药学互相取长补短、协调发展,推进医学科学的发展,造福于人类。

5. **动员全社会参与的原则**　指卫生工作必须做到政府领导、部门配合、社会支持、群众参与,使卫生事业成为全民的事业。这一原则又是党的群众路线在卫生法制建设中的体现,反映了卫生工作的社会性。

6. **国家卫生监督的原则**　指卫生行政机关或国家授权的卫生职能部门,对辖区内有关单位和个人执行国家颁布的卫生法律、法规、规章和标准情况进行的监察督导。实行国家卫生监督原则,必须把专业性监督与社会监督、群众监督紧密结合起来,严格依法办事,同一切违反卫生法的现象作斗争,以保证有一个良好的社会卫生环境。

7. **奖励与惩罚相结合的原则**　卫生法和其他法律一样,具有强制性。对于违法者,依法追究相应的法律责任,给予法律制裁。同时,我国卫生法又规定对作出成绩和贡献的单位和个人,给予精神上的表扬和物质上的奖励。

三、卫生法渊源

法的渊源是法的具体的外部表现形态,指法由何种国家机关制定或认可,具有何种表现形式或效力等级。我国卫生法的渊源主要有以下几种。

1. **宪法**　宪法是全国人民代表大会制定的根本大法,宪法中有关卫生方面的规定,是我国卫生法的立法依据,也是我国卫生法的重要渊源。

宪法第 21 条规定,国家发展医疗卫生事业,发展现代医药和我国传统医药,鼓励和支持农村集体经济组织、国家企业事业组织和街道组织举办各种医疗卫生设施,开展群众性的卫生活动,保护人民健康。第 25 条规定,国家推行计划生育,使人口的增长同经济和社会发展计划相适应。第 45 条规定,中华人民共和国公民在年老、疾病或者丧失劳动能力的情况下,有从国家和社会获得物质帮助的权利。国家发展为公民享受这些权利所需要的社会保险、社会救济和医疗卫生事业。第 49 条规定,婚姻、家庭、母亲和儿童受国家的保护,夫妻双方有实行计划生育的义务。这些就是制定卫生法律、法规的来源和依据。

2. **卫生法律**　其效力仅低于宪法,可分为两种:一是由全国人民代表大会制定的卫生基本法,目前我国还未制定。二是由全国人民代表大会常务委员会制定的卫生基本法律以外的卫生法律,现已有《中华人民共和国食品安全法》《中华人民共和国药品管理法》《中华人民共和国国境卫生检疫法》《中华人民共和国传染病防治法》《中华人民共和国红十字会法》《中华人民共和国母婴保健法》《中华人民共和国献血法》《中华人民共和国执业医师法》《中华人民共和国职业病防治法》《中华人民共和国献血法》《中华人民共和国精神卫生法》《中华人民共和国人口与计划生育法》等。

3. **卫生行政法规**　是指由国务院制定发布的有关卫生方面的专门行政法规,其法律效力低于卫生法律。卫生行政法规有的是以国务院名义直接发布的,如《医疗机构管理条例》;有的是经国务院批准,由卫生部发布的,如《艾滋病监测管理的若干规定》。

4. **地方性卫生法规、卫生自治条例与单行条例**　地方性卫生法规是指省级人民代表大会及其常务委员会、省会所在地的市或经国务院批准的较大的市的人民代表大会及其常务委员会依法制定和批准的,可在本行政区域内发生法律效力的有关卫生方面的规范性文件,如《上海市城乡集市贸易食品卫生管理规定》。地方性卫生法规在推进本地卫生事业的发展,为全国性卫生立法积累经验等方面具有重要意义。

卫生自治条例与单行条例是指民族自治地方的人民代表大会依法在其职权范围内根据当地民族的政治、经济、文化的特点,制定发布的有关本地区卫生行政管理方面的法律文件。

5. **卫生行政规章**　是指国务院卫生行政部门在其权限内发布的有关卫生方面的部门规章,其效力低于宪法、卫生法律和卫生行政法规,是我国卫生法数量最多的卫生法渊源。

6. **地方性卫生规章**　是指省、自治区、直辖市以及省会所在地的市或经国务院批准的较大的市的人民政府,依法在其职权范围内制定、发布的有关本地区卫生管理方面的卫生法律文件。

7. **卫生国际条约**　是指我国与外国缔结的或者我国加入并生效的有关卫生方面的国际规范性法律文件。依我国宪法和有关法律的规定,除我国声明保留的条款外,这些条约均对我国产生法律约束力。

第四节　卫生法与卫生监督的功能和手段

一、卫生法的实施及其特征

卫生法的实施是卫生法律规范在社会生活中的贯彻与实现,指国家机关及其工作人员、社会团体和公民实现卫生法律的活动。卫生法实施的实质在于将卫生法律规范中所规定的权利义务关系,将体现在卫生法中的国家意志转化为人们开展医疗、医药和卫生活动的规范行为。

卫生法同其他执法活动相比较,具有如下特征:

1. **以保护公民健康权为根本目的**　即对公民、法人、社会团体和其他国家机关贯彻执行卫生法的情况进行监督,并对违法者给予必要处理的一种特定活动,以达到正确运用法律手段更好地保护公民健康权为目的。

2. **主体必须是国家授权的有关机关和组织**　包括卫生行政部门、司法机关、卫生监督机构等。由于它们在职能上的不同,因而体现在形式、方法及处理结果方面各有不同特点。

3. **严格遵守法律规范和技术规范**　在处理卫生案件和纠纷时,应严格以卫生法律、法规和卫生标准为准绳。

4. **国家监督和群众监督相结合**　在实施卫生法过程中,要坚持卫生执法机构的专门工作即国家监督与社会性群众性、卫生监督相结合。

二、卫生法实施的效力范围

指卫生法的适用范围,即卫生法在什么时间、什么地方、对哪些人发生法律效力。

1. **卫生法的空间效力**　指卫生法发生效力的地区范围和领域。卫生法的形式是多样的,凡属全国性的,应当在全国范围内普遍有效;凡属地方性的,仅在本地区范围内有效。有些卫生法仅在限定生效范围有效。如《中华人民共和国国境卫生检疫条例》仅限在国境口岸范围内生效。有关防治血吸虫的卫生行政法规,也仅在有血吸虫流行可能的地区生效。

有关国际卫生法规的效力,主要有两种情况:一是被一个主权国家认可的国际卫生法规,签约国应严格遵守,不得违背。二是国际卫生法规如果未被某一主权国家承认,则该法规对这一主权国家没有效力,是否遵守该法规,完全由该主权国家决定。

2. **卫生法的时间效力**　指卫生法开始生效和失效时间,以及对其颁布实施前的事件和行为无溯及力。卫生法生效时间,主要根据卫生法本身的内容、性质和客观实际情况来确定。通常有两种情况:①从卫生法公布之日起开始生效;②卫生法公布后并不立即生效,经过一段时间后才开始生效。多数卫生法生效属第二种情况。

卫生法失效时间有三种情况：①新的卫生法公布实行后，原有卫生法自然失去效力；②新卫生法代替了同样内容的原有卫生法，同时，在新的卫生法中明文宣布原有卫生法废止；③国家机关颁布专门决定、命令，宣布废除某项卫生法律、法规，或宣布废除其中某一项，从宣布废除之日起，停止生效。

关于卫生法溯及问题：卫生法一般遵守不溯及既往原则，即新的卫生法颁布后，对它生效以前发生的事件和行为并不适用。

3. 卫生法对人的效力　是指卫生法对哪些人具有法律约束力。我国卫生法适用于在中国境内的中国公民、在中国境内的外国人或无国籍人，特别适用于参与医疗卫生保健活动的一切卫生工作人员和相关法人。

三、卫生法实施的途径

1. 卫生法遵守　指一切组织和个人必须在卫生法规定的范围内行事。它包括：①卫生工作者应当自觉地遵守卫生法，严格依法办事，保护人民身体健康；②卫生行政和监督机关带头遵守卫生法；③要采取切实措施、运用多种形式、广泛深入地宣传卫生法，使广大医务人员、卫生行政人员和卫生监督人员了解和掌握卫生法规的具体要求，明确自己工作中法律权利与相应的法律义务，正确履行职责，依法开展卫生工作，保障卫生事业的顺利发展。

2. 卫生法执行　指国家卫生行政和卫生监督机关以及有关司法机关依法定的职权和程序实现卫生法的专门活动，它包括：①作为卫生工作主管部门的卫生行政机关，要依照卫生法的要求，组织建立卫生监督机关，审查药品、食品等与健康相关产品的生产经营企业的开办条件，对进出口药品、食品等与健康相关产品进行管理，处理卫生工作中的纠纷，对违法者进行行政处罚等；②卫生监督机关设立卫生监督员，负责有关食品、药品的检疫、防疫和有关卫生监督和监测；③司法机关对有关医疗纠纷、医疗事故以及卫生工作中出现的各种纠纷和法律责任，有权按照《中华人民共和国刑法》《中华人民共和国民法典》等有关法律规定，做出处理和裁决。

四、卫生监督的手段

卫生监督手段，是指卫生监督主体依法行使卫生监督行政职权，实施卫生监督所采取的具体措施和方法。一般讲卫生监督的手段包括卫生监督主体应当具备的能力和卫生监督过程中可以实施的行为两个方面。前者主要指卫生监督主体必须具备的条件，后者实际上是指具体行政行为的种类、卫生监督主体行使职权的具体方式和范围。

（一）卫生行政许可

卫生行政许可，是指卫生监督主体应相对人的申请，通过颁发许可证、执照等形式，依法赋予相对人从事某种活动的法律资格或实施某种行为的法律权利。卫生行政许可的起因是应相对人申请，是否批准和予以许可的前提是审查是否合格。因此，卫生许可在实际工作中也称为卫生行政审批。其目的是对与人民健康密切相关的社会活动和与人民健康密切相关的产品实行事前控制，以维持良好的社会卫生秩序，保障人民健康。卫生行政许可是国家管理公共卫生事务一种重要的手段，是卫生监督主体对相对人实施的一种具体行政行为。卫生行政许可有以下特征：①卫生行政许可是建立在法律对某种特定的事物、行为和活动普遍禁止的基础上的一种例外准许制度。所谓许可，实际上是在法定条件下，解除对某一事物或者某一主体从事某种活动的禁止。因此，只有在出现法律规定事实，并符合法律规定的条件时，才能有卫生许可的行为；②卫生行政许可是一种依申请而产生的卫生监督行为，没有相对人的申请则不发生卫生行政许可，卫生监督主体不能主动做出卫生行政许可行为；③卫生行政许可一般是以颁发卫生许可证或者执业证书、批准文号等形式为结果的要式卫生监督行为，没有这种特殊形式，许可行为不能成立；④卫生行政许可是具有法律效力和法律意义的卫生监督行为，其意义是直接赋予相对人某种权利或资格。实施卫生行政许可行为，一般要经过受理申请、进行法律审查、颁发证件等法定程序才能完成。

（二）卫生行政确认

卫生行政确认,是指卫生监督主体依法对相对人的法律地位、法律关系和法律事实进行审查甄别,予以确认或认可的卫生监督行为。卫生行政确认行为的主要特点表现为:①卫生行政确认必须以要式性的文字形式表示或宣告;②卫生行政确认不具有创造性,必须以法定的规范为标准进行审查后确认,因此是一种严格的羁束性行为,不应当自由裁量;③卫生行政确认一般的外在表现形式是确认书、鉴定书、鉴证书等。卫生行政确认不是卫生行政许可。卫生行政许可是赋予权利或资格的行为,而确认只是对法律地位、法律关系、法律事实的一种认定,并不赋予权利。所以,不能将卫生行政确认与卫生行政许可相互混淆。但卫生行政确认往往与卫生行政许可、裁决等卫生监督行为联系在一起,作为卫生行政许可、卫生行政裁决的前置条件存在,在大多数情况下先进行确认然后再予以许可或者处理。

在卫生监督的实际工作中,需要卫生监督主体依法确认的事项很多,但是,大多卫生监督主体对卫生行政确认一词较为陌生,主要是缺乏行政法学的基本理论的研究,虽用之已久,但并不认识。卫生监督中依法确认的项目主要反映在大量的日常工作中。例如,卫生监督主体对有关企业新建、扩建、改建项目设计方案的审查和工程的验收;对医疗机构有关技术能力的审查;对医疗技术项目的鉴定评审;对医疗事故的判定,依法交由技术鉴定机构鉴定实际上也是一种行政确认的过程等。

卫生行政确认的意义在于:①通过确认卫生管理相对人的法律地位和有关的法律事实,为卫生监督工作和卫生行政许可、卫生行政裁决、卫生行政处罚提供依据;②有助于卫生监督主体依法正确地保护卫生监督相对人的合法权利;③有助于各种卫生权益纠纷的处理和预防,减少社会矛盾,维护社会稳定;④提高卫生行政机关依法行政水平,提高科学执法的能力。

（三）卫生监督检查

卫生监督检查,是指卫生监督主体依职权对卫生监督相对人遵守法律、法规、规章等情况进行检查、了解、督促的卫生监督行为。这是卫生行政执法、卫生行政管理活动中最普遍的一种卫生监督行为,是卫生监督主体行使卫生行政管理职能的不可缺少的环节。这种行为可能引起其他卫生监督行为,也可能不引起其他卫生监督行为;可以引起行政处罚,也可以引起行政奖励。卫生监督检查的目的是防止和纠正卫生违法行为,保证卫生法的实施。卫生监督检查的作用是及时反馈卫生法律、法规实施的社会效果,预防和及时纠正卫生违法行为,保证卫生法律、法规的执行和卫生监督管理目标的实现。这种卫生监督检查具有国家的强制性,被检查者必须接受和配合。卫生监督检查是卫生执法中大量的具体行政执法活动,也是一项专业性相当强的具体工作。主要分为预防性卫生监督和经常性卫生监督两大类,卫生法律规范对监督检查的方式、种类、频率、技术要求等都有明确规定。在实际工作中,卫生监督检查还可以分为全面卫生监督检查和重点卫生监督检查;一般卫生监督检查和专项卫生监督检查等。卫生监督检查方法和手段也可以多种多样,包括检查、调查、审查、勘验、检验、查验、抽验、监测、登记、统计等。

（四）卫生行政强制

卫生行政强制,是指卫生监督主体为保障卫生监督管理目标的实现,依法采取强制手段促使相对人履行义务,或者为维护公共卫生利益、保护人民健康、安全,对有关场所和卫生监督相对人人身或财产采取的紧急性、即时性的强制措施的具体卫生监督行为。卫生监督中的行政强制,最多的是卫生行政控制措施。卫生行政控制措施是一种卫生行政强制措施,也是许多卫生法律、法规授予卫生行政执法主体的特别职权,主要是指卫生监督主体及其工作人员,对已经危害或可能危害人群健康和社会利益的行为、物品以及特定人或场所,依法采取的一种紧急控制措施。实施这种紧急控制,主要是预防和控制危害健康的行为和事件,因此,要快、要准,并且要尽量减少损失。

实施卫生行政强制必须要有法律、法规的明确规定,必须以相对方违法拒绝履行义务或者处于某种危险状态下为前提。不能滥用行政强制权。卫生行政强制可以分为对人身的强制、对财产的强制和对场所的强制。还可以分为即时强制措施和执行性强制措施,前者如强制带离现场、强制检查、强制检疫、强制隔离、强制治疗、封锁疫区等,后者如查封、冻结、取缔、收缴等。

（五）卫生行政处罚

卫生行政处罚是卫生监督中的一种制裁手段,是指卫生监督主体依据卫生法律、法规、规章对违反卫生行政管理秩序,但尚未构成犯罪的公民、法人和其他组织给予的惩罚。卫生行政处罚对卫生监督主体而言,是依法实施的一种具体行政行为;对相对人而言,是运用行政管理秩序而依法承担的一种法律后果。卫生行政处罚的主要特征是:①卫生行政处罚是一种法律责任,是公民、法人和其他组织,因违反卫生行政管理秩序所应承担的一种带有制裁性的法律后果;②卫生行政处罚的前提是管理相对人实施了违反卫生行政管理秩序的行为,而这种行为按照卫生法律、法规或规章的规定,应当给予处罚;③实施卫生行政处罚的主体,只能是卫生监督主体,而且必须在卫生监督主体法定的职权范围内,依据法定的程序实施;④被处罚的对象,只能是作为卫生监督主体行使卫生监督管理职权的相对一方的公民、法人或其他组织;⑤没有法定依据或者违反法定程序的卫生行政处罚无效。

（六）卫生行政裁决

卫生行政裁决,是指卫生监督主体依照法律授权,对平等主体间发生的与行政管理活动密切相关的特定的民事纠纷(争议)进行审查并做出裁决的具体卫生监督行为。卫生行政裁决是一种特殊的卫生监督行为。其特点是:①行政裁决必须是卫生监督主体根据法律、法规授权而具有裁判权才能实施。没有这种专门授权卫生监督主体不会主动实施;②行政裁决是一种裁判活动,其对象是特定的民事纠纷,卫生监督主体的身份是居间公断,不是一般的管理者身份;③行政裁决具有准司法性质,不能按一般行政程序进行,应当依据准司法的程序进行;④行政裁决作为一种具有强制性的卫生监督行为,属于可申请行政复议和可提起行政诉讼的行为。

这里应当注意的是:不能将行政裁决与行政仲裁相混淆,虽然两者都是卫生监督主体对民事纠纷的一种公断,但是行政裁决是一种运用行政职权的过程,其结果是一种具体卫生监督行为,对相对人具有确定力和执行力。因此,相对人不服可以申请行政复议或提起行政诉讼。而行政仲裁是一种民间活动性质,进行行政仲裁要基于双方当事人自愿,不是卫生监督主体运用行政权力的过程,其仲裁结果在双方当事人自愿的情况下才产生效力,双方当事人不服仲裁仍可对纠纷问题作为民事争议进入诉讼。例如,卫生行政机关依据1987年国务院颁布的《医疗事故处理办法》对医疗事故的处理,就具有裁决的性质,因此是可以提起行政诉讼的行为。而在新的《医疗事故处理条例》中,将卫生行政部门对医疗事故民事责任的行政处理改为"行政调解",行政调解是基于双方自愿的基础上的,就不是裁决性的行为,因此也就不是可诉的行为。

（七）卫生行政指导

卫生行政指导,是指卫生监督主体在自身职责和任务的范围内,根据卫生监督工作的需要,为监督管理相对人提供的一种服务性行为。实施这种卫生行政指导行为,是卫生监督主体在管理相对人的同意或者协助下,依据卫生法律规范的要求,采取较为灵活的非强制性的方法,对管理相对人进行卫生专业和卫生法律方面的指导和帮助,促使其行为达到卫生法律规范的要求,从而实现卫生监督目的的一种有效手段。

卫生行政指导可以是宏观的,也可以是较为具体的;可以是促进发展提高卫生水平的,也可以是限制其某些不当行为的;可以是管制性的,也可以是调整和教育性的;可以是建议性的,也可以是有一定强制要求的。总体上讲,这种指导性的行为不像那些直接影响相对人权利和义务的行为,它有严格的规范要求和固定的模式。注重卫生行政指导是我国卫生监督工作多年来的一个特点,也是卫生监督工作的一个经验。加强卫生行政指导是对卫生监督其他手段的一种补充,既对管理相对人起辅导和促进作用,也对卫生违法行为有一定的预防和控制作用,符合卫生监督的原则和目的。

（八）卫生行政调解

卫生行政调解,是指卫生监督主体依据法律法规的规定,对卫生法律关系平等主体间的民事权益纠纷,在双方自愿的基础上,依法进行调解,促使争议双方平等协商、自愿达成协议解决纠纷问题。如2002年9月1日施行的《医疗事故处理条例》规定,医患双方发生医疗事故争议,可以申请卫生行政部门调解解决医疗事故赔偿,经调解解决达成协议的,应当制作调解书,双方当事人应当履行。行政调解是建立在双方自愿的基础上,需要双方自觉履行。双方对调解结果反悔的,只能通过民事诉讼直接解决争议的问题,不能对调解行为提起行政诉讼。

（九）卫生行政奖励

卫生行政奖励,是指卫生监督主体依照法定条件,对在国家和社会卫生事业以及卫生监督中做出优异成绩或重大贡献的单位和个人,给予物质或精神奖励的具体卫生监督行为。其目的是表彰先进,鞭策落后,充分调动和激发人们的积极性与创造性。具体方式有发放奖金、奖品,授予法定荣誉称号,晋升职务或工资等。

第五节　卫生法与卫生监督的现状和展望

一、卫生法与卫生监督的主要现状

随着改革开放的不断深入和社会主义市场经济体制的确立,卫生监督工作在促进社会经济发展、保护人民健康方面起着越来越重要的作用,加强和完善卫生监督体系建设对坚持依法行政、加强党的执政能力、建设和谐社会具有重要的现实意义。1997年1月15日,中共中央、国务院发布了《关于卫生改革与发展的决定》(中发〔1997〕3号),拉开了卫生监督体制改革的序幕,明确要求:"各级政府要强化卫生行政执法职能,改革和完善卫生执法监督体制,调整并充实执法监督力量,不断提高卫生执法监督队伍素质,保证公正执法。努力改善执法监督条件和技术手段,提高技术仲裁能力,坚决打击和惩处各种违法行为。"

2000年1月19日,经商中编办、财政部、国务院法制办并经国务院同意,卫生部出台了《关于卫生监督体制改革的意见》(卫办发〔2000〕16号),确定了"依法行政、政事分开、综合管理"的基本原则,明确了体制改革的主要内容,并提出了具体要求。

2001年4月13日,又印发了《关于卫生监督体制改革实施的若干意见》(卫办发〔2001〕112号),指导并推进全国卫生监督体制改革。此后,卫生部又会同财政部、人事部等部门相继制定了有关保障卫生体制改革工作顺利实施的系列政策,不断深化推进卫生监督体制改革,规范指导各地的卫生监督体制改革的开展。但由于卫生监督体制改革无成熟模式可循,加之各地经济发展不平衡,卫生投入不足,各级政府对卫生监督工作认识不一致,导致各地卫生监督体制改革进展很不平衡,出现了多种模式,有些地方的卫生监督体制改革进展缓慢,困难重重。

2003年,非典型病原体肺炎(非典)疫情,使我国卫生工作经受了严峻的考验。在与非典疫情斗争的过程中,清楚地暴露了我国公共卫生体系的弱点和存在的问题。非典疫情之后,中共十六届三中全会做出了"深化公共卫生体制改革,健全卫生监管体系,保证群众的食品、药品和医疗安全"的决定。对卫生监督工作提出了明确要求,各级政府也加大了对卫生监督工作的重视,这极大地推进了卫生监督体制改革进程。2004年,全国卫生工作会议,把"深化卫生监督体制改革,加强卫生执法监督体系建设"作为2004年全国卫生工作要点。在各级政府和卫生行政部门高度重视下,各地的卫生监督体制改革工作扎实稳步推进。据统计,截至2004年底,全国有387个地级市和1 867个县(市)的卫生监督体制改革方案获地方政府批准,分别占总数的91%和72%,较2003年分别提高了20%和41%,不少地方的卫生监督机构得到加强,覆盖全国大部分地区的卫生监督体系框架基本形成。

2008年随着《卫生部主要职责内设机构和人员编制规定的通知》和《食品安全法》的出台,在卫生部卫生监督司的基础上设立食品安全综合协调与卫生监督局,其主要职责:组织拟订食品安全标准;承担组织查处食品安全重大事故的工作;组织开展食品安全监测、风险评估和预警工作;拟订食品安全检验机构资质认定的条件和检验规范;承担重大食品安全信息发布工作,指导规范卫生行政执法工作;按照职责分工,负责职业卫生、放射卫生、环境卫生和学校卫生的监督管理;负责公共场所、饮用水等的卫生监督管理;负责传染病防治监督,整顿和规范医疗服务市场,组织查处违法行为;督办重大医疗卫生违法案件。在此之后食品安全(食品卫生)日常监督工作分别由质检、工商、食药监部门在各自职权范围内行使相应职权。

2010年10月,根据中央机构编制委员会办公室文件《关于职业卫生监管部门职责分工的通知》中要求,将卫生部门职业病防治的监督管理工作调整为负责监督管理职业病诊断与鉴定等工作,而职业病防治日常监督管理交由安检部门负责。

2013年3月14日,第十二届全国人民代表大会第一次会议审议批准通过了《国务院机构改革和职能转变方案》,其中为更好地坚持基本国策,加强医疗卫生工作,深化医药卫生体制改革,优化配置医疗卫生和计划生育服务资源,提高出生人口素质和人民健康水平,将卫生部的职责及国家人口和计划生育委员会的计划生育管理和服务职责整合,组建国家卫生和计划生育委员会。其主要职责是:统筹规划医疗卫生和计划生育服务资源配置组织制定国家基本药物制度,拟订计划生育政策,监督公共卫生和医疗服务,负责计划生育管理和服务工作等。

2013年12月17日,国家卫生和计划生育委员会下发了《关于切实加强综合监督执法工作的指导意见》,要求各地在机构改革中要进一步加强卫生计生综合监督执法能力,有效整合卫生计生综合监督执法资源,优化结构,健全网络,强化对公共卫生、医疗卫生和计划生育的综合监督,为深化医药卫生体制改革、落实计划生育基本国策和维护人民群众健康权益提供有力保障。明确了综合监督执法的主要任务是负责公共卫生、医疗卫生、计划生育综合监督,监督检查卫生计生法律法规的落实情况,查处违法行为。县级以上卫生计生行政部门的综合监督科(处)应当做好公共卫生、医疗卫生和计划生育监督政策制定、规划计划制定、考核评估、队伍管理、组织协调等工作。地方各级卫生计生行政部门应当整合下设的监督执法机构和人员,组建卫生和计划生育委员会综合监督执法局(以下统称综合监督执法局),作为卫生计生行政部门集中行使公共卫生、医疗卫生和计划生育等综合监督执法职权的执行机构。

2018年3月,根据党的十九届三中全会审议通过的《中共中央关于深化党和国家机构改革的决定》《深化党和国家机构改革方案》,组建国家卫生健康委员会,不再保留国家卫生和计划生育委员会。2018年9月,通过国务院发布卫生健康委三定方案,其中综合监督局职能相应做了调整。职责调整为:承担公共卫生、医疗卫生等监督工作,查处医疗服务市场违法行为;组织开展学校卫生、公共场所卫生、饮用水卫生、传染病防治监督检查;完善综合监督体系,指导规范执法行为。

二、我国卫生监督体系改革总的目标与原则

(一)卫生监督体系改革的目标
卫生监督体系建设应当依照精简、统一、效能的原则和政事分开、综合执法、依法行政的要求,统筹规划,整合现有卫生资源,加大投入,建立职责明确、行为规范、执法有力、保障到位的卫生监督体系。

(二)卫生监督体系改革的原则
1. **依法行政** 强化政府卫生行政执法职能,实现卫生监督工作法制化管理,为卫生执法监督提供组织保障。
2. **政事分开** 合理划分和明确卫生监督与卫生技术服务职责,理顺和完善卫生监督体制。
3. **综合管理** 组建统一的卫生监督机构行使卫生监督职能,规范卫生监督行为,建立卫生执法监督统一、高效的机制。
4. **总体规划,分步进行,逐步到位。**

三、我国卫生法与卫生监督工作的展望

进入21世纪后,我国公共卫生事业也面临新的挑战,如环境污染,城市化加快,农药、化肥大量使用,中小矿山无序开采,不少食品摊点无证经营,保健品市场混乱,已控制的传染病死灰复燃,新的传染病不断出现等。跨国投资和人员流动的规模更加庞大,国际交往更加频繁,有地区局限性的未知病毒、

细菌或其他生物可能迅速传播,食品等相关行业的贸易更加活跃,境外污染密集型、有毒有害产业向发展中国家转移等,都将构成对我国现行卫生监督执法体系新的挑战。

到目前为止,我国尚无一部作为基本法的《中华人民共和国公共卫生法》,对整个公共卫生体系的法律规范,特别是在卫生医疗资源配给方面,没有相关的规定。医疗资源的供应也不平衡,地区之间差距明显,同一地区不同医院之间也存在不同,造成资源不足和浪费并存,靠市场机制难以解决,必须通过法律机制,从宏观上规范与引导公共资源的合理配给,缓解公共服务供需矛盾,规范和引导中小型医疗机构的发展,全面提高我国的公共卫生水平。总之,卫生监督将面临新的挑战,任务将更加艰巨,任重而道远。

（邹宇华 邹宗峰）

第十六章

疾病及伤害的预防与控制

近年来,随着人类卫生事业的不断发展、生活水平的提高和生活方式的改变,疾病谱在不断地发生变化,包括已出现的人口模式和流行病学模式的巨大变化。在 WHO 定义的全球疾病负担(global burden of disease,GBD)疾病分类中,疾病和伤害被分成三类:传染病、营养不良性疾病与孕产期疾病属于第一组,慢性非传染性疾病属第二组,伤害则为第三组。

在发达国家,疾病谱和死因谱从以传染病为主向以慢性非传染性疾病和伤害为主的方向转变。而发展中国家疾病的流行模式与发达国家有很大不同,传染病、寄生虫病与自然疫源性疾病仍然为疾病负担的主要或重要部分。但这一点也正在发生变化:首先,一些先进的发展中国家,如中国,随着现阶段经济的迅速发展与人民生活、卫生水平的提高,传染病的发病、死亡比重正在迅速下降,而慢性非传染性疾病的比重上升很快。其次,发展中国家也逐渐受到现代"文明病"(癌症、心血管疾病与伤害)的影响,而且这种趋势日益明显,我国死因谱也由以传染病为主转向以心脑血管病、肿瘤和伤害为主。因而在世界范围内,加强传染病、慢性非传染性疾病和伤害的预防控制,将有助于提高人类生命健康水平并减少社会经济负担。

第一节 传染性疾病的预防与控制

传染性疾病(infectious disease)是指由病原微生物感染机体后产生的,能够在人与人、动物与动物或动物与人之间传播的疾病。经过一个多世纪的努力,目前传染病防治已取得举世瞩目的成就。特别是近半个世纪以来,随着免疫接种计划的落实、卫生状况的改善和国际疾病控制的合作,一些常见传染病、寄生虫病的发病率和死亡率在各个国家均有不同程度的下降。尽管如此,传染病迄今仍然危害人类健康,尤其是在第三世界国家,传染病仍是社区居民最常见的高发疾病和死亡的主要原因。

古老的传染病尚未能完全控制,新的传染病却在不断出现。近 30 年来,世界上已发现 30 余种新发传染病,其中包括 SARS、MERS、新型流感(H5N1、H1N1、H7N9)、埃博拉出血热、艾滋病、军团病、O_{139} 霍乱、大肠杆菌 O_{157}:H7 出血性肠炎和疯牛病等。被称为"世纪瘟疫"的艾滋病,其传播速度之快,死亡率之高,引起世界震惊,某些非洲国家艾滋病的流行甚至影响到民族的存亡。

诚然,我国的传染病预防和控制已取得巨大成就。中华人民共和国成立之初消灭了霍乱,20 世纪 60 年代初期消灭了天花,2000 年 7 月,WHO 确认中国已经成功阻断本土脊髓灰质炎野病毒的传播,麻疹、白喉、百日咳、破伤风等的发病率明显下降。但是,传染病仍然是我国严重的公共卫生问题之一。2002 年,在中国广东顺德首发了 SARS 疫情,迅速扩散至东南亚乃至全球,直至 2003 年中期,疫情才被逐渐消灭;2020 年,新冠疫情全球大流行。近年来,随着新发传染病的不断出现、抗生素应用范围和频率的不断扩大和提高、社会经济的不断发展和交融,传染性疾病防控工作越发困难。因此,传染病防治在相当长的一段时间内仍是我国卫生防疫工作的重点。

一、传染病发生与传播的生物学基础

任何一种传染病的发生、发展和传播都是病原体和宿主、病原体和外界环境相互联系、相互作用和相互斗争的结果。每一种传染病由其特定的病原体所引起,其反应特征在不同宿主机体中表现各不相同(感染谱),如隐性感染、显性感染和再激活感染等。

(一) 病原体

病原体(pathogen)指的是能够引起宿主疾病的各类微生物,包括细菌、病毒、立克次体、支原体、衣原体、螺旋体、真菌和寄生虫等。病原体侵入宿主机体后能否致病,取决于病原体的特征、数量及其侵入门户,其中,病原体的特征对其致病性及其临床症状具有重要意义。

(二) 宿主

宿主(host)指在自然条件下被病原体感染的人或其他动物。宿主不仅会受到损害,也能抵御、中和外来侵入。当机体具有充分的免疫能力时,则病原体难以侵入,或难以在宿主体内生存、繁殖,从而不会导致感染和发病。

(三) 传染过程及感染谱

传染过程是指病原体进入机体后,病原体与机体相互作用的过程,亦即传染发生、发展至结束的整个过程。宿主感染病原体后,可以呈现出严重程度不同的疾病反应,从隐性感染直至致死性疾病,这种宿主机体对病原体传染过程反应的轻重程度的频率称为感染谱(spectrum of infection)。

1. 疾病的自然史 广义地说,疾病的自然史包括疾病发生、发展的整个过程和由此所致的所有结果。传染病的自然史变化多端,各有特点。许多传染病以起病急为特征,有些甚至为重症、致死性传染病,如狂犬病等。而有些传染病的特点就是无症状或隐性感染为主,且感染者可获得终身免疫,如风疹、麻疹等。

2. 隐性感染 宿主感染了病原体后,可以表现为隐性感染或显性感染。所谓隐性感染是指那些虽无症状,却能通过微生物培养、分子生物学检测或免疫学测定证实的感染。隐性感染虽然易被临床忽视,但却具有重要的流行病学意义。无症状患者或临床隐性感染者比例往往可用来衡量病原体的致病力。隐性感染在许多传染病中相当常见,如大部分脊髓灰质炎病毒感染为隐性感染。隐性感染在传染病的传播方面起了相当大的作用,针对隐性感染者的预防措施将有助于控制传染病的流行。美国对无症状的结核菌素试验阳性者实施预防性治疗,防止以后可能发生的活动性结核及由此导致的传播。

二、传染病的流行过程

传染病在人群中发生的流行过程,即病原体从已受感染者排出,经过一定的传播途径,侵入易感者机体而形成新的感染,并不断发生、发展的过程。流行过程的三个基本条件即流行过程三环节为:传染源、传播途径和易感人群。这三个环节相互依赖、相互联系,缺少其中任何一个环节,传染病的流行就不会发生。

(一) 传染源

传染源(source of infection)是指体内有病原体生长、繁殖并且能排出病原体的人或动物。包括患者、病原携带者和受感染的动物。

1. 患者 患者体内通常存在大量病原体,又具有利于病原体排出的临床症状,如咳嗽、腹泻等,因此,患者是最重要的传染源。患者作为传染源的作用在其病程的不同阶段有所不同,取决于各阶段排出的病原体数量和频度。

(1) 潜伏期(incubation period):自病原体侵入机体到最早临床症状出现这一段时间称为潜伏期。各种传染病均有相对固定的潜伏期,病原体在此期间增殖至引起宿主产生症状的阈值量。各传染病的潜伏期长短各异,其变化范围从几小时到数十年,受到病原体数量、毒力、侵入途径和机体状态的影响。

潜伏期的流行病学意义:根据潜伏期判断患者受感染时间,用于追踪传染源,查找传播途径。根据潜伏期确定接触者的留验、检疫和医学观察期限。一般为平均潜伏期加 1~2d,危害严重者按该病的最长潜伏期予以留验和检疫。根据潜伏期确定免疫接种的时间。根据潜伏期评价预防措施效果。一项预防措施实施后经过一个潜伏期,如果发病数明显下降,则认为该措施可能有效。潜伏期长短还可影响疾病的流行特征。一般潜伏期短的疾病,一旦流行,常呈暴发。

(2)临床症状期:出现疾病特异性症状和体征的时期。由于此阶段患者体内病原体数量多,临床症状又有利于病原体的排出和传播,因此,患者的传染性在临床症状期最强,严格的隔离措施有助于限制病原体的传播。

(3)恢复期:此时疾病的传染性逐步消失,有些传染病患者已不再作为传染源,如水痘;但也有些疾病如痢疾、伤寒等患者仍会有病原体排出,具有传染性。

患者排出病原体的整个时期,称为传染期(communicable period)。传染期的流行病学意义在于它是决定传染病患者隔离期限的重要依据。同时,传染期的长短也可影响疾病的流行特征,如传染期短的疾病,继发病例常成簇出现,传染期长的疾病,继发病例陆续出现,持续时间可能较长。

尽管有临床症状的患者是重要的传染源,但轻型或非典型患者往往未进行隔离与治疗,其活动不受限制,导致排出病原体范围更加广泛,作为传染源的意义较大,需要更加予以重视。

2. **病原携带者(carrier)** 病原携带者是指没有任何临床症状而能排出病原体的人。带菌者、带毒者和带虫者统称为病原携带者。病原携带者按其携带状态和临床分期的关系,分为三类:

(1)潜伏期病原携带者:即在潜伏期内携带病原体者。可在潜伏期内携带病原体的疾病较少,如霍乱、痢疾等。这类携带者多数在潜伏期末排出病原体。

(2)恢复期病原携带者:指临床症状消失后,继续排出病原体者。相关的疾病包括痢疾、伤寒、白喉、流行性脑脊髓膜炎和乙型肝炎等。一般恢复期病原携带状态持续时间较短,凡临床症状消失后,病原携带时间在三个月以内者,称为暂时性病原携带者;超过三个月者,称为慢性病原携带者。少数人甚至可携带终身。慢性病原携带者因其携带病原时间长,具有重要的流行病学意义。

(3)健康病原携带者:指整个感染过程中均无明显临床症状与体征而排出病原体者,如白喉、脊髓灰质炎等。

病原携带者作为传染源的意义取决于其排出的病原体量、携带病原体的时间长短、携带者的职业、社会活动范围、个人卫生习惯、环境卫生条件及防疫措施等。在饮食服务行业、供水企业、托幼机构等单位工作的病原携带者对人群的威胁非常严重。

3. **受感染的动物** 人类的某些传染病是由动物传播所致。这些疾病的病原体在自然界中的动物间传播,在一定条件下可以传给人,所致疾病称为自然疫源性疾病,如鼠疫、森林脑炎等。也有些疾病是在动物和人之间传播的,并由共同的病原体引起,称为人畜共患疾病(zoonosis),如血吸虫病、狂犬病等。

动物作为传染源的意义主要取决于人与受感染的动物接触的机会和密切程度、动物传染源的种类和密度以及环境中是否有适宜该疾病传播的条件等。

(二)传播途径

传播途径(route of transmission)是指病原体从传染源排出后,侵入新的易感宿主前,在外环境中所经历的全部过程。传染病可通过一种或多种途径传播。

1. **经空气传播(air-borne infection)** 其传播方式包括经飞沫、飞沫核和尘埃。

经空气传播的传染病流行特征为:传播广泛,传播途径易实现,发病率高;冬春季高发;少年儿童多见;在未免疫预防人群周期性升高;受居住条件和人口密度的影响大。

2. **经水或食物传播** 经水或食物传播的传染病包括许多肠道传染病和某些寄生虫病,个别呼吸道传染病也可通过食物传播。

(1)经水传播(water-borne infection):传染病经水传播的方式包括饮用水污染和疫水接触。水源水被污染的情况可由自来水管网破损污水渗入所致,也可因粪便、污物或地面污物污染水源所致,生物恐怖分子对饮用水源的故意污染同样值得警惕。

经饮水传播的疾病常呈暴发流行。其流行特征为:病例分布与供水范围一致,有饮用同一水源史;在水源经常受到污染处病例终年不断;除哺乳期的婴儿外,发病无年龄、性别、职业差别;停用污染水源或采取消毒、净化措施后,暴发或流行即可平息。

经疫水发生的传播通常是由于人们接触疫水时,病原体经过皮肤、黏膜侵入机体,如血吸虫病、钩端螺旋体病等。其流行特征为:患者有疫水接触史;发病有季节性、职业性和地区性;大量易感者进入疫区接触疫水时,可致暴发或流行;加强疫水处理和个人防护,可控制病例发生。

(2) 经食物传播(food-borne infection):当食物本身含有病原体或受到病原体的污染时,可引起传染病的传播。受感染的动物食物,如未经煮熟或消毒即食用便可引起感染。

经食物传播的传染病的流行病学特征主要有:患者有进食某一食物史,不食者不发病;一次大量污染可致暴发;停止供应污染食物后,暴发可平息。

3. 经接触传播(contact infection)

(1) 直接接触传播(direct contact transmission):指在没有外界因素参与下,传染源直接与易感者接触的一种传播途径,如性病、狂犬病等。

(2) 间接接触传播(indirect contact transmission):指易感者接触了传染源的排出物或分泌物污染的日常生活用品所造成的传播。如接触被肠道传染病患者的手污染了的食品,经口可传播痢疾、伤寒、霍乱、甲型肝炎等。

4. 经媒介节肢动物传播(arthropod/vector-borne infection)　传播方式包括机械携带和生物性(吸血)传播。

(1) 经节肢动物的机械携带而传播:如苍蝇、蟑螂携带肠道传染病病原体,在其觅食时接触食物、反吐或随其粪便将病原体排出体外,使食物污染,人们吃了这种被污染的食物或使用这些食具时而感染。

(2) 经吸血节肢动物传播:吸血节肢动物通过叮咬血液中带有病原体的感染者,再感染易感者。病原体在节肢动物体内发育、繁殖,经过一段时间的增殖或完成其生活周期中的某阶段后,节肢动物才具有传染性,这段时间称为外潜伏期。

经节肢动物传播的传染病的流行特征包括:地区性分布特点;明显的职业性;一定的季节性;青壮年发病较多。

5. 经土壤传播(soil-borne infection)　有些传染病可通过被污染的土壤传播。一些能形成芽孢的病原体(如炭疽、破伤风)等污染土壤后可保持传染性达数十年之久。有些寄生虫卵从宿主排出后,需在土壤中发育一段时间,才具有感染新易感者的能力。

经土壤传播的传染病往往与病原体在土壤中的存活时间、个体与土壤接触的机会和个人卫生条件有关,如赤脚下地劳动与钩虫病、皮肤破损与破伤风等。

6. 医源性传播(iatrogenic infection)　指在医疗、预防工作中,由于未能严格执行规章制度和操作规程,而人为地造成某些传染病的传播,如医疗器械消毒不严,药品或生物制剂被污染,患者在输血时感染艾滋病、丙型肝炎等。如2017年2月,我国浙江省某医院为降低妇女流产概率提供"封闭抗体治疗"服务,一名技术人员违反"一人一管一抛弃"操作规程,在操作中重复使用吸管造成交叉污染,导致5名治疗者感染人类免疫缺陷病毒。

7. 围产期传播(perinatal infection)　在围产期病原体通过母体传给子代,其传播也被称为垂直传播或母婴传播。围产期传播的主要方式包括:经胎盘传播、上行性感染、分娩时传播。

8. 多途径传播　许多传染病可通过一种以上途径传播,以哪一种途径传播取决于病原体所处环境的流行病学特征和病原体自身的流行病学特征。

(三) 人群易感性

人群作为一个整体对某种传染病的易感程度称为人群易感性(herd susceptibility)。人群易感性的高低取决于该人群中易感个体所占的比例。与之相对应的是群体免疫力(herd immunity),即人群对于传染病侵入和传播的抵抗力,可以从群体中有免疫力的人口占全部人口的比例来反映。

1. 使人群易感性升高的主要因素

(1) 新生儿增加:出生后6个月以上的婴儿,其源自母体的抗体逐渐消失,而获得性免疫尚未形成,缺乏特异性免疫,因此,对许多传染病易感。

（2）易感人口迁入:流行区的居民因隐性或显性感染而获得免疫力。但一旦大量缺乏相应免疫力的非流行区居民进入,则会使流行区人群的易感性增高。

（3）免疫人口免疫力自然消退:当人群的病后免疫或人工免疫水平随时间逐渐消退时,人群的易感性升高。

（4）免疫人口死亡:免疫人口的死亡可相对地使人群易感性增高。

2. 使人群易感性降低的主要因素

（1）计划免疫:预防接种可提高人群对传染病的特异性免疫力,是降低人群易感性的重要措施。预防接种必须按程序规范实施。

（2）传染病流行:一次传染病流行后,总有相当部分人因发病或隐性感染而获得免疫力,这种免疫力可以持续时间较短,也可以是终身免疫,因病原体种类而定。

（四）疫源地

传染源及其排出的病原体向四周播散所能波及的范围称为疫源地,即可能发生新病例或新感染的范围。一般将范围较小的或单个传染源所构成的疫源地称为疫点,较大范围的疫源地或若干疫源地连成片时称为疫区,如一个或几个村、居委或街道。

1. 形成疫源地的条件　形成疫源地的条件包括两方面:传染源的存在和病原体能够继续传播。疫源地范围大小因病而异,取决于传染源的活动范围、传播途径特点和周围人群的免疫状况。当传染源活动范围较大、传播距离较远（如生物媒介传播、水型传播）或周围易感者比例较高时,疫源地的范围相应较大。

2. 疫源地消灭的条件　疫源地消灭必须具备下述条件:传染源已被移走（住院或死亡）或不再排除病原体（治愈）;通过各种措施消灭了传染源排于外环境的病原体;所有易感接触者,经过该病最长潜伏期未出现新病例或证明未受感染。

三、传染病流行的影响因素

传染病的流行依赖于传染源、传播途径和易感人群三个环节的连接和延续,任何一个环节的变化都可能影响传染病的流行和消长。这三个环节的连接往往受到自然因素和社会因素的影响和制约。20世纪80年代后期,人类部分传染病之所以能死灰复燃,再度肆虐人间,是诸多自然因素和社会因素共同作用的结果。

（一）自然因素

气候、地理因素是影响传染病流行过程的最主要的自然因素。近年来,全球气候变暖,有利于媒介昆虫滋生、繁衍,并使其体内病原体的致病力增强,促进了疟疾、登革热、乙型脑炎等暴发和流行。

（二）社会因素

社会因素包括人类的一切活动,如卫生习惯、卫生条件、医疗卫生状况、生活条件、居住环境、人口流动、风俗习惯、宗教信仰、社会动荡等。近年来新发、再发传染病的流行,很大程度上是受到了社会因素的影响。

1. 抗生素和杀虫剂的滥用,使病原体和传播媒介的耐药性日益增强。

2. 城市化和人口爆炸使人类传染病有增无减。

3. 战争、动乱、难民潮和饥荒促进了传染病的传播和蔓延。如20世纪90年代苏联的解体和东欧的局势动荡使这一地区白喉疫情严重。

4. 全球旅游业的急剧发展、航运速度的不断增快,也有助于传染病的全球性蔓延。

5. 环境污染和环境破坏造成生态环境的恶化,森林砍伐改变了媒介昆虫和动物宿主的栖息习性,均可能导致传染病的蔓延和传播。

四、传染病的预防和控制策略

（一）预防为主

预防为主是我国卫生工作的基本方针。多年来,我国的传染病预防策略可概括为:预防为主,群策群力,因地制宜,三级保健,综合防治。传染病的预防就是要在疫情尚未出现前,针对可能暴露于病原体并获得感染的易感人群采取措施。

1. 加强健康教育 健康教育可通过改变人们的不良卫生习惯和行为切断传染病的传播途径。

2. 提高人群免疫 免疫预防是控制具有有效疫苗免疫的传染病发生的重要策略。全球消灭天花、脊髓灰质炎活动的基础是开展全面、有效的人群免疫。

3. 改善卫生条件 保护水源,提供安全的饮用水,改善人群的居住条件,加强粪便管理和无害化处理,开展食品卫生监督和管理等,都有助于从根本上杜绝传染病的发生和传播。

（二）加强传染病监测

传染病监测是疾病监测的一种,其监测内容包括传染病发病、死亡;病原体型别、特性;媒介昆虫和动物宿主种类、分布和病原体携带状况;人群免疫水平及人口资料等。必要时,还可开展对流行因素和流行规律的研究,并评价防疫措施效果。

我国的传染病监测包括:常规报告和哨点监测。常规报告覆盖了甲、乙、丙三类共39种法定报告传染病。国家还在全国各地设立了千余个艾滋病监测哨点。

（三）控制传染病的全球化

传染病的全球化流行趋势日益体现了传染病的全球化控制策略的重要性。

五、传染病的预防和控制措施

传染病的预防措施包括传染病报告和针对传染源、传播途径和易感人群的多种预防措施。

（一）传染病报告

传染病报告是传染病监测的手段之一,也是控制和消除传染病的重要措施。

1. 报告病种类别 按2013年6月29日起修定实施的《中华人民共和国传染病防治法》规定,法定报告传染病为37种。2008年5月2日起,卫生部将手足口病列入丙类传染病管理,2009年4月30日起,卫生部将甲型H1N1流感列入乙类传染病并按甲类管理(2013年11月归入丙类按流感管理、统计)。2013年11月1日起,国家卫生计生委将人感染高致病性禽流感取消甲类管理,按乙类传染病管理,将人感染H7N9禽流感纳入乙类传染病管理,至此法定传染病共有39种。

2. 责任报告人及报告时限 凡执行职务的医疗保健人员、卫生防疫人员包括个体开业医生皆为疫情责任报告人。责任报告人发现传染病患者、病原携带者、疑似传染病患者,应依法填写疫情报告卡,向卫生防疫机构报告疫情。

发现甲类传染病和乙类传染病中的肺炭疽、严重急性呼吸综合征、脊髓灰质炎、人感染高致病性禽流感的患者或疑似患者时,或发现其他传染病和不明原因疾病暴发时,立即填写传染病报告卡上报医院感染监控科,专职疫情管理员2h内将传染病报告卡通过网络报告上级;乙类、丙类传染病患者、疑似患者和规定报告的传染病病原携带者在诊断后,应于24h内进行网络报告;全国统一标准,乡镇之间没有区别。

（二）针对传染源的措施

1. 患者 应做到早发现、早诊断、早报告、早隔离、早治疗。患者一经诊断为传染病或疑似传染病,应按传染病防治法规定实行分级管理。只有尽快控制传染源,才能防止传染病在人群中的传播蔓延。

2. 病原携带者 对病原携带者应持续做好登记、管理和随访,直至其病原体检查2~3次为阴性后方可停止。在饮食、托幼和服务行业工作的病原携带者须暂时离开工作岗位,久治不愈的伤寒或病毒性肝炎病原携带者不得从事威胁性职业。艾滋病、乙型和丙型病毒性肝炎、疟疾的病原携带者严禁作献血员。

3. **接触者**　凡与传染源有过接触并有受感染可能者都应接受检疫。检疫期为最后接触日至该病的最长潜伏期。

留验：即隔离观察。甲类传染病接触者应留验，即在指定场所进行观察，限制活动范围，实施诊断、检验和治疗。

医学观察：乙类和丙类传染病接触者可正常工作、学习，但需接受体检、测量体温、病原学检查和必要的卫生处理等医学观察。

4. **动物传染源**　对危害大且经济价值不大的动物传染源应予彻底消灭。对危害大的病畜或野生动物应予捕杀、焚烧或深埋。对危害不大且有经济价值的病畜可予以隔离治疗。此外，还要做好家畜和宠物的预防接种和检疫工作。

（三）针对传播途径的措施

对传染源污染的环境，必须采取有效的措施，去除和杀灭病原体。肠道传染病通过粪便等污染环境，因此，应加强被污染物品和周围环境的消毒；呼吸道传染病通过痰和呼出的空气污染环境，通风和空气消毒至关重要；艾滋病、乙型肝炎、丙型肝炎病毒等可通过性接触和共用注射器传播，因此，应大力推荐使用避孕套，杜绝吸毒和共用注射器；而杀虫是防止虫媒传染病传播的有效措施。

消毒（disinfection）是用化学、物理、生物的方法杀灭或消除环境中致病性微生物的一种措施，包括预防性消毒和疫源地消毒两大类。

1. **预防性消毒**　对可能受到病原微生物污染的场所和物品施行消毒。如乳制品消毒、饮水消毒等。

2. **疫源地消毒**　对现有或曾经有传染源存在的场所进行消毒。其目的是消灭传染源排出的致病性微生物。疫源地消毒分为随时消毒和终末消毒。

随时消毒（current disinfection）是当传染源还存在于疫源地时所进行的消毒；终末消毒（terminal disinfection）是当传染源痊愈、死亡或离开后，所作的一次性彻底消毒，从而完全清除传染源所播散、留下的病原微生物。

（四）针对易感者的措施

1. **免疫预防**　传染病的免疫预防包括主动免疫和被动免疫。其中计划免疫是预防传染病流行的重要措施。

2. **药物预防**　药物预防也可以作为一种应急措施来预防传染病的传播。但药物预防作用时间短、效果不巩固，易产生耐药性，因此，其应用具有较大的局限性。

3. **个人防护**　接触传染病的医务人员和实验室工作人员应严格遵守操作规程，配置和使用必要的个人防护用品。有可能暴露于传染病生物传播媒介的个人需穿戴防护用品，如口罩、手套、护腿、鞋套等；疟疾流行区可使用个人防护蚊帐；避免不洁性行为或采取安全措施。

（五）传染病暴发、流行的紧急措施

根据传染病防治法规定，在有传染病暴发、流行时，当地政府须立即组织力量防治，报经上一级政府决定后，可采取下列紧急措施。

1. 限制或停止集市、集会、影剧院演出或者其他人群聚集活动。

2. 停工、停业、停课。

3. 临时征用房屋、交通工具。

4. 封闭被传染病病原体污染的公共饮用水源。

第二节　慢性非传染性疾病的预防与控制

慢性非传染性疾病（non-communicable chronic disease，NCD）简称慢性病，是一组潜伏期长、一旦发病不能自愈,且很难治愈的非传染性疾病。从广义上讲,慢性病指由于长期紧张疲劳、不良的生活行为、有害的饮食习惯、环境污染物的暴露、忽视自我保健和心理应变平衡逐渐积累而发生的疾病,同时具有流行广、费用高、病死率和伤残率高的特点。

随着我国疾病谱和死亡谱的变化、人口老龄化、生活行为方式的改变,慢性非传染性疾病迅速上升,已成为我国主要的公共卫生问题。目前,对健康有重要影响的慢性非传染性疾病主要有以下几种类型:①心脑血管疾病:包括高血压、高血脂、心脏病和脑血管病等;②肿瘤疾病:包括肺癌、肝癌、胃癌、食管癌、结肠癌、宫颈癌等;③代谢性疾病:包括糖尿病、肥胖症等;④精神疾病:包括精神分裂症、神经症、阿尔茨海默病等;⑤口腔疾病:包括龋齿、牙周炎等。

近年来,我国慢性非传染性疾病的流行特点已经呈现快速、高发态势,明显的低龄化趋势,同时,还存在广大群众的相关卫生知识知晓率、治疗率、控制率低的特点。因此,预防和控制慢性非传染性疾病将成为卫生工作的重点领域。

一、慢性非传染性疾病的流行现状和趋势

在世界范围内,慢性非传染性疾病越来越多地影响发达国家和发展中国家人民的健康,成为死亡和致残的主要原因。2018 年 6 月 6 日,世界卫生组织(WHO)发布了《2018 世界卫生统计报告》(*World Health Statistics 2018*),统计表明 2016 年,约有 4 100 万人死于非传染性疾病,占据总死亡人数(5 700 万)的 71%。主要为四大疾病所致:心脑血管疾病,1 790 万死亡(占所有 NCD 的 44%);癌症,900 万死亡(22%);慢性呼吸系统疾病(CRD),380 万死亡(9%);糖尿病,160 万死亡(4%)。

在我国,慢性非传染性疾病有以下特点:

1. 发病率和死亡率居高不下　据《中国卫生和计划生育统计年鉴(2019)》,2018 年,我国城市居民死亡原因居前三位的疾病是:恶性肿瘤、心脏病、脑血管病,农村居民死亡原因占据前三位的疾病是:脑血管病、恶性肿瘤、心脏病,可见我国的疾病谱与发达国家逐渐趋于一致。我国慢性非传染性疾病的流行出现快速增长趋势,增长幅度有农村高于城市的显著特点。

2. 危险因素流行日益严重　我国人群超重和肥胖患病率快速上升。《中国居民营养与慢性病状况报告(2015)》显示,我国 18 岁及以上成年人超重率超过 30%,肥胖率也超过 10%。血脂异常患者增多。血脂异常是心脑血管疾病的重要危险因素,根据《中国成人血脂异常防治指南(2016 年修订版)》,中国成人血脂异常总体患病率高达 40.40%,较 2002 年呈大幅度上升,其中高胆固醇血症患病率 4.9%,高甘油三酯血症的患病率 13.1%,低高密度脂蛋白胆固醇血症的患病率 33.9%。人群血清胆固醇水平的升高将导致 2010—2030 年期间我国心血管病事件约增加 920 万。膳食不合理、运动不足及吸烟是造成慢性病的三大行为危险因素。随着我国经济、社会的发展和人民生活水平的提高,人们偏离"平衡膳食"的食物消费行为亦日益突出,肉类和油脂消费的增加导致膳食脂肪供能比快速上升,谷类食物消费明显下降,食盐摄入居高不下。同时,随着我国工业化进程的加快和生活方式的改变,我国居民运动不足的问题日益突出。

3. 疾病负担不堪重负　慢性非传染性疾病通常为终身性疾病,病痛、伤残和昂贵的医疗费用不仅严重影响患者的生活质量,而且带来不堪重负的社会和经济负担。心脑血管疾病是发达国家治疗费用最昂贵的疾病之一。住院费用而言,据《中国卫生健康统计年鉴 2018》显示,2017 年出血性脑卒中患者平均住院日为 14.5d,人均医药费为 18 524.6 元;缺血性脑卒中患者平均住院日 10.7d,人均医药费为9 607.0 元。

二、慢性非传染性疾病的防治策略和措施

慢性病发病率和死亡率的迅速上升,必然导致巨额的医疗负担,给国家和个人带来巨大的损失。尤其是慢性病的高发年龄主要在中年人群,这导致大量的劳动力损失,必须制定有效的慢性病防治策略来遏制慢性非传染性疾病的流行。慢性病的发生、发展有其漫长的过程,因而,慢性病预防控制的策略和

措施就应该从预防疾病、治疗疾病或减少并发症、缓解症状、提高生活质量等方面入手。

（一）防治策略

对慢性病的预防是三级预防,策略是一级预防为主,三级预防并重,对不同目标人群采取针对性的措施。

1. 一级预防　是针对一般人群开展危险因素的预防,目的是切断各种健康危害因素和病因对人体作用的途径,并采取各种措施提高人群的健康水平。主要包括健康教育和健康促进。

2. 二级预防　是针对高危人群进行慢性病的早发现、早诊断、早治疗,目的是控制病情,预防并发症的发生,降低疾病带来的严重后果。主要通过普查、筛检和定期健康检查以及群众的自我监护,及早发现疾病初期(亚临床型)患者,并使之得到及时合理的治疗。

3. 三级预防　针对患者,目的是开展规范化的治疗和疾病管理,预防、延缓并发症的出现,防止伤残,提高生活质量。此时,应采取对症治疗,减少痛苦延长生命,并实施各种康复工作,力求病而不残,残而不废,促进康复。

慢性病防治在一级预防的同时,要强调二级、三级预防,进行规范化的治疗和疾病管理。采取全人群策略以降低人群的危险因素水平,采取高危人群策略以延缓或早期发现疾病,促进病情逆转并争取较好的预后,提高患者生命质量。

（二）预防措施

对慢性病的预防措施是实现三级预防的具体途径。在实施慢性病预防措施时要遵循以下原则:

1. 贯彻预防为主的方针,综合防治　积极开展以社区为基础的慢性病社区综合防治,探索慢性病防治与社区卫生服务结合的机制,明确慢性非传染性疾病在社区卫生服务中的工作内容、形式和考核标准。以社区医生为工作主体,在上级医疗、预防保健、健康教育机构的指导下开展工作。通过减少危险行为因素可以有效地减少相关疾病的发病率,提高人民的健康水平,而且多种疾病有着共同的危险因素,如体力活动不足、膳食不平衡、吸烟饮酒等,针对共同危险因素的干预活动可以同时预防多种疾病。

2. 以健康促进为重要手段　健康促进不仅针对一级预防,还应该成为各级预防的重要手段。

三、慢性病相关信息的收集和利用

（一）慢性病监测

慢性病监测是长期、连续地收集、核查、分析慢性病的动态分布及其影响因素的资料,并将信息及时上报和反馈,以便采取适宜的干预措施。慢性病监测的主要目的就是了解人群中慢性病相关的主要行为危险因素、流行情况、主要慢性病的患病和死亡情况,以降低人群中慢性病的发病率和死亡率,因此,在慢性病监测过程中,应该围绕慢性病相关危险因素、流行状况、患病情况以及死亡情况等开展监测工作。

具体目的有:

1. 描述慢性病的分布特征和发展趋势

（1）了解主要慢性病的流行状况,确定防治重点:由于慢性病是一个比较笼统的概念,其所包括的疾病非常多,不可能对所有慢性病开展防治工作,因此,需要掌握危害重、流行程度高的慢性病的发病和死亡状况。监测的数据按照不同的地区、时间以及人群特征加以分析,其中人群特征分析应了解主要慢性病的发病和死亡人群的年龄、性别、职业、民族、宗教、婚姻以及流动人口的特征,并对长期趋势进行研究。同时,慢性病流行的区域影响因素应考虑不同的地理环境、气候条件、人群组成、生活习惯和社会文化背景等的信息。监测的数据越全面,提供的信息越科学。

（2）发现异常情况,查明原因并采取干预措施:在监测过程中,如果发现疾病分布有异常变化,就应该引起重视,并应组织开展流行病学调查,查找产生变化的原因。这些监测中的变化情况和调查结果都应该反馈给相关的决策部门,以便采取必要的预防控制措施,来控制和减轻异常情况的流行程度。

2. 为慢性病防治的效果评价提供依据　慢性病防治最根本的目的就是提高人群的健康水平。在制定防治对策后,采取综合干预措施,并及时了解防治效果。如果所监测的资料是连续和系统的,在评价干预措施和措施效果时,就能够提供最直接和全面的资料。

(二) 慢性病危险因素的监测

要防治慢性病,促进健康,必须降低危险因素。一些为数不多的危险因素最终导致全球相当比例的疾病负担,如高血压、饮酒、吸烟、不安全性行为、高胆固醇等,导致全球约 40% 的死亡和 1/3 左右的健康损失。如果能对这些危险因素采取干预措施,可使我国人群的健康期望寿命延长 10 年左右。因此,开展慢性病危险因素的监测,重点是干预、观察人群与慢性病的发病或患病相关的危险因素的变化,从而为制定慢性病的行为危险因素干预策略和开展危险因素干预措施提供科学依据。

慢性病危险因素监测要求连续地收集相关的资料,了解一个动态的变化过程,而不只是一次简单的流行病学调查。通过了解人群中慢性病相关危险因素的变化趋势,为制定有效的干预措施和慢性病综合防治评估体系提供科学依据。因此,慢性病危险因素监测可以定义为系统地、连续地监测人群中与慢性病相关的行为以及相关知识和态度的变化过程。

(三) 发(患)病率监测

慢性病监测本质上是发病监测,但是慢性病的监测不同于传染病监测,传染病报告是国家法律规定的,任何一个医务人员发现这些疾病病例,都有义务和责任报告,而慢性病缺少这样的优势,加上慢性病诊断技术比较复杂,因此,在诊断技术落后的地区,有无必要开展慢性病的监测是值得考虑的问题。但对于人口相对稳定、医疗诊断技术有保证的地区,开展慢性病监测还是有必要的。慢性病发(患)病监测的主要目的就是通过监测,了解慢性病患病以及发病的人群、时间以及地区分布特征和变化趋势,为制定和评价干预策略和措施提供科学依据。

(四) 健康档案

1. 健康档案的定义　居民健康档案是一种信息档案,是开展社区卫生服务的依据之一。健康档案可以简单地定义为:记录有关居民健康信息的系统化的文件,其重要性已广为医学界人士所认同,在医学教育、科研、服务及司法工作等方面都占有相当重要的地位。居民健康档案通过周期性更新和社区卫生服务人员管理,在覆盖率达到一定程度的基础上,可以反映一个社区居民的健康状况,并通过危险因素调查和慢性病调查,代替疾病监测,形成长期、动态的综合健康监测。

2. 建立居民健康档案的重要意义

(1) 有助于促进社区卫生服务的规范化。

(2) 有助于提高社区卫生服务的质量。

(3) 有助于社区卫生资源的合理利用。

(4) 有助于社区卫生服务的管理效率。

3. 现存健康档案的缺点　目前,我国已经有很多社区建立了居民健康档案,开展对重点慢性病的高危人群和患者的规范管理。但是尚缺乏健康档案建立的统一标准,现行的健康档案繁多,格式不一,大体包括门诊病历、住院病历、保健卡片等几个彼此孤立的部分,分析原因主要和现行的健康档案的以下几个特点有关:

(1) 以疾病为核心。

(2) 内容不完整,信息不连续。

(3) 档案内容、形式和信息收集缺乏标准。

(4) 不同的系统独立运行,重复采集信息,浪费资源。

(5) 信息采集和利用方式单一,建档积极性缺乏。

(6) 信息利用不充分。

四、慢性非传染性疾病社区综合防治

（一）概述

慢性病社区综合防治是指充分利用社区的资源和有效可行的办法,在社区范围内开展慢性病防治和健康促进活动,由卫生部门协调有关部门向社区居民提供促进健康的环境和对慢性病提供预防、治疗、康复和健康指导等一系列卫生保健活动的综合。

慢性病社区综合防治工作是以社区为基础,以健康促进和行为危险因素干预为主要手段和工作内容,以多种慢性病综合防治为目的,以提高防治效果和成本效益。

WHO 慢性病防治策略的一个主要方法,是建议各国建立以社区为基础的慢性病防治试点项目,以此带动全国的慢性病防治工作。我国目前已建立了 32 个全国慢性病社区综合防治示范点,各地还分别建立了省级、市级慢性病社区综合防治示范试点。

（二）慢性病社区综合防治程序

慢性病社区综合防治工作没有统一、公认的模式,但是无论在什么类型的社区或针对不同的疾病或公共卫生问题,其实施的程序基本上是一致的。

1. **社区动员** 这是慢性病社区综合防治工作的最初阶段,但却是项目能否成功的关键环节。社区动员就是要在选定的社区内进行各阶层、各部门的宣传与动员。首先,要全社区都明确社区慢性病防治的目标与社区发展的关系;同时,在各阶段,各部门之间建立起对话机制与合作的伙伴关系,建立多学科的联盟;进而动员各种社区资源,建立有效的信息传递系统;最终形成慢性病社区综合防治的领导与执行机构,统筹、协调地开展本社区的工作。这一阶段的关键是社区领导层的支持,建立和加强部门间的合作,动员社区、家庭和个人的参与,充分发挥非政府组织的作用,动员专业人员的积极参与。

2. **社区诊断** 社区诊断就是运用社会调查和流行病学调查的方法,收集并分析社区的人口学特征,疾病、死亡情况和影响健康的有关环境、政策等情况,这些数据可以是定量数据,也可以是定性数据。通过对这些数据的整理与分析,来确定本社区所存在的主要公共卫生问题、疾病与死亡情况及其影响因素,从而为慢性病社区综合防治提供需要解决的主要问题和科学依据。这一阶段的关键是收集真实的数据,选择合理的分析方法,得出可靠的社区诊断结论。

3. **综合防治规划的制定** 慢性病社区综合防治领导小组或工作小组将根据社区诊断的结果,确定社区慢性病综合防治的目标、策略与措施。目标制定主要应依据慢性病对人群健康威胁的严重程度,有无明确有效的干预手段和经费投入的多少加以考虑,同时,还可以把目标分解成远期目标、中期目标和近期目标。明确健康促进策略,措施则要求根据不同社区所确定的主要疾病及其危险因素,选择有明确健康效益、投入少、群众易于接受的干预措施。这一阶段的关键是确立防治目标、策略与措施时,要有社区不同阶层、不同部门代表的参与,并根据实际情况制定出科学、合理的时间进度和工作计划。

4. **公共卫生监测系统的建立** 公共卫生监测就是通过长期系统地收集有关资料,有序地汇总和管理资料,分析、解释并评价这些资料,使得公共卫生政策的制定在不断地修改与完善。慢性病公共卫生监测是对本社区主要的慢性病及其影响因素进行系统地监测,对社区控制的重点疾病、目标人群和干预措施及其效果作出科学的评价。这一阶段的关键是监测人们行为改变的政策、媒体导向和支持措施等社会环境因素的变化;监测慢性病的主要行为危险因素及社区主要慢性病发生和死亡水平的变化情况。

5. **社区综合干预** WHO 认为,慢性病的发生与不健康的生活方式和环境因素密切相关。而这些相关因素是可以采取一定措施进行干预的,因此,社区干预是预防和控制慢性病的最佳手段。根据社区诊断的结果和综合防治规划的要求,在社区内针对不同的目标人群,有计划、有组织地实行一系列健康促进活动,以创造有利于健康的环境,改变人们的生活方式与行为、促进人群的健康,如开展疾病管理,这个过程就是社区综合干预,社区综合干预要确定合适的干预类型,选择可行性和可接受性都好的干预措施。同时,选择干预效益好的因素进行干预,即干预一个危险因素能预防多种疾病的因素。这一阶段的关键是明确干预措施的筛选原则,并保证干预措施的可行性和有效性。

6. **社区综合干预的评价**　及时有效地评价工作是慢性病社区综合防治工作的重要组成部分。评价工作贯穿于项目进行的全过程,主要包括三方面内容,即对项目规划、设计的适宜性评价(慢性病社区综合防治规划的可行性评价);对项目实施过程的工作评价(慢性病社区综合防治工作进展的监测与评价及干预措施及其效果的评价);慢性病社区综合防治近期、远期效果的评价。这一阶段的关键是客观地观察与测量评价的内容,同时选择科学、客观的标准对评估结果作出评判。

7. **项目管理**　项目管理主要包括组织管理、项目技术培训与管理的督导、质量控制,以及项目考核、评价与总结三部分。这一工作的关键是组织落实、项目方案落实和项目执行效果。

五、针对不同危险因素的干预

(一) 慢性非传染性危险因素的定义和特点

目前,病因学的发展已使人们接受了以下观点,即那些使人群发病升高的因素,就可以认为是病因,其中某个或多个因素不存在时,人群疾病频率就会下降。病因在流行病学中一般被称为疾病的危险因素,其含义就是使疾病发生的概率即危险性升高的因素。

慢性病不同于一般的传染性疾病,它受多种因素的长期影响,多病因、多基因、多阶段、潜伏期长,其致病因素已不再是单纯的生物病原,还包括个人行为、生活方式、社会环境因素等。传统的生物医学模式不能很好地解释这些疾病的发生和发展,要用生物-心理-社会医学模式来探讨慢性病的危险因素。从这个角度去理解,慢性病的危险因素包括生活方式和行为习惯、生物遗传因素、生态环境因素、卫生保健等许多方面。例如不合理膳食,脂肪摄入过多,蔬菜水果摄入不足;长期吸烟、酗酒;久坐的生活方式,体力活动不足;超重和肥胖;高血压、高血脂;家族遗传史;精神紧张,心理适应不良;环境污染与职业危险等。

慢性病的发生与流行往往是多个危险因素综合作用的结果。而多个危险因素的作用,常常不是单个因素作用的简单相加,往往是"一因多果、一果多因、多因多果、互为因果"。大量的研究表明,很多慢性病具有共同的危险因素,有时相互伴发。冠心病、脑卒中、肿瘤、糖尿病及慢性呼吸系统疾病等常见慢性病都与吸烟、饮酒、不合理膳食、缺乏运动的生活方式等几种共同的危险因素有关,如图16-1所示。

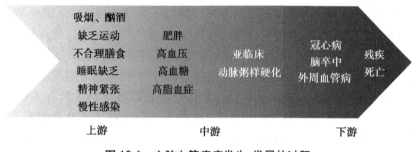

图 16-1　心脑血管疾病发生、发展的过程

(二) 危险因素的干预策略和措施

为了进行有效的干预,干预策略和措施要有针对性,对于不同的危险因素要采取不同的干预策略和措施,要充分应用健康促进的理论和方法,从健康教育、政策开发和创造支持性环境等方面入手,开展干预活动,以促使人们知识、态度、技能的提高和应用,减少危险因素,促进健康。

1. **健康教育**　开展健康教育可采用交流互动的培训方法,以提高一般人群了解慢性病防治的知识和技能,树立慢性病可以预防的观念。交流方法包括媒体支持、小组专题讨论会、印刷材料、视听教材和项目学习等,培训方法包括技能培训、竞赛、调查研讨式学习、小组讨论和示范等。

2. **发展健康的公共政策**　包括政策、法规、政府和当地组织(学校、服务组织、商业组织)制订的非正式规定。有别于单纯的卫生政策,它是对健康有重要影响的、涉及多部门的政策。如环境保护、烟酒销售和税收政策、公共场所禁烟、交通安全、福利基金和住房政策等。

3. 创造健康的支持性环境　即创造对健康有影响的社会、经济、文化、政治和物质环境。支持性环境的建立对健康有持续的影响,也是行为改变能继续保持的重要条件。倡导健康生活,如在公共场所设置更多的体育锻炼设施,商店提供低糖、低脂肪食品;抵制非健康活动、行为,如公共场所不得出售香烟,不得向未成年人售烟;支持态度行为的改变,如多使用安全带,少年不吸烟、不饮酒等。制订干预措施时,要考虑以下原则:强调综合防治;强调以社区为基础的干预;应用健康促进手段,强调社区参与;改变不良行为危险因素。

(三) 针对慢性病的主要危险因素的干预措施

1. 控制吸烟

(1) 部门间协作:成立专门的控烟管理机构,加强控烟工作统一领导,动员全社会共同参与,建立多方位、多渠道的控烟工作网络。

(2) 控烟立法和执法:制定公共场所和工作场所禁止吸烟的规定,维护不吸烟者的健康权益。限制烟草广告和促销活动,防止青少年接近烟草。披露烟草制品成分和释放物质,保护消费者知情权。规范烟盒包装和标签,提高公众对吸烟危害的认识。

(3) 采取经济措施:通过价格和税收政策,提高烟草价格,不仅可以促使吸烟者戒烟或者减少吸烟量,还能防止不吸烟的人,尤其是青少年进入吸烟者行列,减少烟草需求量。

(4) 加强健康教育,普及烟草危害知识:利用各种宣传媒体,结合世界无烟日,广泛宣传吸烟和被动吸烟对健康的危害,提醒与敦促儿童和青少年远离烟草,吸烟者戒烟。

(5) 营造有利于控烟的支持性环境:建立无烟社区、无烟单位、无烟医院、无烟学校,开展戒烟竞赛。

(6) 提供戒烟服务:加强对医学生、医生等卫生工作者控烟技能的培训,增设戒烟门诊及热线等服务,开发和制订戒烟服务指南。

2. 限制饮酒

(1) 立法限制允许购买及饮酒的法定年龄。

(2) 设立销售税、禁止低价销售的经济策略,限定零售商的数量、每天销售量及商店位置。

(3) 立法禁止酒后开车,对驾驶员进行酒精浓度检测。

(4) 限制含酒精饮料的广告宣传及企业赞助活动。

(5) 鼓励降低酒精饮料中的酒精浓度。

(6) 开展大众媒体教育,通过长期、反复使用简要的信息进行宣传,提醒与敦促人们尽量不要饮酒或遵守"低危饮酒标准"。

(7) 促使全社会的饮酒风气下降,培养无酒的文化氛围。

(8) 临床场所的酗酒干预策略及措施。

3. 平衡膳食

(1) 制定国家膳食指导政策。

(2) 政府必须提供正确和平衡的信息。

(3) 国家食品和农业政策应保护和促进公众健康一致,促进开发、生产和销售形成健康饮食并与国家膳食建议一致的食品。

4. 加强体力活动

(1) 制定促进健身活动的国家政策。

(2) 在整个生命历程中从事适量的身体活动。

(3) 健康教育。

(4) 提高运动技能。

（5）社区活动。

（6）增加运动场地和设施，提供方便、适宜的体育锻炼环境。

5. 关注心理健康

（1）保持心理卫生，应该注重心态平衡，提高应对社会各种心理危险因素的能力。

（2）适应环境，改造环境。人生活在环境之中，必须适应不断改变的环境，同时还要能动地改造环境，在此过程中，正确地认识自身。认识自己的气质特性、知识结构以及潜在的能力，对此有客观、正确的评价，并在认知过程中提高自己。

（3）良好的人际关系有益于心理健康和事业成功。

第三节 伤害的预防与控制

一、伤害的概念及流行现状

伤害是由于运动、热量、化学、电或放射线的能量交换超过机体组织的耐受水平而造成的组织损伤和由于窒息而引起的缺氧，以及由此引起的心理损伤的统称。

伤害是全球各国面临的一个重要的公共卫生问题，是人类的主要死亡原因之一。全球每年有500多万人死于伤害，约占全球总死亡率的9%。其中，每年有125万人死于道路交通伤害，这也是全球伤害死亡的首位死因。近年来，发达国家已成功实现降低伤害死亡的目标，高收入国家中伤害导致的死亡人数只占6%。在发展中国家这一数字约为10.7%，在各国的死因顺位排列中伤害位居第4~5位。

我国是伤害死亡率较高的国家之一，每年各类伤害发生约3亿人次，因伤害死亡人数约70万~75万，约占死亡总人数的11%。2016年我国伤害所致疾病负担顺位的前5位为：机动车辆交通事故、意外跌落、自杀、溺水和意外中毒。各类伤害所致疾病负担均存在农村高于城市、男性高于女性的特征。机动车辆交通事故所致疾病负担主要集中在25岁以上的人群，意外跌落多见于老年人（60岁及以上），自杀疾病负担强度存在随年龄增加的趋势，溺水所致疾病负担主要集中在1~15岁年龄段，近年来，意外中毒所致的疾病负担有上升趋势，主要集中在25岁以上的人群。因此，伤害作为一个重要的公共卫生问题，需要系统而完善的预防和控制体系。

二、伤害的原因及影响因素研究

1948年，Gordon应用流行病学框架来进行伤害病因研究，提出了伤害病因是多个因素相互作用的学说，包括致病因子、宿主和环境。

（一）致病因子

引起伤害的致病因子是能量，能量的异常交换或在短时间内暴露于大剂量的能量就会导致伤害的发生。通常容易引起伤害的能量有以下几种：

1. **动能** 动能亦有人称之为机械能，这是伤害中最常见的病因。如汽车相撞所产生的能量传递，跌落所产生的能量传递等属此类。

2. **热能** 各类烧伤均属于过度的热能暴露所致，而热能的过度缺乏则会导致冻伤。

3. **电能** 是导致触电或电烧伤的重要原因。

4. **辐射能** 大剂量的放射线暴露会产生烧伤。

5. **化学能** 通过干扰机体的能量代谢，而造成伤害。

（二）宿主

宿主是伤害流行病学研究的主要对象，既要探讨哪些人容易发生伤害（肇事者），哪些人容易遭受伤害（罹伤者或罹难者），也要分析与其他有关的因素，如社会人口学特征、暴露机会和宿主的遗传、生理、心理和行为特征等。

1. 人口学特征

（1）性别：国内外有关伤害死亡率的报道和国内的伤害发生率调查结果均显示男性高于女性，男女生理上的差异是内在的固有的因素，更主要的因素是男女的暴露机会和暴露率不同。

（2）年龄：伤害发生率和死亡率的年龄差异非常明显，是由于不同年龄段的人群在生理、心理上的差异，对各种伤害危险暴露不同，以及家庭和社会对青少年与老年人的照料等因素综合作用所造成，如儿童易发生溺水，青壮年易发生交通事故，老年人易发生跌落等。

（3）种族和地区：不同地区伤害死亡率的差异与当地社会、经济、文化和政治背景有关。据 WHO 统计，全球 95% 以上的儿童伤害死亡事件发生于低收入和中等收入国家，如印度；非洲国家的道路交通死亡率甚至是欧洲国家的两倍以上；自杀逐渐成为一些高收入国家的主要伤害死亡原因，如美国、日本等。

2. 心理行为特征

（1）饮酒：饮酒是影响司机判断力的重要原因，在车祸中，我国车祸原因的 64% 为驾驶员责任，而其中 3% 为饮酒过量。在美国，车祸司机中则有一半以上血中酒精含量超过规定含量。同时，由于酒后自控力及综合定向能力的下降，也容易造成意外跌落、烧伤等其他伤害。

（2）安全带：驾驶员系安全带是有明文规定的，但许多驾驶员因感到不舒适，尤其是夏天，就不愿意系安全带。美国车祸中有 13% 的司机因未系安全带所致，在中国这个比例则更高。尤其是在新建的高速公路上行驶，很多司机未系安全带，从而使车祸伤害的危险性增高。

（3）心理因素：心理因素是导致各类伤害的重要原因。由于女性和老年人心理脆弱，容易产生自杀倾向。A 型性格人群由于在生活中容易争强好胜，所以易发生车祸、溺水和坠落等伤害，有学者将此称为事故倾向。在德国，选择士兵时要经过心理测试，凡具有事故倾向的人均被排除在外。在我国，部分城市也已开始对司机进行心理素质测试。

（三）环境

自然生态环境和社会生态环境在伤害的发生以及伤害所造成的后果上非常重要，有时甚至起决定性作用。虽然人类还不能主宰自己的生态环境，但是随着科技进步和认识的提高，人类正在不断地对生态环境进行改造或提高应对能力，例如对天灾的预测和预报，对可能产生伤害的环境加以改造和消除隐患。一个国家或地区的政治环境、经济水平、社会氛围、文化教育、习俗风尚、法律制度和健康公平等对伤害的预防与控制都是至关重要的。许多伤害干预措施效果证实了环境因素在伤害防治上的主导作用，因为人类不但可以减少、限制，甚至消除环境的致伤因子，还能够通过环境改造来影响和改变宿主的不良习惯和高危行为。

三、伤害的监测及监测系统

伤害监测（injury surveillance）是指长期不间断地收集不同人群伤害的发生、死亡、伤残和经济损失等资料，其主要目的是阐明伤害类型、人群、时间分布的特点与趋势。我国伤害预防控制工作的开展起步较晚，伤害监测所需的基础性信息的收集工作显得尤为重要。通过持续、系统地收集、分析、解释和发布伤害相关的信息，能够实现对伤害流行情况和疾病负担详细和全面的描述，从而为制订伤害干预措施，评价干预效果，制订伤害预防与控制策略，合理配置卫生资源提供可靠的依据。

伤害监测系统不同于伤害监测，它应具备将资料收集、分析和反馈同公共卫生项目连接起来的功能，即在国家统一领导下，分别在全国各省、市、区或县的医院、职业病防治部门、交通部门、公安部门、社区、保险业、学校、厂矿、中毒防治部门、医疗事故管理部门等多个部门中建立伤害监测点，在监测点内建立起综合收集各种来源资料的各类伤害基本数据的网络组织，以便可以进行长期连续的收集、计算机录入、分析、结果解释、反馈并对干预效果评价的系统（表 16-1）。

表 16-1 伤害信息数据源

数据类别	潜在数据源
死亡率	死亡证明,人口统计注册,来自太平间和验尸员的报告
发病率及与健康相关的自报	医院、门诊和治疗记录调查,核心团体,媒体
社区基础上的伤害信息	人口统计学记录,当地的政府记录
法律实施基础上的伤害信息	公安部门的记录,司法记录,监狱记录,犯罪实验室
经济、社区基础上的伤害信息	机构或部门的记录,特殊研究
政策和立法基础上的伤害信息	政府和立法机关的记录

这是一个技术协作的系统。通过应用多个来源的资料,可改善监测系统的总体用途;然而,该监测系统的建立及实施费用很高,对收集及分析资料的专业人员来讲,难于直接分析和应用监测系统中所收集的资料,因为不同来源资料不尽相同,分析方法也不完全一致。

伤害监测系统的目的:

1. 提供伤害的描述流行病学资料,同时提供病因分析的资料。
2. 随时间和地理分布的改变,伤害发生呈暴发或聚集发生的趋势。
3. 提供干预成功的资料。
4. 确认伤害发生最危险的人群。
5. 对伤害发生严重的地区和今后趋于严重的地区进行预防活动的指导。

监测系统的工作是由收集、分析、解释、反馈以及利用等关键环节组成,监测信息应从不同渠道收集,通过相互比较和专业判断可发现资料的错误,提示其真实情况,如采用捕捉—标记—再捕捉方法,即通过两套不同来源的资料,对每一套资料中的个案进行相互核查,来估计报告的完整性。

由于伤害监测系统通常依靠基层卫生工作人员作为原始资料收集者,他们可能具有许多潜在局限性,如较难保持连续性;基层卫生工作人员的收集资料的目的通常是为了完成任务;缺乏资料的完整性;有限的内容限制了进一步深入调查与验证流行病学的假设;资料偶尔不规范;缺乏与临床目的的关联性,因收集资料是为充分理解伤害发生的环境或伤害严重程度。

监测系统一般只包括与疾病、伤害或病例相关资料,它们常常不提供未患疾病或未伤害的个体资料作为对照进行比较,这样就限制了研究者调查分析病因的能力。

目前,大多数监测系统建立在基层卫生工作者人员报告的基础上,漏报和错误常会出现,因此,需要做好质量控制工作,如伤害诊断标准、统计指标和登记、核对、报告方法统一,专人负责资料的收集、统计、分析、报告和反馈等。

四、伤害的预防策略及干预措施

伤害是一个重要的公共卫生问题,伤害是可以预防的。伤害预防需要多部门、多学科的合作。在发展中国家,伤害预防工作处于初期阶段,当务之急是应该消除对保障安全的障碍与阻力,使决策者和民众提高对伤害是可以预防和必须控制的认识。在伤害预防控制中,政府行为的作用是不言而喻的,伤害控制的策略、措施、方案、法规、条例都由政府来制定,部门的分工与协调由政府来统筹。

(一)预防策略

1. 三级预防策略

(1)一级预防:其目标是通过减少能量传递或暴露的机制来预防伤害发生的事件。交通安全法律、游泳池周围的栅栏、有毒物质的安全盖、枪支的保险装置都属于一级预防措施。

(2)二级预防:其目的是当伤害发生时,减少伤害的发生及其严重程度。摩托车头盔、安全带、救生衣和防弹衣都是二级预防的范例。值得注意的是一些有效的二级预防措施并不能减少所有的伤害。例如,摩托车头盔对减少头部损伤非常有效,但对于身体其他部位损伤缺乏保护作用。安全带也无法限制四肢的活动,不能预防交通事故中的割伤、擦伤以及四肢骨折的发生。

(3) 三级预防:旨在对受害者或在某些情况下暴力实施者进行治疗和使之康复的过程中所做的努力,与伤害事故发生后的时期有关。

2. 人群干预策略

(1) 一般干预:针对群体或一般人群不考虑个体危险(如一个学校所有学生或某些特定年龄的儿童的暴力预防课程;社区范围内的媒体活动;使用安全带的法律;禁止家庭进行酒后驾车的法律)。

(2) 选择性干预:针对那些被认为有伤害或暴力高危险性的人。也就是说,有一个或多个危险因素(如对年轻或年老司机的驾驶培训;对低收入、单亲家庭进行养育培训)。

(3) 特殊干预:针对那些已经表现出危险行为的人(如在酒精滥用者中抑制酒精消费和避免酒后驾车的干预;对家庭暴力实施者的处罚)。

(4) 被动干预:是与人的行为无关的干预措施,旨在预防伤害,而不要求个体采取任何行动(如在碰撞时,自动展开的安全气囊)。

(5) 主动干预:是那些包括个体行为在内的措施(如安全带要求每个人都要系上)。这样的干预需要人们的参与才能成功。

3. 伍德十大策略

根据 Handdon 模型,伤害预防主要是根据发生的不同阶段,针对致病因子、宿主和环境开展针对性的预防。在实际伤害发生时,往往几个因素和发生时间是交织在一起的。伍德十大策略如下。

(1) 要防止危险因素的产生:如禁止生产有毒、致癌杀虫剂,宣布禁止进口或销售潜在性有害物质,亦可达到消除危险物形成的目的。

(2) 减少已存在危险因素的总量:如为了预防车祸,限制车速;限制城市游泳池跳台的高度;限制武器使用范围,禁止私人藏武器;有毒物品应采用小包装、安全包装等。

(3) 防止已经存在危险因素的释放:如在美国应用儿童安全药物容器盛放药物,以防止儿童误食药引起中毒;浴盆不要太滑,以防跌倒。

(4) 从起源改变危险因素的释放率和空间分布:可减少潜在性致伤能量至非致伤水平。如儿童勿穿易燃衣料缝制的睡衣,防止火灾灼伤;机动车司机及前排乘客应使用安全带及自动气囊等。

(5) 将危险因素在时间和空间上与被保护者分开:如行人走人行道、戴安全帽、穿防护服、穿防护背心、戴拳击手套等。

(6) 设置屏障把被保护者和危险分开:如用绝缘物把电缆与行人隔开。

(7) 改变危险因素的基本性质:机动车车内突出的尖锐器件应改成钝角或软体,以防触及人体导致伤害;加固油箱防止撞车时油箱破裂,漏油造成火灾。

(8) 增强被保护者对伤害的抵抗力:人体对机械能量缺乏自然抵抗力,特别是血友病、骨质疏松症患者。若反复暴露于机械能时,会使皮肤增厚、骨骼肌肉耐力增强。慢性暴露于缺氧状态,日久天长亦可逐渐适应高原缺氧环境。需要对影响伤害易感性的因素进行研究,以便在此基础上制定提高机体对伤害的抵抗力的预防措施。

(9) 快速的探测或消除危险因素:如加强现代化通信设施,让急救中心派车将受伤者运走,实施抢救措施,减少残疾率和死亡率。

(10) 使受伤患者保持稳定,采取有效的治疗和康复措施:在伤害事件中,往往由于急救中心缺乏设备、技术水平低下,工作人员责任心不强,而延误抢救时机,造成死亡。这些情况在农村基层,由于交通不便,条件简陋更易发生。

(二) 干预措施

干预策略的实施可以被分为教育及个体行为的转变、税收和其他经济刺激、立法、产品设计和环境改善等几个方面。有些方面是重叠的,如产品设计的改变、行为改变和环境改变常由于立法所致,经济刺激可引起产品设计的改变。

1. 个人行为改变的教育 促使人们行为改变的能力常常受到限制,例如在美国的一个社区中,实施鼓励安全带使用的特殊教育项目,然而,在该项目中使用电视宣传广告对当地安全带的使用率并没有产生作用。在强制使用安全带的立法和实施之前,尽管开展了广泛的提倡、促进活动,安全带的使用率仍只有 12%~14%。虽然通过教育方式改变行为是困难的,但是教育活动的重要功能是使公众了解并改善他们对伤害的知识和态度,教育活动可以为其他干预措施获得更广泛的公众支持。

2. 税收及其他经济奖罚 作为控制伤害的一种重要的手段,提出了对危险产品加税的建议,因为,通常与伤害有关的有害产品的价格增加能减少他们的使用,如酒精饮料、烟草及危险设备等。价格增加及有害产品使用情况的效果受到价格弹性的影响,价格弹性是包括膨胀率的一个指标,常与收入及收入弹性效果的改变产生混淆。某些人群如青少年和青年人可能更易于受到价格弹性的影响,然而,对高度成瘾产品的需求弹性(如烟草)可能低于其他产品。成瘾但合法的物品加重税收,可能促使非法黑市的销售,在没有与周边管辖区的税收政策共同协调的情况下,也可能促使边界地区的非法销售。

3. 立法与法规 很多有效的干预措施包括鼓励或强制的安全行为的法律条文的颁布,也包括为确保贯彻执行而进行的适当强制,宣传教育有助于改善对新的法规的执行。关于汽车安全带或机动车头盔使用的法律条文,已在包括我国在内的一些国家制定和使用,在这些立法国家中,公众明显增加了汽车安全带或机动车头盔的使用率,在美国挽救了很多生命,也在发展中国家产生了较好的效果。

4. 产品设计 许多国家的政府部门已认识到设计低劣、不安全消费产品所导致伤害的严重性,有些国家建立了专门的机构和组织,制定标准,监督消费产品的安全性,并建议政府应该改善产品质量或从市场上撤下不合格产品以保护公众。无论是对汽车、农用机械、农药、家用电器、儿童玩具或其他潜在的有害产品,其安全标准的发展都需要较高的代价。欧盟的实例是很有指导性的,在起草常见的安全标准时,具有高标准的成员国一般拒绝在安全方面妥协,其结果是提高了安全标准低的国家的安全标准。

5. 环境改善 很多高速公路设计的干预措施取决于对有害的环境特征的改善或消除,如改善道路交通设施建设,树立行人优先的理念,道路网络远离步行者、骑行者等措施使交通环境得到改善。其他实例包括通过建筑水源水周围的障碍物,预防儿童跌落水中而淹死,或通过提供横跨危险河流的小桥来预防儿童的溺水。因成熟后落下的可可豆而导致致命的头部伤害,可通过在远离居民区及村庄的地区种植可可豆植物来解决。在有些发达国家,针对产品安全性的法规对环境改变是很重要的刺激因素。

(赵卫 刘旭玲)

第十七章

全 球 健 康

天花曾被称为世界上最可怕的疾病,自从人类找到了预防天花的利器——牛痘接种以后,就燃起了消灭天花的希望。1958 年世界卫生组织(WHO)建议发动全球消灭天花计划,并于 1967 年扩大和加强了这一计划。最终,1980 年 WHO 正式宣布,天花成为首个按照人类意志消灭的一种全球性传染性疾病;无独有偶,已经流行了数千年的脊髓灰质炎,正处于消灭的最后阶段。但是,只要有一名儿童仍然受到脊灰病毒的感染,所有国家的儿童就都有感染该病的危险。例如,2011 年发生在我国新疆地区的输入性脊髓灰质炎野病毒疫情事件,测序发现该病毒就是来自邻国——巴基斯坦。疫情暴发后,原国家卫生部、新疆维吾尔自治区立即启动公共卫生事件 II 级应急响应,耗费 3 个月,使用大量人力物力和财力,才阻断了疫情的传播。随着人类文明进步,疾病健康问题全球化趋势日益明显,任何国家都不能独善其身,疾病健康治理需要跨国界动员全球力量协调行动。因此,公共卫生衍生出一门新型分支学科——全球健康(global health),又称全球卫生,是关注全球范围内所有人口的健康的一门科学。本章主要介绍全球健康的基本概念、全球健康领域的重点问题及其治理的核心主体等。

第一节 全球化与全球健康

以商品、资本、技术、信息和人员的流动为主要特征的经济全球化,已成为当今社会的显著特点。经济全球化对卫生领域的影响更呈现出一种放大效应,在一个国家或地区发生的卫生事件会迅速波及其他国家和地区,新冠疫情、艾滋病、SARS、西非埃博拉出血热等新旧传染病疫情,就是最好例证。全球健康问题在国际舞台上的战略意义日益凸显,在日益相互依存的世界中,维护国家、地区和全球的卫生健康安全,是各级各类卫生健康治理主体义不容辞的职责。

一、全球健康的定义

(一) 定义

目前,关于全球健康的定义,尚没有统一的定义,不同的学者有不同的理解和表述。目前,比较公认的定义,当属 Kaplan 等人在《柳叶刀》杂志上的定义:以促进全人类健康、保障健康公平为宗旨,关注跨越国界和地域的健康问题,促进健康科学领域内部和外部的多学科合作,将群体预防和个体诊疗有机整合起来,为促进全人类健康服务。全球健康重点在跨民族或国家的健康问题、决定因素以及解决办法。

Kickbusch 等认为全球健康是指"那些跨越国家边界和政府的、需要采取行动影响那些对健康起决定作用的全球各种力量来解决的卫生问题。"这里的"各种力量"不仅包括民族国家,更包括了诸多国际组织、非政府组织等新兴行为体。全球健康强调的是世界人民对地球上卫生问题的共同关注,弱化了"国家"边界。

简言之,所谓全球健康就是全球的公共卫生,或者是跨国界的公共卫生。

(二) 全球健康定义的进一步诠释

全球健康概念的内涵包括两个基本要点:

1. **全球健康从两个不同的层面关注全球人口的健康**　一是从提高全球健康绝对水平的角度,要让全球人口都享受到尽可能高的健康水准;二是从全球健康相对水平的角度,关注全球人口的健康不公平与不平等,要求减少穷国与富国、穷人与富人、主流民族与少数民族、男性与女性之间的健康不公平,要让全球所有弱势群体与脆弱人群都能享受基本卫生服务,促进全球范围内的健康公平性。

2. **全球视域中的公共卫生问题**　主要包括三种不同的类型。第一,是指跨国越界的、发生在全球范围内的公共卫生危机,如 2020 年的新冠疫情和 2004 年的禽流感。对于这一类全球健康问题,强调全球合作、共同应对、共同防御;第二,是指在全球范围内相互关联、相互影响的公共卫生问题,如气候环境问题。对于这一类全球健康问题,强调全球共同约束、相互监督;第三种,是指各国各地区普遍存在的公共卫生问题,如慢性病、烟草与酒精的滥用、交通道路安全事故等。对于这一类全球健康问题,强调全球分担问题、共享对策。

二、全球化对健康的挑战

全球化对人类健康的影响主要表现在两个方面,其积极方面:全球化促进了全球贸易增加和经济繁荣,这为改善人类健康奠定了良好的物质基础;全球化加速了技术进步与信息交流,这给全球疾病监测、预警和防控带来了前所未有的机遇。而其消极方面主要包括以下几点:

(一) 健康不平等现象加剧

全球化既带来经济与文化冲击,又影响扩大南北贫富差距,导致卫生利用不平等现象频频出现。全球化会使部分国家或地区的人群受益,提高其生活水平与健康状况,也会让另一部分国家或地区的人群受损,从而降低其生活水平与健康状况。国与国之间的预期寿命之差高达 50 岁,同一国家内部的不同人群之间预期寿命(如穷人和富人,白种人和土著人等)也会相差 20 岁,全球范围内两性之间的健康差距也在日益增大。政治全球化的结果使得国际民主更加失衡,落后国家或地区战乱频发,政权更迭频繁,医疗卫生设施遭受破坏,卫生服务需求得不到有效满足。例如,在 2010—2011 年之间,阿富汗由于内战引起安全局势恶化,使得脊髓灰质炎防控工作受阻,导致脊髓灰质炎病例增加 3 倍。

(二) 病因生物及有害物质国际传播加速

货物、信息和人员高速频繁流动,便利了病原体及健康危害因素的跨国界快速传播。据统计,仅 2006 年就有 21 亿人次的航空旅客。部分传染病的蔓延已不再受国界的局限,任一个地方一旦发生疾病流行,很快就会波及其他地区。

在艾滋病流行的前两个十年中,全球未能作为一个整体而采取行动。1981—2000 年,艾滋病病毒感染者从 100 万增加到 2 750 万。2011 年发生在日本本州岛的地震造成福岛第一核电站严重损坏,引发"福岛核泄漏事件",由于反应堆核燃料部分熔化,造成放射性物质大量扩散,福岛附近严重的空气污染,在美国、加拿大、瑞典、英国、法国、俄罗斯、韩国和中国等地空气中均检测到放射性物质,部分地区在饮用水和蔬菜中也检测到了放射性物质。2011 年发生在德国的"毒黄瓜"事件,有发现可能是产自西班牙的黄瓜遭到大肠杆菌的感染,使得德国肠出血性大肠埃希菌(EHEC)疫情暴发,发展速度快,受感染成年人数量高,感染人数超过 1 200 人。此外,包括瑞典、丹麦、英国和荷兰在内的多个国家均已报告感染病例。它们的共同特点是,局部暴发后迅速演变成为全球健康危机,危及人们的健康与生命安全,甚至威胁到区域或全球的安全与稳定。

(三) 不良生活方式日益增多

随着全球化的发展,不同国家或地区人群生活方式、健康行为与理念相互影响日益加深。例如,生活节奏加快、烟草滥用、过量饮酒等。世界卫生组织统计,全球 60% 的死亡归因于不健康行为和生活方式。其中包括身体活动不足、膳食不合理等。以吸烟为例,烟草每年夺去 600 多万人的生命,到 2030 年,死亡人数将增至每年 800 万人。其中 250 万是女性,这其中大约有 3/4 的女性死亡将会出现在中低收入国家。在全世界范围内,每年死于二手烟的 60 多万人中,有 64% 都是女性。这些不良生活方式直接导致了慢性疾病的发生和蔓延,诸如心脑血管疾病、肥胖症、恶性肿瘤、脑卒中、糖尿病等。WHO

发布的《2018 年世界卫生统计》报告显示,仅 2016 年,全球约有 4 100 万人死于非传染性疾病,约占当年世界死亡总人口的 71%,其中四种主要的非传染性疾病,即:心血管疾病(1 790 万人死亡;占所有非传染性疾病死亡的 44%);癌症(900 万人死亡;占所有非传染性疾病死亡的 22%);慢性呼吸道疾病(380 万人死亡;占所有非传染性疾病死亡的 9%)和糖尿病(160 万人死亡;占所有非传染性疾病死亡的 4%)。全球 18.4% 的儿童和青少年患有肥胖症。随着人均预期寿命的不断延长,人口老龄化趋势会不断加剧,未来死于非传染疾病的人数还将继续增多。

(四)意外伤害急剧上升

据统计,全球每年 3 亿人发生意外伤害,其中死亡 700 万人。世界各国有关伤害的研究报告中无一例外的指出,儿童和青少年是伤害的高发人群,青少年的伤害发生率高达 50%。近 20 年间,许多高收入国家的碰撞事故和车祸伤亡人数已经锐减,这得益于对道路安全采用系统方法,及强调对环境、车辆和道路使用者的干预。根据 WHO 发布《2018 世界卫生统计报告》,尽管低收入国家的车辆拥有率较低,但是,低收入国家的道路交通伤害死亡率(24.1 人/10 万人)是高收入国家(9.2 人/10 万人)的 2.6 倍。中国 2013 年道路交通死亡率为 18.8/10 万人。

以上公共卫生事件不仅深刻影响到个体健康,而且威胁到国家或全球的卫生安全。例如传染病威胁、食品安全威胁、环境污染威胁等接踵而至,有的甚至对人类的生产和繁衍产生致命性的影响,全球健康问题已经成为各国政府安全战略的重要内容。任何国家或地区都不能独善其身,必须依靠集体协作,共同治理,才能有效维护国家安全和保障人们健康。

三、全球健康的特征

全球健康的伦理基础是健康权。早在 1946 年 WHO 宪章中就明确:"享有最高的可获得的健康是人类的基本权利之一,不因种族、宗教、政治信仰、经济及社会条件而有区别",并将"实现人类最高可能的健康"作为其组织宗旨。之后,健康权被纳入诸多国际和区域层面的各类条约之中。"希望'健康'一词不再仅仅被看成是人们所期盼的祝福,而是人们为之奋斗的目标""健康是人类的基本权利之一",已成为人类共同接受的普世价值观。

随着经济、文化的全球化,健康问题区域化或全球化成为一个日益重要的话题。突发性自然灾害、人口老龄化、全球气候变暖等都是涉及跨越国界、跨越学科的公共卫生问题。解决上述诸多健康问题与挑战,不能再像传统的公共卫生一样,仅仅靠一个地区或一国之力,而需要跨越国家和政府边界,动用全球性力量来解决。这即是当前公共卫生领域顺应时代变迁发展起来了全球健康。根据全球健康的概念与内涵,全球健康具有如下几个特征。

(1)面向世界所有人口:全球健康重点关注那些跨越民族国家的健康威胁,而不仅仅局限于某一国或某两国之间的健康问题。例如,重大传染性疾病、气候变化问题、烟草和酒精的滥用问题、肥胖症等。全球健康中的"全球"更多指的是问题的范围,而不仅指他们的具体地理位置。

(2)强调多元主体参与:在日益相互依存的世界中,全球健康问题愈加复杂化、多样化,任何国家和地区都不能独善其身。参与全球健康治理主体既包括国家政府部门,还包括政府间国际组织机构、非政府组织等。既强调政府力量,又强调市场力量;既强调政府行政介入,又强调民间社会调节。健康是人类的基本权利,也是人类的共同责任。因此,强调依靠全球各种力量的参与,解决全球健康问题。

(3)需要跨部门、多学科合作:全球健康不再局限于单个卫生部门的参与、也不再局限于单一学科的研究。改变健康问题的社会决定因素,除了卫生部门之外,还需要经济部门、教育部门、文化部门的广泛参与;由于全球健康问题的复杂性,需要借助多学科工具进行解决。如经济学、社会学、政治学、国际关系学、行为心理学、环境科学等。

(4)凸显协作、共同分享的新理念:全球健康既是一个新概念,更是一种新理念。"分担问题,分享对策"是全球健康的一个基本理念。应对全球健康问题,各国有各国的经验,应该相互尊重、包容,所有的国家都可以学习他国最佳经验,或者共享经验与信息。这一理念对全球健康非常重要,全球健康也被描述成一条共享之路。

四、全球健康学科发展

（一）国际全球健康学科发展

19 至 20 世纪是国际卫生合作的黄金时代,大致可以划分三个阶段:第一个阶段,19 世纪前半世纪,主要在欧洲建立了停船检疫监督体制;第二阶段,从 1851 年第一次国际卫生会议到第二次世界大战结束,建立了以国际卫生会议为主要机制的国际传染病控制体制;第三阶段,第二次世界大战后到 20 世纪80 年代末,建立了以 WHO 为核心的现代国际传染病控制体制。1948 年 WHO 成立标志着现代国际卫生体系的形成。国际卫生(international health)这一术语,主要与帮助发展中国家抗击传染病和被忽视的热带疾病相关,认为国际需求是外来的,而且常常是威胁的,与这一概念相一致的国际活动被确定为援助和防御。国际卫生还过分强调专门用于控制特定疾病的垂直方案,并且很少关注整个卫生系统。这种观点无法体现健康相互依存的现实。到了 20 世纪 90 年代,全球健康的概念悄然兴起,成为国际公共卫生领域占主导地位的流行用语。首先,"全球健康"侧重于深化全球化对所有国家的健康影响,不应再被视为"外国健康";其次,全球健康不应被理解为依赖的表现,而应被理解为健康相互依赖的产物,这一过程与经济和政治相互依存;第三,"全球性"一词还与政府或政府间组织和机构以外的行动者的重要性日益增加有关,例如,媒体、具有国际影响力的基金会、非政府组织和跨国公司等。从学科发展与演变历程看,全球健康的前身是国际卫生,由国际卫生发展而来。

据 Web of Science 引文数据库统计,20 世纪 80 年代,"国际卫生"文献数目是"全球健康"的 4 倍,而进入 21 世纪后的头十年,"全球健康"文献数目是"国际卫生"的 3 倍。全球健康进入国际公共卫生领域热门话题的另一个佐证,是全球健康教学科研机构的设立与人才培养。1999 年,美国加州大学旧金山分校设立了第一所以"全球健康"为名的教学科研机构——全球健康研究所(Institute for Global Health),并于 2008 年率先创建全球健康硕士专业,此后哈佛大学、杜克大学等国际著名综合性大学也开始了相关的教学与培训,由此拉开了全球高等院校设立全球健康教学科研机构的序幕。截至 2009年,以"全球健康"为名的专门教学科研机构共有 54 所,占所有以"全球健康"或"国际卫生"命名的教学科研机构数量的一半,截至 2013 年,这类机构全球已逾百家;全球健康教学与人才培养工作也如火如荼。乔治城大学、亚利桑那州立大学、南加州大学、华盛顿大学、西北大学、康奈尔大学等还为本科生提供全球健康主修、辅修学位或课程证书。

对于全球健康学生的教育和培养,国外高校类似课程体系具有较大差异也有一定共性,还没有形成一个完善的培养方案。美国医学生协会、全球健康教育联盟等组织联合制定了美国医学生全球健康课程指南。全球健康教育联盟提出全球健康本科教育课程模块,包括传染性疾病、非传染性疾病、卫生体系、研究方法、工具、优先领域与弱势人群、伦理与社会问题、西班牙语等几个模块。但各高校又有侧重,例如:亚利桑那大学设有健康与移民、边界政治生态学、拉丁美洲健康问题等课程;肯特州立大学设有专题研究:健康研究中的 GIS 运用;南加州大学设有系列国际关系选修课,包括国际组织、当代国际政治学、全球化等。

（二）我国全球健康学科发展

我国全球健康学科经历了"萌芽期",已经进入学科"形成期",特别是进入 21 世纪后,随着经济持续增长和国家实力增强,我国进入了构建具有中国特色的大国外交新时期。我国全球健康实践发生了明显变化,逐步从国际卫生发展援助的"受援者",向援助的贡献者转变,以及从全球健康治理体系的被动应对者,向健康治理体系的积极参与者、建设者和塑造者转变。

2001 年我国加入世界贸易组织,标志着中国已经全面融入世界体系。在卫生健康领域,我国积极参与全球和区域性国际组织的活动,以更主动的姿态参与全球重大政策问题的讨论和规则制定,为全球治理贡献中国智慧和中国方案,成为全球健康治理的积极成员。2020 年新冠疫情暴发,进一步推动了我国积极参与全球健康安全行动,加强与世界卫生组织等机构合作,扩大对外卫生援助,丰富了我国全球健康学科实践内涵,促进了学科发展并取得了一些标志性成就。

（1）学术机构：2007 年，北京大学成立全球卫生研究中心，其后，复旦大学、武汉大学、昆山杜克大学、中南大学、中山大学、西安交通大学、南方医科大学、国家卫生健康委员会卫生发展中心、中国疾病预防控制中心等相继设立全球健康（卫生）中心、学系或院所，清华大学和比尔及梅琳达·盖茨基金会发起，与北京市政府联合出资成立了全球健康药物研发中心。2014 年武汉大学创办 *Global Health Research and Policy* 专业期刊，2017 年人民卫生出版社主办了《全球健康杂志（英文）》。

（2）学术组织：2011 年，成立"中国南南卫生合作研究联盟（China Alliance for South-South Health Cooperation Research，缩写 CASSH）"，旨在积极推动中国南南卫生合作领域的研究工作，为南南卫生合作提供智力支撑；2012 年，成立"中国全球健康大学联盟（Chinese Consortium of Universities for Global Health，缩写 CCUGH）"，旨在充分共享联盟成员学校的资源、知识和经验，以跨学科的方式，开展全球健康人才培养、学科建设和社会服务；2015 年，在"中英全球卫生支持项目"的资助下，成立了包容各类机构的中国全球卫生网络（China Global Health Network，CGHN）；2016 年，中华预防医学会全球卫生分会在北京正式成立。

（3）人才培养：我国全球健康人才培养始于各类培训班，学员来自国内国外、卫生系统内部和外部。2012 年，武汉大学获批"全球健康学"本科专业，首次开办该专业本科专业教育，学制 4 年，授予理学学士学位。2014 年，武汉大学开始招收全球健康硕士研究生，学制 3 年，授予预防医学科学硕士学位。同年，昆山杜克大学开设全球健康理学硕士教育，学制 2 年，毕业生获美国杜克大学理学硕士学位。2014 年，清华大学经国务院学位办批准建立了中国首个国际公共卫生硕士项目。该项目是教育部与外交部合作成立的"来华留学高端硕士学位奖学金项目"的一部分，学制 1 年，招生对象为发展中国家的卫生官员、疾病防治专业人员以及医疗服务机构的管理者。2015 年，南方医科大学获批商务部、教育部援外培训"公共卫生硕士项目"，该项目学制 2 年，是我国商务部援外培训的第一个公共卫生硕士项目。2016 年，北京大学获批成为全球卫生专业二级学科博士、硕士学位授权点。

（4）教材编写：北京大学组织翻译出版了《创新卫生伙伴关系》《全球卫生谈判与导航》以及《21 世纪全球卫生外交》等全球卫生外交培训系列教材；武汉大学组织编写了我国首套"全球健康专业"规划教材，包括《全球健康概论》《全球健康治理》及《老龄化与全球健康》等 9 本；中国疾病预防控制中心全球公共卫生中心，通过《中国疾控中心中国公共发展援助能力建设项目》，组织编写国际公共卫生发展合作指南丛书等。

五、全球健康的研究任务

全球健康研究与实践的伦理基础，是"享有最高的可获得的健康是人类的基本权利之一，不因种族、宗教、政治信仰、经济及社会条件而有区别"；其宗旨与最高目标分别是"实现人类最高可能的健康"和"促进人类和谐发展"；具体目标任务，包括"21 世纪人人享有健康"、实现联合国"千年目标"和"可持续发展目标"等。

（1）研究全球健康状况，分析影响因素，确定全球健康重大议题：重点研究不同民族国家、地区和人群卫生状况、特征及其变化趋势；分析不同民族国家、地区的健康差异，了解不同疾病在这些地区的分布差异；通过对不同区域的政治、经济、文化、宗教等社会因素与健康关系的深入分析，了解这些地区健康中的突出问题和采取的有效干预方案。

（2）制定全球健康策略，开发政策，编制项目：全球健康策略必须体现全球或区域范围内的卫生服务和卫生资源分配与利用的公平性。因此，全球健康策略通过人群之间、性别之间、种族之间、区域之间的卫生资源占用和卫生服务利用状况的分析，提出切实可行的解决方案。筛选优先解决的问题进入全球健康议程；围绕全球健康议程中的重点问题，制定全球治理策略、措施与行动。

（3）开展部门间协同综合行动，运用多学科知识共享卫生治理成功经验，实现人人健康：实行全球健康策略不能只依靠卫生部门，而必须是卫生部门和其他部门的共同行动，并协调一致。发挥各国际社会组织、国家主体、非政府组织等多主体力量共同应对大多数的全球健康挑战，如高致病性禽流感之类的传染病威胁,共同分享卫生治理的成功经验。虽然健康改善直接依托医学技术与公共卫生治理的进步,但近二十年来在全球健康治理的大部分进展为政治、贸易、移民、环境、教育、发展、人权等与健康决定因素相关的方面取得的成果,体现了全球健康治理需要多学科融合。

(4) 研究全球健康治理模式机制,开展卫生健康项目评估:全球健康强调所有行为体——不仅是国家,还包括诸多非国家行为体之间的合作。目前活跃在全球健康领域的行为主体包括了政府及卫生部门、跨政府机构如联合国、独立于联合国之外的国际组织、非政府组织、各种卫生相关的基金会、公私伙伴关系及慈善机构等。要想研究它们的最佳经验,实践它们的多边卫生治理模式,就必须突破传统的国家政府主体的合作和治理模式,强调多元化力量参与、多渠道募集资金、多领域全方位合作,更加突出卫生问题的非政府组织力量参与和草根社会参与,主张从体制出发,改变传统的"以疾病为中心"的治理模式。全球健康项目要把有限的资源配置到最需要的地方去,全球健康研究者应能合理科学的评价项目,将有限资源配置到效果好、效率高、公平性好的社会项目中去,达到提高人类的生活或生命质量的目的。

全球健康是一门实践性很强的学科,其研究内容可以划分为基本理论问题和实践操作问题两个方面,二者相互支撑,相得益彰。其理论与实践的基本问题有:全球健康的学科基础,包括全球健康的概念、内涵、学科构架与方法学等;全球健康治理,包括全球健康治理理论与构建路径模式等;全球健康评估理论,包括全球健康状况评估及全球健康治理评估等;全球健康教育与人才培养,包括在职培训与学位教育体系质量与标准等;全球健康活动筹资、分配、监督、绩效及其能力建设;全球健康不同领域具体议题研究,例如:气候变化与全球健康,遏制疟疾、控制结核病等传染病行动等。

第二节　全球健康重点关注领域

全球健康涵盖的范畴很宽泛,不仅关注某种或几种疾病,还关注全球人口主要健康问题、决定因素以及全球治理等,从而提升人类健康水平与公平性。其研究热点包括重点人群健康与重大疾病问题、健康社会决定因素与公平性、全球健康治理格局与模式等。公共卫生问题的跨国化促进了公共卫生干预的全球化。鉴于公共卫生干预对于改善人类生活质量和福祉的巨大潜力,以联合国为首的国际社会介入其中并进行了大量干预。以联合国千年发展目标为例,所有 8 项千年发展目标均与人类健康密切相连,其中 3 项发展目标本身就是健康指标:儿童健康(目标 4)、孕产妇健康(目标 5)和控制人类免疫缺陷病毒/艾滋病、疟疾、结核病及其他主要传染性疾病(目标 6)。从联合国 2000—2015 年的"千年发展目标(millennium development goals, MDGs)"到 2015—2030 年的"可持续目标(sustainable development goals, SDGs)",再结合各类全球健康治理主体的重点关注领域,当前及今后一段时期内,全球健康的重点议题主要包括:全球新发传染性疾病、全球慢性非传染性疾病、全球妇幼健康、环境社会因素与健康等。

一、全球新(再)发传染性疾病

近 30 多年来,全球许多新型传染病相继出现,突发疫情来势凶猛,给传染病的防治带来严峻的挑战,如近年来引起大流行的新冠疫情、疯牛病、克雅病、埃博拉出血热、西尼罗河热、SARS、流感及寨卡病毒病等。大多数新发传染病无特效药物治疗,使用普通抗感染药物虽然对其有一定疗效,但依然不能降低某些新发感染性疾病的病死率。

再发的传染病是指由已存在的病原体的变异或进化所导致的新传染病、原未被认知的传染病、已知的传染病又扩散到新的地域或人群、已控制的传染病由于耐药性的改变或控制措施削弱而重新出现或再度流行。同时由于防治措施不及时或不到位,加之病原菌逐渐产生耐药性,一些已经绝迹或正在消除的传染病,如手足口病、血吸虫病、肺结核、霍乱、鼠疫、疟疾等在世界许多地方又开始发病并流行。例如,结核病等疾病的发病率正由于耐药菌株的发展而出现回升,而新研发药物成本很高,再加上疾病本身发生的不确定性和难以预测,使人们无法及时采取措施进行预防和控制,给全球社会造成了沉重的负担,并危及全球生物物种的多样性。

传染病的全球化,会对国家安全与国际关系产生深远影响。历史上,发生在公元前 430 年至公元前 427 年雅典的瘟疫彻底改变古希腊政治格局。这次重大传染病使得雅典军队的 1/4 生力军死亡,南部希腊城邦人口的 1/4 死亡,雅典本和斯巴达同是古希腊两大重要城邦国,受到此次瘟疫的影响,雅典从此衰落下去。随着经济的全球一体化进程加速,传染病的病原体可以通过人口的流动快速进行国际的流行。人口流动一般是从落后地区流向发达地区,传染病也会对发达地区经济发展和居民健康产生致命的打击。除此之外,和传染病全球化紧密相连的新问题是,生物恐怖主义的出现,即通过武器传播细菌。和常规武器、核武器、化学武器等相比,细菌武器的成本最低,而且杀伤力强,影响面广。美国疾病控制与预防中心已经确定了十余种可能被恐怖分子利用的病原体,可引发包括天花、炭疽热等多种传染病,从而导致人口的大规模死亡。

二、全球慢性非传染性疾病

慢性非传染性疾病(non-communicable chronic disease,NCD),以下简称慢病,是指长期的、不能自愈的、几乎不能被治愈的疾病。这些疾病主要由职业和环境因素、生活与行为方式等暴露引起,主要包括心脑血管疾病、恶性肿瘤、糖尿病、慢性阻塞性肺部疾病、精神心理性疾病等,一般无传染性。这类疾病的发生与吸烟、酗酒、不合理膳食、缺乏体力活动、精神因素等有关。

目前,慢病是全球致死和致残的首位原因,导致了全球疾病负担加重。2018 年世界卫生组织总干事谭德塞说,每年约有 4 100 万人(占总死亡率 71%)因非传染性疾病早亡,其中 85% 发生在发展中国家,如能控制主要危险因素,80% 的心脏病、脑卒中和 2 型糖尿病能够预防,40% 的癌症可以防治。慢病已经成为阻碍各国发展的潜在威胁。

2011 年 9 月,第 66 届联合国大会预防和控制非传染性疾病问题高级别会议,在联合国总部召开,各国代表着重讨论癌症、糖尿病和心脑血管疾病等的预防和治疗工作,并签署《关于预防和控制非传染性疾病问题高级别会议的政治宣言》,呼吁通过政府、企业以及社会团体的共同努力,为预防非传染性疾病制定相应规划和策略。此次高级别会议是联合国大会有史以来第二次就某个健康议题举行的特别会议,凸显防控非传染性慢性疾病的重要性。联合国秘书长潘基文在会议开幕式致辞中说,"我们应该鼓励每一个人做出明智的选择,保护自己的身体健康,包括加强锻炼、合理饮食、限制饮酒以及停止吸烟等。但即便是最健康的人也无法逃脱他所生活环境中的有害成分,因此我们需要保持空气、水和土地的清洁无污染。"WHO 总干事陈冯富珍也强调,非传染性疾病可以被称作健康、社会和经济的三重灾难。

2013 年 5 月举行的世界卫生大会讨论通过了 WHO 制定的一份全球监测框架,包括 9 项全球目标及 25 个指标,使得全球能够对主要非传染性疾病(心血管病、癌症、慢性肺部疾病和糖尿病)以及其主要危险因素的防控进展情况加以追踪,以实现在 2025 年将四种主要的非传染性疾病总死亡率相对减少 25%。在全球范围内,年龄在 30~70 岁之间的人死于四种主要非传染性疾病之一的风险已由 2010 年的 20% 降至 2014 年的 19%,2016 年的 18%。相比于 2010 年,2015 年全球行动计划指标均有较大幅度增长。2018 年联合国大会(联大)第三次预防和控制非传染性疾病高级别会议通过了在 2030 年之前,将因非传染性疾病过早死亡的人数降低 1/3 的目标。

三、全球妇幼健康

目前,全球降低儿童和孕产妇死亡率的前景最严峻。据 WHO 报告,迄今全世界每年仍有 1 000 多万儿童和孕妇死于各种可以预防或医治的疾病。世界银行与国际货币基金组织曾联合发布报告警告说,大多数国家将达不到预计在 2015 年实现的千年发展目标。尤其是非洲,非洲人口占世界总人口 12% 左右,但孕妇死亡人数占全球近 50%,5 岁以下儿童死亡人数占全球人数 49%。

（一）全球儿童健康概况

千年发展目标（目标4）是降低儿童死亡率,具体内容要求到2015年间,全球5岁以下儿童死亡率降低2/3。自千年发展目标实施以来,全球儿童健康获得了很大的改善。据统计,在2003—2013年的10年中,由国际开发协会提供的资金已帮助全球数以亿计发展中国家妇女和儿童获得了优质医疗保健服务,使6亿儿童获得了免疫,1.94亿名孕妇获得了产前保健,逾2900万名婴儿在出生时由熟练的医务人员助产,并为超过210万名孕妇、哺乳期妇女、少女和5岁以下儿童提供了基本营养服务。《2015年儿童死亡率的水平和趋势》报告表明最近25年来,全球5岁以下儿童死亡率下降超过一半,从1990年的1270万例(93‰)降至2015年的590万例(43.20‰),但仍未达到千年发展目标要求"降低2/3"的目标。根据WHO发布的《2018年世界卫生统计》,2016年降至41‰,然而,2016年,每天都有1.5万名儿童在5岁生日之前死亡。

根据WHO发布的《2018年世界卫生统计》,2016年5岁以下儿童死亡的主要原因包括早产、急性呼吸道感染、分娩窒息和分娩创伤、先天畸形以及腹泻。5岁以下儿童死亡人数中约有45%与营养不良有关,此外,儿童出生地与其生存率有密切关系。例如,撒哈拉以南非洲地区每12名儿童中就有一人死亡,是富裕国家平均值的12倍,也是全世界5岁以下儿童死亡率最高的地区。早产是儿童死亡的首要原因,目前有多种经济且有效的早产防治手段,如果能够在全世界范围内加以推广,可避免3/4早产儿的死亡。对于肺炎也一样,事实上,肺炎可用抗生素治疗,但只有约30%的肺炎患儿可获得他们需要的抗生素,通过免疫、充分的营养以及环境改善可预防肺炎。

（二）全球妇女健康概况

千年发展目标中,关于妇女健康方面有两个具体目标,其一,到2015年孕产妇死亡率降低3/4;其二,到2015年实现普及生殖健康。但是,在发展中国家降低孕产妇死亡率和提供计划生育服务的工作进展缓慢。根据WHO发布的《2018年世界卫生统计》,2015年全球估计有30.3万名妇女死于孕产妇疾病。1990—2015年,世界各地的孕产妇死亡率下降了近44%,虽然世界未能实现千年发展目标,但朝这个方向做出了巨大努力,许多国家都在孕产妇健康方面实现了重大改善。其实,这类死亡绝大部分是可以避免的,主要障碍是孕妇在分娩前、分娩中及分娩后不能获得技术人员提供的常规和急救医疗。然而,最新数据表明,虽然在大多数高收入和中上收入国家超过90%的新生儿出生时具备训练有素的助产士,医生或护士,但是在一些低收入和中等收入国家不到一半的分娩具备这样熟练的卫生人员。几乎所有这些死亡(99%)发生在低收入和中等收入国家。孕产妇的健康状况反映出贫富差距。发展中国家妇女一生中死于分娩或妊娠并发症的平均风险是1∶150,在发达国家则是1∶3800。

每年在发展中国家约发生约1800万起不安全堕胎,导致4.6万名孕产妇死亡。如果她们能获得计划生育和避孕措施的信息并付诸行动,这些死亡大部分都可避免。

四、环境社会因素与健康

（一）环境与全球健康

环境是人类赖以生存的物质基础,人和环境之间始终保持着紧密的、不可分割的联系,既相互对立、相互制约又相互依存、相互转化,从而构成对立统一的整体。环境与人类的生产、生活活动息息相关,同时人类的活动又丰富了环境的内涵,将自然环境(原生环境,次生环境),生活环境(城市、乡村、室内等)延伸到社会、心理、人文、生态等环境。

目前,正处在一个飞速发展的时代,发达国家的工业化进程已基本完成,正在步入信息化时代,而发展中国家已经或将要进入大规模的现代工业化、现代农业化建设,城市化进程也在加快。经济的快速发展和大规模的工业、农业现代化和大量合成化学产品的生产和使用,化石燃料(如石油、天然气等)的燃烧,农业现代化过程中大量农药和杀虫剂、除草剂的应用,极大地满足和改善了人们的生活,同时也带来了环境的污染和大气质量的变化,这些给人类的生存和健康造成了威胁。当前,威胁人类生存和发展的十大全球环境问题是全球气候变暖、臭氧层的耗损与破坏、生物多样性减少、酸雨蔓延、森林锐减、土地

荒漠化、大气污染、水污染、海洋污染、危险性废物越境转移。其中的主要环境健康问题有:

(1) 大气平流层臭氧消耗:臭氧层能吸收太阳光中波长 300nm 以下的紫外线,主要是一部分中波紫外线(UVB)和全部的短波紫外线(UVC),还可以防止过多的热量到达地球,以保护地球上的人类和生物。这种紫外线辐射过多可损害生物的 DNA 和重要的生物学系统,如过多的紫外线照射可以使皮肤癌、皮肤黑色素瘤、恶性黑色素瘤、白内障的发病概率增加,还会抑制人体的免疫系统,减弱人体对感染性疾病的保护作用。另外,UVB 暴露的增加还会对地球上的陆生和水生生物产生广泛的有害效应。

(2) 全球气温变暖:全球气温变暖可使热相关性死亡人数增加(主要是中暑和热辐射病),空气污染性疾病、水源性疾病增加,细菌源性疾病谱也可发生变化,极端气候事件(如台风、暴风雨、干旱、洪水)中的发病率和死亡率都升高。热相关性疾病易使老年人、体弱者及幼小儿童受到攻击。

(3) 环境污染:是指自然环境中有害因素积聚的数量超出了自净能力的范围,使环境质量恶化,对生命和人类生存产生危害的现象。环境污染可以由自然过程引起,但主要是人类在改造自然的过程中对自然资源的开发、利用和废弃的不合理造成的。根据污染范围和污染源,可分为大气污染、生物污染、水污染、油污染、食品污染、农药污染等。造成环境污染的原因主要包括化学、物理和生物三个方面。化学的原因是指某些单质或化合物(如镉、汞、氰、苯、多氯联苯等)由于化学反应而发生破坏作用。物理的原因指因粉尘、固体废弃物、各种破坏性辐射线、噪音、振动、废热等对环境的破坏。生物的原因指各种病菌或霉菌对环境的侵袭。

(二) 老龄化与全球健康

人口老龄化已成为 21 世纪各国共同面临的全球性问题。国际社会,尤其是广大发展中国家的人口快速老龄化、高龄化的形势相当严峻,突出的矛盾表现为"未富先老"。自 20 世纪以来,随着医疗水平的改善和生活水平的提高,人类预期寿命也大大增加。根据联合国统计,2020 年,全球 65 岁以上的老年人口数量超过 5 岁以下儿童数量。而且,老龄化的另一个明显特征就是,始于欧美发达国家的老龄化,将在发展中国家以更快的速度增长。陈冯富珍说:"老龄化出现了历史性的、前所未有的态势。从全球来看,老龄人口在总人口中的比例增长,超出了世界人口增长速度的三倍,而老龄人口在中低收入国家的增长则更快。向老龄化社会的转型,在欧洲用了近一个世纪的时间,现在则不到 25 年。"

据联合国统计,到 2050 年,80% 的老龄人口都将生活在中低收入国家。老龄化速度的加快,留给我们的时间更加有限,如何为老龄化社会提供必要的医疗和社会体系方面的保障成为当务之急。

第三节　全球健康治理

联合国全球治理委员会对治理的概念进行了界定,认为"治理"是指"各种公共的或私人的个人和机构管理其共同事务的诸多方法的总和,是使相互冲突的或不同利益得以调和,并采取联合行动的持续过程"。全球健康治理是管理层面对全球健康问题的回应。2020 年的新冠疫情全球大流行,十分迫切需要及时开展全球健康治理:首先,全球健康问题的解决非一国之力所能实现;其次,国家间经济、贸易与健康相互依存,健康理念与价值观念日益趋同,为全球健康治理提供了可能;此外,传统的民族国家治理模式受到全球化的冲击,不断壮大的非国家行为体为开展全球健康治理准备了条件。

全球健康治理的核心要素:一是全球健康治理的价值,是一种超越国家、宗教、意识形态、经济水平之上的"普世价值",以增加和保障人类健康权为目标;二是全球健康治理的规制,即维护国际社会健康正常秩序,实现人类健康的规则体系,包括用以调节国际关系和规范国际秩序的所有跨国性的原则、规范、标准、政策、协议、程序等;三是全球健康治理的主体,即制定和实施全球健康规制的组织机构,主要有各国政府当局、正式的国际组织、非正式的全球公民社会组织等;四是全球健康治理的客体,指已经影响或者将要影响全人类的、很难依靠单个国家解决的跨国性卫生问题,包括全球健康安全、生态环境等;五是全球健康治理的效果,涉及对全球健康治理绩效的评估,集中体现为国际规制的有效性,包括国际规制的透明度、完善性、适应性、政府能力、权力分配、相互依存和知识基础等。五个核心要素转化成五个问题：即为什么治理、如何治理、谁治理、治理什么、治理得怎样。

全球健康治理的基本特征：第一，全球健康治理是以全球健康治理机制为基础，而不是政府权威；第二，全球健康治理强调多元化和多样性，认为国家只是进行全球健康治理的众多行为体的一部分，各种非国家行为体与国家政府协商合作，才能从地区到全球层面上解决共同的全球健康议题；第三，全球健康治理的方式是参与、谈判和协调，其关键词是"项目规划""伙伴关系""意见一致"。

全球健康治理与国际卫生对话谈判不同，其核心不再是一种利益的交换和平衡，而是维护人类的共同安全与健康，推动全球化朝着均衡、普惠、共赢的方向发展。要求国际社会"普遍参与、普遍受益"。"治理"与"管理"的区别在于，管理的主体通常具有权威性，而治理的主体既包括政府，也包括各种私人机构及个人；管理的权利运行方向是单向的，而治理强调自上而下与自下而上的双向互动。全球健康治理模式，从参与的主要行为体看，主要可以划分为如下三种模式。

一、国家中心治理模式

国家中心治理模式，是指主权国家就彼此关注的卫生问题，出于对共同利益的考虑，通过协商谈判，相互合作，进而产生一系列国际协议或规制，其关键是主权国家之间的合作、协商和伙伴关系，以及公共利益和共同目标。从治理效果上讲，由于主权国家有着自身独特的内在权威性和合法性以及控制资源方面的优势，它们之间的合作往往有着较为明显的成效，并最终有可能促成相关国际条约、协定的达成。例如，2015 年 12 月 12 日，第 21 届联合国气候变化大会达成包括《巴黎协定》和相关决定的巴黎成果，在国际应对气候变化进程中具有重要历史性意义。《巴黎协定》最大限度地凝聚了各方共识，各国承诺将全球平均气温增幅控制在低于 2℃ 的水平，并向 1.5℃ 温控目标努力，以降低气候变化风险；并且认识到应对气候变化不能光靠国家和政府，全民动员才是根本之道。平衡反映了各方关切，是一份全面、均衡、有力度的协定。许多国家越来越清楚地认识到，很多健康问题的解决有赖于相关国家的合作与协调。因此，一些国家主动调整卫生领域的决策方式和相互关系，把积极参与全球健康治理活动视作国家外交的重要领域，并制定了国家全球健康战略。

（一）美国的全球健康战略

美国一直积极倡议和推动全球健康的理念，其主要动机，一方面出于保障国家安全和维护国民健康，另一方面出自扩大美国影响力，作为一种"软实力"，巩固其在全球的领导地位。美国在全球健康方面的领导地位与其国家核心利益相关：①通过挽救生命和改善人们的生活，实现人道主义价值观；②加强卫生安全，抵御非传统领域的安全威胁；③帮助发展中国家改善健康状况，促进这些地区的繁荣和稳定，维护其海外利益。2008 年美国总统大选中，奥巴马更是提出一系列全球健康倡议，呼吁加大对全球健康的重视，以"增进美国的领导力"。2010 年 10 月正式颁布的《健康国民 2020》综合考虑来自广大政府官员、行业专家、2 000 多家机构以及超过 8 000 条美国民众的建议，旨在建立并维护促进全民身心健康的社会与物质环境、提升各生命阶段的生活质量，促进民众有益于健康发展的行为。

2012 年发布了首个全球健康战略，旨在改善美国人和世界其他地区的健康状况。2016 年认识到美国人的健康和安全与世界其他地区的关系比以往任何时候都更紧密，美国卫生和人类服务部（HHS）已经修改了其全球战略。新计划指出，由于 21 世纪的健康问题并未停留在国界，因此需要全球解决方案。

美国参与全球健康的方式，主要采用各种援助方式：包括资金和技术援助等，来控制和消除疾病，进一步减少卫生问题的威胁，重点关注艾滋病、结核病、疟疾等特定疾病。2003 年，美国总统防治艾滋病紧急救援计划（U. S. president's emergency plan for AIDS relief, PEPFAR），是世界范围内最大的针对特定疾病的国家计划，截至 2017 年美国 FDA 已经批准了 200 种抗逆转录病毒药物，9 月发布的 HIV/AIDS 加速控制战略（2017—2020 年）（"流行病控制战略"），制定了一个雄才大略的方针，就是在 2020 年底之前在代表着最易遭受病毒感染的 13 个国家中实现控制 HIV/AIDS 的流行；2005 年美国启动总统疟疾倡议（president malaria initiative, PMI）；2009 年，美国前总统奥巴马又宣布了一项全球健康计划（global health initiative），提请国会在 2009—2014 年间投入 630 亿美元用于全球疾病防治和卫生系统建设。作为美国国家全球健康战略组成部分,高等学校、政府部门、非政府组织及私人企业,非常注重全球健康学科建设,包括设置专门研究机构、培养专门人才和开设相关课程,以满足其全球健康战略需要。近几年来,美国医学院校开设《全球健康》相关课程的现象十分普遍,并鼓励学生增加海外实习实践机会。例如,美国政府制定的"十万强"计划(100 000 strong initiative),特别鼓励美国医药类学生前往中国交流,增进对中国人群健康状况,以及医药卫生制度的了解。

(二) 欧洲的全球健康战略

欧洲在全球健康领域更注重对全球健康价值及相关价值体系的构建。其一方面强调"卫生问题的全球性",呼吁各国进行全球健康合作;另一方面强调健康是一项基本人权,特别关注健康不公平的现状以及全球健康对于经济不发达国家的重要性等问题。2007 年,欧盟提出"共同行动,促进卫生发展"的特别倡议。2008—2013 年欧盟战略规划又提出了卫生战略四大原则,分别为:普适的生存价值、健康是最大财富、人人享有健康、加强在全球健康的话语权。2010 年 3 月欧盟发布《全球健康——应对全球化的挑战》报告,明确提出欧洲参与全球健康的七大支柱——促进卫生作为基本人权和公共产品;研究和知识管理;合作、协调,知识与经验输出;外交政策与治理;安全;应对全球化,并主张健康公平、社会正义、高质卫生服务的享有、消除歧视等作为欧洲推动全球健康的核心。

与美国一样,欧洲参与全球健康的手段也以援助为主,同时注重全球健康外交及相关机制的建立。目前,欧洲国家已成为全球健康最大援助方,其援助额占到所有援助的 55%。随着全球健康的深入发展,欧洲一些主要国家开始将更多的注意力放到全球健康外交中来,并着手建立相关常态机制。2006 年,在挪威和法国外交官员的倡导下,与巴西、印度尼西亚、塞内加尔、南非和泰国等共同成立了"外国政策与全球健康"(foreign policy and global health)。2007 年 3 月发布了《奥斯陆宣言》,主张用外交手段来应对全球健康问题。2006 年,瑞士政府发布《瑞士卫生外交政策》报告,强调卫生与外交的密切联系,总结瑞士卫生外交的目标,并制定相应措施,例如,建立卫生外交政策协调办公室、卫生外交政策信息平台及部门间例会机制,协调卫生外交政策与其他领域政策的关系。2008 年,英国政府发布了《卫生是全球的:英国政府 2008—2013 年战略》,阐述了全球健康对于英国的重要性,在继承第一阶段全国卫生战略的指导原则、重点领域和成果的基础上,英国卫生部于 2011 年出台了《卫生是全球的——英国政府 2011—2015》,有助于支持英国政府外交政策、国际发展援助的承诺。2013 年德国联邦政府发布全球健康战略文件,强调塑造全球健康,采取联合行动,承担责任。2012 年法国外交和欧洲事务部制定了一项"国际卫生"战略,并在 2017 年制定了"全球健康"战略。

(三) 巴西的全球健康战略

与发达国家相比,发展中国家是受全球健康问题影响较为严重的地区,全球健康行动也晚得多,途径也少得多。目前,大部分发展中国家仍是卫生援助的接受国,在捐助方的指引下开展卫生项目,参与全球健康程度低、话语权小,在一定程度上影响到发展中国家对卫生问题的有效应对。

近些年来,巴西作为金砖国家之一,积极参与全球健康,以增进影响力及话语权,同时,国际社会也期待巴西在全球健康治理中扮演更加积极的角色,承担更多的国际责任。巴西参与全球健康的主要手段为建立共同体,加强合作。多年来,巴西一直积极与其他国家合作,探讨新的合作模式,如将卫生融入葡萄牙语国家社区(community of Portuguese speaking countries, CPLP)和创建南美洲国家联盟(Vnion of South American Nations, UNASUL)等,开展了许多行动和项目。巴西在全球健康的参与中,强调多种力量参与的重要性,动员政府、公共卫生领域和公民社会共同参与,将解决健康不公平现象作为其宗旨。

巴西全球健康战略与实践中,特别重视与金砖国家的合作,希望在 WHO 等国际组织中加强政策协调能力,在世界卫生组织大会、执委会中表现积极活跃。2003 年,与南非、印度通过"印度-巴西-南非对话论坛"(IBSA)机制,协调三国在全球健康问题上的国际行动;2011 年巴西与中国、印度、俄罗斯和南非共同发表金砖五国《北京宣言》,建立了部长定期会议机制,并通过常驻日内瓦代表开展金砖国家协商与磋商工作;为了打破知识产权协议对仿制药物的约束,巴西与印度在 WHO 和 WTO 中开展了密切合作,上述均已为国际社会所熟知。

(四) 中国的全球卫生战略

中国是全球健康最重要的行为体之一。作为当今人口总数第一、经济总量第二的发展中国家和联合国安理会常任理事国,中国的医药卫生事业与国民健康状况,对于全球健康事业有着重要意义。但是与许多发展中国家一样,中国没有记录在案的全球健康战略。

近年来,中国政府将"健康中国"提升到国家战略的高度,先后召开了全国卫生与健康大会、第九届全球健康促进大会,并发布了今后 15 年推进国民健康的行动纲领——《"健康中国 2030"规划纲要》。这些会议和行动纲领,不仅把人民健康放在优先发展战略地位,而且把实施中国全球健康战略,全方位积极推进人口健康领域的国际合作作为实现健康中国规划纲要的支撑与保障。

长期以来,中国在履行国际义务、参与全球卫生治理方面取得重要进展,这首先是为其他国家和地区提供卫生发展援助。截至目前,已先后向 66 个国家和地区派遣过援外医疗队,累计派出医疗队员约 2.4 万人次,诊治患者近 2.7 亿人次;为发展中国家援建医院、卫生中心、抗疟中心等医疗卫生设施。近年来,中国的卫生援助扩展到了公共卫生领域,开始了对疟疾等疾病的人群干预。

除此以外,在维护卫生安全方面,中国也积极参与全球安全行动,支持世卫组织在防控疾病传播、食品安全等健康威胁方面的工作。2014 年西非埃博拉出血热疫情,中国共向疫区及周边共 13 个国家提供了五轮援助;2016 年 5 月,来自上海东方医院的中国国际应急医疗队成为首批通过世卫组织认证评估的国际应急医疗队,参加国际医疗救援任务。

同时,也积极参与全球重大政策问题的讨论和规则制定,为全球治理贡献中国方案以及自身在卫生与健康领域的理念和实践经验。

作为影响力日益彰显、已经接近世界舞台中央的大国,中国应认真设计、制定本国的全球卫生战略。及早完善并公布中国的全球卫生战略,有助于进一步推进中国在全球健康治理中与各国政府、国际组织和其他非国家行为体的合作,实现全球健康的共治、共享和共赢。

二、国际组织中心治理模式

国际组织中心治理模式,是指以国际组织为主要治理主体的治理模式,国际组织针对特定的全球健康问题开展活动,使相关成员国之间实现对话与合作,谋求实现共同利益。该模式是与国际组织本身的特点和现实相联系的,因为世界并未出现一个世界政府,故而出现根据一定目标和一定功能组建而成的政府间国际组织,例如世界卫生组织、世界贸易组织、联合国教科文组织、联合国环境规划署等。

(一) 世界卫生组织

世界卫生组织作为联合国专门性组织,具体负责公共卫生全球合作,长期关注在全球设置规范性的卫生标准,例如,修改发布全球健康相关指南,如 2018 年发布的人潜伏性结核感染(LTBI)新指南以及爱婴医院倡议指南和 2018 实施指南等和对成员国提供技术建议和帮助。随着全球化浪潮,也逐步实现功能转型,开始重视国际卫生法律的制定,对《国际卫生条例》进行了修改,组织谈判和缔结《烟草控制框架公约》等,同时举办国际会议共同商讨全球健康相关决策,促进各成员国之间的健康互助,如世卫组织全球健康促进大会、世卫组织大会等。

1. 《国际卫生条例(2005)》　2005 年 5 月 23 日,第 58 届世界卫生大会讨论通过了新修订的《国际卫生条例(2005 年)》(以下简称"新条例")。"新条例"侧重于保护人类健康行动、全球健康管理和应对普遍关注的突发公共卫生事件,并为之提供了新的国际法律依据,促进国际卫生向前迈进了重要一步。"新条例"改变了传统的卫生管理模式,扩大到大卫生观念;由仅管理 3 个检疫传染病到管理生物、化学和核放射危害等引起的更广泛的卫生问题,对促进世界卫生组织和各成员国疾病防控能力的提高,更有效地控制疾病暴发流行,发挥了更大的作用。同时,也为 WHO 和各成员国疾病控制明确了新的任务和职责。

"新条例"在内容和格式上做了重大调整,纳入了许多新的观点和内容,突破了传统的传染病管理模式,以适应当前国际疾病防控、交通和贸易发展的新形势。新条例有以下突出特点:一是突破传统疾病的概念,适用范围扩大,具有很强的灵活性;二是强调流行病预警和应对战略;三是显现了 WHO 干预国际公共卫生问题的作用;四是针对国际关注的公共卫生危害或突发事件,通过提出长期建议和临时建议进行干预;五是对检查、监督对象的公共卫生状况与基本能力的要求进一步提高;六是体现了对人权的尊重;七是突出了合作和援助机制。

2.《烟草控制框架公约》 全称为《世界卫生组织烟草控制框架公约》(*World Health Organization Framework Convention on Tobacco Control*,WHO FCTC),是 WHO 首次根据其《组织法》第十九条规定的权利制定的一份国际性法律文书,其宗旨是限制烟草在全世界的蔓延。《烟草控制框架公约》由 190 多个国家参与,经 2 次工作组会议和历时约四年六轮政府间谈判,于 2003 年 5 月 21 日在第 56 届世界卫生大会上获得通过。它是 WHO 主持制定的第一部全球性条约,是人类公共卫生领域和控烟史上的一座里程碑。它为在全球范围内控制烟草危害、共同维护人类健康提供了法律框架。《世界卫生组织烟草控制框架公约》已于 2005 年 2 月 27 日生效,总共有 181 个缔约方,占全球人口的 90% 以上。中国于 2003 年 11 月 10 日正式签署《烟草控制框架公约》。

公约由序言和 38 条正文组成。其中具有实质性影响的内容主要体现在烟草制品的包装和标签,烟草广告、促销和赞助,责任与赔偿,财政资源,履约报告等方面。尽管公约的目标是保护公众健康,但控烟措施的经济影响始终是各国主要关心的问题。因此在谈判中,控烟激进国家和烟草生产、消费大国,发达国家和发展中国家立场存在分歧。矛盾焦点集中在烟草业对健康损害的责任与赔偿,为发展中国家控烟提供财政资源、烟草制品的包装标签、广告促销等几个方面。

《世界卫生组织烟草控制框架公约》通过以来,已在全球烟草控制领域取得了实质性进展。最新《2017 年全球烟草流行报告》显示,由于越来越多国家实施了从包装图形警示和广告禁令到禁烟区等各种烟草控制政策,这使得全球大约 47 亿人(63% 的世界人口)受到至少一项综合烟草控制措施的保护;总人口达 20 亿的 34 个国家在烟草包装上采用了大幅图形警示;106 个国家(占世界人口 74%)颁布了禁止在电视节目和电影中展示烟草品牌或描述烟草使用和产品的禁令;自 2015 年以来,6 个国家新近通过了覆盖所有室内公共场所和工作场所的完全禁烟法律。尽管取得这一进展,但多数国家在建立有效的烟草控制措施方面仍存在显著差距。

3. 全球健康促进大会(global conference on health promotion,GCHP) 是由世界卫生组织发起的、健康促进领域最高级别的官方会议,旨在通过发展健康促进理论和实践,改善各国人民的健康和健康公平。大会每隔 4 年召开一次。1986 年在渥太华举办了首届世界卫生组织全球健康促进大会,会上确立了 GCHP 的概念、原则和行动领域,并且在更加广泛的全球化背景下确立了健康促进的地位。会议审查了健康的公共决策(1988 年阿德莱德)和创造支持性环境问题(1991 年松兹瓦尔);讨论了健康促进的能力建设及其在解决健康问题决定因素方面的作用(1997 年雅加达和 2000 年墨西哥);呼吁采取行动,缩短在已有证据与其在卫生发展方面的实际应用之间存在的执行差距(2009 年内罗毕);审查了在落实"将卫生纳入所有政策"方面的经验,并对发展水平各异的国家制定了具体行动指导(2013 年赫尔辛基)。2016 年 11 月 21 日,第九届全球健康促进大会在中国上海举行,全球领导人一致承诺要促进健康以实现可持续发展目标。会上商定了《上海健康促进宣言》和《健康上海共识》,强调全民健康覆盖的重要性和更好应对跨国健康问题的必要性。

(二)世界贸易组织

1994 年关贸总协定乌拉圭回合部长会议决定成立更具全球性的世界贸易组织(World Trade Organization,WTO),取代 1947 年成立的关贸总协定(GATT)。WTO 作为一个永久性国际组织独立于联合国,具有法人地位,它与世界银行、国际货币基金组织一起被称为当今世界经济体制的"三大支柱"。目前拥有 159 个成员国,成员国贸易总额达到全球的 97%,有"经济联合国"之称。

WTO 对于健康的关注,主要体现在协调自由贸易与公共健康两者利益的平衡上。从国际层面来看,自由贸易可以通过增加个体自由选择、积累外贸财富、增加就业机会从而为各国人民平均收入水平的提高提供前提和可能,从而也增加选择更为优质的医疗服务机会的可能性。从国内层面来讲,存在的收入分配不均导致医疗卫生服务不公平的问题,可通过自由贸易和开放所增加的贸易所得经合理有效的税收体制征集起来后再经由公平合理的框架进行资源分配予以解决。让一国内部的贫困人口也能更多地获得健康购买和基本卫生服务的机会,因此自由贸易对个体的健康来说也是积极的影响。近年来,随着健康权的概念日益被全球人们所重视,贸易机制在保护公共健康权中日益发挥重要作用。

在 WTO 法律体系中,与健康有关的协议有:《1994 年关税与贸易总协定》《实施动植物卫生检疫措施的协议》(*Agreement on the Application of Sanitary and Phytosanitary Measures*,简称 SPS 协议)、《技术性贸易壁垒协议》(*Agreement on Technical Barriers to Trade*,简称 TBT 协议)和《与贸易有关的知识产权协议》(*Agreement on Trade-Related Aspects of Intellectual Property Rights*,简称 TRIPS)等,为 WTO 参与全球健康治理奠定了法律基础。

(三) 世界银行

世界银行(World Bank)是世界银行集团的俗称,成立于 1945 年 12 月,1946 年 6 月开始营业,总部设在美国首都华盛顿。是一种致力于减少贫困与支持发展的独特的伙伴关系,是全世界发展中国家获得资金与技术援助的一个重要来源,合作项目涉及教育、卫生、公共管理、基础设施、金融和私营部门发展、农业以及环境和自然资源管理等诸多领域。世界银行的最初使命是帮助在第二次世界大战中被破坏的国家进行重建,目前任务是资助国家克服穷困,各机构在减轻贫困和提高生活水平的使命中发挥独特的作用。世界银行集团目前由国际复兴开发银行(即世界银行)、国际开发协会、国际金融公司、多边投资担保机构和解决投资争端国际中心五个成员机构组成,这些机构联合向发展中国家提供低息贷款、无息信贷和赠款。这五个机构分别侧重于不同的发展领域,但都运用其各自的比较优势,协力实现其共同的最终目标,即减轻贫困。

世界银行的主要帮助对象是发展中国家,在人类发展领域(如教育、医疗)、农业及农村发展领域(如灌溉、农村建设)帮助他们建设教育、农业和工业设施以及环境保护领域(如降低环境污染、制定实施相关法规)、基础设施建设。在 2012 年,世界银行为发展中国家或转型国家提供了大约 300 亿美元的贷款或帮助。2013 年 5 月 6 日世界银行发布公告,表示向阿富汗提供 1 亿美元援助,用于改善阿富汗的公共卫生条件。2013 年 6 月 4 日巴基斯坦《国民报》报道,世界银行 5 月 31 日批准 1 亿美元对巴信贷援助计划,重点支持旁遮普省卫生部门实行改革。2013 年 12 月 11 日世界银行与抗击艾滋病、结核病和疟疾全球基金宣布建立新的合作伙伴关系,支持各国通过成果导向型融资扩大对妇女儿童的基本健康服务获取,加快第四、第五项千年发展目标——降低儿童死亡率和改善孕产妇健康的进程。

1980 年开始,中国恢复在世界银行的合法席位和贷款权利以来,截至 2009 年 10 月,总共申请到世界银行贷款 454 亿美元,对我国交通、教育、能源、健康等部门的发展起到了重要作用。世界银行针对我国的第一个卫生领域的贷款项目是立项于 1984 年的农村卫生和医学教育项目。30 年来,总共实施了 11 个项目涵盖 9.4 亿美元的卫生贷款,项目主要集中在边远落后地区的传染病控制、妇幼保健以及基础卫生服务等方面。世界银行很好地帮助我国提高了卫生服务水平,特别是面向弱势群体和农村人口的卫生服务项目。为面向艾滋病高危人群、结核病患者的诊断治疗提供了必要的医疗救助保障。

(四) 亚洲基础设施投资银行

亚洲基础设施投资银行(Asian Infrastructure Investment Bank,简称亚投行,AIIB)于 2015 年 6 月 29 日上午在北京正式签署,是一个政府间性质的亚洲区域多边开发机构。重点支持基础设施建设,成立宗旨是为了促进亚洲区域的建设互联互通化和经济一体化的进程,并且加强中国及其他亚洲国家和地区的合作,是首个由中国倡议设立的多边金融机构,总部设在北京。AIIB 的筹建有利于充分利用现有资金,弥补亚洲地区基础设施;通过促进"一带一路"沿途基础设施投资,激发沿途国家经济活力。另一方面,将助力沿途国家互联互通建设,促使基础设施由海、陆、空领域向金融、网络信息、全球健康等领域全面发展。

（五）中国"一带一路"倡议

2013年9月、10月，习近平主席提出了"一带一路"（丝绸之路经济带和21世纪海上丝绸之路）倡议。在卫生计生领域落实"一带一路"倡议，将对全球卫生治理带来深刻变化，极大提升卫生合作的水平。"一带一路"的卫生合作是以改善人民的健康福祉为宗旨，是政治敏感性低、社会认同度高的合作领域。近期目标是用1~2年的时间，夯实基础，落实双边或多边协议，增进了解"一带一路"沿线国家卫生事业发展，为促进合作提供支持；中期目标是用3~5年时间初步建立"一带一路"沿线国家卫生合作机制，启动一批新的医疗合作项目、设立卫生专项合作基金；远期目标是我国对外全方位开放新格局基本形成。为推进我国与沿线国家医疗卫生政策沟通、传染病联防联控、卫生人才能力建设、全球和多边卫生治理、实现全方位开放和互利共赢的卫生合作新格局提供参考。

三、非政府组织中心治理模式

非政府组织中心治理模式，是指以国际非政府组织为主要治理主体的治理模式，在现存的国际非政府组织关系网络中，针对特定的全球健康问题，在信任和互利的基础上，协调目标与偏好各异的行动者开展合作。国际非政府组织因没有政治约束，具有灵活性，更容易实现与现有各种国际条约之间的相互协调；由于其资金来源独立，专业人才资源丰富，网络广泛，因而，在全球健康治理中具有独特优势，往往更能够弥补一些被长期忽视的领域。例如，在传染病与慢性病防治、医学研究与人才培养、公共卫生设施改善等方面。

（一）国际红十字与红新月运动

红十字国际委员会（International Committee of the Red Cross，ICRC），总部设在日内瓦，是一个人道主义机构。根据《日内瓦公约》以及习惯国际法的规定，其主要职责是保护国内和国际性武装冲突的受难者。这些受难者包括战伤者、战俘、难民、平民和其他非战斗员。红十字国际委员会、红十字会与红新月会国际联合会（下文简称联合会）和190个国家红十字会共同组成国际红十字与红新月运动。1997年，红十字国际委员会和联合会签署了塞维利亚协议。协议规定，在未发生武装冲突的紧急状况下联合会是运动的领导机构。

1. **红十字国际委员会** 是国际红十字与红新月运动的重要组成部分，创立于1863年，是一个公正、独立和中立的组织，其使命是为战争和武装暴力的受害者提供医学人道救援。他虽然是一个受瑞士法律规制的私人组织，但在其管理和行动决策方面保持绝对独立。委员会由25名增选委员组成，在大约80个国家设有办事机构，员工总数超过12 000名。

红十字国际委员会具有一项国际社会所赋予的永久法律职责，即为受到冲突影响的被关押者、伤病人员和平民采取公正行动。此项职责具有两个渊源：《日内瓦公约》与《红十字国际委员会章程》。《日内瓦公约》使红十字国际委员会承担以下任务：探视被关押者；组织救援行动；帮助离散家庭重新团聚以及在武装冲突期间进行类似的人道活动。《日内瓦公约》是有拘束力的国际法条约。《红十字国际委员会章程》鼓励该组织在《日内瓦公约》不适用的国内暴力事件中承担类似的工作。《红十字国际委员会章程》是在红十字与红新月国际大会上通过的。该大会每四年召开一次，《日内瓦公约》的缔约国都参加会议，因此，它赋予了《红十字国际委员会章程》一种准法律或"软法律"的地位。

2. **红十字会与红新月会国际联合会**（International Federation of Red Cross and Red Crescent Societies，IFRC） 是独立的人道主义团体，1919年在巴黎创建，1939年迁址日内瓦，是一个国际性民间组织，成员为各国红十字会或红新月会。是全世界组织最庞大，最具影响力的同类组织。它负责协调各国家协会的活动，以"通过动员人道力量改善弱势群体的生活"。在国际层面上，联合会与各国家协会进行密切合作，领导和组织大规模紧急救援。

联合会是各国红十字与红新月会的联合组织。1919年，"红十字会协会"成立，1983年更名为"红十字会与红新月会协会"，1991年正式确认改为"红十字会与红新月会国际联合会"。其主要职能是促进和协调各国红十字与红新月会开展自然灾害的救济和其他人道服务活动，协助救助武装冲突地区以外的难民的工作,预防和减轻人类的痛苦并努力改善最易受损害群体的境况。联合会的卓越贡献使得"红十字"与"红新月"标志具有极大的号召力和权威性。目前,联合会的主要活动包括自然灾害援助,意外伤害急救,自愿输血,事故预防,水上救护,培训护士助理和助产员,兴办妇女儿童福利中心、医疗站、血库和其他服务设施等社会福利,开展世界各国红十字会、红新月会之间的友好合作等,在全球范围内壮大和平力量,促进人类进步事业的发展。

(二) 比尔及梅琳达·盖茨基金会

1994年,比尔·盖茨拿出9 400万美元建立了以父亲名字命名的威廉·盖茨基金会,主要致力于改善全球健康和太平洋西北部发展;1997年,出于缩小"信息鸿沟"的目的,他又建立了盖茨图书馆基金会,给美国和加拿大贫困地区的公共图书馆提供电脑、上网和培训;2000年,比尔·盖茨将两个基金会合并,成立以夫妻二人名字命名的比尔及梅琳达·盖茨基金会(Bill & Melinda Gates Foundation)。该基金会已是全球最大的慈善基金会,以美国华盛顿州西雅图市为基地,旨在促进全球健康和教育领域的平等。

基金会通过全球健康、全球发展和美国本土教育三方面的工作来帮助人们实现健康而富有成效的生活。其目标是在发展中国家改善人们的健康水平,使他们有机会摆脱饥饿和极端贫困;在美国则致力于为贫困人群提供学业和生活中取得成功所需的机会。基金会自2000年成立以来,盖茨夫妇向全世界广泛募捐,并向基金会捐赠了280亿美元财产,使其成为世界最大慈善基金会。

在健康方面捐赠目标:致力于缩小富国和穷国在卫生保健方面的差距,确保卫生保健领域取得能挽救生命的技术进步,并将这些技术提供给最需要的人。把最贫穷地区的儿童从不健康状态中解救出来是该基金创始人的理想目标。重点领域为传染病、HIV/艾滋病及肺结核、生育保健及儿童保健、全球性卫生保健活动。

参与的全球健康相关项目包括:完全根除小儿麻痹症;投入巨资减少疟疾病例;把木薯变成更健康的食品;投资4 200万美元彻底改造厕所;投资20亿美元抗击艾滋病;投资15亿美元解决妇女和儿童健康问题等。基金会已向全球疫苗联盟捐赠了15亿美元以提高落后国家的儿童免疫接种率。此外,基金会还分别向防治疟疾和根除小儿麻痹等项目大量拨款。盖茨基金会在卫生领域的投入已经挽救了581.2万人的生命,其中避免了340万人和120万人死于乙型肝炎和疟疾。

(三) 全球基金

该基金全名称是抗击艾滋病、结核病和疟疾全球基金(The Global Fund to Fight AIDS, Tuberculosis and Malaria),是一家专业、独特的政府与民间合作创办的国际机构,总部设在瑞士日内瓦。宗旨是为抗击世界上最具有灾难性的疾病大量增加资源,并将这些资源送往最需要援助的地区;从资金、技术、地域覆盖等方面补充目前由政府主导艾滋病、结核病和疟疾防治工作的不足,推广各国在防治艾滋病、结核病和疟疾领域的经验和模式。

自2002年成立以来,全球基金已发展成为抗击艾滋病、肺结核和疟疾等项目的主要金融机构,为150个国家的600多个项目批准了217亿美元的资助。迄今为止,全球基金资助的项目已经为300万人提供了艾滋病治疗,为770万人提供了抗肺结核治疗,挽救了650万人的性命,全球基金还发放了16 000万顶防虫蚊帐以预防疟疾。中国全球基金项目也是我国卫生领域最大的国际合作项目。从2003年开始,全球基金与我国签约资金累计达9.37亿美元,实际已经执行资金5.48亿美元,项目覆盖范围扩大到我国2/3以上的县市。该基金有效地缓解了我国财政在艾滋病、结核病和疟疾防治经费方面的不足,还对这三种疾病起到了很好的防控作用。

全球基金代表了国际卫生融资的新途径。这种与政府、民间团体、私营部门和受疾病影响群体之间的合作关系,为开展国际卫生资助提供了新的选择模式。全球基金与其他双边和多边组织密切合作,为现有三种疾病防控措施提供了补充作用,从而减轻艾滋病、结核和疟疾在有关国家产生的影响,为新千年减少贫困的发展目标作出积极贡献。

(毛宗福　梁晓晖　汪瑶)

第十八章

中外公共卫生与预防医学人才培养

随着科学技术进步、社会经济发展、工业化城市化、生产生活方式改变,人类所赖以生存的环境更加复杂多变,各种传染病、职业中毒、食物中毒、放射事故和核泄漏、化学事故,甚至不同情况下的心理紧张和心理障碍时有发生。一些传染病死灰复燃,新发传染病不断出现,慢性病问题日益突出,食品安全形势不容乐观,突发公共卫生事件可由"核、化、生"恐怖袭击引发,公共卫生体系建设及预防医学教育面临前所未有的挑战。公共卫生专业人员队伍的素质和能力是应对挑战、解决问题的关键,预防医学教育肩负着培养从事公共卫生领域人才的使命。

公共卫生与预防医学专业人才培养的基本要求:①掌握预防医学的基本理论、基本知识和疾病预防控制工作的基本能力;②掌握对人群劳动、生活、学习、环境和食品进行卫生检测和监督的基本能力;③具有分析影响人群健康的各种因素和疾病流行规律,制定预防疾病和增进人群健康措施与计划的能力;④熟悉国家卫生与健康工作方针、政策和法规,培养服务国家的社会责任感;⑤熟悉临床医学的基本理论知识和常见病、多发病的防治技术,熟悉健康教育与健康促进工作;⑥掌握文献检索、资料查询、计算机应用及统计分析的基本方法,具有一定的科学研究和实际工作能力。

第一节 预防医学教育的基本要求

一、本科教育基本要求

2018 年 1 月,教育部高教司组织教育部高等学校教学指导委员会制定了《公共卫生与预防医学类教学质量国家标准》,该标准明确了预防医学专业的培养目标、培养规范、课程体系、师资队伍、科学条件、质量保障等方面的要求,指出了预防医学专业学生必须具备的基本素质、核心知识和能力,是预防医学专业应该达到的质量标准,可作为我国预防医学教育专业设置、专业建设、专业教学质量评价的基本依据,具有较高的参考价值。

本标准依据预防医学教育所面对的国际发展趋势、国内环境和社会需求,全国通用,同时考虑到不同地区和各个学校之间的差异,尊重各个学校自主办学的权利,为各学校的个性发展及办学特色留下改革与发展的空间。

本专业培养的学生应具备良好的思想道德素质、科学文化素质、专业素质和身心素质,掌握自然科学、人文社会科学、医学和公共卫生的基本理论与方法。具有从事常规公共卫生服务工作,监测人群健康相关状况,预防控制疾病和健康危害事件,执行公共政策、法律、法规、部门规章和卫生标准,开展健康教育和健康促进活动,研究和实施公共卫生策略与措施的能力等。

毕业生应达到以下几方面的素质、能力和知识要求:

(一)素质要求

1. 具有中华民族的传统美德,遵纪守法,文明礼貌,维护卫生服务公平性,尊重文化多样性,具有优良的人文修养,服务国家,服务社会。

2. 热爱公共卫生事业,理解中国公共卫生现状和特征,能为人群健康无私奉献,具有积极的世界观、人生观和价值观。具备良好身心素质、社会适应能力和团队精神。

3. 恪守公共卫生职业的价值观和伦理原则,遵守学术道德规范。

4. 具有科学的思维方法、现代健康观念、创新精神、创业意识和职业能力,能以高度的敬业精神和社会责任感,履行维护、促进健康的崇高使命。

5. 在预防医学实践中,以人群健康的利益为重,并注意发挥卫生资源的最大效益。

（二）知识要求

1. 了解历史唯物主义和辩证唯物主义的基本思想及系统科学的一般原理。掌握马克思主义哲学、政治经济学和科学社会主义的基本原理和方法。掌握基本的大学数学、物理学、化学和生物学的知识。掌握医学人文、社会学、法学、伦理学和心理学的基本知识。

2. 掌握正常的人体结构和功能,了解维持机体平衡的生理学和生物化学机制;掌握遗传和环境因素对机体的作用及其机制;了解人类生命周期的生理、心理和行为特点及其对健康的影响;掌握机体结构和功能在疾病状态的异常改变。

3. 掌握临床医学的基本知识和常见疾病的诊断治疗原则,掌握重大传染病的诊断、治疗和疫情防控措施。

4. 了解公共卫生的历史、现状和发展趋势。

5. 了解并理解现代健康观和生态健康模式,认识自然和社会因素、心理和行为因素与人群健康的关系,了解健康的社会决定因素。

6. 掌握调查研究影响人群健康的各种因素以及发现疾病流行规律、制定预防疾病及增进人群健康的策略与措施的理论和方法。

7. 掌握预防疾病和伤害,促进个人、家庭和社区健康过程中应采取的行动。

8. 了解妇幼、青少年、劳动力人口、老年、职业人群、流动人口等特殊人群的卫生问题与卫生保健需求。

9. 了解识别与预警突发公共卫生事件和危机的基本知识及处置原则,了解卫生监督执法工作的基本知识和处置原则。

10. 了解国家卫生工作方针、政策和法规;了解公共卫生系统和医疗机构及其运行机制,以及公共卫生服务管理的基本原则;了解分析与评估卫生资源配置、卫生服务公平和效率的基本知识;了解卫生政策分析和评估的基本知识。

11. 了解全球公共卫生状况,了解各类国际卫生组织和著名非政府组织的工作领域及其作用。

（三）技能要求

1. 具备到人群现场开展流行病学调查的基本能力。具有调查、监测和分析归纳疾病、公共卫生事件及其影响因素的分布特征,诊断公共卫生问题,并在此基础上制订和实施公共卫生干预计划及评估干预效果的基本能力。

2. 具备对常见病、多发病与危及生命的紧急情况的临床识别能力,并掌握其基本处置原则。

3. 具备执行卫生监督执法任务的基本能力。

4. 具有识别、应对、处置突发公共卫生事件的初步能力。

5. 具备与政府部门、相关组织、媒体、公众、同事及其他卫生专业人员进行有效沟通的基本技能和从专业角度开展社会动员与组织卫生相关资源的初步能力。

6. 初步掌握公共卫生检测常用仪器及设备的使用方法;具有自主设计实验以帮助解决公共卫生问题的初步能力。

7. 具有一定的本专业外文文献资料阅读和翻译能力;能写专业文章的外文摘要;能用外文进行一般性交流;掌握科技写作的特点、要素与方法。

8. 掌握本专业需要的计算机应用技术。

9. 具有自主获取知识的能力,并且具有批判性地评价现有知识、技术的能力,以及在专业活动开展科学研究的初步能力。

10. 具有从事社区卫生服务的基本能力,能够对患者和公众进行有关健康生活方式、疾病预防等方面知识的宣传教育。

11. 具备创新精神,具有自主学习和终身学习的能力。

二、硕士研究生教育基本要求

(一) 基本知识

系统掌握公共卫生与预防医学专业的基础知识和基本技能,了解所学专业的前沿理论知识,系统了解科学研究工作过程,并具有一定的开展科学研究的基本能力。

公共卫生与预防医学基础知识课程包括流行病学、卫生统计学、社会医学与卫生事业管理、健康教育学与健康促进等。

公共卫生与预防医学专业知识课程包括营养与食品卫生学、环境卫生学、职业卫生学、儿童少年卫生学与妇幼卫生学、卫生检验学、卫生毒理学等。

相关交叉学科知识课程,如高等数学、统计软件应用、生物学技术、心理学等,以及文献检索、资料查询、现场调查和资料收集的知识和技能。

掌握一门外国语,具有一定的外语应用交流能力。

(二) 基本素质

1. **学术素养** 掌握开展公共卫生与预防医学工作的基本知识和技能;具有为人类健康服务的意识,具备不断学习、探索和解决实际问题的能力。具有较好的才智、涵养和创新精神,较强的理论研究兴趣、学术悟性和语言表达能力,具备一定的学习和实践能力。具备一定的学术洞察力、较好的学术潜力和创新意识。具有高度的社会责任感,借助学科知识服务于国家、社会发展和人类健康事业。

2. **学术道德** 严格遵守国家法律、法规,具有严谨求实的学风和良好的学术道德与行为规范。能尊重他人的劳动成果和技术权益,严格遵守学术研究和学术活动的基本规范。维护优良的学术氛围,严禁以任何方式漠视、淡化、曲解乃至剽窃他人成果,杜绝篡改、假造,选择性使用实验和观测数据。

(三) 学术能力

1. **获取知识的能力** 了解本学科发展的历史背景、现状及进展。通过研究动态分析、生产实践调查、科研活动和学术交流等各种方式和渠道,了解学科学术研究前沿问题,避免盲目选题,并通过系统的课程学习,有效获取研究所需知识和方法的能力。

充分了解本学科的生产实践需求,在公共卫生与预防医学理论、流行病学调查和实践等方面打下良好的基础;认真研读前人或同行的研究成果、加强学术交流,从中体悟前辈和同行学者的研究方法;在科学研究、逻辑推理等方面锻炼自己的研究能力,以使自己的学位论文得出可靠的结论。

2. **科学研究能力** 具备从事科学研究的基本能力,包括信息检索与文献阅读能力,发现或提出研究问题的能力;解决问题的能力包括针对科学问题,提出研究思路、设计技术路线及研究过程,开展现场调查和实验室分析,较熟练地运用计算机软件工具进行数据统计分析,并在获取第一手数据资料的基础上进行科学、严谨地分析和推理,通过清晰的语言表达和逻辑,严谨归纳、总结、论证科学问题的解决过程。

硕士研究生通过学习和实践,能运用学科的基本知识和技能开展疾病、健康及其相关因素开展调查研究,了解或基本掌握科研及项目的选题、设计、组织协调、实施管理,结果总结与学术交流等。

3. **实践能力** 在开展学术研究或应用技术探索方面,具有较强的实践能力,包括现场调查研究和实验研究能力。能独立完成文献综述,运用已有知识、技能去发现、了解和解决实际问题的实践能力;应具备相关专业方向的实验设计、实验准备和实验技能,能较为独立地应用仪器设备开展实验研究;认真细致地参加现场调查,熟悉现场调查的流程,具备解决公共卫生实际问题的能力和组织管理能力。

4. 学术交流能力 具备良好的学术表达和交流能力,善于表达学术思想、阐述研究思路和技术手段,展示自己的学术成果。鼓励研究生积极参加各种校内外、国内外学术活动,了解本领域的前沿工作,拓宽学术视野;通过研究生综述报告及学术论文交流会,能够较准确、科学、严谨地表达与交流自己的研究成果。

(四) 学位论文基本要求

1. 规范性要求 学位论文撰写的具体内容应包括:封面、目录、中文摘要、英文摘要、符号(或缩略语说明)、前言(引言、序言)、正文(包括材料与方法、结果、讨论、结论等部分)、附录(包括图片及说明、声像资料等)、参考文献、文献综述、致谢(包括基金项目资助等)、攻读学位期间发表学术论文等、学位论文原创性声明和使用授权声明。要求硕士研究生的研究成果公开发表。

2. 论文质量要求 学位论文应科学求实、文字简洁、条理清晰、分析严谨,理论推导和计算准确无误。研究内容与方法介绍全面,研究结果表述正确,分析方法合理,图表规范,讨论充分,结论明确。论文撰写语句通顺、条理清楚、重点突出,具有一定的新见解。

三、博士研究生教育基本要求

(一) 基本知识及结构

1. 基础知识及技能 学习基础医学及临床医学知识,了解人体的健康与疾病的本质及其规律,提高对疾病,尤其是流行病的病因、诊断、治疗和预后的诊治水平和防控能力;掌握公共卫生与预防医学基础知识,主要包括流行病学、卫生统计学、社会医学、卫生事业管理等。

2. 专业知识及相关知识和技能 掌握公共卫生与预防医学专业知识和技能,主要包括营养与食品卫生、儿童少年卫生与妇幼卫生、劳动卫生与环境卫生、健康教育、卫生毒理学、卫生检验等;学习和了解其他相关学科,如实验分析、生物技术、计算机应用、统计软件分析技术等前沿知识和技能,可为开展公共卫生与预防医学研究提供必要的方法和技术支撑,是进行创新性科学研究的基础。

(二) 基本素质

1. 学术素养 掌握本学科相关知识,具备开展学术研究所必需的能力。具有从事本学科工作的才智与涵养,具有批判性思维,具备深入探索科学问题与学术创新精神。所掌握的专业水平达到一定的广度和深度,具备运用专业知识开展创新研究的综合素质。

掌握环境科学、生物学、人文科学、经济学等相关学科知识,尤其了解自己主攻方向密切联系的学科知识;具备良好的团队精神及组织协作能力,尊重他人的学术思想和研究成果。

2. 学术道德 严格遵守国家法律、法规,保护知识产权,严谨治学,探求真理,维护科学诚信,尊重他人的劳动成果和技术权益;严格遵守学术研究和学术活动的基本规范,认真执行学术刊物引文规范,杜绝弄虚作假、抄袭剽窃;正确对待学术研究和学术活动中的名利与收益,严禁沽名钓誉、损人利己行为,反对急功近利、粗制滥造,积极维护优良的学术氛围。

(三) 基本学术能力

1. 获取知识能力 具有从各种文献资料中获取公共卫生与预防医学相关前沿动态的能力,掌握快速有效获取所需的相关知识和研究方法,并能够正确理解与运用,探究知识的来源,进行研究方法的推导。能够深入了解相应学科的现状、发展方向及国际学术研究前沿,了解相关学科的重大进展。

2. 学术鉴别能力 具备从数据有效性、真实性、逻辑性来判断已有研究成果的科学性;对公共卫生与预防医学已有问题,力求更简洁的描述和概括;能够判别已有研究成果及可能出现的公共卫生与人群健康问题在公共卫生与预防医学学科中的地位,以及与其他学科或研究领域的内在联系等;具有相应的科学批判性思维,对涉及本学科的研究课题、研究过程以及研究成果,具有良好的学术鉴别力,并能对其做出正确评价。

3. 科学研究能力 具有独立从事科学研究的能力,具备较强的信息检索与文献阅读能力,能够发现有价值的研究问题。熟练运用学科的基本知识和技能,对各种疾病和健康相关问题进行项目选题、设计、组织协调、实施管理,熟悉基本的现场调查技术和实验室操作技术,较熟练地运用计算机软件工具进行数据统计分析,对研究结果进行科学的解读、总结与学术交流。

4. 学术创新能力 具备提出独到见解,开展创新性思考、创新性科学研究和取得创新性成果的能力。具体包括:发现新的健康问题及促进健康途径;获取有价值的数据和掌握获取数据的新方法;发现新的影响因素及其新的作用途径;建立新的疾病预防控制模型以及对已有模型的改进;建立新的理论以及对已有理论的修正完善;解决社会问题所做出的具有价值的研究等。

5. 学术交流能力 具备科学和规范的撰写学术论文、学术报告的能力,能够在专业期刊或会议上展示学术成果;同时,应具备在专题学术研讨会、国际和国内学术会议等场合熟练地进行学术交流、表达学术思想和学术成果的能力。具备较强的人际沟通和团队协作能力;具备良好的心理素质;具备较强的自主学习和终身学习的能力。熟练掌握一门以上外语,有较强的外语应用与交流能力。

（四）学位论文基本要求

1. 选题与综述要求 论文选题应符合科学发展和社会需要,对公共卫生事业的发展具有理论意义或实用价值,并需要进行充分的论证。

研究综述是进行选题论证的一种重要方式。综述应体现作者对本课题领域内的国内外发展有充分的掌握,对重要文献资料应有全面的了解和评述,具有文献审读、总结、归纳的能力,能够反映出作者在本课题领域掌握了较为坚实的基础理论和系统深入的专门知识。综述需要阅读大量的国内外文献进行学术研究命题,其中近5年文献不少于50%;技术发展研究命题,应进行文献查新。

综述应包括:研究问题在人群健康的地位与作用、科学价值或对社会发展和学科发展的意义;研究问题的历史沿革或提出背景,阶段性进展或已有基础;尚未解决的问题及其原因或瓶颈;研究的思路、目标以及主要的关键科学或技术问题,技术路径和简要技术路线等。

2. 规范性要求 论文立题依据充分,目的明确,研究内容与方法介绍全面,研究结果表述正确,分析方法合理,图表规范,讨论充分,结论明确。论文结构完整,格式规范,论文撰写语句通顺,条理清楚,重点突出。

3. 成果创新性要求 论文从立题、研究内容和研究方法等方面应具有创新性,研究成果能够达到本学科学术前沿水平,或能明显促进医学成果转化,或有助于解决重大公共卫生实际问题。

学位论文的创新性研究成果的体现方式包括:发表在本专业领域国际期刊,国内权威期刊或学位授予权单位规定的其他刊物的学术研究论文,登记授权的发明专利以及国家接受或颁布的标准等著作权成果。

第二节 预防医学专业人才培养

预防医学专业门类属于公共卫生与预防医学类(1004),专业代码为100401K(2012版),本科教育基本学制5年,授予医学学士学位。部属、省属、军队、地方各高校发展定位和培养目标不同,可根据各自高校的培养目标,差异化培养创新型、应用型、技能型公共卫生与预防医学专门人才,各学校预防医学本科专业培养方案也应有所不同。

一、培养目标

培养适应我国社会主义现代化建设需要,德、智、体、美、劳全面发展,能够从事公共卫生预防医学实际工作和科研工作的高级卫生人才。通过学习基础医学、临床医学和预防医学的基本理论知识,掌握公共卫生与预防医学基本技能,具有从事疾病监测、预防控制、应急处置、卫生监督、健康促进、卫生行政管理工作的能力。培养基础扎实、知识面宽、能力强、素质高、适应我国经济和社会发展的创新型、应用型或技能型公共卫生人才。

参照教育部高教司、教育部高等学校教学指导委员会制定的《公共卫生与预防医学类教学质量国家标准》(2018年1月出版)执行,各高校可在国家标准基础提高不同培养目标,但不能低于国家标准。

二、课程体系

预防医学本科专业开设课程包括公共基础课、军事训练、社会实践、学科基础课、专业基础课、专业课、选修课(公共、专业)、创新课程、实习(临床实习、专业实习)、毕业设计(毕业答辩)等。总学时可达3 500学时左右,大致修满260学分。

具体课程可分为八个模块:①政治理论和人文素质课程模块;②公共基础课程模块;③自然科学模块;④基础医学模块;⑤临床医学模块;⑥社会医学模块;⑦科学方法教育模块;⑧预防医学模块。

核心课程主要包括:人体解剖学、生理学、生物化学、医学遗传学、医学免疫学、病理学、医学伦理学、诊断学、内科学、传染病学、卫生微生物学、卫生毒理学、流行病学、卫生统计学、环境卫生学、劳动卫生与职业病学、卫生化学、营养与食品卫生学、儿童少年卫生学、妇幼保健学、社会医学、健康教育学、卫生事业管理学、卫生经济学、卫生法等。

实践教学环节包括实验、临床实习、专业实习和毕业设计,其中,临床实习24周左右,分别安排到内科、外科、妇产科、儿科、传染科、急诊科实习;专业实习14周左右,分别安排到各级疾病预防控制中心、职业病防治院、海关等部门,实习学科为流行病学、计划免疫、慢性病与地方病学、职业病学、营养与食品卫生学、环境卫生学等;毕业设计18周左右,其中课题设计2周,课题研究12周,论文撰写3周,论文答辩1周。实验课程的学时数隶属于临床基本知识技能以及预防医学专业技能部分。

三、毕业去向

(一) 毕业

学生完成全部学业课程并且考核合格,符合学校毕业的有关管理规定者,准予毕业,并颁发医学专业本科毕业证书。参加毕业答辩,符合×××大学本科毕业生学位实施办法,授予医学学士学位。

(二) 就业

预防医学专业学生就业单位有卫生事业单位(疾病预防与控制中心、职业病防治院、环境/食品卫生监测部门、健康教育所、慢性病防治所、妇幼保健院、精神卫生研究所、社区医疗服务中心、健康管理部门等)、政府部门(卫生健康委员会、卫生监督所、海关、食品药品监督管理局等)、医院(医院感染管理、医院管理、信息科等)、医药企业等。

(三) 考研

预防医学专业本科生毕业,获得医学学士学位,可参加全国研究生统一招生考试。

全国高校预防医学优秀应届本科生,获得所在学校的推荐免试生资格,推荐手续完备,材料齐全,经全国推荐优秀应届本科毕业生免试攻读研究生信息公开,管理服务系统备案,可推荐免试攻读硕士学位。

硕士研究生分为两种学位类型:一类为学术型研究生,以培养从事公共卫生与预防医学基础研究或应用基础研究人员为目标,侧重于学术理论水平和实验研究能力的培养,学生毕业时授予医学学术型学位;另一类是专业型研究生,以培养高级应用型公共卫生人才为目标,侧重于从事公共卫生实践能力的培养,毕业时授予公共卫生专业学位(master of public health,MPH)。

1. 报名　考生登录中国研究生招生信息网(公网网址:https://yz.chsi.com.cn;教育网址:https://yz.chsi.cn),浏览报考须知,按教育部、省级教育招生考试管理机构、报考点以及报考招生单位的网上公告要求报名。一般每年9月底,开始网上预报名;10月中下旬,网上正式报名。报名期间,考生可自行修改网上报名信息或重新填报报名信息。逾期不再补报,也不得修改报名信息。

原则上,应届本科毕业生应选择就读学校所在省(区、市)的报考点办理网上报名和现场确认手续。

报名时,考生(含推免生)要准确填写个人信息,只能填报一个招生单位的一个专业。待考试结束,教育部公布考生进入复试的初试成绩基本要求后,考生可通过"研招网"调剂服务系统,了解招生单位的计划余额信息,并按相关规定自主多次平行填报多个调剂志愿。

2. **报考院校**　选择一个自己有兴趣、有挑战、有动力且难易程度适中的学校非常重要,要对准备报考的学校相当了解,包括学校名气、学科排名、导师学术水平、实验室平台、招生录取情况、历年真题、复试情况等。

2017年12月,教育部公布了第四轮全国高校学科评估结果,其中公共卫生与预防医学一级学科排名A+档的高校有南京医科大学、华中科技大学,排名A-档的高校有北京大学、哈尔滨医科大学、复旦大学,排名B+档的高校有首都医科大学、中山大学、南方医科大学、第二军医大学、第四军医大学,排名B档的高校有北京协和医学院、中国医科大学、浙江大学、安徽医科大学、山东大学、四川大学,排名B-档的高校有天津医科大学、吉林大学、上海交通大学、厦门大学、中南大学。

3. **入学考试**　入学考试分初试和复试。初试时间一般在12月下旬,详细时间见准考证。考试科目为政治、英语、卫生学综合,其中政治、英语为全国统考科目,卫生学综合由各自学校命题。各科考试时间均为3小时。

研究生复试一般在第二年3~4月进行。复试内容大多包括外语听力和口语测试、综合能力面试、专业课笔试或实践技能考核等,有的学校还包括心理测试。如果本科期间,具有一段科研经历,并有作为第一作者发表的论文,优势更大。

4. **奖学金、助学金**　读研究生期间,可获得国家奖学金、学业助学金(生活补助)、学业奖学金。具体奖学金、助学金政策各校有所不同。

(四) 出国深造

到国外申请攻读公共卫生类硕士、博士学位,也是预防医学专业本科毕业生的一个重要方向,可综合考虑出国留学国家、学校选择、申请时间、绩点、英语要求、申请书撰写技巧等方面。

1. **选择学校**　申请美国公共卫生类硕士、博士学位,可以先浏览美国公共卫生教育委员会(Council on Education for Public Health,CEPH)网站,查找美国哪些大学有经过认证的(accredited)独立公共卫生学院,目前大约有60所。在CEPH网站,还可以查到美国其他开办经过认证的MPH项目的大学列表,这类大学一般没有独立的公共卫生学院,其MPH项目一般设立在医学院或者兽医学院里面。此外,还可以参考U. S. News关于美国研究生公共卫生专业排名。根据这些信息,查询各个学校的具体专业和学位设置、录取要求、招生规模、以往学生的就业情况、师资力量和研究方向、学校地理位置、学费情况、是否有提供助教或者助研的奖学金机会,对助教和助研的要求,等等。根据自己的定位、研究兴趣和职业发展规划等因素,筛选打算申请的学校。

2. **选择导师**　在确定了申请学校和专业后,需要浏览该系各个教授的介绍网页,初步了解教授的研究方向、近几年发表的相关文章、是否处于"活跃高产期"、学生的毕业去向,这对撰写有针对性的个人陈述和后面的面试有帮助。对于感兴趣的老师,可以发简短的邮件,礼貌地询问下一学年是否有招生计划,并附上你的简历。

3. **申请时间**　在初步确定打算申请的学校后,可以进一步查看各个学校的具体申请要求、截止时间,然后及时按要求准备。大部分学生是秋季入学的,申请的截止时间一般是上一年的12月份或者当年的年初,各个学校不同专业、不同学位层次可能略有不同,要注意看网站的最新说明,以免错过截止日期。

4. **申请材料**　以美国约翰·霍普金斯大学为例,一般要求提交研究生院的在线申请表,并缴纳申请费,本科和研究生期间的中英文成绩单(official transcripts),美国研究生入学考试成绩单(graduate record examinations,GRE),英语语言能力测试成绩单(托福TOEFL或者雅思IELTS),三个推荐人的联系信息,个人简历(curriculum vitae,CV),个人陈述(personal statement)。

关于在线申请表,现在大部分美国大学公共卫生专业都采用SOPHAS(schools of public health application service)申请系统。SOPHAS是帮助学生申请公共卫生专业的统一机构。学生只要在SOPHAS申请系统提交一份申请信息,寄送一份申请材料,就可以同时申请多所学校,这为学生提供了一定的便利。

但是要注意的是,很多学校要求,除了提交 SOPHAS 申请表,还要向该校的研究生院或者系里提交一份申请。有这种要求的学校,一般网页上会有详细的说明。SOPHAS 系统除了可以提交申请,还有查找开设公共卫生相关项目的学校及专业信息的功能(SOPHAS program finder)。

5. **平均绩点**　国内大学的课程成绩通常是按照百分制计算的,但是美国大学的课程成绩一般将百分制的分数当作原始分数,然后按照分档转化成字母成绩等级(letter grade)。比如原始成绩 90 分以上是 A,80~89 分是 B。每门课拿到一个字母成绩后,再按照 4.0 满分制算法,根据每门课的学分加权,计算出总平均绩点(overall grade point average,GPA)。如果一门课程拿到 A,就按照 4.0 计算。

现在国内大学基本都可以开具中英文对照的成绩单,有些不仅有百分制打分,还有绩点表,可以帮助学生换算成类似于美国的 GPA。美国很多学校是直接接受中国学校出具的官方中英文成绩单,但是也有部分学校要求成绩单认证评估。有不少机构是可以做成绩单认证评估的,比如 World Education Services,Inc(WES)。在 SOPHAS 申请系统,可以通过提交 WES-SOPHAS Application Form 向 WES 订购成绩单认证评估服务。

申请时,美国不同学校对 GPA 要求不一样,一般至少 GPA 3.0,如果申请排名靠前的大学,并申请学校奖学金,那最好 GPA 3.5 以上。当然,不同学校不同专业课程难易程度不一样。如果一个班级的平均绩点整体比较低,也可以请学院开具成绩排名证明。如果可以证明成绩在 100 名学生中排名前几名,那也可以证明成绩优异了。

6. **英语成绩**　各个学校对申请者英语要求不一样,有些学校要求托福总分 80 以上,有些学校要求托福总分 100 以上,并且各单项不低于 20。如果一个学生想要申请教学助手奖学金(teaching assistantship),那么托福的口语部分,有些学校要求至少 23 分。对于 GRE 成绩,很多学校没有一个具体的要求,但是一般语文部分(verbal reasoning)要 60% 以上,数学部分(quantitative reasoning)要 80% 以上,才达到竞争好一点大学的奖学金的要求。

7. **个人简历**　简历和个人陈述没有固定的样式,可以自由发挥。对于申请研究生,在简历里,最好列举相关的既往研究经历,学过的实验技能或者计算机编程技能,参加过的学术会议,发表的文章,这些是录取委员会看重的。个人陈述的话,建议介绍自身的经历,自己对某领域产生浓厚兴趣,愿意花 5 年的时间去攻读博士学位,为什么选择去美国,为什么选择这个学校或这个实验室,然后讲述这个学位对以后职业发展的重要性的。

8. **申请奖学金**　现在有些学校和专业,对于博士入学申请者,必须有教授愿意当你的导师,愿意提供奖学金,才发正式录取通知。另一方面,如果申请者综合成绩优异,教授或者录取委员会也可以推荐学生申请研究生院或者系里的奖学金,拿到研究生院的新生入学奖学金。

对于专业学位的学生,奖学金的机会很少,入学前联系导师拿到奖学金的概率很低。一般在入学后,根据自己的技术特长,直接约教授见面或者向系里申请,再寻找奖学金的机会,但很少拿到全额奖学金。就算拿不到全额奖学金,校内还是有不少按小时付费的学生工作岗位,比如找到学校食堂或者图书馆的工作机会。这种岗位工资没有助研、助教那么高,但是对锻炼英语口语还是挺有帮助的。另外,有些教授的经费不足以支付一个研究生全额奖学金,但是有时候他们会用有限的经费招按小时付工资的兼职助研,有时候这些机会也是不错的。

9. **注意事项**

(1) 早做准备:申请美国研究生入学需要提交好几项材料,每项材料都是需要很长时间的积累,才能有显著性的提高的。最好毕业前两年,就开始准备。首先了解 GRE 和托福的考试内容、难度、时间等情况,结合自身的英语基础,规划了什么时候报考补习班,什么时候考 GRE,什么时候考托福。不仅仅准备英语考试,还要保持自己专业课取得好成绩,以期最终 GPA 达到申请奖学金的要求。

(2) 联系感兴趣的教授:课余时间,联系自己感兴趣的老师,学习科研技能,积累科研经验,甚至争取发表文章。跟感兴趣的教授保持联系,一开始不用很长的邮件,一封邮件只问 1~2 个问题,简洁为宜。并不是每个教授都会回复,一方面是因为教授时不时就会收到类似的邮件,很多学生最后都没来成;另一方面,在美国招收一个博士生是一个五年的承诺,也要求教授有稳定的经费来源。第一次没回复,也没关系,如果真是感兴趣的话,可以过1~2个星期,再发一封邮件。如果教授有招生计划,导师又认可学生基础和背景,是可以逐步建立联系的。教授一般会建议你按照系里的要求提交申请。如果通过系里的审核要求,也达到教授的要求,教授又有经费,是会愿意给你Offer奖学金的。

（3）合理定位并制订合理的申请策略:当自己的材料准备好了以后,在选择学校时,还需要根据自身情况,合理定位,制定申请策略,选择合适的学校。我们把美国大学综合排名前20的作为一档,前21~50名的作为二档,前51~100名的作为三档,前101~200名的作为四档。那么,可能每档的学校各申请2~3所,既有最好的学校,又有相对来说保底的学校。当然,有些同学综合素质非常高,只愿意去前50名的学校,可以适当调整策略。对于有能力自费的同学,申请名校的自费硕士比申请要奖学金的博士稍微容易一些。也可以先进名校这个门,然后再寻找奖学金的机会,或者申请名次稍微靠后一点大学的全奖博士,就比较容易了。

总体来说,出国留学,特别是攻读博士学位,对于喜欢做科学研究的同学,学习国外先进的知识、技术,熟悉国外不同的文化和生活方式,开阔视野,对长远的职业发展,还是一个很好的选择。

第三节　中外公共卫生与预防医学教育

一、世界公共卫生与预防医学教育概况

（一）世界公共卫生教育历史

100多年前,欧美国家就开始了公共卫生教育。1882年,德国在慕尼黑创建了巴伐利亚卫生部公共卫生学院,这是世界上最早的公共卫生教育,向卫生官员提供卫生管理训练,它是一所既不隶属于大学,也无专职教学人员的培训机构。

此后,各国相继建立公共卫生学院。1899年,伦敦大学建立卫生和热带医学学院,开展公众健康和热带医学的研究、教学。1908年,比利时列日大学医学院建立了社会医学和卫生研究所,后改为列日大学卫生学系,开始向医科毕业生提供毕业后公共卫生教育。1912年,麻省理工学院创建美国第一所公共卫生学院,1913年,该院并入哈佛大学,建立哈佛公共卫生学院。1915年,耶鲁大学医学院建立流行病学与公共卫生学系。1916年,约翰·霍普金斯大学建立公共卫生学院。1925年,加拿大多伦多大学建立公共卫生学院。1945年,法国建立国立公共卫生学院。

1914年底,全世界共有公共卫生学院19所。1940年,全世界约为35所。目前,全球建有公共卫生学院467所,其中欧洲70所,美国50所,俄罗斯20所,中国100余所。

（二）世界公共卫生教育发展模式

纵观世界公共卫生教育发展,大致可归纳为3种发展模式:

1. **德国模式**　着重于卫生科学理论的创立,把公共卫生教育建立在科学研究基础上,目标是培养公共卫生学专家,重点是流行病学、微生物学、统计学。

2. **英国模式**　着重于卫生立法和公共卫生管理,目标是培训公共卫生管理人员,重点是卫生立法、卫生服务组织与管理、卫生监督。

3. **美国模式**　主要培养公共卫生科学研究人才,掌握现场实践技能的公共卫生医师,也兼顾培养卫生监督、卫生经济、社会行为、健康教育等公共卫生管理能力。

二、美国公共卫生教育

美国有一个被全球公认有效的公共卫生教育体系,堪称世界公共卫生教育的中心。美国公共卫生教育注重卫生官员、技术专家、卫生监督人员和公共卫生护士等的培养,不但提供公共卫生管理和卫生科学方面的培训,而且提供公共卫生人员所必备的知识技能培训,如流行病、食品管理、免疫接种、医院

管理等。

（一）美国公共卫生人才培养特点

美国公共卫生教育历经百年,形成独具特色的公共卫生教育,其特点是:

1. 公共卫生教育是研究生教育,以医学博士(doctor of medicine,MD)+公共卫生硕士(master of public health,MPH)培养模式为主流。

2. 招收不同专业和职业背景的学生,培养未来公共卫生的领导者和专家,而非单纯的公共卫生工作人员。

3. 注重预防医学与人文课程的融合,包括流行病、生物统计、生物学、环境科学、行为学、社会学、卫生政策、管理学等。

4. 实践经验和现场能力是公共卫生教育的重要培养目标,通过多种途径培养复合型人才。

5. 重视职业教育,为公共卫生人员提供终生教育。

（二）美国公共卫生教育 10 大名校

美国公共卫生教育管理机构是公共卫生教育的监管由"公共卫生学院(项目)协会"(ASPPH)负责,公共卫生学院(项目)的认证由"公共卫生教育委员会"(CEPH)负责。2018 年 U. S. News 对美国 50 所公共卫生学院进行排名,其中美国公共卫生教育排名前十位如表 18-1 所示:

表 18-1　2018 年 U. S. News 对美国公共卫生学院排名

排名	学校名称	学校英文名称	所在地	评分
1	约翰霍普金斯大学	Johns Hopkins University	Baltimore,MD	4.8
2	哈佛大学	Harvard University	Boston,MA	4.7
3	北卡罗来纳大学教堂山分校	University of North Carolina,Chapel Hill	Chapel Hill,NC	4.7
4	密歇根大学安娜堡分校	University of Michigan,Ann Arbor	Ann Arbor,MI	4.5
5	哥伦比亚大学	Columbia University	New York,NY	4.4
6	华盛顿大学	University of Washington	Seattle,WA	4.2
7	埃默里大学	Emory University	Atlanta,GA	4.1
8	明尼苏达大学双城分校	University of Minnesota,Twin Cities	Minneapolis,MN	4.0
9	加州大学伯克利分校	University of California,Berkeley	Berkeley,CA	3.9
10	波士顿大学	Boston University	Boston,MA	3.6
11	加州大学洛杉矶分校	University of California,Los Angeles	Los Angeles,CA	3.6

（三）美国公共卫生教育基本学位

1. 硕士学位　美国公共卫生教育的硕士学位有 MPH 公共卫生硕士、MS 理学硕士、MSPH 公共卫生理学硕士、MHA 卫生管理硕士、MHSA 卫生服务管理硕士。

美国公共卫生相关硕士学位,不管是专业学位还是学术型学位,一般要求修满 30~36 学分。按平均每门课 3 个学分,要 10~12 门课,一般两年左右能完成学位。近年来,由于 MPH 学位需求越来越大,而且很多学生是在职的,很多学校推出了在线(online)的 MPH 学位。这样,学生可以继续全职工作,并在不离开所在工作城市的情况下,灵活安排时间修完 MPH 的课程。对于在线 MPH 学位,根据学生是否全职,可以灵活安排在 1~5 年内修完。比如,乔治华盛顿大学(The George Washington University)的在线 MPH 最快一年内可以修完。

2. 博士学位　美国公共卫生教育的博士学位有 Dr. PH 公共卫生博士、ScD 理学博士、PhD 哲学博士)。

有的院校还授予联合学位和双学位,如 MPH/MD 公共卫生学硕士/医学博士、MPH/JD 公共卫生学硕士/法学博士、MPH/MSW 公共卫生学硕士/社会工作学硕士、MPH/MSN 公共卫生学硕士/护理学硕士、MPH/MBA 公共卫生学硕士/工商管理硕士等。

美国公共卫生相关博士学位,一般要求修满 60~90 个学分,其中有 30 个左右的学分是研究学分(research hours)。选了研究学分,就要求在指导老师实验室完成相应的研究任务,研究结果作为毕业论文的一部分。因各个学校要求的学分略有不同,还根据学生在攻读博士学位之前是否已有硕士学位,再加上博士课题进展各不相同,一般完成 Dr. PH 或者 PhD 需要 4~6 年的时间。

3. **学位种类** 专业学位(professional degree)主要培养具有扎实公共卫生理论知识,并具备公共卫生实际工作技能的应用型高层次专业人才,如 MPH 和 Dr. PH。

学术型学位(academic degree or research degree)主要培养在公共卫生领域理论知识扎实,并具备科学研究能力的高层次研究人员,如 MSPH 和 PhD。

专业学位和学术型学位培养目标不同,因此,在对学生的录取要求,教学内容,课程设置,授予学位的标准和要求等方面都有所不同。攻读专业学位的学生,很多是已经有公共卫生相关领域的相关工作经验,由于职业发展目的选择进一步深造。招收这类学生,对学术成绩和科研潜力的要求相对低一点,但比较看重学生是否有公共卫生相关工作经验。而招收学术型学位的学生,就跟招收普通研究生一样,很看重学生的学术成绩和科研潜力。

不管选择攻读哪个学位,都需要选择一个合适自己专业背景并感兴趣的专业方向。美国公共卫生学院和国内公共卫生学院的系所设置很接近,目前主要有生物统计学(biostatistics),流行病学(epidemiology),环境卫生科学(environmental health science),职业卫生科学(occupational health science),全球卫生科学(global health),社区健康科学(community health science),卫生政策管理科学(health policy and management),毒理学(toxicology)等几个专业分支。

4. **学位课程** 美国公共卫生学院设置 5 大核心学科,分别是生物统计学、流行病学、卫生管理学、健康行为与社会医学、环境卫生学,部分学院还设置其他相关学科。美国公共卫生教育培养学生 6 大能力,分别是发现与分析问题的能力、信息获取与交流的能力、政策与项目执行实施评价能力、文化技能、公共卫生基础技能、经费预算与管理的能力。

一般一个专业方向有 3~5 门课是核心课(core courses),是攻读这个学位方向所有学生必修的,然后剩下的学分可以修选修课(elective courses)。选修课根据导师的培养方向,学生毕业课题的需要,以及学校现有的课程,一般由学生和指导老师商量决定。开设公共卫生研究生学位课程比较成熟的学校,都有比较详细的课程要求说明,学生按要求选课即可。

5. **毕业答辩** 关于科研和毕业设计,对于学术型学位的学生,是需要在导师的指导下,完成一个研究课题,撰写毕业论文,并进行毕业答辩的。一般美国的学校没有具体规定取得博士学位需要在多高影响因子的杂志、发表多少篇文章。对文章的要求与否以及要求多少一般是导师根据本领域的实际情况对自己的学生有所要求,导师如果觉得学生的研究成果达到毕业要求,就会同意博士答辩。

三、中国公共卫生与预防医学教育

(一) 中国公共卫生教育历史

1. **创立阶段** 1907 年,德国医生埃里西·宝隆(Erilch Paulun)博士创办上海德文医学,德国江哥斯博士开始讲授公共卫生学课程,1913 年开设卫生学馆,开始了我国公共卫生教育,这是上海同济大学医学院的前身,后来迁移到武汉办学,也就是现在的华中科技大学同济医学院公共卫生学院。

1914 年,华西协合大学在医科中开设"卫生学与卫生公学"课程,1936 年建立公共卫生系,后来发展成现在的四川大学华西公共卫生学院。

1921 年,北京协和医学院 Grant(兰安生)教授开始面向大众开展卫生学工作,1932 年陈志潜教授等创建著名"定县模式"。

2. **探索阶段** 中华人民共和国成立前,我国建有公共卫生教育机构 9 所。1950 年以后,新中国按照苏联模式,陆续建立卫生学系。1955年,国家院系调整,全国调整为6所卫生学系(俗称"老6所")。20世纪60~80年代,基本按照这个模式进行教学。

3. **发展阶段**　1980年后,各地高校纷纷开展卫生学、预防医学、公共卫生教育,规模迅速扩大。2020年暴发新冠疫情后,国家正布局建设一批高水平的公共卫生学院。目前,现有近100所公共卫生学院开设预防医学专业。

2006年前,我国有公共卫生与预防医学博士学位授权一级学科13个,2010年增加13个,2018年新增9个,现有开展公共卫生与预防医学博士研究生教育的公共卫生学院35所,MPH教育53所。北京大学、西安交通大学试办7年制预防医学教育、试点公共卫生专业学位博士(Dr. PH)培养(西安交通大学在2012年试点,北京大学在2017年试点)。2020年,全国有11所大学开始试办公共卫生专业学位博士教育。

（二）中国公共卫生教育现状

中华人民共和国成立以来,我国引进苏联的卫生教育体系开展预防医学(或卫生学)教育,现已基本形成具有中国特色的公共卫生教育体系,为我国的疾病预防控制培养了大批公共卫生人才。随着全球社会发展、气候变化和经济一体化,人类赖以生存的社会和自然环境发生了变化,病因、宿主与心理、社会、环境之间的相互作用和变化规律也发生了转变。现阶段,我国公共卫生面对的问题越来越多,包括传染病、慢性非传染性疾病、地方病、职业病、食品安全、环境安全、精神卫生、心理健康、健康教育、健康促进等,人们对公共卫生服务范围、服务质量和技术水平的要求越来越高,特别是新冠病毒疫情全球大流行,对公共卫生教育提出了新的要求,需要培养高素质复合型公共卫生人才。为适应医学模式的转变,公共卫生的教育模式、教学内容也要有较大的调整,公共卫生人才的培养方向也从单纯的病因预防控制向预防疾病、改善环境、增进健康、提高生命质量、延长寿命为目的的方向发展。

2020年,全国预防医学专业招生本科生11 200余人、专科生2 100余人,招收硕士生4 300余人,博士生600余人。每年毕业公共卫生各层次毕业生约12 000余人,是世界上规模最大的公共卫生教育,初步建立了"本、硕、博"多层次、多类型的公共卫生人才培养体系。

（三）我国预防医学培养模式

预防医学专科和本科教育是进行预防医学人才培养的起点,公共卫生硕士、科学硕士以及预防医学各专业的博士学位教育是培养预防医学及公共卫生专门人才的继续。当前,我国预防医学人才培养的主要模式有:

1. **本科、专科教育**　主要有5年制预防医学专业本科和3年制预防医学专业专科教育。完成本科教育可授予医学学士学位。专科和本科生毕业后可通过考试获得公共卫生助理执业医师或执业医师资格,主要从事公共卫生实践工作。这是我国预防医学人才培养的主要途径。

2. **硕士学位教育**　科学硕士教育:是对已经获得本科学位的医学或其他专业人才,进行预防医学的某个专业,如流行病学、卫生统计学、营养与食品卫生学、环境卫生学、劳动卫生学、卫生毒理学、妇幼卫生学等专业的进一步培养。通过3~5年专业培训,获得预防医学教全面的基础理论知识,掌握相关专业的科研方法。它是为公共卫生服务机构、科研单位和学校培养专门人才的主要途径。

公共卫生硕士学位(MPH)教育:随着我国预防医学事业发展的需要,专业学位教育将成为培养预防医学人才的主要途径。MPH教育分为全日制和非全日制两类。全日制培养,学制为3年,实行三段式培养模式,即理论学习、社会实践、课题研究。在教学中加强案例教学,强调理论联系实际,注重培养分析问题、解决问题的能力及组织管理才能。硕士学位论文要求结合公共卫生的实际需要选题。攻读学位者按照培养计划要求,通过学位课程考试、完成公共卫生现场实践、完成学位论文并通过论文答辩。毕业获得双证,即硕士毕业证和公共卫生硕士学位证。非全日制培养,属非学历教育,学制为2~3年,主要是为公共卫生部门,包括政府有关部门、疾病控制中心、医院、社区卫生机构等培养高素质、复合型、应用型的高层次公共卫生专门人才,特别是培养卫生项目管理、卫生防疫管理和医院管理等卫生事业管理的高级人才。毕业获得单证,即公共卫生硕士学位证。

3. **博士学位教育**　对已经获得硕士学位的医学或其他专业人才,进行预防医学的某个专业,如流行病学、卫生统计学、营养与食品卫生学、环境卫生学、劳动卫生学、卫生毒理学、妇幼卫生学和放射卫生学等专业的进一步培养。积极开展公共卫生专业博士学位(Dr. PH)教育。这是为科研单位和学校培养专门人才的重要途径。

(四) 我国公共卫生教育的发展方向

随着社会的工业化和城市化,人类赖以生存的环境也发生了变化,人们对病因、宿主与心理、社会、自然环境之间的相互作用和变化规律的认识也发生了转变。世界卫生组织指出,健康是一种身体、心理和社会的完美状态,而不仅仅是没有疾病或虚弱。与此相应,医学模式也已逐步由生物医学模式过渡到生物-心理-社会医学模式。有鉴于此,公共卫生事业不仅包括疾病(包括常见病、多发病、职业病、地方病、流行病、传染病、慢性非传染性疾病、社会病、"现代文明"病、精神和心理疾病等)的预防控制与治疗、计划免疫、妇幼保健、医学康复、健康疗养等,而且还包括药品的生产和流通秩序、临终关怀、医疗保障、卫生执法与监督、卫生体制等,甚至还应该包括计划生育指导、健康教育与生活方式指导、医学教育、食品安全、生产安全、环境(社会、自然、生态)保护,等等,所以,公共卫生人才的培养方向也从单纯的病因预防控制,向着预防疾病、促进健康、提高生命质量和延长寿命为目的的方向发展,以适应医学模式的转变。

公共卫生教育在我国已有100多年历史,但走了许多弯路,人才培养模式陈旧、课程设置与社会需求脱节、教学方法单一、实践教学训练少,已不适应现代公共卫生体系建设对高素质公共卫生专业人才的需求。

我国应在公共卫生教育理念、培养方案、课程设置、教学内容、教学方法、教学管理、监督评价和质量控制等方面进行了必要的研究与改革,以培养高素质公共卫生创新人才为目标,提高学生的知识水平、学习能力、实践能力、创新能力、沟通能力、应急能力和社会责任感,努力探索出我国公共卫生人才培养新模式,为"健康中国"国家战略服务。

四、中外公共卫生教育比较

比较中外医学门类学科培养模式和专业设置有以下不同点:①学科专业目录的作用不同,中国的学科专业设置是指令性的;而国外大多是指导性的。②授予学位的类型不同,中国按照学科门类授予学位,医学门类又分为"医学科学学位"和"医学专业学位"两种类型;国外按照学科大类授予学位,并予以学位的补充说明。③医学教育层次的定位不同,中国的基础医学、临床医学、口腔医学、公共卫生和药学,既有研究生教育,也有本科生教育;美国的医学院、牙医学院、公共卫生学院、药学院大多是"专业研究生院",进行的是"学士后教育",如表18-2所示。

表 18-2　公共卫生与预防医学专业人才培养模式的比较

学制	学位	我国培养模式	欧美培养模式
本科,5年	学士	主要模式	无
专业学位,2~3年	硕士	MPH	MPH
	博士	无	Dr. PH
科学学位,3年	硕士	MS	MS/MSPH
	博士	PhD	PhD/ScD

注:MPH为公共卫生硕士;MS:理学硕士;MSPH:公共卫生理学硕士;Dr. PH:公共卫生博士;PhD:哲学博士;ScD:理学博士。

在核心课程比较方面,欧美国家也有许多值得我们借鉴的地方。国外比较重视知识面广、实践性强、自主学习、创新思维能力方面的培养。如美国医学院校年会(AAMC)提出:预防医学教学范畴包括有最常见的课程:预防医学、社区医学、公共卫生、流行病学、生物统计学、信息学、循证医学等课程。

美国公共卫生教育理事会(The Councilon Education in Public Health)规范了MPH学位点应包括五方面的教育内容,即行为科学、生命统计、环境卫生科学、流行病学及卫生事业管理。

法国高等医学教育公共卫生教学内容进行了多次改革,巴黎第六大学医学院教学计划的第二阶段(简称 DCEM)中,基础教学内容有:①交流:交流技巧、卫生教育技术、文献收集、信息论。②流行病学:描述性与分析性流行病学、统计学、人口学。③规划:卫生机构评估、卫生与预防的行动计划。④经济:卫生机构与卫生制度管理、卫生经济。⑤法学:行政、组织及民事的法学基础,社会保护,卫生法和社会法。⑥环境:物理环境的研究方法与环境卫生学;应用社会科学方法:组织职能与卫生—社会政策的分析。

除了上述课程之外,公共卫生专业的医学生还必须自主选择学习下述选修教学中的两门课程:环境与环境卫生学、流行病学、卫生机构与卫生服务部门的管理、社区保健。我国与欧美著名公共卫生学院的核心课程比较如表 18-3 所示。

表 18-3 我国与欧美著名公共卫生学院的核心课程比较

核心课程 (core courses)	欧美著名公共卫生学院					我国公共卫生学院
	哈佛大学	加州大学伯克利	北卡罗来纳州立大学	波士顿大学	约翰·霍普金斯大学	
职业与环境卫生学	√	√	√	√	√	√
生物统计学	√	√	√	√	√	√
流行病学	√	√	√	√	√	√
卫生政策与管理学	√	√	√	√	√	
健康与社会行为	√	√	√	√	√	
公共卫生伦理学基础	√					
卫生法学				√		
公共卫生史					√	
公共卫生生物学基础					√	
卫生毒理学						√
营养与食品卫生学						√
学校/儿少卫生学						√

注:√表示开设此课程。

(万成松)

第十九章

公共卫生组织机构

第一节　中国的公共卫生体系

一、公共卫生体系概述

公共卫生体系是一个国家(地区)为了公众健康,由政府主导,相关部门、专业机构、其他组织等各尽其责、协作联动,综合运用法律规制、组织保障、管理机制、资源配置、技术支撑等措施,向全社会提供公共卫生服务的有机整体。维护公共卫生体系有效运行是政府的责任。

(一)　基本概念、构成与功能

传统的公共卫生组织包括政府公共卫生的管理部门、公共卫生服务提供机构、公共卫生学术机构以及其他主要从事提供公共卫生服务的机构。美国提出了一个范畴更广的公共卫生体系定义,指在辖区范围内提供基本公共卫生服务的所有公、私和志愿机构、组织或团体。也有一些组织界定公共卫生组织的范围更宽,如美国医学会还将社区、学校、企业和雇主以及媒体都定义为公共卫生的潜在组成部分,认为通过这些部分的协作和努力,也能有效地改善居民的社会经济状况、健康知识和工作环境,对公共卫生项目的执行和结果可产生直接的影响,也影响到公共卫生实施的效率。为了应对各种重大突发公共卫生事件,一些发达国家甚至将公共卫生体系建设纳入国防安全、经济安全等现代大安全范围。

公共卫生体系由纵横2个维度上多个组织和机构组成,一方面是从上而下的行政层级构成的纵向关系,主要按行政区划来设置不同层级,如我国按行政区划层次分为国家、省、市、县及基层5个层级;另一方面由横向关系构成,按照解决不同问题划分子体系(如传染病预防控制、慢性病预防控制、妇幼保健体系等)。在每一层都涉及政府及相关部门,包括发挥主导功能的政府、履行职责的业务主管及职能保障部门、提供服务的专业技术机构(疾病预防控制中心、基层卫生机构等),以及补充提供部分服务或间接服务的相关协会、学会、高等院校等其他组织。我国公共卫生体系主要指各级卫生行政部门、疾病预防控制机构、卫生监督管理机构、医疗救治机构和公共卫生研究机构等。

在公共卫生体系中,毫无疑问,政府公共卫生机构(如疾病预防控制、健康教育、应急救治、卫生监督等)是公共卫生体系的重要组成部分,在建设和保障公共卫生体系运行的过程中发挥着关键的作用。公共卫生体系中还包括:医院、社区卫生服务中心等医疗服务提供者,负责提供个体的预防和治疗等卫生服务;公安、消防等公共安全部门,负责预防和处理威胁大众健康的公共安全事件;环境保护、劳动保护、市场监督管理(食品安全与安全质量监督、监测等)机构,保障健康的生存环境;文化、教育、体育等机构为社区创造促进健康的精神环境;交通运输部门,方便卫生服务的提供和获取;商务机构提供个体和组织在社区中生存和发展的经济资源;民政部门、慈善组织等,向弱势人群提供生存救助和保障以及发展的机会。

公共卫生体系的构成包含内部要素和外部要素,至少以下8个要素对于成功运行一个现代公共卫生体系至关重要,如资源配置的适宜程度、组织体系的完善程度、管理运行的完善程度、功能服务的健全程度以及关注公众需要的程度等内部要素,以及把握公众需要的程度、社会环境的支撑程度和自然因素的把控程度等外部要素。

公共卫生功能的实现,是依靠这个体系内不同组织及其互动的过程,在疾病预防与控制、突发公共卫生事件应急处置、疫情及健康相关因素信息管理、健康危害因素监测与干预、实验室检验检测与评价、健康教育与促进、技术管理与应用研究指导等方面的共同努力,以实现预防疾病、控制危害、促进健康的公共卫生目标。

(二) 中国公共卫生体系的历史发展

我国古代就有对传染病的记载,并认识到环境与疾病的关系。例如《黄帝内经》中所提到的"上医治未病"的预防为主的思想。我国在公共卫生领域做了大量的工作,取得了很大的成绩。经历 2003 年"非典"之后,我国进一步完善了公共卫生服务的建设。

1949 年新中国成立后,按照苏联的模式建立形成了中国公共卫生体系的基本制度框架,这一体系包括垂直的卫生管理体系和与之相对应的各级卫生服务机构。中央层级设立中华人民共和国卫生部,主要负责制定、规划和推行国家公共卫生政策,领导全国的公共卫生事业运行,投资建设全国公共卫生基础设施。地方各级卫生主管部门和职能机构的任务是在上级卫生主管机构的领导下,负责辖区内的公共卫生工作的开展。省(直辖市、自治区)设卫生厅(局),地(市)设卫生局,县、区(市)也设卫生局;农村乡(镇)政府或城市街道办事处则多为设立卫生专职干部负责所辖地区内的卫生工作。此外,县级及以上各级都成立了包括医疗机构、妇幼保健机构、疾病预防控制机构等,分别负责提供和管理包括医疗、妇幼保健、预防控制、基本药物的提供和传统医学等各类服务。县以下则设有乡卫生院和城镇社区卫生服务中心,提供初级卫生保健服务,农村则以村为单位建立了农村卫生室。这个阶段,我国的公共卫生服务体系由政府统一领导、推动和管理(计划免疫与爱国卫生运动),在不长的时间里,让大部分城市居民得到基本的医疗保障的同时,基本建立了基层医疗卫生网络(卫生防疫站)。部分传染病迅速得到控制。

改革开放后,随着计划经济体制向社会主义市场经济体制的转变,我国的公共卫生服务体系,由原来的政府主导的单一模式,开始向多元化发展。在这一阶段,政府卫生主管部门除了提供基本的公共卫生服务和基础设施建设之外,更多地强调管理协调和宏观调控的作用。企业和非营利性机构开始参与到为社会提供公共卫生服务的工作中。其中,企业除了直接提供公共卫生服务,满足不同层次和要求的公共卫生需求之外,还可以通过接受政府委托的形式,参与为社会提供卫生服务。此外,捐赠等形式也是企业参与卫生服务的重要方式。非营利性机构除了可以补充政府公共卫生服务的不足之外,由于其非营利的性质,还可以弥补企业等卫生服务部门由于其营利目的所带来的潜在风险。

2019 年 COVID-19 和 2003 年 SARS 的出现使人们更加认识到公共卫生及卫生体系对保障人民健康的重要性。同时,面对越来越凸显的"看病贵、看病难"的问题,中共中央、国务院在反复调研、论证后,启动了新一轮的医疗体系卫生体制改革。医改中,要建立和完善公共卫生服务、医疗服务、医疗保障和药品供应保障这四大体系,总体目标为:到 2020 年,建立健全覆盖城乡居民的基本医疗卫生制度,为居民提供安全、有效、方便、价廉的医疗卫生服务。经过几年的卫生改革实践,进一步完善了覆盖城乡的卫生体系,2020 年,居民基本医疗保障网覆盖率大大增加,已达到了达 98%,卫生服务能力迅速增长,国民健康水平显著提高,人均期望寿命已经达到了 76 岁。

二、中国的公共卫生组织体系

中国公共卫生组织体系是以恢复和增进人群健康为目标的各种卫生组织构成的集合,一般分为公共卫生行政组织体系、公共卫生服务组织体系和社会公共卫生组织体系,如图 19-1 所示。

(一) 公共卫生行政组织体系

卫生行政组织体系是整个公共卫生组织体系中,体现管理职能的部分。根据政府组织法规定,国家卫生行政机构按行政区划设立。从中央、省(自治区、直辖市)、地(市)、县(区、市)各级人民政府均设有

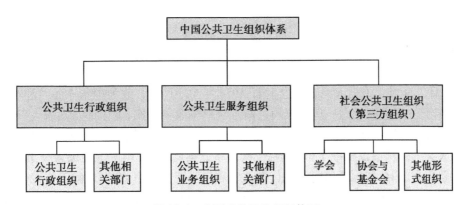

图 19-1　中国公共卫生组织体系

卫生行政机构,这种设置与国家政权机构相一致,并在各级政府和上级卫生行政机构的领导和指导下,负责辖区内的卫生行政工作。在我国,中央有中华人民共和国国家卫生健康委员会,省(直辖市、自治区)设卫生健康委员会(局),地(市)设卫生健康委员会,县(区、市)也设卫生健康局。而在农村乡(镇)政府或城市街道办事处则设立了分管卫生或卫生专职干部,负责所辖地区内的卫生工作,如图 19-2所示。

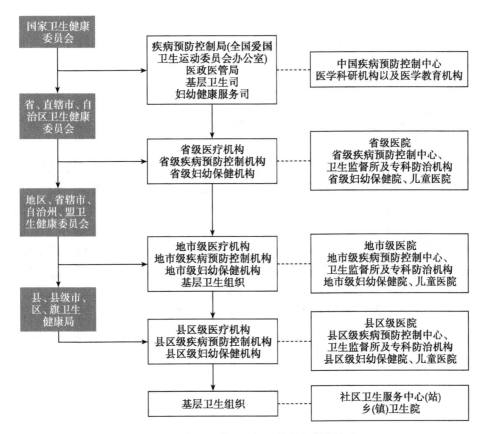

图 19-2　中国公共卫生行政体系和服务体系

层级越高的卫生行政机关,如国家卫生健康委员会或省卫生健康委员会,其公共卫生管理部门分工越细。地方各级卫生行政组织根据国家卫生健康委员会所设的业务司(局),结合各地卫生工作的实际情况,设置相应的处、科、股等,分管各项业务工作。地方各级卫生行政组织在同级人民政府领导下进行工作,同时接受上一级卫生行政部门的工作指导或业务指导。

1. **中央卫生行政组织——国家卫生健康委员会** 属国务院的组成部门之一,是主管全国卫生工作的最高卫生行政领导机关。负责贯彻落实党中央关于卫生健康工作的方针政策和决策部署,坚持和加强党对卫生健康工作的集中统一领导,组织医疗卫生人员开展防病、治病工作,保护人民身心健康,提高全民族的身体素质。

1949 年 11 月 1 日成立中央人民政府卫生部,1954 年 10 月 10 日改为中华人民共和国卫生部,简称卫生部。2013 年十二届全国人大一次会议通过国务院机构改革方案,卫生部与国家人口和计划生育委员会的计划生育管理和服务职能合并组建"国家卫生和计划生育委员会"。2018 年 3 月 17 日第十三届全国人民代表大会第一次会议批准了《国务院机构改革方案》,组建"国家卫生健康委员会"。将国家卫生和计划生育委员会、国务院深化医药卫生体制改革领导小组办公室、全国老龄工作委员会办公室的职责,工业和信息化部的牵头《烟草控制框架公约》履约工作职责,国家安全生产监督管理总局的职业安全健康监督管理职责整合。保留全国老龄工作委员会,日常工作由国家卫生健康委员会承担。民政部代管的中国老龄协会改由国家卫生健康委员会代管。国家中医药管理局由国家卫生健康委员会管理。不再保留国家卫生和计划生育委员会。不再设立国务院深化医药卫生体制改革领导小组办公室。2018 年 3 月 27 日,新组建的国家卫生健康委员会正式挂牌。新一轮改革强调树立大卫生、大健康理念,推动实施健康中国战略,以改革创新为动力,以促健康、转模式、强基层、重保障为着力点,把以治病为中心转变到以人民健康为中心,为人民群众提供全方位全周期健康服务。一是更加注重预防为主和健康促进,加强预防控制重大疾病工作,积极应对人口老龄化,健全健康服务体系。二是更加注重工作重心下移和资源下沉,推进卫生健康公共资源向基层延伸、向农村覆盖、向边远地区和生活困难群众倾斜。三是更加注重提高服务质量和水平,推进卫生健康基本公共服务均等化、普惠化、便捷化。四是协调推进深化医药卫生体制改革,加大公立医院改革力度,推进管办分离,推动卫生健康公共服务提供主体多元化、提供方式多样化。

国家卫生健康委员会内设 22 个司局,与履行公共卫生管理职责相关的司局主要包括:卫生应急办公室(突发公共卫生事件应急指挥中心)、疾病预防控制局(全国爱国卫生运动委员会办公室)、基层卫生健康司、妇幼健康司、职业健康司、食品安全标准与监测评估司、综合监督局等。

2. **省、自治区、直辖市卫生行政组织——省、自治区、直辖市人民政府卫生健康委员会** 属同级人民政府的卫生行政组织,行政首长设为主任,公共卫生管理职责相关处室主要有卫生应急办公室、疾病预防与控制处(省爱国卫生运动委员会办公室)、卫生监督处、食品安全标准与监测评估处、基层卫生处(或基层指导处)、妇幼保健与社区卫生处(或妇幼健康服务处)、公共卫生监督处(或综合监督处)等。

省级卫生行政部门的公共卫生管理职责包括贯彻执行国家和省有关卫生和计划生育、中医药工作计划的法律法规和方针政策,负责疾病预防控制工作,协调有关部门对重大疾病实施防控与干预,组织实施免疫规划工作。制定职责范围内职业卫生、放射卫生、环境卫生、学校卫生、公共场所卫生、饮用水卫生管理规范、标准和政策措施,组织开展相关检测、调查、评估和监督,负责传染病防治监督。组织开展食品安全风险监测、评估,依法制定并公布食品安全标准,参与食品、食品添加剂及相关产品新原料、新品种的安全性审查。负责组织拟订基层卫生和计划生育服务、妇幼卫生发展规划和政策措施,指导全省基层卫生和计划生育、妇幼卫生服务体系建设,推进基本公共卫生和计划生育服务均等化,完善基层运行新机制和乡村医生管理制度。随着卫生管理体制的改革,各省的工作重点有所不同,各省级卫生行政部门的机构设置也不尽相同。

3. **地、市卫生行政组织——地、市卫生健康委员会** 其机构设置与省卫生健康委员会基本相似,负责所辖区内的卫生行政工作。

4. **县、县级市、区行政组织——卫生健康局** 在同级政府领导下,管理本辖区的卫生行政工作。工作重点是抓好农村卫生工作,负责辖区内基层卫生组织建设,具体实施防治疾病规划和各项卫生法规,对医疗机构、公共卫生、食品卫生、传染病、妇幼保健等进行执法监督,开展卫生应急、爱国卫生等工作。

5. 乡(镇)、街道办事处——农村乡(镇)政府或城市街道办事处　一般只设有专职或兼职人员负责卫生工作,而无单独的卫生行政组织。有些地区还将这种卫生行政管理工作交给乡(镇)卫生院承担。

地方各级卫生行政组织是在同级人民政府领导下进行工作,同时接受上一级卫生行政部门的工作指导或业务指导。

(二)公共卫生服务组织体系

卫生服务组织以保障居民健康为主要目标,直接或间接给居民提供预防、医疗、保健、康复、健康教育和健康促进等服务,按照职能分工可分为:医疗服务机构、疾病预防控制机构、卫生监督机构、妇幼保健机构、血液及血液制品生产机构、医学教育机构、医学科学研究机构以及基层卫生组织。

1. 医疗服务机构　医疗服务机构是指经卫生行政部门批准,并取得《医疗机构执业许可证》,从事疾病诊断、治疗,同时具有预防、康复、健康咨询等多种功能,为保障人民健康进行服务的服务组织。医疗机构根据任务和服务对象不同可分为不同类型,如综合医院、专科医院、疗养院、康复医院等。为应对突发情况,医疗机构中还有一类特殊的组成部分,即急救中心,专门负责院前急救服务工作,承担重大突发性灾害、事故的现场医疗救援任务。

县及县以上医院可分为综合医院、中医医院、医学院校附属医院及各种专科医院,如传染病医院、精神病医院、结核病院、妇产医院、儿童医院、麻风病医院、职业病医院、肿瘤医院、康复医院、口腔医院、眼科医院、耳鼻喉医院、骨科医院、整形医院和中西医结合医院等。综合医院中一般都设有内、外、妇、儿、眼、耳鼻喉、皮肤、检验、检查等专业科室。较大的综合医院的临床科室又分亚科,如内科还分为心内科、神经内科、呼吸内科、消化内科、肾病内科、内分泌内科等;外科也分为颅脑外科、骨科、胸科、肛肠科等。科室的设置是根据群众的需求、专业特长及管理的需要而定。各级各类医院的科室设置基本类同,但每个医院都有自己独特的科室设置。

2. 疾病预防控制机构　疾病预防控制机构是运用预防医学理论、技术进行卫生防疫工作监测、科研、培训相结合的专业机构,是当地卫生疾病预防控制业务技术的指导中心。疾病预防控制机构包括各级疾病预防控制中心和专科防治机构等。国家、省(直辖市、自治区)、地区(市、州、盟)、县(市、旗、区)各级都设有疾病预防控制机构,其性质大体相近,但因级别不同,任务有所不同。

中国疾病预防控制中心(以下简称中国疾控中心),是由政府举办的实施国家级疾病预防控制与公共卫生技术管理和服务的公益事业单位。1983 年 12 月 23 日,卫生部报请国务院批准,成立中国预防医学中心。1986 年 1 月 19 日,中国预防医学中心更名为中国预防医学科学院。按照国家卫生改革与发展的要求,2002 年 1 月 23 日,在中国预防医学科学院、卫生部工业卫生实验所、中国健康教育研究所、中国农村改水技术中心的基础上,组建成立了中国疾病预防控制中心。其后,随着卫生监督体制和疾病预防控制体制改革的不断深入,各级行政区域逐步建立了相应的疾病预防控制机构,如图 19-3 所示。

中国疾控中心的使命是通过对疾病、残疾和伤害的预防控制,创造健康环境,维护社会稳定,保障国家安全,促进人民健康;其宗旨是以科研为依托、以人才为根本、以疾控为中心。在国家卫生健康委的领导下,发挥技术管理及技术服务职能,围绕国家疾病预防控制重点任务,加强对疾病预防控制策略与措施的研究,做好各类疾病预防控制工作规划的组织实施;开展食品安全、职业安全、健康相关产品安全、放射卫生、环境卫生、妇女儿童保健等各项公共卫生业务管理工作,大力开展应用性科学研究,加强对全国疾病预防控制和公共卫生服务的技术指导、培训和质量控制,在防病、应急、公共卫生信息能力的建设等方面发挥国家级的指导作用,如表 19-1 所示。

此外,还有专科防治机构,如寄生虫病防治所(站)、结核病防治院(所)、皮肤病防治院(所、站)、性病防治所、血吸虫病防治站(院)、劳动卫生研究所、职业病防治院(所)、环境卫生研究所、食品卫生研究所、放射卫生防护所等。

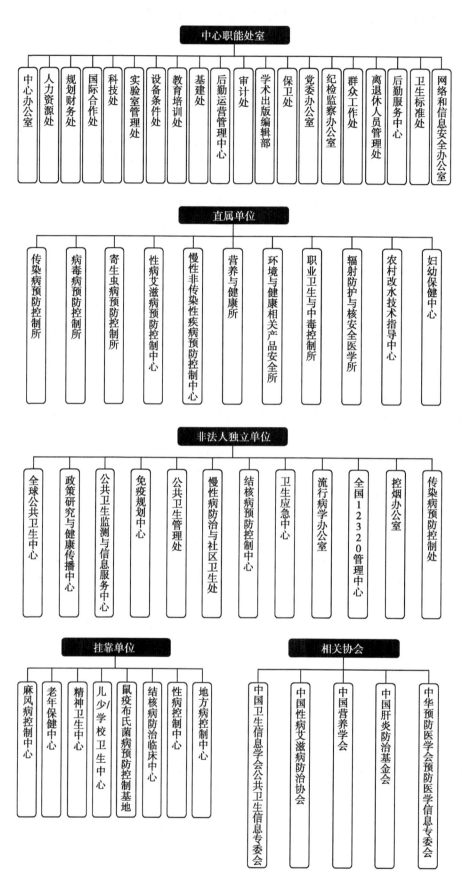

图 19-3 中国疾病预防控制中心机构设置

表 19-1 疾病预防控制中心职能和主要任务

职能	主要任务
疾病预防与控制	调查、分析和研究传染病、地方病、寄生虫病、慢性非传染病等疾病的发生、分布、流行和发展规律,开展流行病学监测和实验室检测,制定预防控制与措施,实施疾病预防控制工作规划和方案,预防控制相关疾病的发生与流行
突发公共卫生事件应急处置	承担《突发公共卫生事件应急条例》及相关法律法规规定的任务,开展突发公共卫生事件、救灾防病的应急准备、监测报告、调查确认、预测预警、现场处置和效果评估
疫情及健康相关因素信息管理	构建和维护公共卫生信息网系统,收集、报告、分析和评价疾病与健康危害因素等公共卫生信息,建立健全预测预警机制,为应急处置和疾病预防控制决策提供依据,为社会提供信息服务
健康危害因素监测与控制	开展食品、职业、环境、放射、学校等领域中,影响人群生存及生命质量的危险因素的监测,提出干预策略,预防控制相关因素对人体健康的危害,减少食源性、职业、环境相关疾病、学生常见病和中毒事件的发生
实验室检测分析与评价	开展疾病和健康相关危害因素的生物、物理、化学因子的检测,进行传染病病原学分离鉴定、疾病危害因素实验室诊断、中毒事件的毒物分析与鉴定和毒理学评价,为突发公共卫生事件的应急处置、疾病和健康相关危害因素的预防控制及卫生监督执法等提供技术支持
健康教育与健康促进	开展健康教育、健康咨询,普及卫生防病知识,进行心理和行为干预。运用健康促进的策略,动员社会共同参与卫生防病工作,提高公众的健康意识和社会公德意识,帮助公众掌握自我保健与防护技能,减少疾病流行和突发公共卫生事件造成的身心危害,提高生命与生活质量
技术指导与应用研究	拟定重点疾病及健康危害因素预防控制规划、预案和工作方案;对疾病预防控制工作进行技术指导、培训和考核;开展应用性研究;引进开发和推广应用新技术、方法;承担技术仲裁,提供技术咨询

3. 国家食品安全风险评估中心 国家食品安全风险评估中心(China National Center for Food Safety Risk Assessment,CFSA)成立于 2011 年 10 月 13 日,填补了我国食品安全风险评估领域长期以来缺乏专业技术机构造成的空白。

国家食品安全风险评估中心是经中央机构编制委员会办公室批准、直属于国家卫生健康委员会的公共卫生事业单位,主要职责为:①开展食品安全风险监测、风险评估、标准管理等相关工作,为政府制定相关的法律、法规、部门规章和技术规范等提供技术咨询及政策建议;②拟订国家食品安全风险监测计划,开展食品安全风险监测工作,按规定报送监测数据和分析结果;③拟订食品安全风险评估技术规范;承担食品安全风险评估相关工作,对食品、食品添加剂、食品相关产品中生物性、化学性和物理性危害因素进行风险评估,向国家卫生健康委员会报告食品安全风险评估结果等信息;④开展食品安全风险评估相关科学研究、成果转化、检测服务、信息化建设、技术培训和科普宣教工作;⑤承担食品安全风险评估、食品安全标准等信息的风险交流工作;⑥承担食品安全标准的技术管理工作;⑦开展食品安全风险评估领域的国际合作与交流;⑧承担国家食品安全风险评估专家委员会、食品安全国家标准审评委员会等机构秘书处工作;⑨承办国家卫生健康委员会交办的其他事项。

依据上述职责,国家食品安全风险评估中心设 17 个内设机构:办公室、发展规划处、风险监测部、风险评估部、风险交流部、食品安全标准研究中心、检定和应用技术研究中心、国民营养行动中心、资源协作处、信息技术处、科教与国际合作处、人事处、财务处、审计处、条件保障处、党群工作处、纪检监察室。

作为负责食品安全风险评估的国家级技术机构,紧密围绕"为保障食品安全和公众健康提供食品安全风险管理技术支撑"的宗旨,国家食品安全风险评估中心承担着"从农田到餐桌"全过程食品安全风险管理的技术支撑任务,服务于政府的风险管理,服务于公众的科普宣教,服务于行业的创新发展。

4. 卫生监督机构 卫生监督是国家管理卫生事务的重要形式,其基本任务是保障市场经济和各种社会活动中的正常卫生秩序,预防和控制疾病的发生与流行,保护公民的健康权益。

卫生监督所(局)是卫生行政部门行使卫生监督执法职能的执行机构,其内设机构原则上包括综合管理、许可审查、监督执法、稽查等部分。省级卫生行政部门应当设立独立的卫生监督执行机构。设区的市级和县级原则上,要求建立独立的卫生监督执行机构,实施过程可分步进行、逐步到位。农村乡镇的卫生监督执法工作,由县级卫生监督执行机构负责。

卫生监督所(局)在同级卫生行政部门领导下和上级卫生监督执行机构的指导下,依法在公共卫生、医疗保健等领域,包括健康相关产品、卫生机构(包括医疗、预防保健和采供血机构等)和卫生专业人员执业许可,开展综合性卫生监督执法工作。履行下列职责:①组织拟定卫生监督执法工作计划并实施;②负责卫生许可和执业许可的申请受理、初审、上报和批准后证书发放的具体工作;③组织卫生监督执法检查,定期上报抽检结果;④协助卫生行政部门定期向社会通报卫生监督结果;⑤对卫生污染、中毒事故等重大、突发事件等进行调查取证,采取必要的控制措施,提出处理意见;⑥组织现场监督检测、采样工作;⑦负责卫生监督信息的收集、整理、分析和报告;⑧负责对卫生监督员法律知识和业务的培训工作;⑨负责对卫生监督执法的投诉、举报的受理和查处工作;⑩开展卫生法律法规知识的宣传教育和咨询;⑪对新建、扩建、改建工程的选址、设计进行卫生审查和竣工验收;⑫承担卫生行政部门交付的其他任务。

省级卫生行政部门的卫生监督执行机构原则上以宏观管理和工作指导为主;县级卫生监督执行机构按照属地管辖的原则,具体执行第一线卫生监督执法任务。地方各级卫生行政部门按照法律法规和卫生健康委员会有关卫生行政执法分级管理的规定,承担卫生监督执法任务。

5. 妇幼保健机构　妇幼保健机构是专门提供妇幼健康服务的专业组织,包括妇幼保健院、儿童医院及妇幼保健站(所)等。妇幼保健机构以妇幼人群的预防保健为主要任务,兼有预防保健与临床医疗双重任务。根据国家卫生健康委员会《妇幼保健机构管理办法》规定,妇幼保健机构提供以下公共卫生服务:①完成政府和卫生行政部门下达的指令性任务;②掌握本辖区妇女儿童健康状况及影响因素,协助卫生行政部门制定本辖区妇幼卫生工作的相关政策、技术规范及各项规章制度;③受卫生行政部门委托,对本辖区各级各类医疗保健机构开展的妇幼卫生服务进行检查、考核与评价;④负责指导和开展本辖区的妇幼保健健康教育与健康促进工作,组织实施本辖区母婴保健技术培训,对基层医疗保健机构开展业务指导,并提供技术支持;⑤负责本辖区孕产妇死亡、婴儿及5岁以下儿童死亡、出生缺陷监测、妇幼卫生服务及技术管理等信息的收集、统计、分析、质量控制和汇总上报;⑥开展妇女保健服务,包括青春期保健、婚前和孕前保健、孕产期保健、更年期保健、老年期保健。重点加强心理卫生咨询、营养指导、计划生育技术服务、生殖道感染/性传播疾病等妇女常见病防治;⑦开展儿童保健服务,包括胎儿期、新生儿期、婴幼儿期、学龄前期及学龄期保健,受卫生行政部门委托对托幼园(所)卫生保健进行管理和业务指导。重点加强儿童早期综合发展、营养与喂养指导、生长发育监测、心理行为咨询、儿童疾病综合管理等儿童保健服务;⑧开展妇幼卫生、生殖健康的应用性科学研究并组织推广适宜技术。同时,妇幼保健机构提供以下基本医疗服务,包括妇女儿童常见疾病诊治、计划生育技术服务、产前筛查、新生儿疾病筛查、助产技术服务等,根据需要和条件,开展产前诊断、产科并发症处理、新生儿危重症抢救和治疗等。

6. 基层卫生组织　基层卫生组织是指城市的社区卫生服务中心与社区卫生服务站和农村的乡(镇)卫生院以及各种形式开办的卫生保健所、诊所、医室或私人诊所。截至2020年2月,全国统计现有基层医疗卫生机构96.0万个,其中:社区卫生服务中心(站)3.5万个,乡镇卫生院3.6万个,村卫生室62.1万个,诊所(医务室)26.7万个,床位138万张。

在我国卫生组织中,无论城市和乡村,基层卫生组织的作用在于融医疗、预防和保健工作为一体。因此,基层卫生组织为人民群众获得初级卫生保障发挥了重大作用,如图19-4、图19-5所示。

7. 血液及血液制品生产机构　血站、单采血浆站及生物制品生产单位在医药卫生事业发展中具有特别地位,其生产管理比较上述各种卫生组织的管理更加严格。截至2017年年底,全国共设置血液中心32个,中心血站321个,中心血库99个;单采血浆站224个;固定采血点1380个;境内血液制品生产企业28家。

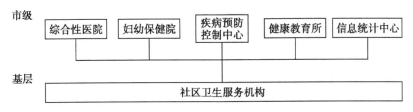

图 19-4　城市卫生服务组织

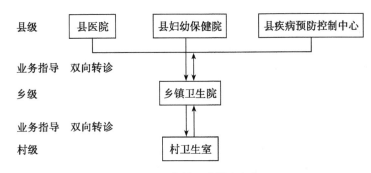

图 19-5　农村卫生服务组织

8. **医学教育机构**　医学教育机构主要包括各高等、中等医药院校,在 2000 年教育管理体制改革之前,高等医药院校几乎都归卫生部或省级卫生行政部门管理。其中,卫生部所属的北京医科大学、上海医科大学、同济医科大学、华西医科大学、中山医科大学等院校现都与当地综合大学合并,归教育部或省教育厅所管辖,目前,卫生健康委员会所属的仅有协和医科大学。原各省(自治区、直辖市)卫生厅(局)所属的高等医学院校也逐步与当地综合大学合并。在高等医学院校中,有些还为企业部门建立,如铁道部所属的南京铁道医学院、原煤炭部所属的唐山煤炭医学院等,现都划归所在地省教育部门管理。

9. **医学科研机构**　主要包括中国医学科学院系统和中国中医科学院系统。这些系统中,主要分为中央级研究机构、省(自治区、直辖市)级研究机构,某些专业领域还包括地(市)级研究机构。各级各类医学研究机构往往与实际工作单位同时存在,其目的是将研究的成果尽快应用到实际工作中去,尤其是临床医学研究必须结合临床工作的需求,才有科学研究的价值。在医学科研机构中,专门从事卫生事业管理的有卫生健康委员会卫生经济研究所和卫生健康委员会医院管理研究所。

(1) 中国医学科学院:1950 年,经对中华人民共和国成立前遗留下的中央卫生实验院改造后,成立了中央卫生研究院,1956 年更名为中国医学科学院,并于 1957 年与协和医学院合并。现下设基础医学研究所、临床医学研究所、神经科学研究所、血液学研究所、医学生物学研究所、放射医学研究所、生物医学工程研究所、药物研究所、心血管病研究所、医药生物技术研究所、肿瘤研究所、药用植物研究所、病原生物学研究所、微循环研究所、输血研究所、皮肤病研究所、整形外科研究所、图书馆、医学信息研究所及医学实验动物研究所等,同时设有 6 所直属医院(北京协和医院、阜外心血管病医院、肿瘤医院、整形医院、血液医院和皮肤病医院)和一所共建医院(北京天坛医院)。

(2) 中国中医科学院:中国中医科学院(原中国中医研究院)成立于 1955 年 12 月,现下设中医基础理论研究所、中药研究所、针灸研究所、中医药信息研究所及中国医史文献研究所等 17 个研究所,以及附设广安门医院、西苑医院、望京医院、眼科医院、针灸医院和中医门诊部等 6 家医疗机构,同时拥有 2 家分院、1 家研究生院、3 家制药企业以及中医古籍出版社、中医杂志社等学术单位。

(3) 国家卫生健康委员会卫生发展中心:国家卫生健康委员会卫生发展研究中心的前身是卫生部卫生经济研究所,于 1991 年经国家编委批准成立,2010 年更名为卫生部卫生发展研究中心,2014 年更名为国家卫生计生委卫生发展研究中心。中心现设有 15 个研究室,3 个行政管理处室,4 个附设机构及 1 个博士后科研工作站,主要职责:①开展国家卫生改革与发展战略研究,参与卫生改革发展实践工作;

②开展与国民健康相关的公共卫生政策研究,为国家制定卫生政策提供咨询与建议;③开展卫生管理领域的研究与实践;④开展卫生政策与技术评估的研究与实践工作;⑤卫生经济与卫生管理基础理论与方法学研究及其实践工作。

(4) 国家卫生健康委员会医院研究所:国家卫生健康委员会医院管理研究所创立于 1991 年 9 月 18 日,下设医院发展战略研究部、信息标准化研究部、医疗质量研究部、医院经营管理研究部、卫生法学研究部等 17 个部门。研究所的主要任务是开展医院管理科学研究,培养医院管理人才,采集有关信息为政府有关部门制定政策、法规、标准、规范提供必要的科学依据,力争在全国医院管理方面发挥指导和资讯服务中心的作用。

(三) 社会相关公共卫生组织(第三方组织)

社会相关公共卫生组织(第三方组织)即非政府组织(non-governmental organization, NGO)。所谓非政府组织,通常是指是一个不属于政府、不由政府部门建立的组织。较为流行的定义是美国约翰·霍普金斯大学莱斯特·萨拉蒙(Salamon,1999 年)教授提出的所谓 5 特征法,即将具有组织性、非政府性、非营利性、自治性和志愿性 5 个特征的组织界定为 NGO。但事实上,无论是在国际上还是在中国,非政府组织都不具有非常明确的内涵和外延。各个国家和地区根据自己的实际情况,对非政府组织的界定也会有所侧重。由于它独立于政府和服务组织之外,以示区别,所以将非政府组织称为第三方组织。

然而,在我国,几乎不存在完全符合以上标准的非政府组织,很多由民间发起的第三方组织都挂靠于某些政府部门,或者本身就是政府部门下设的事业单位,而且,很多所谓的第三方组织的工作内容也由政府部门予以界定或管理。然而,和行政组织或服务组织不同的是:这些第三方组织没有政府所赋予的行政权力,工作方式和运作机制上也不受政府部门的严格限制,不以营利为目的,主要开展公益性或互益性活动,是独立于党政体系之外与卫生有关的社会实体。

社会相关卫生组织(第三方组织)可分为三类:由国家机关、人民团体的代表组成的群众性卫生组织;由卫生专业人员组成的学术团体;由广大群众卫生积极分子组成的基层群众卫生组织。在我国影响比较大的社会卫生组织包括:爱国卫生运动委员会、中华医学会、中华预防医学会、中国医师协会、中国中西医结合研究会、中国药学会、中华护理学会、中国红十字会、卫生工作者协会、中国农村卫生协会、全国中药学会、初级卫生保健基金委员会等。

1. **学会**　学会是由科技工作者自愿组成的科技学术性团体,是科技发展的必然产物。学会的根本任务是科研、学术交流、促进学科发展,发现、培养、推荐人才,促进科技成果转化。代表科技工作者与政府沟通,反映科技工作者心声,维护科技工作者权益。学会会员主要是专家学者、高等院校、科研院所和各界中的广大科技工作者。学会组织活力往往取决于一个地区学科发展的水平和地位,与学科带头人的学术造诣和社会名望紧密相关。如中华医学会、中华预防医学会、中华全国中医学会、中华护理学会等。

(1) 中华医学会:成立于 1915 年,是中国医学科学技术工作者自愿组成并依法登记的学术性、非营利性社会组织。中华医学会的宗旨是团结医务工作者,传播医学科学知识,弘扬医学道德,崇尚社会正义。现有 88 个专科分会,67 万余名会员,462 个专业学组,加入了 42 个国际性/区域性医学组织,并与 47 个省、自治区、直辖市以及副省级城市地方医学会保持着密切的合作。

中华医学会的主要业务包括:开展医学学术交流;学会出版发行 183 种纸质、电子系列医学期刊,每年主办、承办近 200 个国际国内医学学术会议;开展继续医学教育;开展科普活动、发展网络媒体和开辟医生论坛等形式,传播并普及医学科学知识;组织医学科学技术评审和重大临床专项等工作,促进医学科学技术进步和成果转化;组织双边互访和学术论坛开展国际合作项目,促进国际多边或双边医学交流;发现、推荐和培养优秀医学科技人才;宣传、奖励医德高尚、业务精良的医务人员;承担政府委托职能及承办委托任务;组织医疗事故技术鉴定工作;推动医学科研成果的转化和应用;向党和政府反映医学科技工作者的意见和要求。

(2) 中华预防医学会:成立于 1987 年 11 月,是公共卫生与预防医学领域科技工作者自愿组成的全国性学术团体,是国家卫生健康委员会的直属联系单位,中国科学技术协会的组成部分。目前,全国所有省、自治区和直辖市均已成立了预防医学会,市级和县级预防医学会也相继成立,在全国已基本形成完整的预防医学学会体系。中华预防医学会总部设在北京,已有单位会员1486个,会员超过11万名,其中专科会员1万多名。学会下设64个分支机构,基本涵盖了公共卫生和预防医学的分支学科。学会所属系列期刊69种,科普报纸1种。

预防医学会主要任务包括:组织公共卫生与预防医学科技工作者,开展学术交流,活跃学术思想,促进学科发展,推动自主创新;开展科学普及,弘扬科学精神,普及科学技术与知识,促进健康素养提高;开展人才培养,更新科学技术知识和技能,发现、培养、举荐专业人才,提高专业技术人员业务水平;开展科技服务,提供决策咨询、科技奖励、科技评估、标准制定、职业资格认证等服务,推动承接政府转移职能、拓宽公共科技服务渠道;开展学风建设,推动建立和完善科学研究诚信监督机制,促进科学道德建设;开展国际交流,发展国际学术社团和科技工作者友好交往,促进国际合作;反映会员诉求,维护会员科学技术工作者的合法权益,建设科技工作者之家;兴办符合学会宗旨的公益性事业和业务活动。

2. **协会**　协会是由卫生工作者自愿组成的产业性经济团体,是社会经济发展的必然产物。协会的根本任务是统计行业信息、运行情况,代表职业群体与政府沟通,反映群体要求,维护群体权益。协会会员主要是符合一定条件的卫生行业工作者,如中国医院协会、中国医师协会、中国性病艾滋病防治协会等。

(1) 中国医院协会:是由依法获得医疗机构执业许可的二级以上医疗机构自愿组成的全国性、行业性、非营利性的社会团体。中国医院协会的业务主管单位是中华人民共和国国家卫生健康委员会,依法接受其业务指导;登记机关是中华人民共和国民政部,接受其监督管理。中国医院协会的宗旨:服务会员、服务行业、服务政府、服务社会。中国医院协会重点工作任务:积极投身医院改革,引领行业发展;制订推广规范标准,强化行业自律;汇聚专家集体智慧,打造行业智库;维护医院合法权益,反映行业诉求;开展医院评价、评估,促进行业建设;搭建信息数据平台,服务行业管理;优化分支机构布局,推动行业进步;实施管理交流培训,提升行业素质;努力发展单位会员,扩大行业覆盖;强化对外交流合作,满足行业需求。

(2) 中国医师协会:中国医师协会于2002年1月成立,是具有独立法人资格的国家一级社会团体,是由执业医师、执业助理医师自愿组成的全国性、行业性、非营利性组织。协会的宗旨是服务、协调、自律、维权、监督、管理。协会的主要任务是促进职业发展,加强行业管理,团结组织广大医师,贯彻执行《中华人民共和国执业医师法》,弘扬以德为本,救死扶伤人道主义的职业精神,开展对医师的毕业后医学教育、继续医学教育和定期考核,提高医师队伍建设水平,维护医师合法权益,为我国人民的健康服务。

此外,还有诸如中国肝炎防治基金会、中国康复医学研究会等组织也在相关领域为人群健康和推动卫生事业的发展作出了较大贡献。

从大健康的观念出发,公共卫生组织还包括:①公共安全组织:如警察、消防队、医疗急救中心。他们的工作常常是预防处理外伤和其他与健康有关的紧急情况。②环境保护、劳动保护和食品安全机构:依靠执法和提倡健康安全的环境和组织,保护人群的健康。③教育、体育促进机构和组织:他们帮助、告知、教育、培养儿童青少年做出决定,并负责为他们的健康和生活选择合适的行动,以及为社会做出积极的贡献。④娱乐和文艺组织:主要是为在社区居住、工作和娱乐的人们,提供物质和精神生活的环境。

(四) 爱国卫生运动委员会

1949年10月,中央人民政府政务院成立中央防疫委员会;1952年3月,政务院决定重新组建中央防疫委员会,同年12月改名为中央爱国卫生运动委员会,按中央的要求,各级政府、各部门、各单位从上至下均建立爱国卫生运动委员会,广泛组织城乡居民和单位职工开展大扫除,清洁环境和灭蝇、灭蚊、灭蚤、灭鼠以及杀灭其他病媒昆虫的工作,在全国兴起"除四害,讲卫生,消灭疾病,振奋精神,移风易俗,改造国家"的爱国卫生运动。1998年8月,国务院决定将中央爱国卫生运动委员会改名为全国爱国卫生运动委员会。2013年3月,成立国家卫生和计划生育委员会疾病预防控制局(全国爱国卫生运动委员会办公室)。

全国爱国卫生运动委员会的基本职能:

1. 依据我国新时期的战略任务、工作重点,按照国民经济和社会发展的总体规划,制定国家爱国卫生工作的方针、政策和发展规划,协调、推动政府有关部门和团体,制定和执行本系统爱国卫生工作计划。

2. 动员组织群众,推动卫生城镇创建和健康城市建设。加强城乡环境卫生整治,开展病媒生物防制,推进农村改水改厕,开展环境健康危害因素监测。协调开展重大疾病防治和突发公共卫生事件的群防群控、重大自然灾害的卫生防疫工作。开展全民健康教育和健康促进活动,普及卫生知识,促进人民身心健康。

3. 协调国务院有关部门及社会团体为爱国卫生工作开展创造条件,提供必要的人力、物力、财力保证。开展群众性卫生监督,不断改善城乡生产、生活环境卫生条件。组织卫生检查和效果评价,提高人民健康水平。

4. 指导、督促检查重点行业和各省、自治区、直辖市人民政府爱国卫生工作开展情况。

5. 开展爱国卫生立法工作,促进爱国卫生工作逐步纳入法制化管理轨道。

爱国卫生运动充分发挥了我们社会主义制度优越性以及党和政府动员群众和社会力量做好工作的优势。《国务院关于加强爱国卫生工作的决定》归纳了爱国卫生工作24字基本方针,即"政府组织,地方负责,部门协调,群众动手,科学指导,社会监督"。爱国卫生运动的方针不仅符合我国的国情,在长期实践中取得了举世瞩目的成就,与世界卫生组织倡导的健康促进理论和工作策略相比较,其原则和精髓是高度一致的。

(五) 中国港、澳、台公共卫生体系

中国的香港、澳门特别行政区和台湾地区同处于东南中国沿海的三个岛屿或半岛,气候和地理条件相似,又都经历过殖民统治,但在卫生体系建设和公共卫生发展上有着不同的轨迹。中国的港、澳、台公共卫生体系发展对该地区乃至全国的公共卫生体系的发展有着重要的借鉴意义。

1. 中国香港公共卫生体系 中国香港位于中国南海,地处珠江口,紧邻广东深圳,陆地面积约1 106km^2,地处亚热带,大部分时间气候温和,人口密度约6 540/km^{2}人,是世界上人口最为密集的地区之一。

港英政府(1841—1997年)在统治初期只关注驻港英军的健康、环境和公共卫生,而对个人卫生保健则认为并非政府的责任,而应留给市场,这种管制理念为日后私家服务成为基层医疗主体提供了条件。到1962年,终于确认了政府在卫生保健服务中应承担的作用,自此,香港的公立医院服务得到政府的大幅度财政支持。1990年,成立医院管理局(以下简称医管局),医管局的行政总裁直接向食物及卫生局局长负责,食物及卫生局负责制定医管局政策并监察医管局工作。1997年以后,政权的交接并未对中国香港的公共卫生政策产生明显的影响,最主要的变化是成立卫生防护中心,此前,中国香港并没有专门的卫生行政机构进行疾病控制与监察。2003年SARS的暴发,暴露了当时卫生系统在紧急传染性疾病防控方面的不足和漏洞。2004年6月,卫生防护中心成立,隶属于政府卫生署,主要负责对紧急公共卫生事件采取应急行动,进行流行病的监察与控制,并承担对主要传染性疾病的治疗及相关检测化验服务。

特区政府食物与环境卫生署下属的食物与卫生局是中国香港现有公共卫生行政系统的最高管理部门,主要负责制定全港医护服务的政策及资源分配,并制定医护人员规划培养策略以及疾病预防、健康促进等居民公共健康服务。医院管理局是独立于政府机构的公立医疗管理机构,提供住院、专科门诊、日间医院(相当于康复及护理中心)、普通科门诊及中医服务。政府对公立医疗机构有高度的规划和管理,而私立医疗机构及庞大的私家医师队伍则处于自治状态,政府的监管较为有限。

中国香港的卫生体系中,公立和私立在不同部分各占有重要的比重。住院服务的95%由医管局公立医院提供,其余的5%由私立医院承担。而门诊服务的70%~80%由独立执业的私家医师承担,政府门诊占整个门诊量的20%~30%。预防保健等公共卫生服务主要由政府卫生署下的健康中心提供,如图19-6所示。

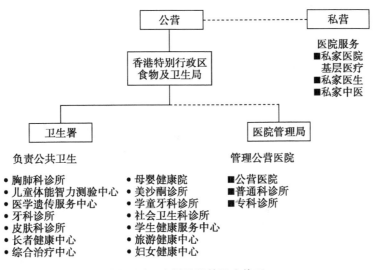

图 19-6　中国香港的卫生体系
来源：中国香港特区政府卫生署网站。

2. 中国澳门公共卫生体系　中国澳门位于珠江三角洲的南端，紧邻广东省珠海市，陆地面积 32.9km²，2019 年，人口 68 万，是世界上人口最稠密的地区之一。中国澳门的公共卫生设施在亚洲各国及地区中，居发展前列。

殖民统治（1887—1999 年）时期，主要进行疫症的预防控制，直到 19 世纪，才开始系统地构建医疗卫生系统。澳门回归后，特区政府聘请国际顾问公司对中国澳门的卫生医疗系统做全面的评估及检视，为医疗改革制订方案。2001 年，澳门特别行政区政府卫生局疾病预防控制中心成立，是直属于卫生局的技术单位，其主要职责为：监测及研究本地区重点健康问题，尤其是传染病、慢性非传染病、职业有关疾病、伤害等，以及重点健康影响因素之情况；与国际机构，其他国家或地区的相关部门建立信息网络，交换疾病控制信息；及时向卫生行政机关、卫生服务机构、卫生专业人员、大众传播媒介及公众发布健康信息；为预防和控制重点健康问题，研究、拟定和建议卫生政策、法规和标准；为预防和控制重点健康问题制定疾病防制计划、方案和指引，推动并参与落实该计划和方案，并评价其成效；制定及推行防疫接种计划和疾病根治计划；协调及推行环境、食物、职业、学校卫生等的监察工作；领导、支持及推行健康教育工作；制订策略、支持及推行结核病防治工作；推行动物病媒控制工作；保证落实国际卫生有关工作；促进对公共卫生方面的重大或紧急情况的调查和处理，尤其是传染病暴发、环境或食物污染事件等。

中国澳门现有卫生行政系统由中国澳门特别行政区政府卫生局管理，下设专科卫生护理、一般卫生护理、支持及一般行政三个副体系，以及负责传染病防控、健康促进、环境卫生的疾病预防控制中心。卫生局受中国澳门特别行政区政府社会文化司监督，是一个具有行政、财政及财产自治权的公共机构。

中国澳门的医疗卫生服务主要分为政府及非政府两大类。政府提供的医疗服务包括以提供初级保健为主的卫生中心和提供专科服务的仁伯爵综合医院（俗称山顶医院）。非政府提供的医疗服务又可分为接受政府和团体资助的私营及民间医疗单位如镜湖医院、同善堂医疗所、工人医疗所等，以及各类私人诊所及私人化验所。政府在初级卫生护理服务方面是免费的，专科及住院服务亦为公务员等特别指定人群提供免费的医疗服务，此外，也会通过资助或买位的形式，资助非营利医疗机构。市民可根据自身具体情况选用所需的医疗服务。

3. 中国台湾公共卫生体系　中国台湾陆地面积约 3.6 万 km² 由台湾岛、附属岛屿以及位于台湾海峡中的澎湖列岛组成。人口密度 650.9 人/km²，是人口较为稠密地区之一，有超过七成人口集中于西部走廊以台北为中心的五大都会区。中国台湾全岛多山而平原狭窄，对医疗资源的分布和公共卫生服务的可及性形成了巨大挑战。

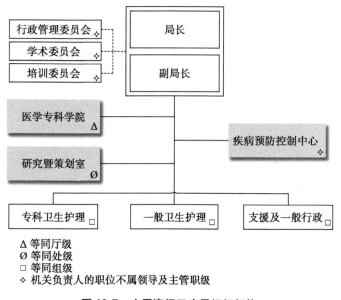

Δ 等同厅级
Ø 等同处级
□ 等同组级
◇ 机关负责人的职位不属领导及主管职级

图 19-7　中国澳门卫生局组织架构

20 世纪以前,鲜有公共卫生的记载。日本殖民统治时期（1895—1945 年）,卫生系统初步建立,但真正的完善始于 1971 年,台湾当局建立地区卫生行政管理机构。1995 年,建立全面的医疗保险体系,此后,台湾地区的卫生体系进入全面发展时期。

2013 年,新的卫生福利机构成立,负责当地卫生行政事务,并对地方卫生机构进行业务指导、监督和协调。卫生福利机构下设"8 司 6 处",包括"健康保险局""疾病管制署（CDC）""民众健康署""中医药委员会""食品药物管理署",以及"全民健保医疗费用协议委员会""健保争议审定委员会""健保监理委员会",形成事权统一的新机构。中国台湾地区共有 22 个地方卫生局,其下于各乡镇地区设有基层医疗保健单位,即卫生所或健康服务中心,主要执行地方性预防保健等公共卫生服务。

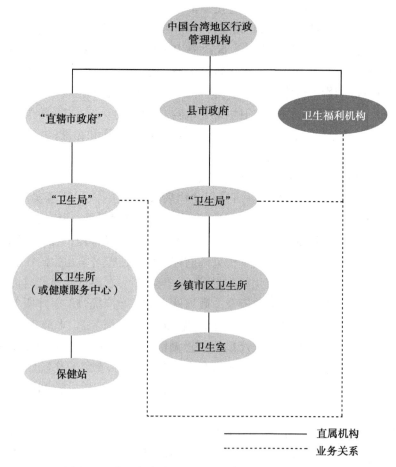

图 19-8　中国台湾地区卫生行政管理机构组织架构图

第二节　国际公共卫生组织

一、概述

随着全球化进程的快速推进,超越国界的健康问题日益凸显,表现为传统和新发传染病传播范围逐渐扩大,与环境、生活行为方式、膳食及人口老龄化密切相关的慢性非传染性疾病广泛流行,被忽视的热带病卷土重来,不同国家、地区的孕产妇和婴幼儿死亡率差异显著,多国继发公共卫生事件等。这些健康问题既严重影响公众生存质量,又造成了极大的经济负担,改善全球健康由此成为各主权国及国际公共卫生组织的重要目标。

国际公共卫生组织是对在国际法律和公约的制约下,与各主权国共同开展全球健康治理工作的各种组织的统称,主要工作内容包括:促进健康,通过提供卫生服务来促进、恢复和维护公众健康;卫生资源配置,根据需要在成员国之间协调和分配所需卫生资源,以达到健康效益最大化;卫生问题管理,在同一制度框架和标准下,对具有全球影响性的卫生问题进行监测和干预;卫生筹资,通过资金筹集、周转和分配来满足人群的健康需求,同时维持资金稳定,建立抵御疾病经济风险的分担机制;健康成果全球共享,在一定规则和条件下,对关系到人类基本健康权益的卫生技术、干预和防控策略等做到信息开放和共享,努力减少健康不公平现象。

国际公共卫生组织通常分为 3 类:多边组织(multilateral organizations)、双边组织(bilateral organizations)及非政府组织(non-governmental organizations,NGOs)。多边组织的资金来源于多个政府及非政府机构并用于多个国家。多边公共卫生组织主要包括世界卫生组织(World Health Organization,WHO)、联合国儿童基金会(United Nations International Children's Emergency Fund,UNICEF)、联合国开发计划署(United Nations Development Programme,UNDP)、联合国人口基金会(United Nations Fund for Population Activities,UNFPA)、联合国粮食及农业组织(Food and Agriculture Organization of the United Nations,FAO)及世界银行(World Bank)等。

双边组织是指建立在单一国家的政府组织或非营利机构,其主要作用是向发展中国家提供帮助,美国国际开发署(United States Agency for International Development,USAID)是目前最为重要的双边公共卫生组织。

NGOs 则是指在地方、国家或国际层面上建立的非营利、自愿性的民间组织,这些组织以任务为导向,重点关注健康、人权以及环境等领域的特定问题。非政府公共卫生组织包括国际红十字会与红新月运动、无国界医生组织(Médecins Sans Frontières,MSF)、国际关怀组织(Care International)及国际人口服务组织(Population Services International,PSI)等。

二、主要国际公共卫生组织

(一) 多边组织

1. **世界卫生组织(WHO)**　WHO 是国际上最大的政府间卫生组织,在国际卫生工作中起指导和协调作用。WHO 成立于 1948 年 4 月 7 日,总部位于瑞士日内瓦,现有 194 个成员国,6 个区域办事处(非洲区域、美洲区域、东南亚区域、欧洲区域、东地中海区域以及西太平洋区域),150 个国家办事处。

(1) WHO 的宗旨及核心职能:WHO 的宗旨是"使世界上所有人都能达到可获得的最高健康和福祉水平",其核心职能为:①指导和协调国际卫生活动;②制定研究议程,传播和应用有价值的卫生信息;③制定规范和标准并促进、监测其实施;④阐明合乎伦理且以证据为基础的政策方案;⑤提供技术支持,促进变革及可持续的机构能力建设;⑥监测卫生状况,评估卫生趋势。

(2) WHO 的工作领域:

1) 卫生系统:监测区域和全球的卫生状况与趋势,汇集所有关于疾病和卫生系统的信息,与世界各国共同致力于提高优质卫生信息的生成、共享和利用。

2）非传染性疾病：参与心血管疾病、脑卒中、癌症、糖尿病、慢性肺病和精神疾病的研究与防治工作。

3）生命全程健康促进：应对环境风险和影响健康的社会因素，重视性别、公平和人权问题，减少国家之间和国家内部的健康差异。

4）传染病：与各成员国一起加强和维持艾滋病、结核病、疟疾和被忽视的热带病的预防、治疗及护理，并通过接种疫苗减少疾病发生。

5）防范、监测和应对：在突发事件中指导和协调卫生应对措施，向各国政府提供支持，开展风险评估，确定优先事项并制定战略重点，提供关键的技术指导、补给和资金，监督卫生状况。WHO还协助各国加强风险管理的核心能力建设，以防范和应对任何可能对人类健康造成危害的突发事件，并在突发事件发生后，协助开展恢复工作。

6）组织服务：由理事机构召集会员国制定政策，法律团队协助制定国际条约，通信联络人员帮助传播卫生信息，人力资源部门从全世界最优秀的公共卫生专家当中引进人才等。

WHO每6年会制定一份工作规划以明确重点工作领域。基于联合国2015年发布的可持续发展目标，《2019—2023年第十三个工作总规划》确定的WHO使命是"增进健康，维护世界安全，为弱势人群服务"，总目标是"确保健康的生活方式，促进各年龄段所有人的福祉"，战略重点是"推进全民健康覆盖，应对突发卫生事件，促进人群健康。"

（3）WHO的主要机构：

1）世界卫生大会：世界卫生大会是WHO的最高决策机构，每年5月在日内瓦举行，由所有成员国派代表参加，其主要职能是决定重要的政策问题，审批两年一度的财政预算，任命总干事。

2）执行委员会：执行委员会是WHO的最高执行机构，由34名卫生领域的专家构成，每位专家都是由世界卫生大会选出的会员国所指派。执行委员会每年至少举行2次全体会议，其主要职能是执行世界卫生大会的决议及政策，促进大会的各项工作。

3）秘书处：秘书处是WHO的常设机构，由大约4 500名卫生及其他领域的行政及专业人员组成，分散在日内瓦总部、6个区域办事处及各会员国工作。秘书处由总干事领导，总干事由执行委员会提名、世界卫生大会任命。

2. 联合国儿童基金会（UNICEF） UNICEF原名"联合国国际儿童紧急救助基金会"，成立于1946年12月11日，总部位于美国纽约，目前在全球190个国家和地区开展工作，其宗旨是尽一切可能维护并促进儿童权益及福祉。

（1）UNICEF的目标及援助对象：UNICEF目标明确，即坚持《儿童权利公约》，与其他组织或个人合作，共同克服儿童成长过程中的各种障碍，包括贫困、暴力、疾病及歧视等，满足儿童基本需求，维护儿童权益，促进儿童潜能的发挥，为儿童提供最好的生活起点。

UNICEF援助对象是儿童、少年及年轻的母亲，其中处境最不利的儿童群体为重点援助对象，包括生活在脆弱社会环境的儿童、残疾儿童、受快速城市化及环境退化影响的儿童等。

（2）UNICEF的工作领域：

1）儿童保护与接纳：与世界各地的合作伙伴共同改善能够为儿童提供保护的政策和服务，为儿童提供一个安全、包容的成长环境。

2）儿童生存：通过营养干预、免疫接种、环境保护等多种途径保护处境最不利的儿童，以降低世界范围内的儿童死亡率。

3）教育：在世界范围内为每个男孩、女孩、残疾儿童提供平等教育。

4）响应紧急情况：为身处紧急情况中的儿童及其家庭提供救生援助及长期援助，减轻儿童因紧急情况而遭受的痛苦、威胁。

5）性别平等：努力争取女童和妇女的平等权利，使其充分参与世界各地的政治、社会及经济活动。

6) 创新为儿童:与各合作伙伴共同制定创新性、创造性解决方案,以帮助儿童和年轻人面对复杂挑战。

7) 供应与物流:努力为世界上处境最不利的儿童提供和运送药品及救生物资。

8) 研究与分析:收集、分析、整理儿童及母婴卫生状况数据,并以此为基础制定各项全球计划和倡议。

(3) UNICEF 的组织机构:UNICEF 下设执行局、执行局秘书办公室及秘书处。执行局是领导机构,由 36 名成员组成,主席负责协调工作。执行局主要职能是审查 UNICEF 的活动,审批政策、方案和预算。执行局秘书办公室为执行局提供支持和服务,负责维持执行局与秘书处的有效联系。秘书处在各有关国家设有办事处,负责处理日常事务。

3. 联合国人口基金会(UNFPA) 联合国人口活动基金会成立于 1969 年,1987 年正式命名为联合国人口基金会(英文缩写保留),总部设在美国纽约,于全球 150 多个国家和地区开展工作。UNFPA 是联合国促进性健康及生殖健康的机构,主要关注对象为女性和年轻人,其使命是确保每次生育都受到期待,每次生产都安全,每个年轻人都能发挥自身潜能。

(1) UNFPA 的资助内容:UNFPA 的资助内容包括:①女性及年轻人的生殖保健;②孕妇健康;③避孕产品可及性;④培训卫生工作者;⑤预防性别暴力;⑥废除割礼;⑦预防青少年怀孕;⑧努力终止童婚现象;⑨向冲突及自然灾害的幸存者提供分娩用品及救生物资;⑩普查,数据收集与分析。

(2) UNFPA 的主要工作:UNFPA 的所有工作都是以人权为基础的。UNFPA 通过教育等方式增强个人、团体以及政府的人权意识,以帮助所有人获得尊严和基本卫生服务;深入学习地域文化以了解不同区域在人口活动和计划生育方面的需求;通过提供数据、专业知识以及物资来帮助各国,特别是发展中国家寻找解决人口问题的可行办法;通过参与各种会议和论坛加深对人权、计划生育等问题的认识,从而更好地帮助各国政府维护妇女和年轻人的权益。

(3) UNFPA 的领导机构:联合国大会于 1993 年设立了执行局,由 36 个国家的代表组成,轮流任职。执行局为 UNFPA、UNDP 及联合国项目事务厅(United Nations Office for Project Services,UNOPS)提供政府间支持和监督,确保 UNFPA、UNDP 及 UNOPS 能够对不断变化的国家需求做出及时反应。

4. 联合国开发计划署(UNDP) UNDP 是联合国系统内最大的多边技术援助机构,前身是 1949 年设立的"技术援助扩大方案"和 1959 年设立的旨在向较大规模发展项目提供投资前援助的"特别基金",这两个组织于 1965 年合并为现在的 UNDP。UNDP 总部位于美国纽约,目前在 170 个国家和地区开展工作。

(1) UNDP 的使命与工作领域:UNDP 的使命是消除贫困、保护地球。UNDP 致力于帮助各国制定强有力的政策,发展技术和伙伴关系,建立机构,促进国家持续进步。

在"千年发展目标(2000 年)"所取得的成就之上,联合国通过了一系列共 17 个"可持续发展目标",旨在进一步消除一切形式的贫穷。新目标的独特之处在于呼吁所有国家,包括穷国、富国和中等收入国家,共同采取行动,促进繁荣并保护地球。这 17 个目标分别是:无贫困;零饥饿;良好健康与福祉;优质教育;性别平等;清洁饮水与卫生设施;经济适用的清洁能源;体面工作和经济增长;产业、创新和基础设施;减少不平等;可持续城市和社区;负责任消费和生产;气候行动;水下生物;陆地生物;和平、正义与强大机构;促进目标实现的伙伴关系。可持续发展目标直接指导了 UNDP 2016—2030 年间的政策及经费使用。

UNDP 重点关注领域是消除贫困,民主治理和和平建设,气候变化和灾害风险以及经济不平等。由于 UNDP 本身不负责项目承办及其具体实施,因此,需要与各国政府、私营机构、民间组织和所有公民建立合作关系,通过技术援助等方式将可持续发展目标融入各国的发展计划及政策中,以确保 2030 年之前能够达到联合国设定的各项目标。

(2) UNDP 主要领导机构:执行局由来自全球 36 个国家的代表组成,每年举行 1 次年会和 2 次常会,任何非执行局的成员国代表均可参加执行局会议及其审议,但无表决权。执行局为 UNDP 提供政府间支持,监督 UNDP 的活动,审批方案(包括国家方案),决定行政计划和财务预算。执行局主席团由 1 名主席和 4 名副主席组成,主要负责筹备和组织执行局会议,促进透明决策以及批准执行局实地访问小组的组成。

5. 联合国粮食及农业组织(FAO)　FAO 成立于 1945 年,后与联合国签署协定,正式成为联合国的一个专门机构。FAO 总部位于意大利罗马,目前有 194 个成员国,2 个准成员和 1 个成员组织(欧盟),办事处遍及全球 130 多个国家。

(1) FAO 的目标及重点工作领域:FAO 的目标是实现所有人的粮食安全,确保人们能够定期获得足够的优质食物,从而过上积极、健康的生活。为了满足全球主要农业发展趋势,帮助应对各成员国面临的挑战,FAO 确定了以下重点工作领域:

1)帮助人们消除饥饿、粮食不安全和营养不良:通过支持相关政策和政治承诺,提供有关饥饿和营养不良的信息及应对策略等促进粮食安全和良好营养,帮助成员国努力确保其人民能够定期获取充足的优质食物。

2)提高农业、林业、渔业的生产率和可持续性:支持能够提高农业、畜牧业、林业及渔业生产力水平且不会损害自然资源的政策及做法。

3)减少农村贫困:提高小农的农业生产率,增加非农业就业机会,提供社会保障,为农村人口寻找更好的应对环境风险的方法。

4)推动建设包容、有效的农业和粮食系统:建设安全、高效的农业和粮食系统以帮助农村人口摆脱饥饿和贫困。

5)增强抵御威胁和危机的能力:帮助各国监管、防范和减轻风险与危机,提高各国备灾应急能力。

(2) FAO 的组织机构:FAO 的最高权力机构是 FAO 大会,每 2 年召开 1 次。常设机构为理事会,由 1 名独立主席和 49 个成员国代表组成。理事会下设区域会议、计划委员会、财政委员会、章程及法律事务委员会、农业委员会、商品问题委员会、渔业委员会、林业委员会以及世界粮食安全委员会等机构。FAO 的执行机构为秘书处,行政首脑为总干事。FAO 在总干事领导下,由秘书处负责执行大会和理事会决议,并处理日常工作。

6. 世界银行集团　简称世界银行,成立于 1945 年,1946 年正式营业,总部位于美国华盛顿,目前拥有 189 个成员国,在全球 130 多个地方设有办事处。作为卫生和发展领域的主要投资机构,世界银行在制定全球卫生政策方面发挥着重要作用。

(1) 世界银行的使命及其在健康领域的关注内容:世界银行作为发展中国家的全球最大的资金和知识来源,其使命是寻找减少贫困和建立共享繁荣的可持续之道。世界银行在健康领域重点关注内容为:传染病大流行的预防及卫生系统的强化;营养;生殖、孕产妇、新生儿、儿童、青少年健康;传染性疾病与疫苗;精神健康;全球控烟行动;全球健康覆盖。

(2) 世界银行的组织机构:世界银行由国际复兴开发银行(International Bank for Reconstruction and Development,IBRD)、国际开发协会(International Development Association,IDA)、国际金融公司(International Finance Corporation,IFC)、多边投资担保机构(Multilateral Investment Guarantee Association,MIGA)及国际投资争端解决中心(International Centre for Settlement of Investment Disputes,ICSID)等 5 个机构组成。IBRD 和 IDA 负责与政府合作,向发展中国家的政府提供资金、政策咨询和技术援助,IBRD 援助中等收入国家和资信良好的较贫困国家,IDA 则重点援助世界最贫困国家。IFC、MIGA 和 ICSID 负责与私营部门合作,向发展中国家的私营企业(包括金融机构)提供资金、技术援助、政治风险担保和争端调解服务。

(二) 双边组织

作为美国联邦政府独立的非军事外援机构,美国国际开发署(USAID)是参与全球卫生工作最大的双边组织之一。USAID 在美国总统、国务卿及国家安全委员会的指导下于 100 多个国家开展援助工作,这些国家主要位于非洲、亚洲、拉丁美洲、中东和东欧。

1. **USAID 的使命及价值观**　USAID 的使命是代表美国人民宣传和展示民主价值观,推进建设一个自由、和平、繁荣的世界。美国的对外援助通常具有双重目的,即促进美国利益的同时改善发展中国家的生活。USAID 为了支持美国的外交政策,一方面通过合作和投资等方式帮助发展中国家拯救生命,减少贫困,加强民主治理,摆脱人道主义危机,另一方面为美国积极拓展海外市场,发展贸易伙伴关系,树立良好形象。

2. **USAID 的主要工作领域**　USAID 的活动领域有:农业和食品安全;民主、人权和治理;经济增长和贸易;教育;环境和全球气候变化;性别平等和维护女性权力;全球健康;水和卫生设施;危机和冲突。全球健康领域的工作有:①通过在计划生育、母婴健康、疟疾和营养等方面的努力来降低儿童及孕产妇的死亡率;②控制艾滋病的流行;③控制肺结核、被忽视的热带病(主要是寄生虫及细菌感染)等传染性疾病;④与其他国家、地区构建伙伴关系共同解决全球卫生问题。

(三) 非政府组织

1. **国际红十字会与红新月运动**　国际红十字会与红新月运动(International Red Cross and Red Crescent Movement)简称国际红十字会,是参与全球卫生工作最大的非政府组织。国际红十字会由红十字国际委员会(International Committee of the Red Cross,ICRC)、国际红十字会和红新月会联合会(International Federation of Red Cross and Red Crescent Societies,IFRC)及 190 个国家红十字会或红新月会组成。

(1) 国际红十字会与红新月运动的基本原则:国际红十字会与红新月运动的主要任务是向战争和暴力的受害者提供帮助,在危急中指导和调配国际救助活动。国际红十字会与红新月运动的 7 项基本原则是:

1) 人道(humanity):不加歧视地救护战地伤员,在国际和国内竭力减轻人民疾苦。国际红十字会与红新月运动的目标是保护生命和健康,维护个人尊严,促进人与人之间的理解、友谊、合作及和平。

2) 公正(impartially):不歧视任何国籍、种族、宗教信仰、阶级或政治观点,仅根据需求努力减轻人民疾苦,优先救济最危难的群体。

3) 中立(neutrality):为了持续获得所有人的信任,国际红十字会与红新月运动在冲突中不偏袒任何一方,在任何时候都不参与有关政治、种族、宗教或意识形态的争论。

4) 独立(independence):虽然各国红十字会和红新月会是政府部门人道主义服务的附属机构,但必须经常保持其自治权,以便任何时候都能按照红十字会的原则行事。

5) 志愿服务(voluntary service):国际红十字会与红新月运动是一种自愿的救济运动,不期望以任何方式获得利益。

6) 统一(unity):一个国家只能有一个红十字会或红新月会,它必须向所有人开放,必须在全国范围内开展人道主义服务。

7) 普遍(universality):国际红十字会与红新月运动是世界性的,所有的红十字会或红新月会享有同等地位,负有同样的责任与义务。

(2) 红十字国际委员会(ICRC):ICRC 是一个公正、中立及独立的人道主义救援机构,成立于 1863 年,先后于 1917 年、1944 年和 1963 年 3 次获得诺贝尔和平奖,总部位于瑞士日内瓦,目前在全球 80 多个国家开展工作。

ICRC 的使命是保护武装冲突和暴力受害者的生命与尊严,并向他们提供援助。ICRC 主要以日内瓦公约及其附加议定书、国际红十字与红新月运动章程及红十字与红新月国际大会决议为依据开展各项活动,具体内容包括:解决性别暴力;保护战争和其他暴力受害者的人权;与各国的红十字会或红新月会合作开展行动;经济(含物资)援助;帮助残疾人康复并融入社会;促进法医学发展;确保受冲突影响的人群能够获得符合公认标准的基本医疗保健;确保所有被拘留者享有符合人道的拘留条件和待遇;人道主义外交;保护移民、难民和寻求庇护者;应对战后武器污染问题;寻找灾难和冲突中的失散人员;在冲突地区供水并建立可持续的居住环境;与易发生冲突地区的私营机构合作,共同帮助战争受害者。

ICRC 由大会、大会委员会(具有一定权力的附属机构)和理事会(执行机构)共同管理,其资金来自日内瓦公约缔约国、红十字会和红新月会、超国家组织（如欧盟委员会）以及公共和私人捐助者的自愿捐款。

2. 无国界医生组织（MSF） MSF 是提供人道主义医疗服务的 NGOs，成立于法国巴黎。1971 年，在比亚法拉（尼日利亚地区）工作的法国医生成立了"急诊内科和外科干预小组"，同一时期，法国医学杂志 *TONUS* 的编辑招募医务人员组建了"法国医学救援"团体，用以救助自然灾害的受害者，这 2 个组织于 1971 年 12 月正式合并为 MSF。MSF 主要由专业卫生人员、后勤人员以及管理人员组成，在全球拥有 24 个协会，遍及 70 多个国家。

MSF 基于医学伦理和公正、独立、中立的原则，向冲突、流行病、自然灾难的受害者以及医疗保障体系外的人群提供医疗援助。MSF 的重点关注领域是：抗生素耐药性、儿童健康、霍乱、埃博拉病毒和马尔堡病毒、丙型肝炎、戊型肝炎、艾滋病、黑热病、疟疾、麻疹、脑膜炎、营养不良、被忽视的热带病、非传染性疾病、性别暴力、非洲锥虫病、手术和创伤护理、肺结核、女性健康、黄热病。

MSF 的绝大部分资金由个人和私人机构（私人公司和私人基金）捐献，需要注意的是：MSF 不接受制药公司、生物技术公司、提取行业（如石油、天然气、黄金、钻石等）、烟草公司及武器制造商的捐助，因为这些企业或行业可能会对 MSF 的人道主义医疗援助带来限制，甚至产生冲突。另外，2016 年起 MSF 拒绝接受欧盟及其成员国以及挪威的捐助，以反对他们对移民的威慑政策。

（杨杏芬）

参 考 文 献

[1] 李立明,姜庆五.中国公共卫生概述.北京:人民卫生出版社,2017.

[2] 李晓松.卫生统计学.8版.北京:人民卫生出版社,2017.

[3] 孙振球,徐勇勇.医学统计学.4版.北京:人民卫生出版社,2014.

[4] 陈平雁,安胜利.IBM SPSS统计软件应用.北京:人民卫生出版社,2020.

[5] 董柏青,景怀琦,林玫等.传染病预防控制技术与实践.2版.北京:人民卫生出版社,2020.

[6] 王临虹.慢性非传染性疾病预防与控制.北京:人民卫生出版社,2018.

[7] 庄志雄,曹佳,张文昌.现代毒理学.北京:人民卫生出版社,2018.

[8] 姜岳明,赵劲民,李超乾.临床毒理学(案例版).北京:人民卫生出版社,2017.

[9] 邬堂春.职业卫生与职业医学.8版.北京:人民卫生出版社,2017.

[10] 张文昌,贾光.职业卫生与职业医学(案例版).2版.北京:科学出版社,2017.

[11] 杨克敌.环境卫生学.8版.北京:人民卫生出版社,2017.

[12] 牛静萍.环境卫生学(案例版).2版.北京:科学出版社,2020.

[13] 孙长颢.营养与食品卫生学.8版.北京:人民卫生出版社,2017.

[14] 杨月欣,葛可佑.中国营养科学全书.2版.北京:人民卫生出版社,2019.

[15] 中国营养学会.中国居民膳食指南(2016).北京:人民卫生出版社,2016.

[16] 陶芳标.中华医学百科全书:儿童少年卫生学.北京:中国协和医科大学出版社,2017.

[17] RAY M MERRILL. Introduction to Epidemiology. 7th ed. Burlington:Jones & Bartlett Learning,2016.

[18] DAVID D CELENTANO,MOYSES SZKLO. Gordis Epidemiology. 6th ed. Amsterdam:Elsevier,2018.

[19] ALFRED SCOTT. Occupational Health and Safety Handbook. San Francisco:Clanrye International,2018.

[20] HOWARD FRUMKIN. Environmental Health:From Global to Local. 3rd ed. San Francisco:Jossey-Bass,2016.

[21] ROBERT H FRIIS. Essentials of Environmental Health. 3rd ed. Burlington:Jones & Bartlett Learning,2019.

[22] CHARLES D REESE. Occupational Health and Safety Management:A Practical Approach. 3th ed. Boca Raton:CRC Press,2016.

[23] FRANCES SIZER,ELLIE WHITNEY. Nutrition:Concepts and Controversies. 15th ed. Stanford:CENGAGE Learning,2020.

[24] STEPHEN M ROBERTS,ROBERT C JAMES,PHILLIP L WILLIAMS. Principles of Toxicology:Environmental and Industrial Applications. 3rd ed. Hoboken:Wiley-Interscience,2015.

中英文名词对照索引